影像解剖学

——新手入门指南

第3版

主审　松村　明　筑波大学临床医学系　教授
　　　　阿武　泉　协和中央医院放射诊断科　部长

主编　矶边智范　筑波大学临床医学系　教授

主译　王　骏　李　萌　陈　峰　盛会雪

辽宁科学技术出版社　LIAONING SCIENCE AND TECHNOLOGY PUBLISHING HOUSE　拂石医典　FU SHI MEDBOOK

图书在版编目（CIP）数据

影像解剖学：新手入门指南：第3版 / (日) 矶边智范主编；王骏等主译. — 沈阳：辽宁科学技术出版社，2022.8

ISBN 978-7-5591-2613-9

Ⅰ.①影… Ⅱ.①矶…②王… Ⅲ.①影像—人体解剖学—指南 Ⅳ.①R813-62

中国版本图书馆CIP数据核字（2022）第135444号

著作登记号：06-2020-232

版权所有　侵权必究

出版发行：辽宁科学技术出版社
　　　　　北京拂石医典图书有限公司
地　　址：北京海淀区车公庄西路华通大厦 B 座 15 层
联系电话：010-57262361/024-23284376
E-mail：fushimedbook@163.com
印 刷 者：北京天恒嘉业印刷有限公司
经 销 者：各地新华书店

幅面尺寸：190mm×260mm
字　　数：1112 千字
出版时间：2022 年 8 月第 1 版

印　　张：49.25
印刷时间：2022 年 8 月第 1 次印刷

责任编辑：李俊卿
封面设计：潇　潇
版式设计：天地鹏博

责任校对：梁晓洁
封面制作：潇　潇
责任印制：丁　艾

如有质量问题，请速与印务部联系　联系电话：010-57262361

定　　价：248.00 元

翻译委员会

主　　译　王　骏　李　萌　陈　峰　盛会雪
副 主 译　董　军　王晶晶　孙　睿　吴虹桥　谢伟丽
参译人员　（排名不分先后）

李　萌　苏州卫生职业技术学院
陈　峰　海南省人民医院
吴虹桥　南京医科大学附属常州妇幼保健院
董　军　天津市中医药研究院附属医院
王晶晶　苏州卫生职业技术学院
孙　睿　中国人民解放军联勤保障部队第九二〇医院
谢伟丽　安徽高等医学专科学校
盛会雪　南京医科大学附属儿童医院
杨咏琪　扬州大学
袁　莉　华中科技大学附属儿童医院
栾　晶　青岛大学附属医院
袁冬兰　南京医科大学第一附属医院（江苏省人民医院）
缪明霞　中国人民解放军东部战区总医院
吴　静　郑州市中心医院
车　骏　安徽高等医学专科学校
章京京　安徽医科大学临床医学院
许　雅　安徽医科大学临床医学院
姚梦莉　安徽医科大学临床医学院
席艳丽　南京医科大学附属儿童医院
周志凌　苏州卫生职业技术学院
李东印　苏州卫生职业技术学院
何叶成　苏州卫生职业技术学院
单　雷　苏州大学附属第一医院
朱文静　南通市第三人民医院
蒋　卉　日本北海道大学
王　骏　安徽医科大学临床医学院
臧毅鹏　安徽医科大学临床医学院
朱　璇　江苏卫生健康职业学院
陈　凝　江苏卫生健康职业学院

翻译分工

全书翻译：

    李　萌　王　骏　盛会雪　陈　峰

部分翻译：

    董　军　孙　睿　席艳丽　蒋　卉

X 线、CT、磁共振翻译：

    王晶晶　单　雷　朱　璇

妇科翻译：

    吴虹桥

超声翻译：

    栾　晶　袁　莉　谢伟丽

解剖翻译：

    李东印　何叶成　杨咏琪　章京京　许　雅　姚梦莉

核医学翻译：

    吴　静　袁冬兰　朱文静　缪明霞

眼部翻译：

    车　骏　臧毅鹏

医学影像诊断翻译：

    周志凌　陈　凝

译者序

本书采用大影像观的编写理念，涵盖了各类成像的基础知识、头部、颈部、脊椎与脊髓、胸部、腹部、盆腔、乳房、四肢等X线、CT、磁共振、DSA、超声、核医学等多模态成像技术，使解剖与检查技术学及其疾病相嫁接。"小贴士"内容丰富，术语解释涉及面广。原著不仅有线条图，还有标本，以及X线摄影的黑白反转，这正负片的对照显示恰恰如同照片与透视。此外，还有前面观、背面观、侧面观以及斜面观等，相得益彰，可让我国同行多角度、全方位、详尽观察医学影像解剖。不仅如此，原著还用心良苦地为各类图谱进行了"彩绘"，让人眼前一亮。为了说明男女性骨盆之间的差异，原著分别采用水桶与菜盆加以区别"高窄"与"宽浅"。这就如原著所述，始终站在读者的角度来谋篇布局，图文并茂、赏心悦目。为便于读者更全面地理解各类影像解剖，仅原著编注的图码就达900多，而大部分图谱是以3~8幅图片为一组。也就是说，原著总图片量为4000幅左右。这就意味着，如果攻克了这部专著，就能成为一名医学影像解剖学专家。

然而，原著远不是单纯意义上的为了解剖而解剖，字里行间写的相当详实、细致，密切结合临床检查与疾病发生、发展的实际。例如，作者提出，对于颈椎创伤的患者，应优先检查颈椎侧位片。就这短短的一句，如醍醐灌顶，讲出了我多年来想讲而未讲出的话。又如，为了把胸腔积液与气胸的X线摄影中所显示的差别发挥到淋漓尽致，原著采用了大量图谱加以说明。再如，如果临床上考虑肠梗阻或是肠穿孔时，恰恰这类患者不能进行站立位腹部平片检查，大家知道，应采用水平侧位进行X线摄影检查。那究竟是左侧卧位，还是右侧卧位呢？为避开胃泡等气体阴影的干扰，建议以左侧卧位为佳；而对于膈下游离气体的摄影，往往采用或加拍立位胸部X线摄影比立位腹部X线摄影更容易检出，这就是我多年来想改而未能改的内容之一。

再如，结石成分的X线吸收值较高，这是人所皆知的。而与水的X线吸收相比，草酸钙结石约为10倍，磷酸钙结石约为20倍；但对于尿酸结石以及胱氨酸结石X线是透过性的，所以X线摄影无法检出。同理，由于胆结石的主要成分是X线透过性的胆固醇和胆红素，与水的X线吸收程度相当，因此，有时用X线摄影也无法检出。不仅如此，原著还写到，1g发泡剂可产生约100ml的二氧化碳气体；膀胱壁厚1cm，尿满后可拉伸至3mm左右。所有以上这些，奠定了内涵与"专业素养"。

早在几十年前，日本就提出培养复合型人才的计划，以适应经济全球化发展的需要，其中一条就是外语本领。不知是不是这个原因，原著尽管是日语版，却标注了大量英文，我提醒编辑要全部保留，这样更便于我国同行借此多学习一些专业英语。例如Jacoby线（两侧髂嵴连线）；艾伦试验（Allen's test）；回盲瓣，又名鲍欣瓣（Bauhin瓣）；小肠黏膜环状皱襞，又称克尔克林皱襞（Kerckring folds）；假肾征（pseudokidney sign）、多重同心环征（multiple concentric ring sign）、Meissner神经丛（黏膜下层神经丛）、Auerbach神经丛（肌间神经丛）、Borrmann分类等。就一个大肠，就有Busi、Hirsch、Cannon、Payr-Strauss、Balli、Moultier、Rossi 7处收缩环。而这7处生理上会变窄的部位，以发表者的名字命名，在大肠造影检查中，这些症状常被误认为异常表现，容易混淆，因此有必要对其位置进行充分理解。诸如此类，原著对于可能出现的误判，通过多角度显示，全方位解释，更便于理解。充分突显了基础用于临床、为临床服务的理念；反过来，原著还透过各种疾病"反哺"检查技术，"反哺"基础，这就是这部原著的价值。这应验了日本索尼公司名誉董事长井深大所说："独创，决不模仿他人，是我的人生哲学。"

早在20世纪80年代末，我的老师就讲过，日本人搞科研所采用的参考文献，只有在"挖地三尺"找不到本国民族的文献后，才会采用他国语言的参考文献。通过这次翻译，让我真正见识到了这一点。原著引用了大量自己本国民族的参考文献，值得我国同仁学习与借鉴。同时，这也是对全球学术界的一种贡献。例如，"杉冈氏位"，我不懂，就向李萌教授求教。得到的回复是：杉冈氏位，实为髋关节外展位，是叫杉冈的医生发明的，咱们的教科书上没有，主要特点是：屈髋屈膝各90°，然后髋关节外展40°……。

不仅如此，原著还体现了人文关怀。例如，在谈到子宫动脉栓塞术（uterine artery embolization，UAE）时，不仅提醒我们，必须避免由于阴道动脉、膀胱动脉一起被栓塞而导致的缺血性并发症；还告知我们，此法与剖腹手术相比，为非创伤性，但伴有辐射，在降低辐射的同时，还需要对辐射的影响进行知情同意……。

所以，我始终倡导，作为一名医学影像科技师，穿上白大褂，首先是一名医务工作者，然后才是一名医学影像科技师，必须密切结合临床病史，要知其然又知其所以然，决不能做"申请单"、"检查单"的奴隶。

众人拾柴火焰高，这760多页的译稿是多部门、跨行业、多层次、大融合的结晶，字里行间都满载着翻译委员会的专家、学者的心血和汗水。

尽管我们的团队竭尽全力想做到零差错、零失误，但毕竟水平有限，错误在所难免，更何况涉及两国语言、两国文化背景之间的差异等。因此，书中所述不作为临床与医疗官司的依据，谨供学习、参考。

王骏

于南京都市之巅

2022年4月15日

第3版　原著主审序

　　《影像解剖学——新手入门指南》于2007年初版，2014年修订第2版，多年来一直是在医疗教育中发挥作用的常销书。对于刚入科的诊疗放射技师和临床检查技师以及年轻的医疗工作者来说，书中图文并茂的内容非常容易理解。由于最近医疗已扩展到了各种各样的新领域，急诊医师、医学物理师、甚至护士在实际临床工作中也要用到影像解剖学，因此可以说本书既适用于医学教育，也适用于在日常诊疗中阅读参考。

　　与修订第2版相比，本书对影像的解读进一步精细化，用颜色区分的解说、使用简略图和骨模型说明等，对读者来说增加了易读性。本书通过发病率调查，还列出了各部位常见的疾病名称，如果读者在学习或临床诊疗过程中遇到这些疾病，可以参考本书的成像检查方法，按图索骥。

　　书中还附注了很多技术性的解说，根据专家们的日常诊疗经验，专门列出了应该注意的要点、容易出错的要点、应该下功夫的要点等，可谓是用心良苦。

　　期待所有医疗工作者能够通过阅读本书提高业务水平，期待有更多的人通过使用第3版受益。

筑波大学临床医学系脑神经外科教授

松村　明

2019年3月

　　这次我们花了约2年的时间，对《影像解剖学——新手入门指南》进行了大幅度的修订，现在终于面市了。本书以"即将成为诊疗放射技师和临床检查技师的学生"和"年轻技师"为对象，主要目的是让他们全面学习最基本、必须掌握的"影像解剖学基础知识"。本书于2007年初版，2014年出版第2版，至今为止被许多教育机构指定为教科书和参考书。已经作为医疗工作者活跃在临床现场的读者对本书有如下评价："这是一本通俗易懂的书籍"，"明确了如何用影像来理解人体解剖"，"因为不是按模态而是按部位来理解，所以在临床实践中使用起来很方便"等，看来本书对初学者的教育确实起到了一定的作用，这是我非常高兴的事情。在初版、第2版的发行中，医学已进入生物体内的可视化的时代。并且，随着医疗技术的革新，在以前无法捕捉到的细微构造也能可视化的时代已经来临。在经历这样的变迁过程中，我们认为有必要在比以往更容易理解读者的基础上下功夫，加入更符合时代需求的内容，因此进行了此次修订。

　　关于影像解剖学的图书，已经出版了很多。但是，普遍存在"只有疾病图像，正常解剖图像很少，按模态构成，不切实可行，说明文冗长，理解困难"等问题。这些问题可能意味着这些书并没有站在开始学习医学的学生和年轻的医疗人员角度来编写。为了满足这样的需求，本书尽量避免难解的记述，不是以读教科书而是以"看教科书"为目标。特别是①不是按模态而是按部位来解说；②用分条书写的方式只记述要点，这是本书的一大特征。在初版、第2版中，对于正常的影像，罗列了图表，在图表中记载了很多解剖信息。但是，对于读者来说，由于解剖信息太多了，无法明确地显示出该影像中特别重要的解剖信息。另外，也有人指出一部分影像和图表不一致。在这次修订中，为了修正这些方面，进行了"扩大正常的影像/使其黑白反转/正确记载图表/缩减解剖信息"等方面的尝试，并且，在栏外用"术语，小贴士"等进一步充实了内容。比以前更容易使用，并且加入了必要且充分的信息，因此，可以说第3版已日臻完美。

　　影像学诊断的起始点是了解正常的影像解剖。回到这个原点，本书大量刊载了人体所有部位以各种成像模式取得的正常影像解剖。本书不仅对"即将成为诊疗放射医师和临床检查技师的学生"和"年轻技师"有参考价值，而且对于已经活跃在临床一线的"实习医生、护士、理学疗法师、作业疗法师"等学习相关内容也会有所裨益。

　　最后，在本书的修订中，对协助编辑的千叶大学医学部附属医院放射线部主任诊疗放射线技师饭森隆志先生，顺天堂大学保健医疗学部讲师佐藤英介先生，群马县立县民健康科学大学诊疗放射线部副教授高桥健太先生，原北里大学医疗卫生学部教授武田彻先生，NTT东日本札幌医院放射线科技师长铃木信昭先生，筑波大学附属医院放射线部富田哲也先生，以及承蒙主审之劳的筑波大学临床医学系脑神经外科教授松村明先生以及协和中央医院放射线诊断科部长（原茨城县立医疗大学保健医疗学部教授）阿武泉先生表示感谢。另外，我要向以致力于本书编辑的以伊藤彩先生为首的MegicalView公司编辑部的各位工作人员表示深切的谢意。

矶边智范

2019年3月

这次，《影像解剖学——新手入门指南》时隔7年进行了修订。在医学教学和医疗中，这7年来已取得了惊人的进步，MRI等也理所当然地广泛用于临床，其他PET和超声波等诊断方法和IVR等的治疗方法也取得了快速的发展。

在本次修订版中，加入了最新的信息内容，另外还增加了不少新的影像图片。在Check栏里也有小贴士这样的分类，在有效把握疾病和技术等要点上下功夫，很好地融入了对想要更深入学习的读者的导航检索功能。

本书第1版是为"放射诊疗技师"编写的教科书，由于年轻的实习医生和其他医务人员中也在广泛使用影像技术阅片诊断，所以本版是面向所有医疗工作者而编著的。目前仅是将正常解剖和图像合在一起，还不能说是量和质齐备的教科书，只是希望能得到有效的利用。

衷心希望本书能在广大医疗工作者的学习和日常诊疗中发挥作用。

筑波大学临床医学系脑神经外科

松村　明

2014年1月

在现代医疗领域中，各种影像检查是发现和评估疾病的必不可少的工具，临床医生开始要求高质量的影像。从事医学影像检查的放射诊疗技师和临床检查技师，除了要掌握各种影像检查法相关的专业技术外，还需要掌握解剖、生理、病理等医学相关的高水平知识（基础及临床）。不仅要理解检查目的和检查内容，还必须具备影像解剖相关知识，如从获得的影像中准确把握人体结构的能力和发现疾病的读片能力等，其使命是"提供有助于诊断的影像"。这一趋势也延及到了教育领域，在放射诊疗技师和临床影像检查技师的国家考试中，也出现了很多关于图像解剖的试题。

本书于2007年首次出版，以"即将成为放射诊疗技师和临床检查技师的学生"和"年轻技师"为对象，其主要目的是囊括最低限度必须掌握的"影像解剖的基本知识"，至今已有7年。在此期间，随着医疗设备的技术革新，像质不断提高，以前的技术无法捕捉到的构造现在也可以轻松成像。本书被很多教育机构列为教科书和参考书，很多读者认为其内容应该更符合时代的需要，才有了这次的修订。

关于影像解剖学的图书，已经出版了很多。但是，在内容方面，我们也听到了一些意见，如只有疾病图像，正常解剖图像很少，每个形态的构成对临床实践的指导意义不大，说明文冗长，理解困难等。我认为这是因为图书并没有站在开始学习医学的学生和年轻的医疗人员的角度进行编写。本书尽量避免了晦涩难懂的描述，其定位于不是读的教科书，而是"看的教科书"。特别是，①用分条的方式记述要点，②把正常的图像和模式图并列记载，③不是按形态而是按部位进行解说，④栏外的"小贴士"、"临床点滴"等附加信息具有内容充实等特点。也就是说，这是一本易于使用，并且包含了必要且充分的信息的读本。

影像学诊断的起始点是了解正常的影像解剖。在本书中，刊载了用所有模态下获得的人体所有部位的正常图像解剖。我们希望它能为许多医疗工作人员，包括"即将成为诊疗放射医师和临床检查技师的学生"，以及已经工作在医疗现场的"年轻技师、实习医生、护士、理学疗法师和作业疗法师"提供参考。

最后，在本书的修订过程中，对协助编辑的千叶大学医学部附属医院放射线部主任诊疗放射线技师饭森隆志先生、北里大学医疗卫生学部助教佐藤英介先生、筑波大学临床医学系医学物理学组助教高田健太先生、北里大学医疗卫生学部教授武田彻先生、NTT东日本札幌医院放射线科技师长铃木信昭先生，以及承蒙主审的筑波大学临床医学系脑神经外科教授松村明先生以及茨城县立医疗大学保健医疗学部教授阿武泉先生表示感谢。另外，我要向长期耐心致力于本书编辑的以伊藤彩先生为首MegicalView公司编辑部的各位工作人员表示深切的谢意。

矶边智范

2014年1月

影像诊断学日新月异，对于即将成为放射诊疗技师的学生来说，必须学习的项目也在不断增加。本书由矶边智范博士主编，各个领域的专家都参与编辑的"新手入门指南"，是一本网罗了非常有价值的内容的高水平教科书。

本书与通常的教科书不同，分条、有针对性地编写，并且通过"术语"对重要事项进行了通俗易懂的说明，非常适合初学者阅读。另外，不仅仅是单纯知识的传授，在"小贴士"中也指出了读者应自我学习的内容，为了让读者熟悉日常诊疗中频繁使用的疾病名和诊断名，建议一定要逐条查阅本栏中出现的术语和名词。在"小知识"中，有与影像解剖学密切相关的诊断、治疗的要点以及与医疗保险适应相关的说明等，可以了解必须事先学习影像解剖学的意义。

"新手"学习者也可以通过阅读本书，整合所学的知识，方便在临床实践中应用。本书内容丰富，可作为教科书使用，在医院实习时和毕业后也可以作为词典的替代品，作为案头工具书使用。

希望本书能对提高诊疗放射线技师的水平有所帮助，同时也由衷地为本书的出版感到高兴。

筑波大学临床医学系脑神经外科

松村　明

2007年1月

　　现在，影像学检查已经成为医疗领域不可缺少的诊断工具，在诊断中需要高质量的信息。在这种情况下，放射诊疗技师不仅需要掌握各种影像检查的专业技术，还需要具备比以往更高水平的解剖、生理、病理等医学相关的临床知识。也就是说，如果没有从图像中确定人体断面结构的能力和一定程度的读片能力等影像解剖知识，以及对检查目的和内容的充分理解，就无法提供"诊断价值高的影像"的时代已经来临。这样的趋势已经渗透到了教育领域，在诊疗放射线技师国家考试中，从平成16年的考试开始重新评估出题标准，出现了很多与影像解剖相关的试题。

　　本书的阅读对象定位于"新手"，即放射诊疗技师培训学校的学生和年轻的放射诊疗技师。其价值体现是囊括了必须具备的最低限度的"影像解剖知识"。已经出版的有关影像学解剖的图书中，有很多人提出以疾病为中心，正常解剖图像很少，构成按成像的模态分类，不具有临床实践指导意义，说明文冗长，理解困难等。本书则避开难理解的叙述，不是以"读的教科书"，而是以"看的教科书"为目标。①用分条书写的风格只记述要点；②并列描述正常图像和模式；③不是按模态，而是按部位对全身进行解说；④侧栏的"术语""小贴士""小知识"等附加的知识也特别有用，是包含了必要且充分信息的简洁、简便的文本。

　　本书不仅对今后想成为放射诊疗技师的学生以及已经工作了的技师有参考价值，而且对临床检查技师、护士等众多的医疗人员也有指导作用。

　　最后，在本书出版之际，向承蒙主审的筑波大学临床医学系脑神经外科松村明教授以及筑波大学临床医学系放射科阿武泉讲师表示感谢。另外，我要向长期耐心地致力于编辑工作的以伊藤彩先生为首的MegicalView公司编辑部的各位工作人员表示深深的谢意。

北里大学医疗卫生学部

矶边智范

2007年1月

作者一览表

主 审

松村 明
筑波大学 临床医学系 教授

阿武 泉
协和中央医院 放射线诊断科 部长

主 编

矶边智范
筑波大学 临床医学系 教授

编委（五十音顺）

饭森隆志
千叶大学医学部附属医院 放射线部 主任诊疗放射线技师

高田健太
群马县立县民健康科学大学 诊疗放射线学部 副教授

佐藤英介
顺天堂大学 保健医疗学部 讲师

武田 徹
原 北里大学 医疗卫生学部 教授

铃木信昭
NTT 东日本札幌医院 放射线科 技师长

富田哲也
筑波大学附属医院 放射线部

编者（五十音顺）

秋山敏一
藤枝市立综合医院 诊疗技术部 专业监智

内田贵大
筑波大学附属医院 放射线部

安藤浩树
千叶大学医学部附属医院 放射线部 主任诊疗放射线技师

梅泽哲郎
千叶大学医学部附属医院 放射线部

饭森隆志
千叶大学医学部附属医院 放射线部 主任诊疗放射线技师

梅泽直树
北里大学医院 放射线部

五十岚隆元
国际医疗福祉大学成田医院

尾崎正则
佳能医疗系统有限公司株式会社
研究开发中心临床应用研究部 主任

石田有治
东京电子专业学校 诊疗放射线学科 部长助理

小野寺 敦
初富保健医院 放射线科 科长

石冢瞬一
船桥市立医疗中心 医疗技术部 放射线技术科

小船井雅崇
原东京慈惠会医科大学附属医院 放射线部

石森贵夫
筑波大学附属医院 放射线部

笠原哲治
千叶大学医学部附属医院 放射线部

矶边智子
原千叶大学医学部附属医院 放射线部

加藤英幸
千叶大学医学部附属医院 放射线部 副技师长

矶边智范
筑波大学 临床医学系 教授

川又郁夫
东海大学医学部附属医院 诊疗技术部 部长

菊池　敬
北里大学医院 放射线部 技师长

寺西幸光
中央医疗技术专业学校 诊疗放射线学科 讲师

小林大辅
筑波大学附属医院 放射线部

富田哲也
筑波大学附属医院 放射线部

坂井上之
东千叶医疗中心 放射线部 副技师长

中西崇仁
伊藤医院 诊疗技术部 放射线检查室 主任

坂本　优
原 北里大学东医院 放射线部 技师长

秦　博文
北里大学医院 放射线部 副技师长

佐藤英介
顺天堂大学 保健医疗学部 讲师

平野雄二
筑波大学附属医院 放射线部 主任诊疗放射线技师

佐藤广崇
草加市立医院 医疗技术部 放射线科 主任

广藤喜章
独立行政法人国立医院机构名古屋医疗中心
临床研究中心 客座研究员

泽田晃一
千叶大学医学部附属医院 放射线部

福岛浩二
东海大学医学部附属东京医院 诊疗综合科

下濑川正幸
群马县立县民健康科学大学 诊疗放射线学部 教授

藤渊俊王
九州大学大学院 医学研究院 保健学部门 医用量子线科学领域
副教授

白石周一
东海大学医学部附属八王子医院 临床检查技术科 科长助理

细田正洋
弘前大学大学院 保健学研究科 放射线技术科学领域 讲师

白石贵博
东京湾先端医疗·幕张诊所
放射线诊断科 科长

水上慎也
北里大学 医疗卫生学部

杉本　开
筑波大学附属医院 放射线部

南　一幸
藤田医科大学 医疗科学部 放射线学科 副教授

铃木信昭
NTT东日本札幌医院 放射线科 技师长

宫田真理子
筑波大学附属医院 放射线部 主任诊疗放射线技师

关本道治
新泻医疗福祉大学 医疗技术学部 诊疗放射线学科 讲师

村石　浩
北里大学 医疗卫生学部 副教授

高仓　有
取手北相马保健医疗中心医师会医院 放射线科

森本　良
千叶大学医学部附属医院 放射线部

高田健太
群马县立县民健康科学大学 诊疗放射线学部 副教授

森　祐太郎
筑波大学 医学医疗系

只野喜一
杏林大学 保健学部

梁川范幸
筑波国际大学 医疗保健学部 教授

多田浩章
千叶劳灾医院 中央放射线部 主任诊疗放射线技师

山田功二
筑波大学附属医院 放射线部

立石敏树
独立行政法人国立医院机构宫城病院 放射线科
副诊疗放射线技师长

吉村洋祐
筑波大学附属医院 质子治疗中心

谷　和纪子
神户大学医学部附属医院 放射线部

目 录

第10章　其他

附录

第 1 章

影像学基础知识

01 影像学检查与影像解剖学

▶ 何谓影像学检查?

- 主要影像学检查的分类如图 1 所示，主要 X 线检查的分类如图 3 所示。

图 1　影像学检查

影像检查

- **放射线检查**
  - X 线检查（图 2a）（图 3）
    : 利用生物体各部对 X 线的差别吸收程度作为浓淡阴影进行检查（摄片、透视）。
  - 计算机断层扫描（computed tomography，CT）检查（图 2b）
    : 对生物体各部的 X 线吸收分布进行计算机处理，将生物体分成不同断层成像进行检查。
  - 核医学检查（图 2c）※
    : 给受检者体内引入放射性诊断药物（放射性同位素，radioisotope），通过捕捉从分布在体内的 RI 向体外放出的 γ 射线进行影像学检查。
  - 骨盐定量（骨密度）检查（骨矿物质分析 bone mineral analysis）
    : 使用 X 线和 γ 射线测定骨量（钙和镁等矿物质成分），检查骨质的疏松程度。也可以用超声波测量。
- 超声波（ultrasonography：US）检查（图 2e）
  : 利用超声波在生物体内传播时组织对超声波反射情况的不同，对生物体内部进行成像检查。也可利用多普勒效应（Doppler 效应）进行血流观测。
- 磁共振成像（magnetic resonance imaging，MRI）检查（图 2d）
  : 利用较强的外部磁场和生物体各部的氢原子核在特定射频脉冲作用时产生的磁共振现象，将生物体内部分为不同断层图像进行检查。还可以得到磁共振血管成像（MR angiography）、扩散成像（MR diffusion）、磁共振波谱成像（MR spectroscopy）等信息。
- 眼底摄影（fundus photography）检查（图 2f）
  : 用眼底照相机对视网膜进行成像的检查。

※ 主要分为向受检者施用 RI 的体内检查和使用 RI 测量从受试者采集的血液和尿液等样品的体外检查。体内（in vivo）核医学诊断又分为放射性核素显像和非显像检查法。这里所说的核医学检查指的是体内检查的放射性核素显像。通过放射性核素显像得到的图像称为闪烁成像。

图 2　各种影像学图像

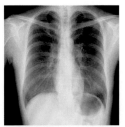

a 胸部X线片

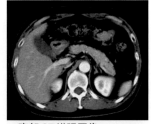

b 腹部CT增强图像

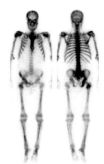

c 骨显像

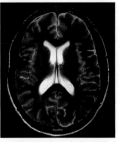

d 脑MRI（T2加权图像）

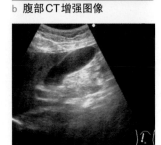

e 胆囊超声图像

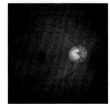

f 眼底图像

图3　X线检查

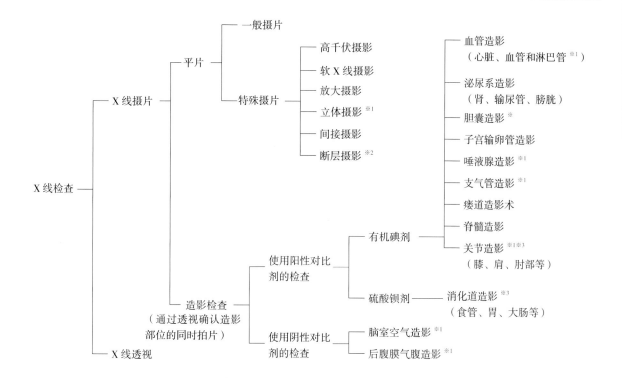

※1：这是一项目前很少或根本不进行的（历史）检查。
※2：由于应用了体层摄影装置，可使所选择的一层结构在X线片上清楚显影。
※3：阳性对比剂和阴性对比剂的双重造影。

▶ 何谓影像解剖学？

● **解剖学**：以遗体为基础进行人体结构的系统化研究。

● **X线解剖学**：通过X线检查获得的图像（主要是二维的形态信息）对活体进行研究的解剖学。

● **影像解剖学**：

　● 在以往的X线解剖学的基础上，基于超声波和MRI等各种影像检查所得人体影像的解剖学。现在，可以获得三维的形态信息，甚至是功能和代谢信息，影像解剖学可以说是通过多种模态将人体的解剖生理学信息作为影像信息来掌握的学问。

● 因此，目前已不再使用"**X线解剖学（诊断）**"这一名词，取而代之的名词是"**影像解剖（诊断）**"。

02 X 线成像

▶ 概述

- 用 X 线照射人体，用平板探测器等捕捉透过的 X 线进行成像。
  →对立体（三维）结构进行平面（二维）影像投影。
- 通过以下两种现象形成图像。
  ① X 线通过的物体种类（骨骼、肌肉、脂肪等）和厚度不同，衰减程度也不同。
  ② 探测器捕捉透过的 X 线，将个体各部位对 X 线吸收程度的差值变化转换为图像的浓淡（白至黑）。

图 1	X 线成像

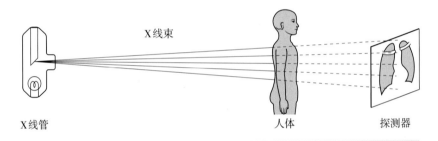

图 2	X 线衰减和 X 线成像

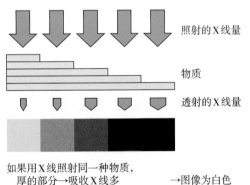

照射的 X 线量

物质

透射的 X 线量

如果用 X 线照射同一种物质，
厚的部分→吸收 X 线多　　→图像为白色
薄的部分→吸收 X 线较少　→图像为黑色

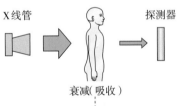

X 线管　　衰减（吸收）　　探测器

X 线的吸收不仅取决于物质的厚度，而且也会因物质的种类不同而有差异。人体吸收 X 线最多的是骨骼（图像中为白色），吸收 X 射线较少的是肺（图像中为黑色）。

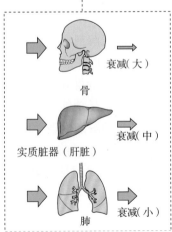

骨　　　　衰减（大）

实质脏器（肝脏）　　衰减（中）

肺　　　　衰减（小）

▶ X 线与物质的相互作用

- 普通 X 线摄影（诊断）→使用低能 X 线（20 ~ 150kV）→光电效应为主
  - ◈ 原子序数越大，光电效应越容易发生。
  - ◈ X 线衰减与吸收体（受检者）的有效原子序数 [1] 关系很大。
  - ◈ 原子序数大的物质（例如 Ca：钙，I：碘，Ba：钡）每单位质量会产生更大的衰减。
- * 随着能量的增高，康普顿效应的占比变大。
- 放射治疗→使用高能 X 线（1MV 以上）→康普顿效应为主
  - ◈ 康普顿效应的质量衰减系数与物质的电子密度成正比。
  - ◈ X 线衰减与吸收体（受检者）的平均电子密度 [2] 关系很大。

术语

▶ 1 有效原子序数（effective atomic number）

- 如果某元素对 X 线的吸收衰减系数与某种化合物或混合物（如水、空气、骨等）的吸收衰减系数相同，该元素的原子序数就是某化合物或混合物的有效原子序数

▶ 2 平均电子密度（average electron density）

- 电子密度 $Ne[m^{-3}]$ 表示由单一元素组成的物质的单位体积的电子数，用下式表示。

$$Ne = \frac{N_A}{A_W} \cdot Z \cdot \rho$$

其中

A_W：原子量 [kg/mol]。

N_A：阿伏伽德罗数 [6.0221367×10^{23}（mol^{-1}）]

Z：原子序数

ρ：物质的密度 [kg/m³]

- 平均电子密度是各元素电子密度的平均值。

图 3	X 线与物质的相互作用（假设物质是水）

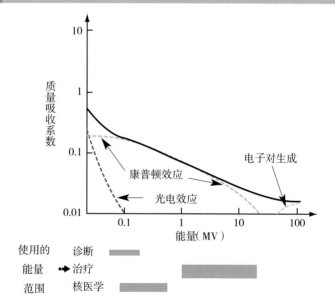

- 一般情况下，在拍摄人体时，要考虑组织的组成和厚度，将管电压设定在 20 ~ 150kV 的范围内。

小贴士

- 关于 X 线与物质的相互作用，一定要读相关书籍，整理知识点!!

表 1	管电压和 X 线的性质	
管电压	**低←　　→高**	
线质	软线←　　→硬线（长波长）（短波长）	
穿透力	弱←　　→强	
人体吸收	多←　　→少	
散射线	少←　　→多	
影像对比度	高←　　→低	

表 2	每个效应的主要能量范围		
	光电效应	**康普顿效应**	**电子对效应**
铅	~0.5 MV	0.5 ~5MV	5MV~
水	~0.04 MV	0.04 ~30MV	30MV~

X线吸收

- 从X线管射出的（单位面积的）X线，与距离的平方成反比衰减（因为从辐射源射出的X线向四个方向扩散）（图4）。
- 并且，在通过被照体后衰减：透过X线（I_1）< 入射X线（I_0）（图5）。
  - 被照体的厚度（d）↑，被照体的密度（ρ）↑，被照体的原子序数（Z）↑，透射X线的波长（λ）↑……散射 / 吸收↑

图 4	距离衰减

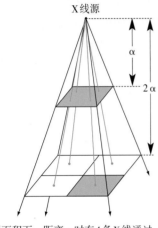

在相同面积下，距离α时有4条X线通过，而距离2α时只有1条X线通过。

图 5	X线透过物体的衰减

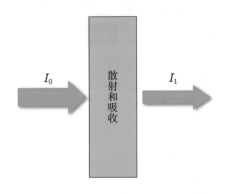

（$I_0 - I_1$）由于吸收和散射而损失的X线量

人体组成和X线吸收

X线吸收用公式表示为→吸收 $=K\lambda^3 Z^3 \rho d$（K为常数）

* 其中K为常数，λ为波长，与电压成反比。因此，人体各组织对X线的吸收情况取决于d，ρ，Z。

- d为厚度，厚度越大吸收越多。
- Z为有效原子序数
  - 血液、体液、脏器、肌肉、结缔组织、软骨由H、O、C、N构成。
  - 骨中含有Ca，P。
  - 阳性对比剂：Ba，I（比Ca，P的Z更大）。
  - 胶片标记、金属异物的Z比阳性对比剂更大。
- ρ为物质密度
  - 脂肪（比其他组织吸收明显少）和空气虽然由H、O、C、N构成，但其对X线的吸收比血液和脏器等少。
  - 究其原因：
    → 脂肪的原子排列密度在人体固体组织中是最稀疏的。
    → 气体的原子排列密度也非常稀疏。

X线成像

- 在X线成像中，人体所有的组织、脏器根据其吸收多寡，显示各自的黑白亮度（图6）。
- X线影像由5种密度组成（表3）。

图6　用硫酸钡进行上消化道造影后的腹部X线影像

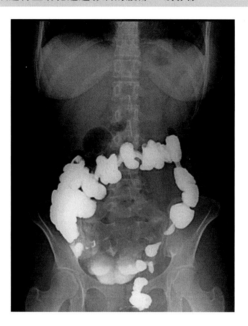

表3　形成X线影像的五种密度

	密度（density）	构造物	在图6中的显示
①	空气密度	空气：肺、胃肠气体	消化道气体
②	脂肪密度	脂肪	皮下脂肪、腹膜腔脂肪、腹膜后脂肪
③	等密度	实质器官，血液	肌肉、器官和血液
④	骨密度	骨骼	腰椎、髂骨等
⑤	金属密度	金属：阳性对比剂、假牙等	硫酸钡

显示为水密度的"肝、脾、肾等"在X线摄片中可以被识别出来，是因为脏器被被膜（脂肪）包围，或者与空气交界。

03 CT 成像

CT 概述

- 使探测器和与其相对应的 X 线球管一起旋转，获得 360° 方向的投影数据，通过计算机处理得到某一层面内不同的组织结构内的 X 线吸收系数，重建断层影像。

图1　CT

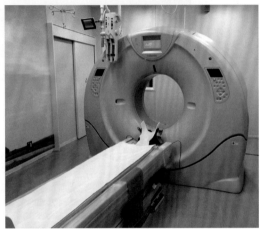

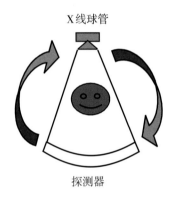

X 线球管

探测器

a　CT 机的外观   b　CT（第 3 代）的扫描方式

螺旋 CT（helical CT，又称 spiral CT）

- 扫描主体装置（X 线球管和探测器）在扫描架内进行连续旋转，与此同时被照体（扫描床）以一定速度沿体轴方向移动→结果，X 线球管相对于体轴形成螺旋轨迹。
- 可以在短时间内在体轴方向上收集较大范围的数据。
- 由于 X 线束的轨迹呈螺旋状，各角度的投影数据的位置不同→因此无法直接图像重建，需要螺旋插值（参照"小知识"）。
- 所得到的数据像圆片堆积一样不间断地得到体积数据，因此被称为"容积扫描"。

图2	普通扫描与螺旋扫描（单层、多层）的区别

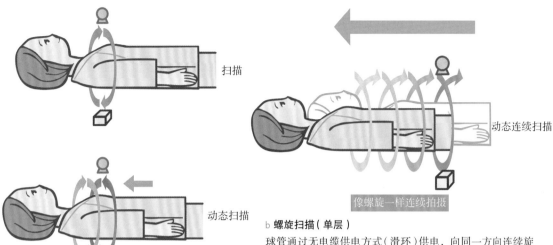

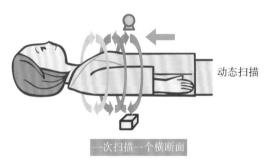

扫描

动态扫描

动态扫描

一次扫描一个横断面

a 常规扫描
球管正转，反转。高压电缆重复往返
（go—stop）。

动态连续扫描

像螺旋一样连续拍摄

b 螺旋扫描（单层）
球管通过无电缆供电方式（滑环）供电，向同一方向连续旋转。扫描床以匀速连续移动。

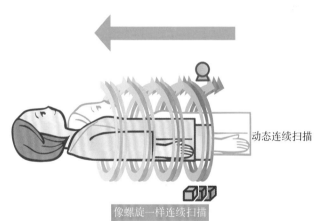

动态连续扫描

像螺旋一样连续扫描

c 螺旋扫描（多层）
探测器多列化，可以一次取得多个断面。

关于扫描方式

● 扫描方式按照开发的顺序分为第 1 代～第 5 代。现在常用的扫描方式主要为多排探测器 CT（multidetector—row CT，MDCT），以第 3 代旋转 – 旋转（rotate—rotate 方式）为主流。

关于螺旋插值

● 螺旋插值有 360° 插值和 180° 插值（线性插值）两类。但是，由于 MDCT 的出现，用这种方法进行插值变得困难，最近使用 Feldcamp 法或迭代法成为主流。

关于 MDCT

● MDCT 是指在体轴方向具有多个（现在最多 320 排）探测器（元件）的 CT。通过在体轴方向设有多排探测器，可以实现高速且高空间分辨力、高时间分辨力的扫描。由于 MDCT 的出现，也可以对快速跳动的心脏进行扫描等。

▶ CT 值

- 在 CT 中，将断面分割成多个单位体素（voxel），并设定为各个 X 线衰减的豪斯菲尔德的灰度。这个 X 线衰减的数值以 Hounsfield unit（HU）为 CT 值的单位。
- CT 值定义水为 0 HU，空气为 −1000 HU，各组织的 CT 值用与水相对的比率来表示。

$$HU = K \times \frac{\mu - \mu_0}{\mu_0}$$

K: 常数（简单来说就是 CT 值的范围，假如采用 Hounsfield 单位，则 K 为 1000，采用 EMI 单位，K 则为 500），μ: 组织的 X 线衰减系数，μ_0: 水的 X 线衰减系数

图 3　CT 值

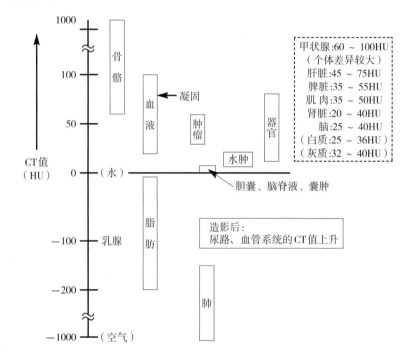

■ 各器官的 CT 值

- 应该掌握的知识点
  - 乳腺大部分由脂肪构成。
  - 肺含有大量空气。
  - 骨骼的 CT 值因钙的含量不同而不同。
  - 骨骼的 CT 值约为 1000HU。
  - 比较正常肝和脂肪肝的 CT 值，可以发现脂肪肝的 CT 值较低。与正常肝（图 4a）相比，脂肪肝的 CT 图像（图 4b）为低密度（黑色）。
  - 肝囊肿的 CT 值与水相近。

图 4　腹部 CT 影像

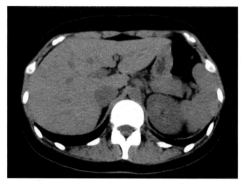

a　正常肝

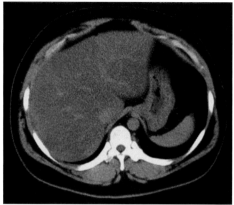

b　脂肪肝

关于 CT 的名称

● 在欧美，继 EMI 扫描仪（scanner）之后，又研发了 ACTA 扫描仪、Siretom 等，名称如下：

　　computerized transaxial tomography：CTT

　　computerized axial tomography：CAT

　　computerized（computed）tomography：CT

　　computerized tomographic scan：CT-scan

● 日本在 1976 年 7 月召开的厚生省 CT 研究班的会议上明确将"computed tomography，CT"称之为"计算机断层扫描"。

▶ 图像阅片

方位

● 通常从足端观察横断面（图 5a，b）。

● 以前，脑部的 CT 是从头端方向来阅片的（图 5c）。原因是，在脑神经外科领域，这样设定方向更方便手术，因为 CT 片看起来和手术时左右侧是一样的。

图 5　CT 的读片方法（病例为慢性硬膜下血肿）

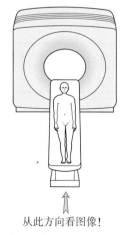

从此方向看图像！

a　常规观察方向（从足端观察）

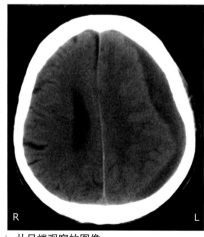

b　从足端观察的图像

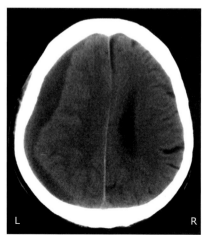

c　从头端观察到的图像

窗口技术

■ 概述

- 用影像的灰度来表现 CT 值，即使能显示 2000 级以上的灰度差，人眼也难以识别→因此，通过窗口技术缩小可以显示想要观察的部分。
- 影像上的亮度（黑白的浓淡）称为灰阶（gray scale），图像以 0（黑）～255（白）灰度的浓淡水平显示。

关于影像密度和 CT 值

- 高密度（吸收）区（HDA）
  →白影（CT 值高）区
- 低密度区（LDA）
  →黑影（CT 值低）区
- 等密度区（iso density area）
  →与周围组织密度相同的区（CT 值中等）

（小知识）

■ 窗位（window level，WL），窗宽（window width，WW）

- WL →诊断部位的中心 CT 值
- WW →诊断部位的 CT 值的可视范围。理想情况下，所有层面都可以在屏幕上显示，但实际上这是不可能的，因此，窗宽的宽窄直接影响图像的对比度。

图 6　窗宽窗位（1）	图 7　窗宽窗位（2）

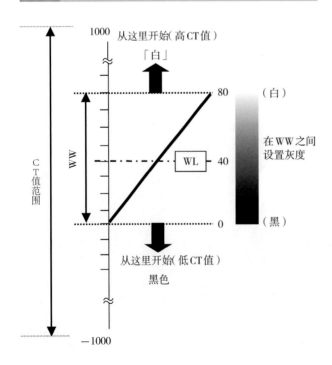

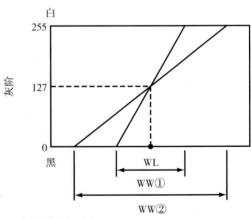

- 当 WW 较窄时（①）
  → 虽然可显示的 CT 值的范围很窄，但是能够显示微小的密度差异，即 CT 值的差异。
- 当 WW 较宽时（②）
  → 可以显示的 CT 值范围大，但不能表示 CT 值之间微小的密度差异。

▶ SNR 和分辨力

SNR

- 信噪比 (SNR) 取决于成像条件，如管电压、管电流、曝光时间、层厚度和螺距，以及器件的性能，如探测器的探测效率。

分辨力

▦ 概述

- CT 的分辨力大致分为 3 种：①空间分辨力，②密度分辨力（对比度分辨力），③时间分辨力。

空间分辨力：表示可以识别的空间最小物体的能力。影响空间分辨力的因素包括与体素大小有关的参数，如层厚，图像矩阵数和扫描野（FOV），以及几何因素，如焦点大小。

密度分辨力（对比度分辨力）：表示能够识别到何种程度的 X 线吸收差别的能力（CT 值的差）。影响密度分辨力的因素是信噪比（SNR），为了提高密度分辨力，必须增大 SNR。

时间分辨力：表示可以获取足够数据以重建单个断层图像所需的时间。影响时间分辨力的关键因素是扫描时间（X 线管绕一圈所需的时间）。

| 表 1 | 扫描条件与 SNR 和分辨力之间的关系 |

	SNR	空间分辨力	密度分辨力	时间分辨力
管电压↑	↑	→	↑	→
管电流↑	↑	→	↑	→
扫描时间↑	↑	→	↑	↓
层厚↑	↑	↓	↑	→
FOV↑	↑	↓	↑	→
图像矩阵数↑	↓	↑	↓	→

※ 其他条件应保持不变

临床上是如何确定扫描条件的？

- 在临床上，由于扫描的目标部位不同，所要求的分辨力的程度也会有所不同。
  实质器官（脑，肝等）→ 应重点关注对比度分辨力。肺、骨等→ 应重点关注空间分辨力。
- 在进行检查时，有必要弄清应重点关注哪种分辨力。

▶ 增强 CT

- 与普通 CT 相比，使用对比剂的 CT 称为"增强 CT"。
- 通过增强 CT 提高病灶等的对比度，称为对比增强（contrast enhancement，CE）。

■ 增强 CT 造影

对比剂： 使用水溶性碘对比剂。

注入法： 通过点滴或快速注入（100ml 左右）静脉注射。

显示信息： 血管和器官被对比剂增强（在 CT 图像上被染成白色），可以提供关于血管走向，器官功能状态和肿瘤类型的信息。

排泄： 静脉注射的对比剂迅速从血管内渗透到血管外的组织间隙，然后从肾脏排泄到尿液中。正常情况下，在给药后 30 分钟内，90% 以上的对比剂被排泄到尿液中。

■ 动态增强 CT

概述：

- 大剂量注入对比剂（用高压注射器，以约 3 ~ 5ml/s 的速度快速注射），并随时间多次拍摄某一固定范围。
- 检查的代表案例是上腹部肝脏的动态增强。
- 在随时间获取的多层图像中，由于脏器和病变的造影效果不同，因此能够辨明病变的性质。

对比剂： 使用水溶性碘对比剂。

注射方法和所获得的信息： 使用高压注射器快速团注，连续扫描→获得动脉期，毛细血管期（实质期），静脉期的 CT 图像→在血管性病变和肿瘤的鉴别诊断中具有较高的诊断价值。

* 也有通过动脉注射进行动态增强 CT（dynamic CT）检查。对比剂只需少量（5ml 左右）即可。

各种造影 CT 检查

- 腹部 CT 检查时，为了区别实质脏器和消化道以及显示病变轮廓，有时会将水溶性碘对比剂（商品名：Gastrografin，泛影葡胺）稀释 20 ~ 50 倍，经口服用。

- CT 膀胱造影（CT cystography）：为了显示病变轮廓，有时在膀胱内注入空气、橄榄油等阴性对比剂 100 ~ 150ml（膀胱壁适度伸展的量），进行扫描。检查体位：肿瘤在前壁、顶部时采用仰卧位；在后壁、侧壁、三角区时采用俯卧位。随着 MR 检查的普及，近年来这种检查方法已很少采用。

- CT 脑室造影（CT cisternography）：用于监测脑积水（交通性、非交通性）的脑脊液循环动力学，先天性脑脊液腔异常，颅底部的肿瘤性病变等的诊断检查，近年来这种检查方法已很少采用。采用腰椎穿刺向蛛网膜下隙注入对比剂（非离子碘对比剂 6 ~ 10ml）进行检查。以检查颅底部附近的肿瘤性病变为目的时，在注入 2 ~ 3 小时后进行扫描。在观察脑脊液的循环动力学时，分别在第 3、6、12、24、48、72 小时进行扫描。

- CT 脊髓腔造影（CT myelography：CTM）：通常在脊髓造影检查（myelography）之后 1 小时内进行。随着 MR 检查的普及，近年来这种检查方法已很少采用。

- Xe-CT：一种测量局部脑血流（regional cerebral blood flow，rCBF）的方法，吸入浓度为 30% ~ 35% 的 Xe-CT 非放射性 Xe 气体，以形成脑血流的时间浓度曲线 (TDC)，近年来这种检查方法已很少采用。

CT 的应用

- 放射治疗计划：CT 对于制定三维治疗计划，以获得计算剂量分布所需的电子密度是必需的。

- 骨盐定量：测定脊椎（通常是腰椎）骨中钙含量的检查。将具有已知吸收值的体模置于腰椎下方进行扫描，并分析数据以计算钙含量。近年来 DXA 和 PD 等不使用 CT 的方法（见第 674 页"骨盐定量"）已成为骨盐定量的主要方法。

04 磁共振成像

▶ 何谓磁共振靶核？

■ MR 能捕捉到哪些原子核？

术语

▶ 1 MR 现象
- 一种现象，由特定的原子核与特定频率的电磁波共振，以吸收或释放电磁波。可以用音叉来比喻原子核发生共振的现象（参见图 1）。

- 产生磁共振（magnetic resonance，MR）现象[1] 发出 MR 信号的原子核。
- 具有磁矩的原子核。
- 质子或中子中至少一个为奇数的原子核
  →多数存在 ^1H、^{13}C、^{19}F、^{31}P 等。

■ 磁共振成像原子核

- 发出足够强信号的原子核
- 大量存在于人体中的原子核
  ⇒作为诊断成像，在临床上有用的目标原子核 ^1H。

▶ ^1H 能全部成像吗？

- ^1H 虽然能发出信号，但也有部分不能成像
  - 绝对量少→维生素、激素
  - T2 弛豫时间短→高分子（蛋白质、磷脂、多糖等）
- 基本的磁共振成像
  - 水（主要是自由水）和脂肪

图 1   共振现象

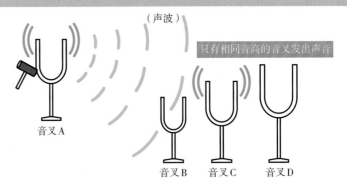

（声波）

只有相同音高的音叉发出声音

音叉 A   音叉 B   音叉 C   音叉 D

- 如图所示，当存在多个音叉时（假设音叉 A 和音叉 C 是同一音高，B 和 D 是不同音高），使音叉 A 振动（声波），只有与该音叉具有相同音高（具有相同频率）的音叉（音叉 C）会一起振动。这种现象叫做"共振"。即使停止原来的音叉（音叉 A），音叉 C 也会继续振动，逐渐衰减。这个音叉的性质，可以反映原子核的共振现象。
- 在 MRI 中，可以将音叉 A 发出的声波替换为电磁波、音叉 C 作为产生共振的原子核（这里作为氢原子核）来考虑。静磁场中的氢原子核以拉莫尔频率 $\omega_0 = \gamma B_0$（MHz）[B_0（Tesla）：静磁场强度，γ（MHz/Tesla）：磁旋比（原子核的固有常数）] 旋转。如果向氢原子核发送相同频率（拉莫尔频率）的电磁波，氢原子核就会吸收能量（不能吸收不同频率的电磁波）产生共振。即使切断电磁波，氢原子核仍以相同的频率继续振动，但其强度会逐渐衰减。

▶ 决定 MR 信号强度的因素是什么?

- 组织因素:质子密度、弛豫时间、流速
- 机器因素:成像参数（TR [2], TE [3], FA [4], 激励次数等）
  - * 此外,扩散、磁性物质和钙化等的存在、磁化率效应（susceptibility）、化学位移（chemical shift）、磁化传递（magnetization transfer）、自旋方向（魔角效应, magic angle effect）等现象也会影响信号强度。

▶ 质子密度和信号强度

- 因为发出信号的是质子,
  - 质子密度越高→信号越高
  - 质子密度越低（没有）→信号越低（没有）
- 质子主要存在于生物体的水和脂肪组织中,
  - 水和脂肪为高信号
- 质子含量极低的结构呈低信号（几乎无信号）
  - 骨皮质、钙化灶、空气（肺）、韧带等
- 其他
  - 钙化灶通常在 T1 和 T2 加权像中都是低信号,但因存在表面效应 [6], T1 加权像可以呈现高信号。
  - 在生物体中,蛋白质中也有许多质子,但高分子物质中的质子由于 T2 值非常短而不产生信号。

▶ 弛豫时间和信号强度

- 弛豫有两种。
  - T1 弛豫（又称:纵向弛豫,自旋 – 晶格弛豫）
  - T2 弛豫（又称:横向弛豫,自旋 – 自旋弛豫）
  - *T1 弛豫和 T2 弛豫并不是在一个弛豫结束后发生另一个弛豫。两种弛豫是"同时、以完全不同的机制、独立发生"的。由于 T2 弛豫比 T1 弛豫短得多,因此可以描述为一个弛豫已经结束,而另一个弛豫正在发生。

▨ T1 加权像

- 为使 MR 信号成像,需要 K–空间（K–space）填充技术（参见 p20 "成像"）。
→ 为了做到这一点,反复发送激励脉冲。重复给出的激励脉冲之间的时间间隔就是"重复时间（TR）"。 [2]
- TR 之间发生的现象:当施加激励脉冲时,纵向磁化强度减小（产生横向磁化）→信号强度取决于到下一个激励脉冲为止恢复的纵向磁化的量→ T1 值越短的组织信号越强。

术语

▶ 2 TR（重复时间）
- 重复时间。用于获得共振信号的激发脉冲 [5] 到下一个激发脉冲的时间。

▶ 3 TE（回波时间）
- 回波时间。从激发脉冲发射后到收集回波所需的时间。

▶ 4 FA（偏转角, flip angle）
- 亦称翻转角。使质子的纵向磁化矢量相对于静磁场偏离的角度。

▶ 5 激发脉冲
- 引起磁共振所需的 RF 脉冲。激励脉冲由拉莫尔频率决定,其频率随静磁场强度而变化。

▶ 6 表面效应
- 表面效应是水分子运动被抑制的一种现象,在构造内部（如海绵状结构）,水分子运动受限,在 T1 加权图像中显示高信号。

- TR 设置和影像
  - 长 TR（long TR）→短 T1 组织和长 T1 组织的纵向磁化都充分恢复→剔除了组织间的 T1 弛豫的差异。
  - 短 TR（short TR）→短 T1 组织纵向磁化充分恢复，长 T1 组织恢复不足→突出了组织间 T1 弛豫的差异（T1 加权图像）。

  ➡ 缩短 TR 可以获得 T1 加权图像
  　（常用的有代表性的 TR、TE 值为：TR 500ms、TE 15ms）。

- 在 T1 加权像中，
  - 短 T1 组织（脂肪等）→高信号
  - 长 T1 组织（水等）→低信号

  ➡ 自由水（脑脊液、腹水等）为低信号，脂肪为高信号。

图 2　T1 弛豫曲线和 T1 加权像（脑）

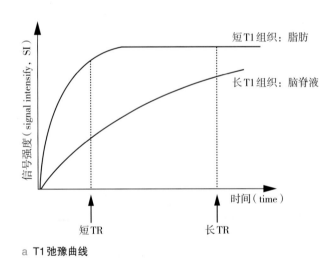

a　T1 弛豫曲线

b　T1 加权像（脑）

■ T2 加权像

- 当施加激励 RF 脉冲时，纵向磁化减小，产生横向磁化（因自旋的相位相同）→当切断激励 RF 脉冲时，自旋的相位紊乱（信号强度降低）→不同的组织，相位紊乱的程度不同→信号强度取决于相位紊乱的速度→T2 越长的组织发出的信号越强。

- TE 设置和影像
  - 当 TE 较短时：信号既来自较短的 T2 组织，也来自较长的 T2 组织→剔除了组织间 T2 弛豫的差异。
  - 当 TE 较长时：来自 T2 值较短的组织的信号衰减，只有 T2 值较长的组织产生信号→突出了组织间 T2 弛豫的差异（T2 加权像）。

  ➡ 增加 TE 可以获得 T2 加权像
  （常用的有代表性 TR、TE 值为：TR 2000 ms、TE 100ms）。

- 在 T2 加权像中，
  - 短 T2 组织（脂肪等）→低信号（快速 SE 序列中脂肪为高信号）
  - 长 T2 组织（水等）→高信号

  ➡ T2 加权像自由水（脑脊液、腹水等）为高信号。

图 3　T2 弛豫曲线和 T2 加权像

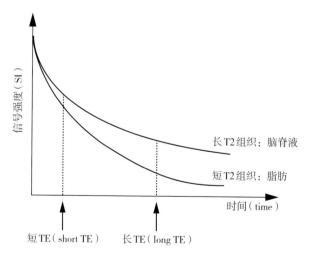

a　T2 弛豫曲线

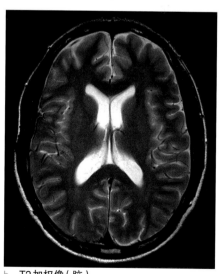

b　T2 加权像（脑）

成像

- 在磁共振成像中，相位方向上的梯度磁场[7]逐渐改变以获得多个回波信号。

  回波的数目取决于相位方向上的矩阵数目（相位编码数目）（只有一个回波信号不会变成图像）→ TR 重复相位编码数。

- 该信号作为原始数据（原始数据）按顺序重新排列并存储在计算机的存储器中。临时排列的内存空间称为 K- 空间（K-space）。

- 将这个 K- 空间的数据集合进行傅里叶逆变换后，就形成了 MRI。

- K- 空间的中心部分决定图像的对比度，K- 空间的边缘部分决定图像的锐度。

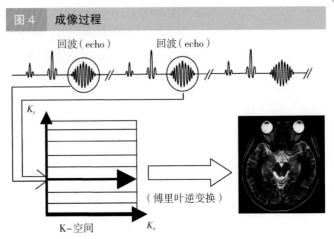

图 4　成像过程

回波（echo）　回波（echo）

K_y

K- 空间　K_x

（傅里叶逆变换）

K- 空间的中心部分决定图像的对比度，K- 空间的边缘部分决定图像的锐度。

弛豫时间（1.5 T 和 3T）

表 1　各种组织的弛豫时间

组织	T1值[ms]		T2值[ms]	
	1.5T	3T	1.5T	3T
肝脏	576±30	812±64	46±6	42±3
骨骼肌	1008±20	1412±13	44±6	50±4
肾脏	690±30	1194±27	55±3	56±4
软骨	1024±70	1168±18	30±4	27±3
脑白质	884±50	1084±45	72±4	69±3
脑灰质	1124±50	1820±114	95±8	99±7
脊髓	745±37	993±47	74±6	78±2
血液	1441±120	1932±85	290±30	275±50

- 人体各组织的 T1 值均大于 T2 值，一般为 5~10 倍左右。

  → T2 弛豫完全结束时，即使横向磁化消失，纵向磁化仍未恢复。

- T1、T2 弛豫均从其开始到 4~5 个弛豫时间内结束。

（Stanisz GJ, et al.: Magnetic Resonance in Medicine 54, 507–512, 2005. より一部改变引用）

术语

▶ 7 梯度磁场

- 为了在 MRI 中对 MR 信号进行成像，在主磁场上再附加小的磁场，让其形成某个梯度排列的磁场，用于空间定位。梯度磁场的强度决定了层厚和 FOV 的大小等。

▶ 流速和信号强度

- 在血液中，水分子随血流运动→与静止的组织产生的信号强度完全不同。
- 信号强度因流速而异。此外，即使在相同的流速下，脉冲序列[8]也会不同。
  - SE 序列→"流出效应（亦称流空、高速信号缺失）：低信号"和"流入效应（流入相关增强效应）：高信号"。
  - GRE 序列→生物体内血流信号常为高信号。

▶ 对比剂和信号强度

目的： 为了增强组织间的对比，清晰地显示病变部位。

作用机理： MRI 的对比剂使用顺磁性或铁磁性物质，这些磁性物质注入体内后，对比剂周围的局部磁场就会发生变形，T1 缩短、T2 缩短。这种作用就会产生 T1 增强效果。

对比剂的种类： 对比剂大致分为在 T1 加权图像中增加信号强度的阳性对比剂（Gd 制剂等）和在 T2 加权图像中降低信号强度的阴性对比剂（SPIO 等）。

① Gd 对比剂

- 主要是非特异性分布于细胞外液的对比剂（商品名：muvistor、prohans、magnescope）。新近研发的对比剂在血管内及细胞间隙也呈非特异性分布，并且现已上市从肝脏的静脉向肝细胞转移的对比剂（商品名：Gd–EOB–DTPA），Gd 浓度是以往产品的 2 倍，具有较高的缩短 T1 效果的对比剂（商品名：gadvistor）也在逐渐使用。
- T1 缩短效应占优势的对比剂：通过使用对比剂，缩短 T1，信号强度提高（过度增加对比剂浓度，会导致缩短 T2，信号强度降低）。
- 通常，根据造影前的 T1 加权像和造影后的 T1 加权像进行比较诊断。
- 由于使用对比剂导致病变部位出现高信号时，与脂肪的识别变得困难，因此，应联合使用脂肪抑制序列扫描法。
- 静脉给药的对比剂，由于血脑屏障（blood–brain barrier：BBB）作用不能进入正常脑，但在肿瘤等病变部位，由于"BBB 已破坏"以及"局部血管增生"而表现出增强效应。
- 剂量（通常使用）：0.2 ml/kg（0.1 mmol/kg）→体重 60kg 的人使用 12ml。但普美显剂量应为 0.1 ml/kg（0.025 mmol/kg），Gd–DTPA 剂量应为 0.1 ml/kg（0.1 mmol/kg），体重 60kg 的人使用 6ml。

术语

▶ 8 脉 冲 序 列（pulse sequence）/脉冲序列图（pulse sequence diagram：PSD）

- 在 MRI 中，反复收集 RF 脉冲激励的回波信号，并且加载获得位置信息所需的梯度磁场。在时间轴上表示如何组合这些（定时等）的设计图被称为"脉冲序列图"。通过脉冲序列图可以知道成像方法的粗略性质。脉冲序列大致可分为 SE 法和 GRE 法。
- SE 序列：自旋回波序列（spin-echo）。一种利用 180° 脉冲（RF 脉冲）获取回波的方法。在临床上，经常使用的是快速自旋回波脉冲序列（turbo-SE，TSE）[有的厂家称为 FSE（fast SE 序列）]。
- GRE 序列：梯度回波序列（gradient-echo）。有些制造商采用 FE 序列，被称为 field echo 法。用于 MR angiography 的 TOF 的时间变化方法也是一种 GRE 序列。

- 静脉给药后的代谢（健康人）：给药后 2 小时，代谢掉总剂量的 60% 以上；6 小时后，代谢掉 80% 以上；24 小时后，几乎全部剂量都会经肾排泄到尿液中。

②组织特异性对比剂

- 现在使用的只有肝特异性对比剂（SPIO：superparamagnetic iron oxide，超顺磁性氧化铁微粒）。
- SPIO 是一种被肝脏的枯否细胞吞噬的对比剂，是 T2 缩短效应较好的对比剂（由于其可缩短正常组织的 T2、T2* 值，常作为阴性对比剂来使用）。
- SPIO 可用于转移性肝癌的诊断。
- 自从 EOB-DTPA 出现后，它就很少被使用了。

③口服消化道对比剂

- 以往较常使用的是柠檬酸铁铵（商品名：菲利塞尔茨），但最近，许多医院使用新上市的四水合氯化锰（商品名：波斯德尔）。
- 通过口服给药对消化道进行造影，根据其浓度，低浓度时 T1 缩短占优势，高浓度时 T2 缩短占优势。
- MRCP 可以抑制消化道（胃、十二指肠等）的信号干扰。

T1 和 T2 弛豫时间缩短

- 前面出现了 T1 缩短、T2 缩短这样的术语，是什么意思呢？
  （MRI 对比剂可分为 T1 缩短、T2 缩短两种）

  T1 缩短效应 = 纵向磁化快速恢复
  →阳性对比剂（图像上变白）
  T2 缩短效应 = 横向磁化快速衰减
  →阴性对比剂（图像上变黑）

  综上所述，换言之，通过使用 MRI 对比剂可以使图像变白或变黑。

图 5 | Gd-DTPA 的浓度和信号强度的关系

成像条件：
快速 SPGR TE/TR/FA：2ms/150ms/90°

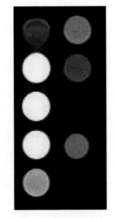
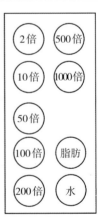

2倍	500倍
10倍	1000倍
50倍	
100倍	脂肪
200倍	水

05 核医学成像

▶ 概述

- 是通过追踪注射放射性药品在生物体内的分布，进行内脏器官和组织功能的成像。
- 成像是通过测量在体内分布的放射性药品发射（emission）的 γ 射线来进行的。
- 测量 γ 射线并使用 γ 相机将其成像。
- →综上所述，核医学图像被称为功能图像（functional image）。

▶ 伽马相机原理

- 伽马相机是由通过顶端准直器[1]选择 γ 射线，再经过 NaI（Tl）闪烁体[2]转换成荧光。
- 闪烁体与入射 γ 射线的能量成比例地发出荧光。荧光通过光导束传输到光电倍增管[3]，转换成光→电脉冲。光电脉冲在电子电路中经过放大，入射 γ 线的能量选择，入射位置定位等处理后输出，并构成图像。

术语

▶ 1 **准直器**
- 检测器具有方向性，使来自一定方向的 γ 射线入射到闪烁体上。
- 从准直器隔板（septum）的厚度来看，铅的材质分为低能量用（~160keV）、中能量用（~300keV）、高能量用（~400keV）、超高能量用（~510keV）等几种。

▶ 2 **NaI（Tl）闪烁体**
- NaI（Tl）闪烁体是利用放射线激发，透明结晶体发出荧光的现象（闪烁）的放射线检测体。可在 NaI 中添加微量的活性化物质 Tl，增加发光量，并调整输出波长（峰值410nm）。
- 闪烁体操作注意事项
  ①由于有潮解性，应保持密封状态。
  ②因为是薄的大结晶体，所以不能碰撞。
  ③注意温度变化（允许温度变化为3~4℃/小时）。

▶ 3 **光电倍增管**
- 光电倍增管（photomultiplier tube：PMT）是灵敏度极高、响应速度极快的光电检测器。它由将光转换成电子的阴极（光电面）和电子放大部分组成。伽马相机最多使用90多个 PMT，它们决定了伽马相机的分辨力、均一性等基本性能。

| 图 1 | 伽马相机原理 |

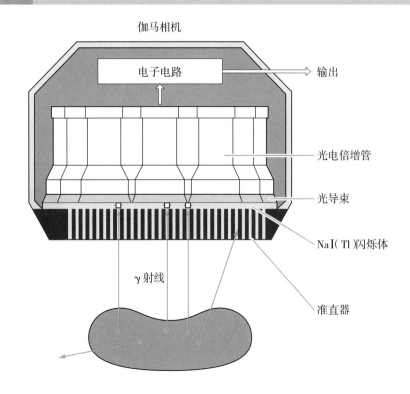

表1	准直器的类型（功能分类）	
类型	**用途**	**特征**
平行多孔型	常规使用，SPECT	·有高灵敏度型、一般型、高分辨力型。 ·被摄体的距离影响分辨力，但灵敏度不变。
扇形束	SPECT	·提高分辨力和灵敏度。 ·主要为头部SPECT使用。
针孔	放大成像	·用于心脏和甲状腺等小脏器的放大摄像。图像翻转。
倾斜孔	心脏斜位像，SPECT	·在头部SPECT中，通过近距离摄像可以提高像质，但在重建时会出现失真，需要校正。
分散	视野扩大	·视野扩大但图像缩小。
转换	放大图像	·图像放大，但视野缩小。分辨力更高。
双向	同时双向成像	·用于小器官(心脏)检查，以便将相机一分为二。

图像类型

①静态图像
（static image）

②动态图像
（dynamic image）

③断层图像 ——┬── 单光子发射型计算机断层成像
（tomographic image） （single photon emission computed tomography：SPECT）

└── 正电子发射型计算机断层成像
（positron emission computed tomography：PET）

④全身成像
（whole body image）

①静态图像（static image）

● 静态图像采集是在固定状态下，在一定时间或固定计数下，采集体内发出的伽马射线，并将其成像。

图2	静态图像

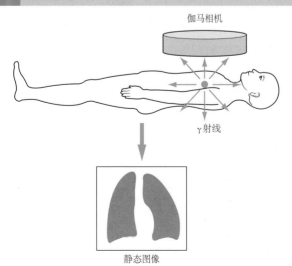

伽马相机

γ射线

静态图像

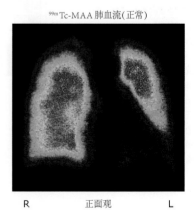

99mTc-MAA 肺血流(正常)

R　　　　　正面观　　　　　L

24

②动态图像（dynamic image）

- 每隔一段时间收集放射性药物随时间变化的分布（代谢）和器官动态，并建立连续图像。通过捕捉脏器对这种放射性药品的局部摄取、吸收、代谢情况而形成的一系列图像称为动态图像。

图 3	动态图像

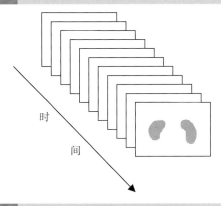

时

间

小贴士 ✎

- 放射性药品在体内代谢的动态图像，在图像上设定感兴趣区域 (ROI)，ROI 内信息的时间变化可以用时间放射性曲线 (TAC) 表示。

图 4	^{99m}Tc–MAG$_3$ 肾功能检查（正常）

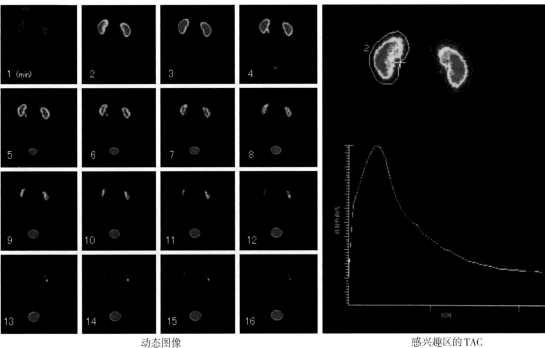

动态图像　　　　　　　　　　感兴趣区的 TAC

③断层图像（tomographic image）

■ 单光子发射型计算机断层扫描 (SPECT)

- 通过旋转伽马相机，从围绕体轴的多个方向采集（投影）图像，并对得到的投影图像进行重建（反投影），三维构建放射性药品的分布。
- 断层图像的显示方法包括以头部等体轴为基准表示的体轴断层和以心脏的心轴为基准表示的心轴断层。

图 5　　断层图像

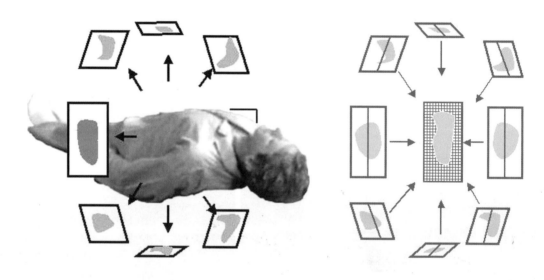

投影　　　　　　　　　　　　　　　　重建（反投影）

SPECT 图像重建

- 投影数据是一个方向有几十秒的采集时间，因此图像统计噪声较多。所以，应进行预处理，通过 Butterworth 等频率滤波器去除噪声。
- 重建的方法包括反投影法、逐次近似法等。以前，大多使用 Ramp 滤波等的反投影滤波法（filter back projection：FBP），但近年来 OS-EM（ordered subsets expectation maximization）法等逐次近似法的使用频率也变高了。
- 此外，SPECT 的投影数据受吸收的影响很大，因此我们必须对此进行校正投影前的前校正法（Sorenson 法）或投影后的后校正法（Chang 法）进行校正。但它们都是均匀吸收校正，不够精确。近年来，通过使用外部放射源的 transmission CT(TCT) 获得 μ 图进行校正的非均一吸收校正法已逐渐在临床上应用。

体轴断层图像

①冠状位断层像（coronal section image）
②矢状位断层像（sagittal section image）
③横断位断层像（transverse section image）

图6	体轴剖面图像

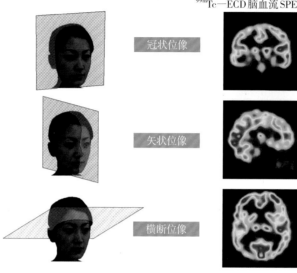

^{99m}Tc—ECD 脑血流 SPECT（正常）

冠状位像

矢状位像

横断位像

心轴断层

①短轴断层图像（short axis）
②长轴垂直断层图像（vertical long axis）
③长轴水平断层图像（horizontal long axis）

图7	心轴断层图像

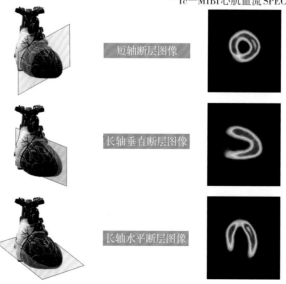

^{99m}Tc—MIBI 心肌血流 SPECT 图像（正常）

短轴断层图像

长轴垂直断层图像

长轴水平断层图像

■ 正电子发射计算机断层扫描 (PET)

- 从正电子核素中发射出的正电子不能按原状存在，而会与附近的负电子结合，自身消失，并在大约 180°的方向上发射出两个电磁波，被称为"湮灭辐射"。
- 湮灭辐射的能量分别为 511keV，发射方向大致与 180°相反。PET 图像是利用同时计数电路对湮灭放射线进行同时计数而成像的图像，具有①能够捕捉生物体内的生理、生化信息；②定量性好这两大特征。

图 8	PET

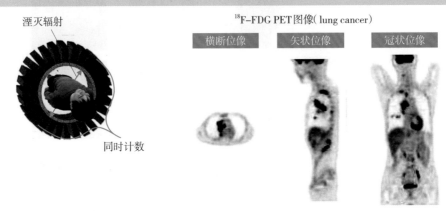

湮灭辐射

同时计数

^{18}F-FDG PET图像(lung cancer)

横断位像　矢状位像　冠状位像

④全身成像（whole body image）

- 这是用伽马相机从头顶到足尖扫描（scan），摄取全身放射性药物分布的图像。

图 9	全身影像

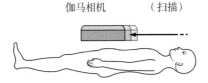

伽马相机　（扫描）

^{99m}Tc-MDP 骨全身成像

矩阵　小知识

- 若系统分辨力为 R_S，图像矩阵的分辨力为 R_m，那么，得到的图像的分辨力 R 的公式为 $R^2=R_S^2+R_m^2$。R_m 为像素大小 ×2。
- 综上所述，图像的空间分辨力很大程度上会受到图像矩阵的影响。
- 一般情况下，动态图像（dynamic image）和断层图像（tomographic image）使用 64 或 128 矩阵，静态图像（static image）使用 256 或 512 矩阵，全身图像（whole body image）使用 256×1024 或 512×2048。

正面观　　后面观

06 超声成像

术语

▶ **1 压电效应**

● 电信号与机械信号相互转换的现象。当向压电元件施加电压时，压电元件振动并产生超声波。此外，当超声波施加到压电元件上时，会产生应变电压。

▶ **2 声阻抗**

● 声阻抗 Z [kg/m² · s] 用介质的密度 ρ（kg/m³）和介质的声速 c 以（m/s）的乘积表示。$Z = \rho \cdot c$

▶ 概述

● 超声波是指频率超出人耳听觉范围的声波。超声波诊断装置使用的频率为 2~20MHz。

● 超声波成像是利用振子（压电元件）的压电效应（piezoelectric effect）[1] 将超声波发射到被检体，然后接收反射回来的超声波后将其成像，有脉冲反射法和多普勒法。

　● 脉冲反射法：利用不同组织声阻抗（acoustic impedance）[2] 的差异，通过将反射波的强度差异成像来获得内部结构信息的方法。

　● 为了获得位置信息，需要声波往返运动的时间信息，并且为了获得截面信息，需要扫查线数的时间信息。

　● 多普勒法：利用红细胞反射波的多普勒效应（Doppler effect）引起的频移获取心腔和血管内血流速度信息的方法。

● 脉冲反射法的表示方法有 A 模式、B 模式和 M 模式。

　● A 模式：以"振幅"（amplitude）显示反射波的强度。

　● B 模式：将反射波的强度转换为亮度（brightness），使超声波扫查与显示扫查相对应，并显示断层图像（图 1）。

　● M 模式：将反射波的强度转换成亮度，超声波被固定在目标处以显示反射源与探头间距离的时相变化（motion）。

● 扫查系统包括线阵扫查、凸阵扫查、扇形扫查和辐射形扫查（图 2）。

　● 线阵扫查：将振子线性排列，超声波呈平行扫查。

　● 凸阵扫查：振子呈扇形排列，超声波呈扇形扫查。

　● 扇形扫查：超声波从一点发出呈扇形扫查。

　● 辐射形扫查：振子呈 360° 进行超声波扫查。

图 1　脉冲反射法 B 模式（扇形扫查）

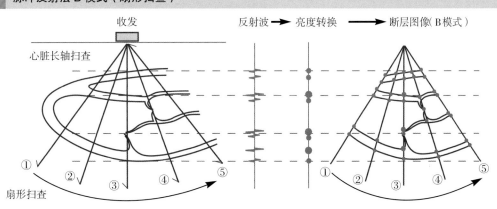

- 体内法（无创或有创地将探头插入体内发送和接收超声波的方法）有经食管超声心动图法（经食管扫查），内窥镜下超声检查法（经胃扫查），经直肠超声法（经直肠扫查），经阴道扫查，经尿道超声法（经尿道扫查），血管内超声法等。

图 2　扫查方式

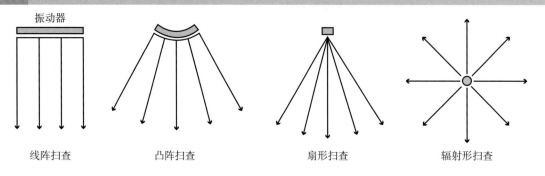

振动器

线阵扫查　　　　凸阵扫查　　　　扇形扫查　　　　辐射形扫查

CHECK!　小贴士
- 检查部位不同，使用频率和扫查方法也不同，心脏主要采用 2~5MHz 的扇形扫查，腹部采用 3.5~5MHz 的凸阵扫查，体表采用 7.5~12MHz 的线阵扫查，体腔内采用 5~10MHz 的各种扫查，血管内采用 15~20MHz 的辐射形扫查。

超声波与物质的相互作用

- 入射到生物体上的超声波会发生反射、透射、折射和衰减。

反射
- 超声波的一部分在不同声阻抗的介质的边界处被反射。
- 声阻抗（Z）和垂直入射到界面时的反射强度（R_i），透射强度（T_i）由下式表示（图 3）。

$$R_i = \left(\frac{Z_2 - Z_1}{Z_2 + Z_1} \right)^2 \qquad T_i = 1 - R_i$$

- 声阻抗差越大，反射越强。

折射（refraction）
- 当以一定角度入射到声速不同的介质的边界时，透射波发生折射。
- 入射角（θ_1）和折射角（θ_2）由下式的 Snell 定律表示（图 4）。

$$\frac{\sin \theta_1}{c_1} = \frac{\sin \theta_2}{c_2}$$

- 垂直入射或射入声速（c）相同的介质时，不会发生折射。
- 入射角（θ_1）和反射角（θ_3）总是相等的。

■ 衰减（attenuation）

- 超声波通过介质传播时，在近距离声场中由于吸收、散射，在远距离声场中由于进一步扩散逐渐衰减（图5）。
  - 吸收衰减：声波的能量转化为热能而降低。
  - 散射衰减：声波撞击微小物质分散、散射，能量降低。
  - 扩散衰减：声波扩散引起的能量降低。
- 生物体软组织的衰减系数约为 1（dB/cm・MHz）。
- 频率越高，传播距离越长，衰减越大。
- 当频率高时，衰减较大，无法到达深部，但分辨力[3] 高。

术语

▶ 3 分辨力

分为沿射束方向的纵向分辨力和与射束成直角方向的横向分辨力。纵向分辨力由脉冲宽度决定，横向分辨力由波束宽度决定。

图 3	反射

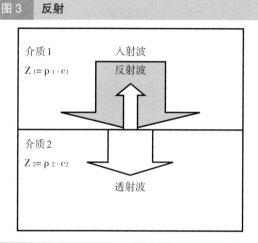

图 4	折射

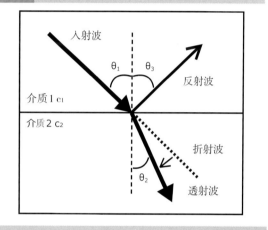

图 5	衰减

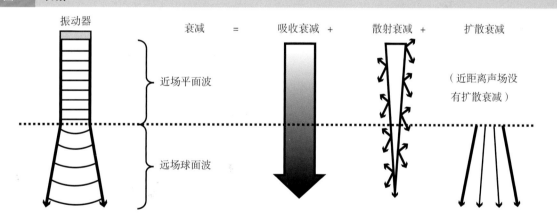

声场 小知识

- 声波传播的区域叫作声场。由平面振子产生的超声波在近距离发生干涉，呈平面波直线前进，而在远距离则呈球面波扩散传播。

▶ 超声图像的形成（B型）

- 当超声波入射到人体时，由于各种组织的声阻抗的不同而反射。另外，超声波的衰减因不同组织而异，在图像上显示出各自不同的亮度（表1）。
  - 液体在声学上是均匀的，由于没有反射，因此为无回声区域。
  - 当衰减比周围的组织小，后方回声增强（图6，7）。
  - 当衰减比周围的组织大，后方回声减弱。
  - 当声阻抗与周围有很大差异时，反射强烈，声波不向后方传播，形成声影（acoustic shadow）（图8、9）。
  - 生物细胞组织由无数小于波长的反射体集合而成，各自产生的反射波和散射波相互干涉，形成点状的反射体（散斑图像）。

表1	人体各种组织超声波特性		
	声速(m/s)	声阻抗(×10^{6}kg/m^2·s)	1MHz衰减系数(dB/cm)
空气	340	0.0004	12
水	1480$^※$	1.52	0.002
血液	1570	1.62	0.2
脂肪	1450	1.35	0.8
软组织（平均）	1540	–	1.0
肾脏	1560	1.62	0.9
颅骨	4080	7.80	13

※ 20℃时的声速。37℃时为1530m/s。（甲子乃人：超音波の基礎と装置 改訂版，ベクトル　コア，1999. より引用，一部改変）

图6	后方回声增强

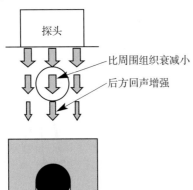

探头

比周围组织衰减小

后方回声增强

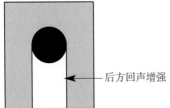

后方回声增强

图7	胆囊超声图像

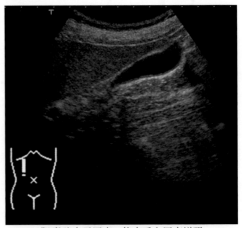

胆囊腔内无回声，伴有后方回声增强

图 8	声影

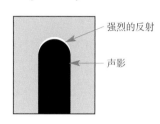

探头

反射强烈，声波不能向后传播

声阻抗与周围环境有很大差异

强烈的反射

声影

图 9	肋骨超声图像

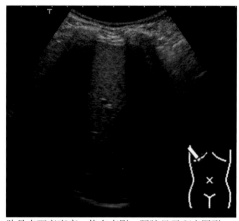

肋骨表面亮度高，伴有声影。肝脏显示斑点图形。

超声图像中的要点

- 骨、消化道气体等　　　→反射非常强烈　→伴声影
- 肝脏、脾脏等实质脏器　→反射波　　　　→在声像图中呈灰色
- 血液、胆汁、尿液等液体　→几乎无反射　　→声像图中为黑色

CHECK!

小贴士

- 超声波诊断装置将生物体内的声速设定为 1530 m/s。
- 超声波图像的亮度是相对的，不是 CT 值那样的绝对值，亮度比周围高就是高回声，亮度低就是低回声。

▶ 多普勒法

- 由于血流多普勒效应引起的多普勒频移（f_d）和血流速度（v）用下式表示（图 10）。

$$f_d = \frac{2v\cos\theta_1}{c} \cdot f_0 \qquad v = \frac{c}{2\cos\theta}\frac{f_d}{f_0}$$

f_d：多普勒频移（Hz）；f_0：入射频率（Hz）；v：血流速度（m/s）；

c：活体中的声速（m/s）；θ：超声波束和血流之间的角度（°）。

- 接收频率为 f_0+f_d，朝向探头的血流频率变高，背离探头的血流频率变低。
- 具有角度依赖性，入射角 60° 以上误差变大。
- 多普勒法有连续多普勒法、脉冲多普勒法和彩色多普勒法。

■ **连续波多普勒（CWD）**

- 分别进行连续发射超声波和连续接收反射回声，对超声波上的所有血流信息进行波形分析（图 11a）。
- 可以测量高速血流。

■ **脉冲波多普勒方法（pulsed wave Doppler：PWD）**

- 使用脉冲波，间隔发射超声波和接收反射回声，对超声波束上的特定部位（样本框）的血流信息进行波形分析（图 11b）。
- 适用于 1m/s 以下的低流速的测量，高流速下发生的混叠现象[4]。

■ **多普勒彩色血流图（Doppler color flow mapping：CFM）**

- 在感兴趣区域的二维多普勒断层图像中，血流信息以颜色表示，并叠加在 B 型图像上显示（图 11c 和图 12）。
- 彩色多普勒方法包括速度显示和能量显示。
- 朝向探头的血流用红色表示，背离探头的血流用蓝色表示，用色调或亮度表示平均流速。在高流速下，会发生混叠现象。
- 能量显示方式显示多普勒信号的强度，角度依赖性小，在低流速下显示效果好。

术语

▶ 4 混叠现象

- 多普勒频移超过脉冲重复频率的 1/2 的重叠现象，显示为血流方向反转。

图 10	多普勒效应

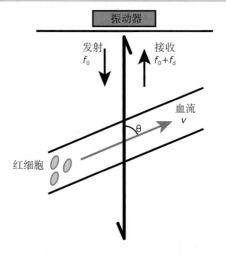

CHECK!

小贴士

- 由于生物体内的多普勒频移是以"kHz"为单位，因此可以听见。

图 11　连续波多普勒法，脉冲波多普勒法，彩色多普勒法

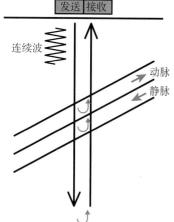

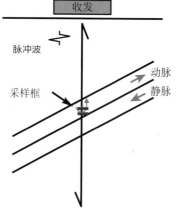

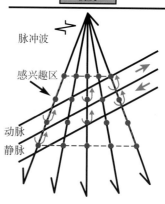

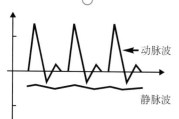

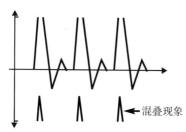

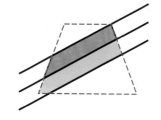

a　连续波多普勒法
在连续波测量中，没有位置信息，光束上所有血管的血流速度波形都是重叠的。图中动、静脉波形重叠。在没有检测速度限制的情况下，获得了超声波上的最大流速。

b　脉冲波多普勒法
使用脉冲波的测量，可以获得位置信息，并且可以获得任意血管的血流速度波形。脉冲重复频率限制了检测速度，图中出现了混叠现象

c　彩色多普勒法
使用脉冲波的测量获得位置信息，并且通过颜色获得感兴趣区域的血流信息，从而便于发现异常血流点。图为流速表示角度依赖性。

图 12　彩色多普勒速度显示

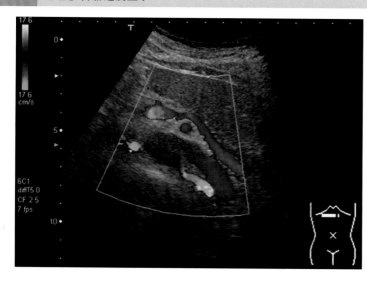

根据血流的方向，脾静脉(SV)越过肠系膜上动脉(SMA)后由红色变为蓝色，左肾静脉(LRV)描绘为红色，左肾动脉(LRA)描绘为蓝色。

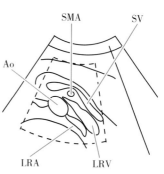

■ 组织多普勒成像（tissue Doppler imaging）

- 一种利用超声多普勒效应，显示组织运动速度的方法。
- 主要在心尖四腔心切面中，用组织多普勒法测定二尖瓣环部的移动速度，用于评价左室舒张功能（图13）。

图13	组织多普勒的二尖瓣环部移动速度波形（正常案例）

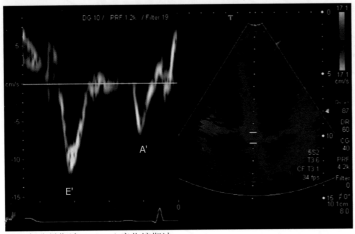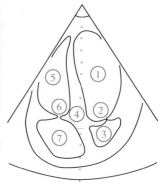

E'：舒张早期波，A'：心房收缩期波

① 左心室（left ventricle）
② 二尖瓣（mitral valve）
③ 左心房（left atrium）
④ 采样点（sample point）
⑤ 右心室（right ventricle）
⑥ 三尖瓣（tricuspid valve）
⑦ 右心房（right atrium）

■ 应变及应变率成像（strain）

- 组织长度的变化（d_x）除以原始长度（X），并将拉长和增厚（失真）数字化（图14）。
- 主要作为判断心肌上两点间运动速度阶差的新技术，用于测量左心室局部心肌厚度的变化，评价左心室功能（图15）。

图14	应变及应变率

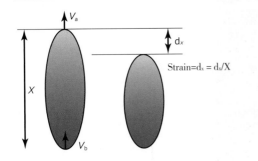

$$Strain=d_x = d_x/X$$

图15	心肌应变及应变率

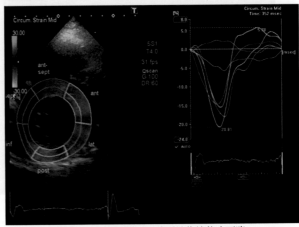

左心室短轴图像，左心室间隔至下壁可见收缩能力下降。

▶ 谐波成像

- 谐波成像是利用接收频率分量中的发射频率的谐波（harmonic）分量成像的方法。
- 谐波成像包括组织谐波成像和对比度谐波成像。

■ 组织谐波成像（tissue harmonic imaging：THI）

- 超声波在组织中传播时，声压越高，声速越快，波形传播越失真（非线性传播），含有高频谐波成分。通过使用接收到的高频谐波构成图像来获得组织的断层图像（图16）。
- 高频谐波包括基波的整数倍（2倍、3倍、4倍……）的频率，但由于频率越高衰减越大，并且由于探头的频带限制，难以接收到比二次方更高的频率，因此一般使用二倍高频谐波。
- 声压越高，高频谐波的产生越多，声压越高，超声波束越靠近中心，因此声束变细，横向分辨力提高。
- 由于旁瓣声压低，因此谐波的产生较少，旁瓣的伪影减少（图17）。

图 16　**彩色谐波成像**

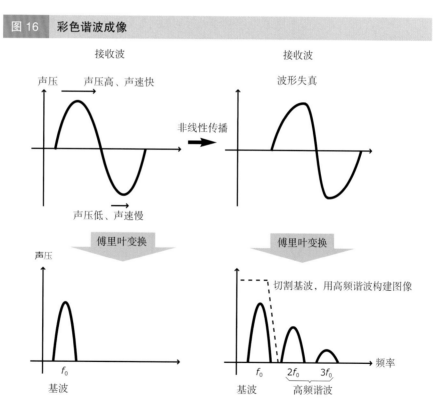

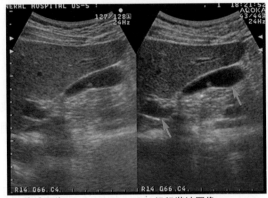

图 17　组织谐波图像

旁瓣造成的伪影减少，胆囊腔和血管腔清晰显示（→）。发射频率2.4 MHz，接收频率4.8 MHz

　　a　传统图像　　　　b　组织谐波图像

■ 造影谐波成像（contrast harmonic imaging，CHI）

- 超声对比剂的微气泡在超声波下振动时，微小气泡难以收缩，容易膨胀，因此发生非线性振动，来自微小气泡的反射波成为正负不对称的失真波形，包含高频谐波。
- 当微气泡破坏时，会产生更强的高频谐波。
- 由来自微气泡的谐波分量构建图像，可以获得血流的分布图像。
- 现在使用的对比剂有利声显®和示卓安®。

图 18　造影谐波成像

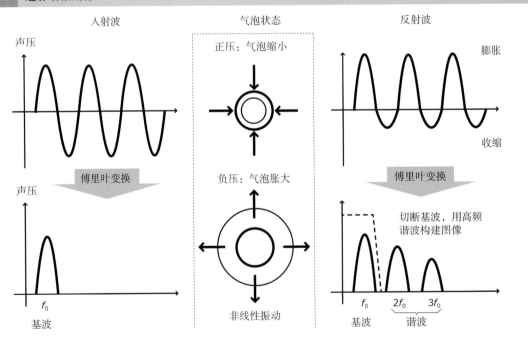

▶ 弹性成像（elastography）

- 在评价组织硬度的弹性成像中，有根据对组织施加压力时产生的张力进行评价的张力弹性成像和根据剪切波在组织中的传播速度进行评价的剪切波弹性成像。

■ 应力弹性成像（strain elastography）

- 根据探头的按压操作引起的图像失真，对硬度进行成像。
- 兴趣区的柔软部位为红色，坚硬部位为蓝色，平均为绿色，以色调为基础，分为 1 ~ 5 的 5 个等级（图 19）。
- 主要用于乳腺领域，乳腺癌一般较硬，因此显示为蓝色（图 20）。

图 19	应力弹性成像的得分

Score 1		在整个低回声区域中产生失真。
Score 2		在低回声区域中部分不产生失真。
Score 3		仅在低回声区域的边缘部分产生失真。
Score 4		在整个低回声区域中不产生失真。
Score 5		即使在低回声区域的外围也不会产生失真。

图 20	乳腺应力弹性成像

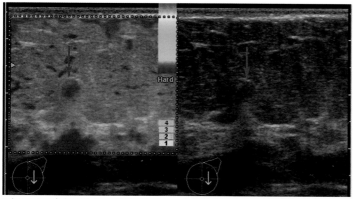
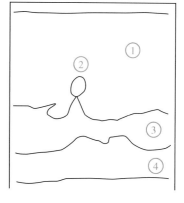

B超显示不清晰的乳腺癌（硬癌长径4mm）在应力弹性成像中清晰地显示为蓝色。

①皮下脂肪（subcutaneous fat）　　②肿瘤（mass）　③乳腺（mammary gland）　④乳腺后隙（retromammary space）

■ 剪切波弹性成像（Shear wave elastography）

- 通过由探头发射聚焦的超声波脉冲照射至生物组织时，可产生横向剪切波。
- 由于组织越硬剪切波传播越快，因此通过检测传播速度（m/s）和弹性模量值（kPa）来评估硬度。

$$E=3\rho V_s^2$$

E：弹性模量（kPa）　ρ：密度（g/cm³），肝脏中$\rho \approx 1$　V_s：传播速度（m/s）

- 可以显示弹性模量、剪切波传播速度和到达时间等高线，硬区域用红色显示，软区域用蓝色显示。
- 主要用于肝纤维化和肝硬化的诊断。

图 21　　正常肝剪切波弹性成像

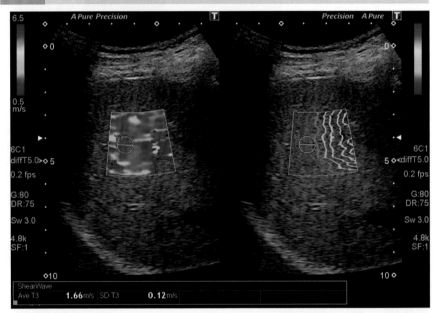

左：剪切波传播速度显示
右：到达时间等高线显示

通过在传播中，平行线且间隔相等的部分和在剪切波传播速度均匀的部分中设置感兴趣区域来获得剪切波传播速度。

慢性肝炎（F3）和肝硬化（F4）之间的临界（Cut off）值为1.88，
Vs=1.66<1.88，
还没发展到肝硬化。

▶ 超声造影检查

- 超声对比剂有利声显®（Levovist®）和示卓安®（Sonazoid®），现在使用的是示卓安。
- 示卓安对比剂目前（2019年）只适用于肝肿瘤性病变和乳腺肿瘤性病变。
- 示卓安®是 Perfur Button 微泡，具有外壳 MI▶5 0.2 ～ 0.3 时发生共振，在更高的时候发生衰变。通过共振获得持续 1 小时的造影效果。它能被肝脏的枯否细胞吸收，得到肝实质图像。
- 造影相分为血管相（动脉相和门脉相）和延迟相（肝实质相），在血管相中可以得到肿瘤内的血管结构像和肿瘤的灌注像，在延迟相中比较肿瘤对比剂的清除（washout）和肝实质相的染色亮度。
- 动脉相是在对比剂静脉注射后约 30 秒，门脉相是在此后约 120 秒，延迟相是在 10 分钟以后。
- 由于示卓安®使用的稳定剂来源于鸡蛋，因此对鸡蛋或鸡蛋制品过敏的患者原则上禁忌使用。

术语

▶ 5 MI（mechanical index）

● 超声波的声输出标准，与超声波对活体的机械作用有关。

| 图 22 | 肝细胞癌超声造影检查 |

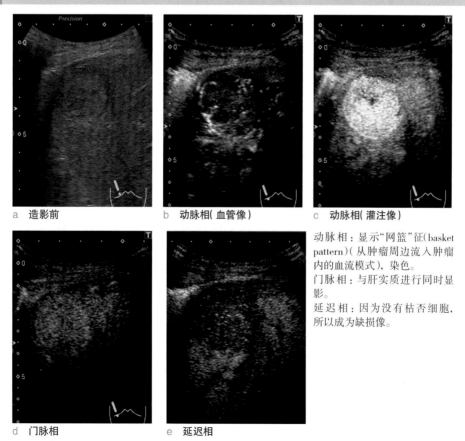

a　造影前　　　　　b　动脉相（血管像）　　　c　动脉相（灌注像）

动脉相：显示"网篮"征（basket pattern）（从肿瘤周边流入肿瘤内的血流模式），染色。
门脉相：与肝实质进行同时显影。
延迟相：因为没有枯否细胞，所以成为缺损像。

d　门脉相　　　　　e　延迟相

07 图像重建

计算机断层成像设备和图像重建方法

计算机断层成像设备

● CT：从各个方向收集外部照射引起的 X 线衰减数据。

图 1　CT 示意图

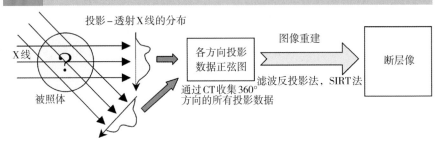

● SPECT：从各个方向收集从被摄体内部发出的 γ 射线。

图 2　SPECT 示意图

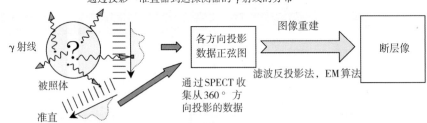

● PET：通过同时计数从被摄体内部放出的湮灭 γ 射线来收集数据。

图 3　PET 示意图

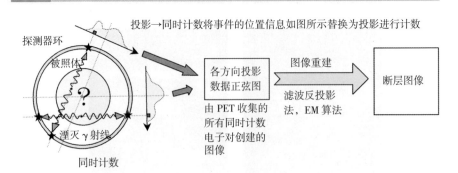

- MRI：信号采集系统，用于接收从放置在静磁场中的物体发射的 MR 信号（无线电波）（接收线圈）收集。

图4　MRI 示意图

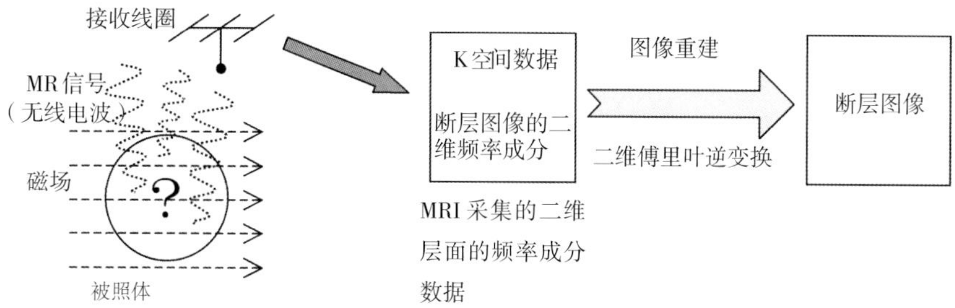

接收线圈

MR 信号
（无线电波）

磁场

？

被照体

K空间数据

断层图像的二维频率成分

MRI 采集的二维层面的频率成分数据

图像重建

二维傅里叶逆变换

断层图像

图像重建方法

- **解析方法**（基于拉莫定理、投影截面定理等的方法）
  - 单纯的逆傅里叶变换方法← MRI
  - 傅里叶变换法（←以前的 CT）
  - 简单反投影法
  - 滤波反投影法（或重叠积分）← CT，SPECT，PET
- **代数（迭代）方法**（各种逐次近似法）
  - 一般方法（ART 法，SIRT 法等）（←最近的 CT）
  - 统计方法（EM 算法）（← SPECT，PET）

关于 EM 算法

- EM 算法（ML-EM：maximum likelihood-expectation maximization）是指从不完全的数据（这里是通过 CT 和 SPECT、PET 收集的数据）中导出最大相似估计值（这里是断层图像）的统一迭代算法，于 1977 年在数理统计学领域提出。现在，它被广泛应用于工程学、医学、社会学、管理学等需要统计分析的领域，其中涉及核医学设备和 CT 图像重建的 EM 算法的公式化，是在 20 世纪 80 年代前期兴起的。随后，提出了加速重建计算的 OS-EM（ordered subset-EM）和基于后验概率的 MAP-EM（maximum a posteriori probability-EM）等，目前正在核医学设备领域中进行临床应用。

投影截面定理与傅里叶变换

投影截面定理

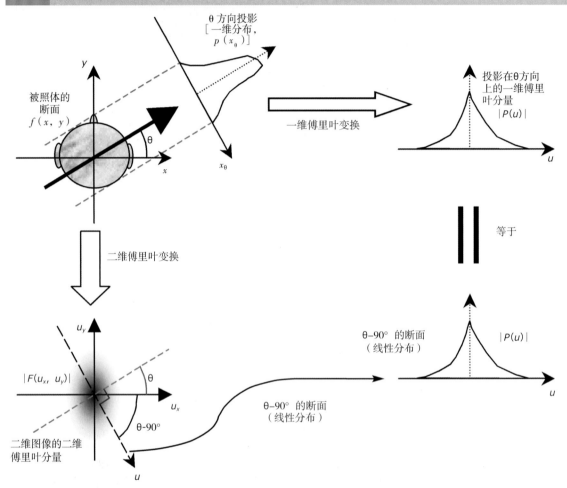

实际空间，如左上角所示[2]假设存在具有上面的某个二维分布的原图像 $f(x, y)$。相对于这个分布在 θ 方向上的投影 $p(x_\theta)$ 为 x_θ 轴上的图那样分布。此外，假设该一维分布的一维傅里叶成分具有右上角所示的分布，那么原图像 $f(x, y)$ 的二维傅里叶成分 $|F(u_x, u_y)|$ 频率空间[3] (u_x, u_y) 就会如左下角所示的分布。这里，二维分布中沿 θ-90° 轴的截面，也就是一维分布，如右下角的图所示。投影截面定理从数学原理上说明了右上和右下的分布相等。

术语

▶ 2 真实空间

● 具有长度维度（如 mm 或 cm）的空间。在此，将被摄体内断面上的二维密度分布定义为 $f(x, y)$ 作为真实空间中位置 x, y 的函数。

▶ 3 频率空间

● 具有频率维度（周期 / 毫米或 LP/ 毫米）的空间（其中 LP 是"线对"的缩写）。

● 已知真实空间中的任意函数［例如，断层表面上的密度分布 $f(x, y)$］可以表示为具有各种频率的正弦波的叠加（傅里叶级数展开）。例如，通过对 $f(x, y)$ 进行傅里叶变换，可以得到这些不同正弦波的频率强度分布。另一方面，实际上，对真实空间中的任意函数进行傅里叶变换，会得到实数部分和虚数部分的两个分布，因此必须独立处理，图 5 中为了简便起见，用绝对值表示复平面的距离。

傅里叶变换法

图6　傅里叶变换法

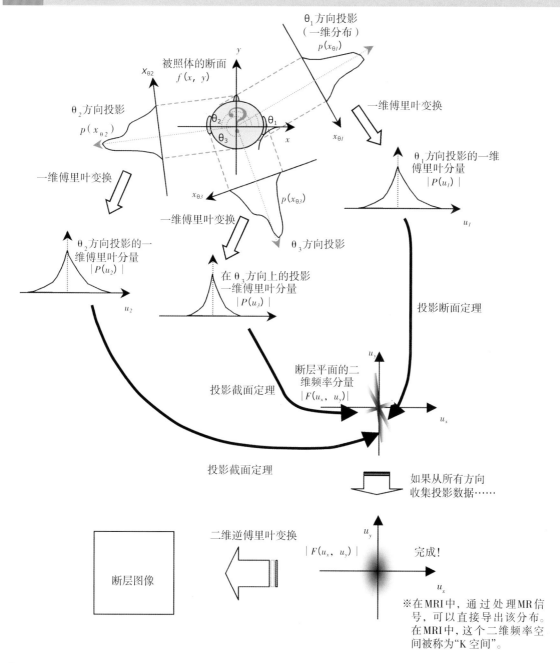

如上面所示，假设有某二维分布的原图像$f(x, y)$。对于这个分布θ_1、θ_2、θ_3方向上的投影$p(x_{\theta1})$、$p(x_{\theta2})$、$p(x_{\theta3})$，在$x_{\theta1}$、$x_{\theta2}$、$x_{\theta3}$轴上分别如图所示分布。并且，这些一维分布的一维傅里叶分量$|P(u_1)|$、$|P(u_2)|$、$|P(u_3)|$分别为上述图中所示的分布。在此，这些一维分布如果适用上述"投影断面定理"，则断面的二维频率空间$|F(u_x, u_y)|$在上图中，可以看出其分别是图像的灰度所表示的位置上的成分。这样，如果能够得到来自各个方向的投影数据，那么通过使用投影断面定理，就可以得到断面的二维频率空间$|F(u_x, u_y)|$由于所有的都可以再现，则最终这个分布$|F(u_x, u_y)|$通过二维逆傅里叶变换，可以得到断层图像。这个方法称为"傅里叶变换法"，在初期的CT图像重建法中常被使用。

单纯反投影法和滤波反投影法（基于图像重建的模拟示例）

①二维数值体模的准备

● 例中，准备如图 7 所示的矩阵尺寸为 128×128 像素的二维数值体模。

图 7	数值体模

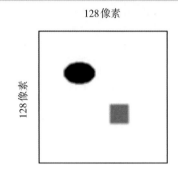

②投影数据（正弦图）的制作

● 在此，每 360° 计算 64 投影（每 5.625° 计算投影）。

图 8	投影数据制作示意图

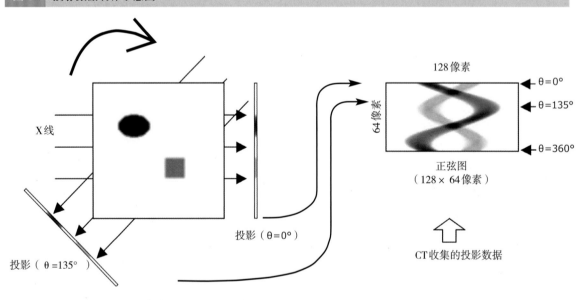

③单纯反投影法的图像重建

● 对于每个投影，将投影数据的像素值反向投影到收集投影的反向方向。

图9	简单反投影示意图

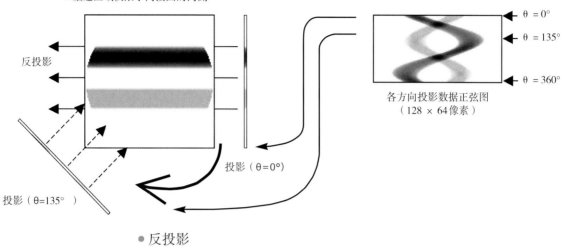

● 反投影

图10	简单反投影法的图像重建

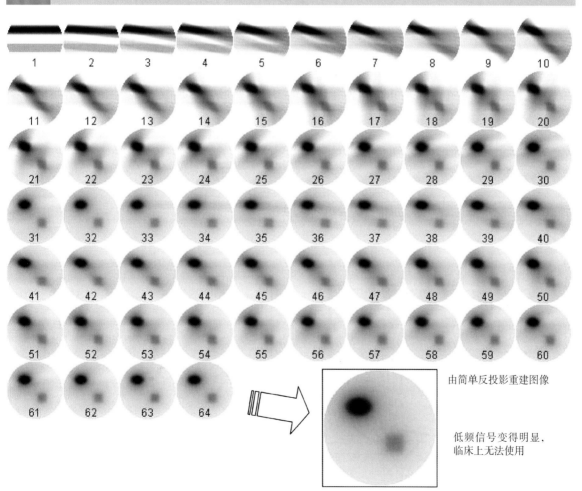

由简单反投影重建图像

低频信号变得明显，
临床上无法使用

④基于滤波反投影法的图像重建

■ 使用高通滤波器卷积每个投影

- 在实际空间中进行卷积（重叠积分）→重叠积分法（卷积法）
- 在频率空间中通过乘法进行处理的情况→滤波反投影法

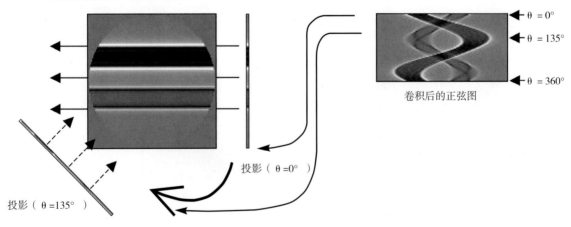

各方向投影数据正弦图

使用高通滤波器卷积

卷积后正弦图

（高通滤波器）

例如，Shepp&Logan
滤波的情况

※在频率空间处理时，卷积只是乘法。

在滤波反投影法中，在进行反投影之前对正弦图进行加工。如上所示，通过高通滤波器对某个投影方向的一维分布进行卷积，导出强调高频的一维分布。这是针对所有投影方向的一维分布进行的。从结果可以看出，加工后的正弦图变成了高频图像（即边缘被强调的图像）。

■ 反投影

*重建区域仅限于内接圆的内侧。

θ = 0°
θ = 135°
θ = 360°

卷积后的正弦图

投影（ θ =0° ）

投影（ θ =135° ）

● 反投影图像

图 13　利用滤波反投影法的图像重建

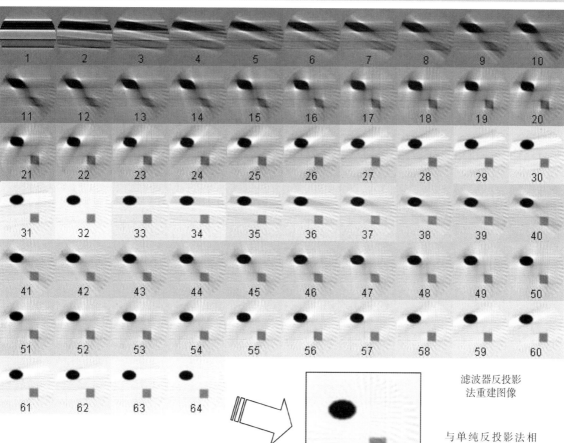

滤波器反投影
法重建图像

与单纯反投影法相
比，由于强调了高
频，所以空间分辨力
较好

卷积和滤波反投影法

● 一般情况下，真实空间（例如具有长度维度的空间）x[cm] 中的一个函数 $f(x)$，当其通过某线形系统得到的函数为 $g(x)$。在此，用线性系统的脉冲响应 $h(x)$ 表示，则以下关系成立。

$$g(x)=\int_{-\infty}^{\infty}f(x')\,h(x-x')\mathrm{d}x'$$

这称为卷积（或者叠加积分，或者重叠积分）。上式若用数学符号 * 表示则为：

$$g(x)=f(x)\times h(x)$$

在这里，设 $f(x)$、$h(x)$、$g(x)$ 的傅里叶分量分别作为 $F(u)$、$H(u)$、$G(u)$ 的话 [其中，u 为空间频率（cycle/cm ）]，则可以简单表示如下：

$$G(u)=F(u)\times H(u)$$

● 在滤波反投影法（或者重叠积分法）中，X 线的某投影方向的一维分布对应于上述的 $f(x)$，滤波重叠积分后的分布对应于 $g(x)$。在此，对于 $h(x)$[或 $H(x)$]，从其理论背景出发，可以使用高通滤波器（Ramp 滤波器或 Shepp & Logan 滤波器等）。此外，从 $f(x)$ 到 $g(x)$ 的变换操作，无论使用真实空间还是频率空间的方法来进行，结果都是相同的。在这种背景下，有时也将在真实空间中进行的方法称为"重叠积分法"，将在频率空间中进行的方法称为"滤波反投影法"。

第 2 章

头部

01 颅骨 X 线影像

导言… 解剖生理学

颅骨结构

- 颅骨（15 种 23 块）：脑颅骨[1]（6 种 8 块）+ 面颅骨[2]（9 种 15 块）。

图 1　头盖骨概观

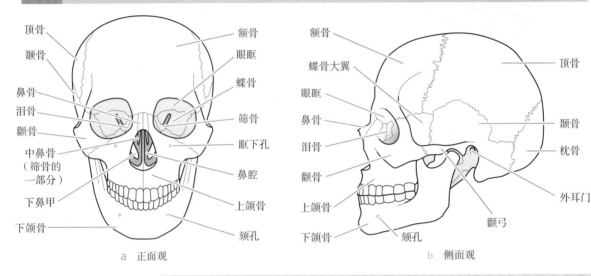

顶骨　颞骨　鼻骨　泪骨　颧骨　中鼻骨（筛骨的一部分）　下鼻甲　下颌骨

额骨　眼眶　蝶骨　筛骨　眶下孔　鼻腔　上颌骨　颏孔

a　正面观

额骨　蝶骨大翼　眼眶　鼻骨　泪骨　颧骨　上颌骨　下颌骨

顶骨　颞骨　枕骨　外耳门　颧弓　颏孔

b　侧面观

术语

▶ 1 脑颅
- 形成颅腔，保护大脑。额骨 1，顶骨 2，枕骨 1，颞骨 2，蝶骨 1，筛骨 1
▶ 2 面颅
- 形成面部。鼻骨 2，犁骨 1，泪骨 2，下鼻甲 2，上颌骨 2，颧骨 2，腭骨 2，下颌骨 1，舌骨 1

颅底（skull base）

- 颅底。
- 颅底内侧（顶面）：颅底内；颅底外侧（底面）：颅底外
- 由于厚的部分和薄的部分混合在一起，有神经和血管都通过的孔和沟，很容易受到冲击而骨折。

图 2	颅底部的孔、裂结构（以脑神经为中心）

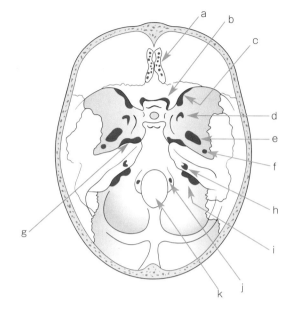

a. 筛板	前颅窝	Ⅰ 嗅神经
b. 视神经管	中颅窝	Ⅱ 视神经 眼动脉
c. 眶上裂		Ⅲ 动眼神经 Ⅳ 滑车神经 Ⅴ 三叉神经（眼神经） Ⅵ 外展神经 眼上静脉
d. 圆孔		Ⅴ 三叉神经（上颌神经）
e. 卵圆孔		Ⅴ 三叉神经（下颌神经）
f. 棘孔		脑膜中动脉
g. 破裂孔		颈内动脉 交感神经
h. 内耳门	后颅窝	Ⅶ 面神经 Ⅷ 听神经
i. 颈静脉孔		Ⅸ 舌咽神经 Ⅹ 迷走神经 Ⅺ 副神经 颈内静脉
j. 舌下神经管		Ⅻ 舌下神经
k. 枕骨大孔		椎动脉，延髓

筛骨、蝶骨、颞骨

图 3	筛骨

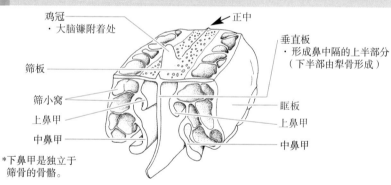

图 4	蝶骨

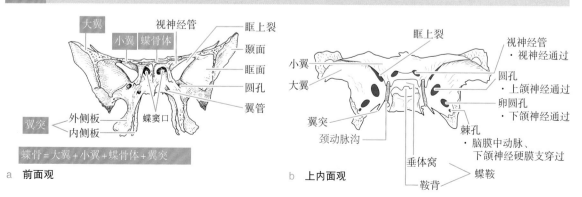

a 前面观　　　b 上内面观

53

图 5　颞骨（左侧）

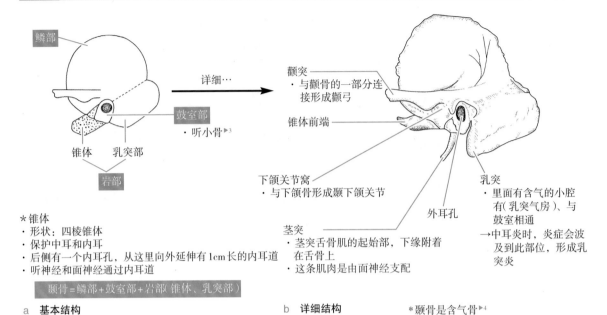

<table>
</table>

鳞部

鼓室部
· 听小骨▶3

锥体　　乳突部

岩部

＊锥体
· 形状：四棱锥体
· 保护中耳和内耳
· 后侧有一个内耳孔，从这里向外延伸有1cm长的内耳道
· 听神经和面神经通过内耳道

颞骨＝鳞部＋鼓室部＋岩部（锥体、乳突部）

a　**基本结构**

颧突
· 与颧骨的一部分连接形成颧弓

锥体前端

下颌关节窝
· 与下颌骨形成颞下颌关节

茎突
· 茎突舌骨肌的起始部，下缘附着在舌骨上
· 这条肌肉是由面神经支配

外耳孔

乳突
· 里面有含气的小腔有（乳突气房）、与鼓室相通
→中耳炎时，炎症会波及到此部位，形成乳突炎

b　**详细结构**　　　＊颞骨是含气骨▶4

术语

▶ **3 听小骨**
● 锤骨、砧骨、镫骨。
● 它位于中耳，将鼓膜的振动传至内耳。

▶ **4 含气骨**
● 中空的或含有许多含气孔的骨骼。
● 上颌骨、额骨、筛骨、蝶骨、颞骨5种。

▶ 蝶鞍（sella turcica）

● 蝶骨的鞍状凹部，位于颅底正中。
● 它由垂体窝、鞍背、后床突、前床突等组成。
● 内含垂体。
● 成人的最大前后直径约为10mm，深度约为8mm。
● 当垂体变大（如肿瘤）时，由于蝶鞍变大，此时的X线成像（特别是侧位片）有助于诊断。

图 6　蝶鞍（左侧）

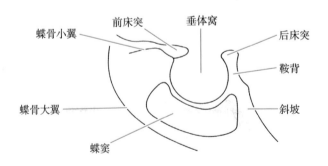

蝶骨小翼　　前床突　　垂体窝　　后床突　　鞍背
蝶骨大翼　　　　　　　　　　　　　斜坡
蝶窦

▶ 下颌骨

图7   下颌骨（左侧）▶ 5

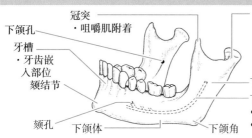

冠突
·咀嚼肌附着

下颌孔

牙槽
·牙齿嵌入部位
颏结节

颏孔   下颌体

髁突
- 与颞骨（下颌窝）形成颞下颌关节
  ＊颞下颌关节
- 进行下颌的上下、左右、前后运动（咀嚼运动）
- 有时会脱臼（俗称：下巴掉了）

下颌支

下颌管
- 下牙槽神经、动静脉通过（从颏孔进入）
- 这些神经和血管的一部分分布在下颌的皮肤上

下颌角

术语

▶ 5 下颌骨

◎ 面下部的马蹄形骨

▶ 眼眶

图8   眼眶（前面）

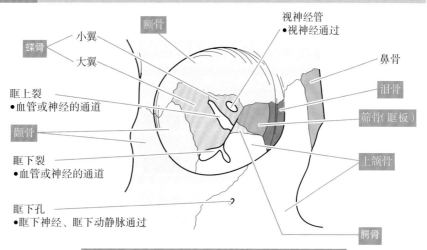

额骨

蝶骨   小翼
        大翼

眶上裂
·血管或神经的通道

颧骨

眶下裂
·血管或神经的通道

眶下孔
·眶下神经、眶下动静脉通过

视神经管
·视神经通过

鼻骨

泪骨

筛骨（眶板）

上颌骨

腭骨

眼眶＝颧骨＋蝶骨＋额骨＋泪骨＋筛骨＋上颌骨＋腭骨

▶ 鼻窦

图9   鼻窦

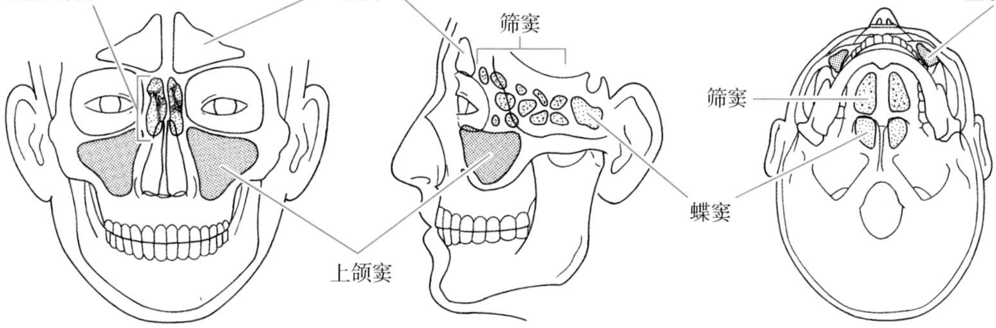

蝶窦/筛窦   额窦   上颌窦

筛窦

上颌窦   蝶窦   筛窦

a   正面   b   侧面   c   轴位

▶ 脑颅骨的连接

● 脑颅骨通过颅缝（以下①～③）连接起来。

①颅缝（纤维性连接）：有冠状缝、矢状缝、人字缝、鳞状缝（图10）。

②软骨结合（软骨性连接）：在颅底的连接。

③其他：下颌骨由颞骨和颞下颌关节连接。舌骨通过肌肉和韧带与脑颅相连。

图 10	脑颅骨连接

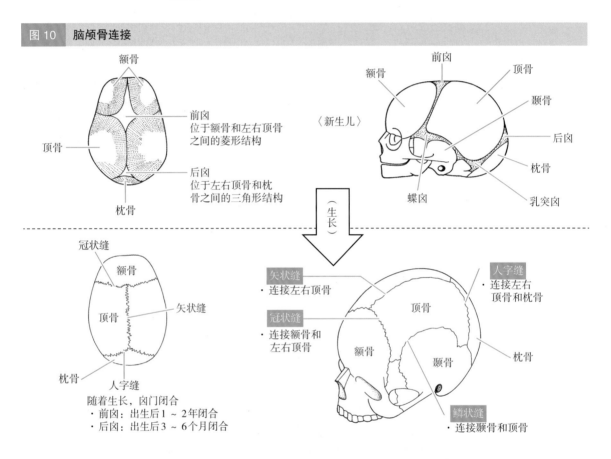

● 新生儿的每块颅骨之间仍有未骨化的膜性结构。

→胎儿通过母体狭窄的产道时膜性结构可以变形，便于分娩。另外，出生后也能应对急剧发育增大的大脑。

CHECK! **常见的疾病**

● 头部外伤（head injury），颅骨畸形（anomaly of skull），骨折（fracture），线状骨折（linear fracture），凹陷骨折（depression fracture），肿瘤（tumor）[脑膜瘤（meningioma），神经胶质瘤（glioma），鼻窦肿瘤（tumor of paranasal sinuses）]，钙化（calcified lesion），颅内高压（intracranial hypertension）；指压迹（digital impression），脑积水（hydrocephalus），中耳炎（otitis media），鼻窦炎（sinusitis），鼻窦囊肿（pyocle of paranasal sinuses），颞下颌关节病（temporomandibular arthrosis），甲状旁腺功能亢进症（hyperparathyroidism），睡眠呼吸暂停综合征（sleep apnea syndrome：SAS）

颅缝在 X 线图像上是怎么显示的?

图 11   颅缝的投影像

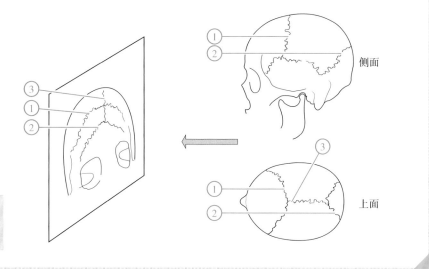

① 冠状缝
② 人字缝
③ 矢状缝

侧面

上面

头部X线检查

▶ 头部 X 线影像的意义

- 在头部影像诊断中，X 线以前是首选的检查。
- 现在 CT、MRI 已成为常规的检查方法。在颅内病变诊断更加容易的今天，我们认为 X 线检查在以下两种情况仍有诊断意义：
  - 外伤骨折的诊断。
  - 从骨变化和钙化等来鉴别病变的性质。

    *生理性钙化的部位：松果体、大脑镰、脉络丛、苍白球
- 另外，可以通过 X 线检查一次性获得手术或内科治疗所需的信息（病变的部位、范围、性质），从这一方面来讲，与其他检查方法相比，X 线检查是一种"有效、经济"的方法。

  *对于人工内耳和人工中耳的术中术后评价（因为CT会发生金属伪影），X 线检查比 CT 更具优势。
- 在鼻窦检查时，除了骨以外，还要观察上颌窦、额窦、筛窦的变化（炎症、肿瘤）。

  *有无液平形成、黏膜肥厚等。

临床常用的头部 X 线摄影

还有很多其他的拍摄方法，但是，由于篇幅所限，在本节中仅列出了粗体字所示（第 58 ~ 72 页）的摄影方法。

- 头部 3 方向摄影：**正位，侧位，汤氏位（Towne 法）***，另外还有颅骨轴位摄影。
- 鼻窦 2 方向摄影：正位，**华氏位（Waters 法）***，另外还有柯氏位（Caldwell 法）。
- 鼻骨 2 方向摄影：**侧位，轴位**（0° ，±10° ）
- 下颌骨 2 方向摄影：正位，**斜位**
- 颧骨 2 方向摄影：颧弓位，华氏位
- 颞骨（听器）摄影：**许氏位（Schüller 法），斯氏位（Stenvers 法）**
  * 此外，还有 Sonnenkalb 法、梅氏位（Mayer 法）、经眶位等。
- 颞下颌关节摄影：**Schüller 法（开口位，闭口位）**，经眶关节位，Sonnenkalb 法
- 视神经管（眼眶）摄影：**瑞氏位（Rhese 法 ）**
- 其他

  牙科领域摄影：**全景摄影**，牙齿摄影
  - 头部标准摄影：头影术

影像解剖

头部 X 线摄影图像

图 12 正位片，侧位片

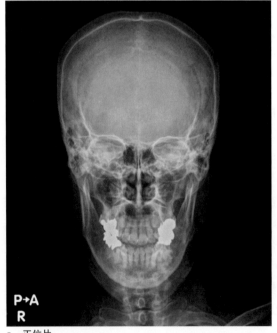

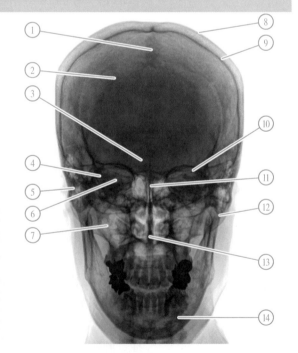

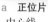

a 正位片

图 12　正位片，侧位片（续）

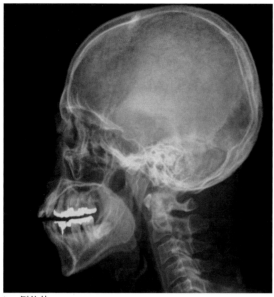

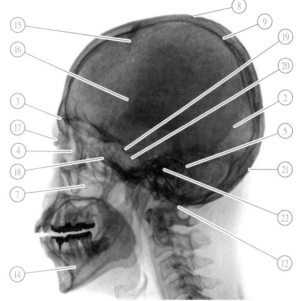

b　侧位片

中心线

①矢状缝（sagittal suture）
②人字缝（lambdoid suture）
③额窦（frontal sinus）
④眼眶（orbit）
⑤乳突气房（mastoid air cells）
⑥内耳道（internal auditory canal）
⑦上颌窦（maxillary sinus）
⑧外板（outer table）
⑨内板（inner table）

⑩锥体上缘（upper rim of pyramis）
⑪蝶骨嵴（sphenoid ridge）
⑫乳突（mastoid process）
⑬鼻中隔（nasal septum）
⑭下颌骨（mandible）
⑮冠状缝（coronal suture）
⑯血管沟（脑膜中动脉，middle meningeal artery groove）
⑰鼻骨（nasal bone）

⑱蝶骨大翼（greater wing of sphenoid）
⑲蝶鞍（sellaturcica）
⑳蝶窦（sphenoid sinus）
㉑枕骨粗隆（inion）
㉒外耳门（external acoustic porus）

术语

▶ 6 血管沟

● 硬脑膜的动脉——脑膜中动脉（middle menigeal artery）走行。头部检查还可发现其他血管沟，有时需要辨别是骨折线还是血管沟。骨折线与血管沟相比，具有"X线透过性高、缝隙窄、边界清晰锐利、走行呈棱角呈直线"的特征。另外，血管沟的位置在解剖学上是比较明确的。

摄影方向的差异

小知识

● AP 和 PA 方向

● 作为图像，最大的不同是眼眶的显影有所不同（AP 方向时，眼眶清晰）。

● 一般情况下，考虑到晶状体的照射剂量，应从 PA 方向拍摄（与 AP 方向拍摄相比，照射剂量约为 1/10）。

● LR 和 RL 方向

● 观察侧在头部右侧的情况下从 LR 方向拍摄，观察侧在头部左侧的情况下从 RL 方向拍摄（将观察侧靠近探测器表面）

● 如果观察侧与探测器表面间隔较大时，就会出现图像放大时模糊和投影图像失真变大的问题。

图 13　汤氏位（Towne）图像

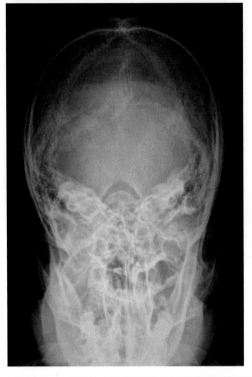

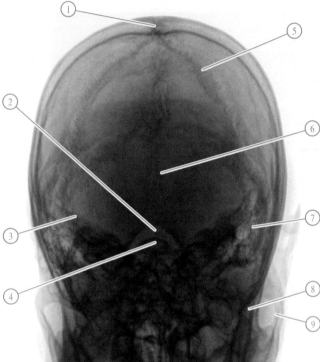

①矢状缝（sagittal suture）　　　⑥枕骨（occipital bone）
②枕骨大孔（foramen magnum）　⑦乳突气房（mastoid air cells）
③锥体边缘（pyramidal ridge）　　⑧下颌支（mandibular ramus）
④鞍背（dorsum sellae）　　　　　⑨颧弓（zygomatic arch）
⑤人字缝（lambdoid suture）

中心线

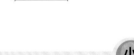

轴位摄影

●什么是轴位摄影（axial projection）？

●表示 X 线平行于人体各部位长轴的入射方向。

●不完全平行时也称为轴位摄影，但斜入角度大时称为"半轴位摄影（semi—axial projection）"［例如：汤氏位（Towne 法）］。

●适用轴位摄影的情况

●用于观察卵圆孔、棘孔等颅底结构。

●最近，开始采用 CT 进行评价，这种摄影方式已用得很少。

小知识

▶ 鼻窦 X 线摄影图像

图 14 华氏位（Waters）图像

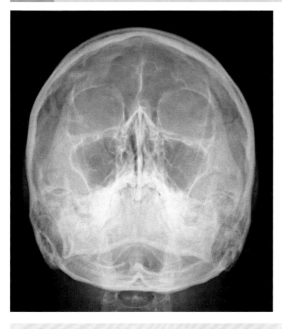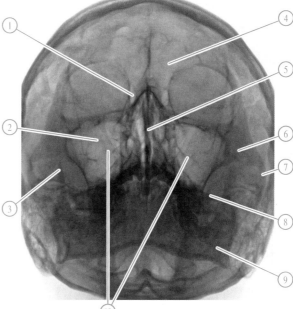

①筛窦（ethmoidal sinus）
②上颌窦（maxillary sinus）
③冠突（coronoid process）
④额窦（frontal sinus）
⑤鼻中隔（nasal septum）
⑥颧骨（zygomatic bone）
⑦颧弓（zygomatic arch）
⑧锥体上缘（upper rim of pyramis）
⑨下颌骨（mandible）
⑩圆孔（foramen rotundum）

中心线

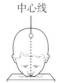

CHECK!

小贴士

- 采用华氏位（Waters 法）可显示额窦和上颌窦的影像。此外，鼻腔两侧都可观察到筛窦影像，蝶窦像重合在颌骨上。

可用于诊断

- 爆裂骨折（blowout fracture）

小
知识

关于摄影体位

- 在鼻窦检查时，确认外伤引起的积血和上颌窦炎引起的积液所引起的液平面像（niveau）是很重要的。因此，要在站立或坐位下拍摄。

图 15   侧位片，轴位像

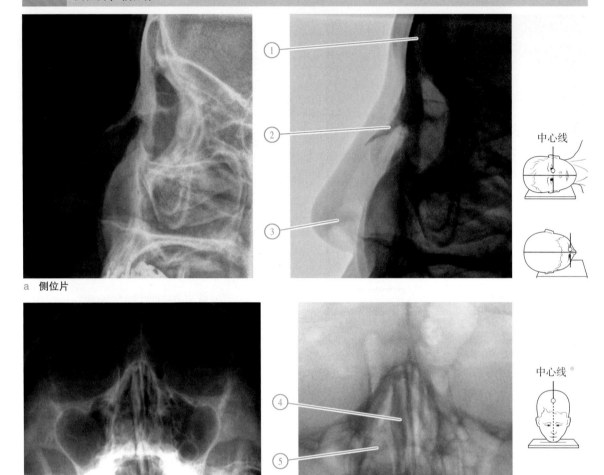

a   侧位片

b   轴位像

※将鼻背(连接鼻尖部和鼻根部的线)
定位成与探测器面垂直，X 线沿鼻背
（即 0°）入射。入射角有时为 +10°（从
头侧入射）或 –10°（从尾侧入射）。

①额窦（frontal sinus）   ③鼻前庭（vestibule of nose）   ⑤鼻孔（nare）
②鼻骨（nasal bone）   ④鼻中隔（nasal septum）

 CHECK!   小贴士
●不使用滤线栅，用 45 ～ 50kV 左右的管电压进行拍摄（为了显示软组织）。

下颌骨 X 线影像

图 16 正位片，斜位像

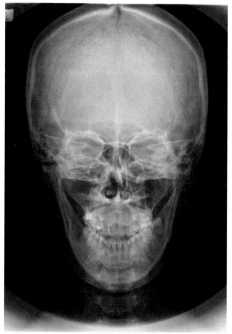
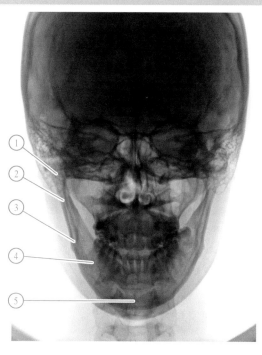
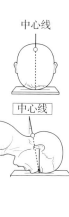

a 正位片

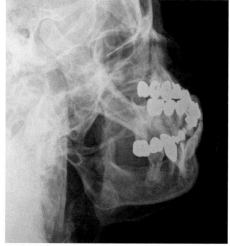
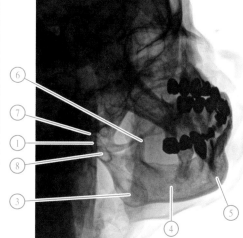
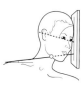

b 斜位片

①下颌头（head of mandible） ⑤颏突（mental protuberance）
②下颌支（mandibular ramus） ⑥冠突（coronoid process）
③下颌角（angle of mandible） ⑦颞下颌关节（articulation of jaw）
④下颌体（body of mandible） ⑧下颌颈（neck of mandible）

 CHECK! 小贴士

● 如果舌骨与下颌支重叠，会影响成像效果

颧骨 X 线摄影图像

图 17　颧弓轴位像

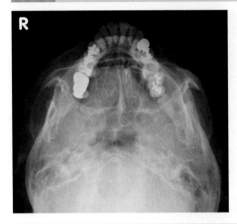
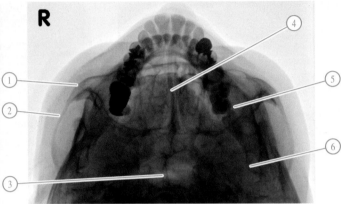

①颧骨（zygomatic bone）
②颧弓（zygomatic arch）
③蝶窦（sphenoidal sinus）
④犁骨-筛骨垂直板（vomer and perpendicular plateofethmoid bone）
⑤下颌骨（mandible）
⑥下颌角（angle of mandible）

CHECK!

小贴士

● 颧弓和下颌骨之间必须是左右对称的，如果左右宽度相同，则左右对称。
● 下颌抬起过多，颧弓的范围就会变窄（下颌骨和上颌骨的重叠所致）。

小知识

颧骨位

● 摄影以鼻窦华氏位（Waters 法）为准。正中面垂直，使鼻尖部和下颌与探测器面紧密接触，以头尾方向 30° 入射，由于入射垂直于颧骨，因此可以得到颧骨正面图像，与华氏位（Waters 法）相比，这种操作可使颧骨及颧弓被大范围投影。

颞骨（听器）X线摄影图像（许氏位 Schüller，斯氏位 Stenvers）

■ X 线在听器摄影中的入射方向（锥体的观察方向）

① 许氏位（Schüller），② Sonnenkalb

……相对于锥体轴从斜上方观察

③ 梅氏位（Mayer）

……锥体轴方向观察

④ 斯氏位（Stenvers）

……相对于锥体轴从正侧面观察

图 18	X 线在听器摄影中的入射方向

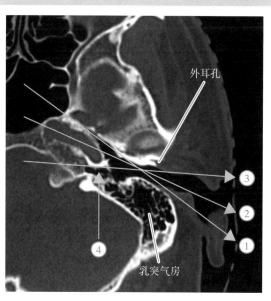

外耳孔

乳突气房

图 19　斯氏位（Stenvers）图像

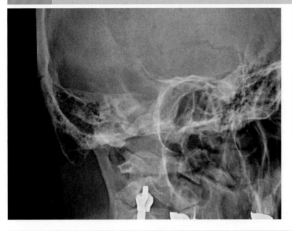
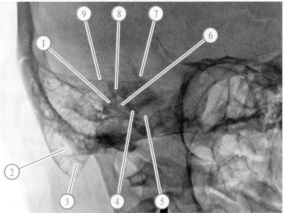

①外侧半规管（lateral semicircular canal）
②乳突气房（mastoid air cells）
③乳突（mastoid process）
④耳蜗（cochlea）
⑤内耳道（internal auditory canal）

⑥前庭（vestibule）
⑦枕内嵴（internal occipital crest）
⑧前半规管（anterior semicircular canal）
⑨锥体上缘（upper rim of pyramis）

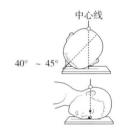

资料：半规管

● 内耳掌管平衡感，有三个半环形的管，分别叫前半规管、外侧半规管和后半规管。这三个半规管互相成直角。

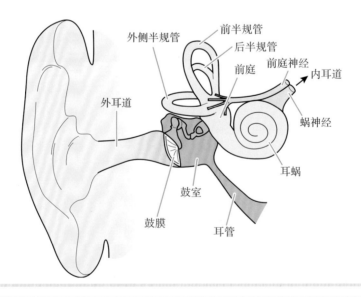

CHECK!

小贴士

● 由于锥体部及迷路正对 X 线入射方向，内耳道、半规管、乳突部可被清晰显示。
● 一定要进行左右摄影比较！

图 20　许氏位（Schüller）图像

2 章
01
颅骨 X 线影像

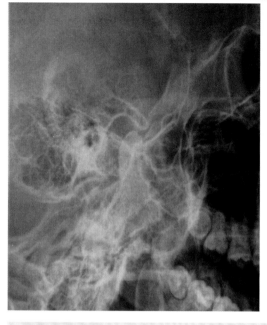
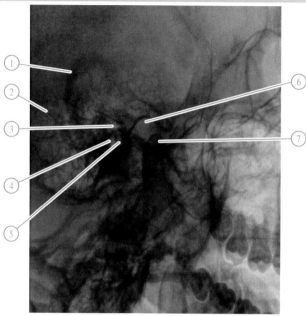

①耳廓（auricle）　　　　　　　⑤鼓室（tympanic cavity）
②乳突气房（mastoid air cells）　⑥下颌窝（mandibular fossa）
③乳突窦（mastoid antrum）▶7　⑦下颌头（head of mandible）
④外耳道（external acoustic meatus）

中心线

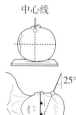

25°

术语

▶ 7 乳突窦

● 颞骨锥体的空洞，在后方与
乳突气房相连，在前方通过
窦孔与中耳上鼓室凹相连。
简单来说就是"连接鼓室和
乳突气房的通路"。

CHECK!

小贴士

● 显示的乳突和鳞部等不应与对侧重叠。
● 一定要进行左右的摄影比较！
● 将耳廓向前方弯曲，在最大开口位拍摄时，乳突气房以及外耳道周边的显示更
清晰。

颞下颌关节 X 线摄影图像（张口位、闭口位）

● 使用许氏位（Schüller 法）进行张口时和闭口时的摄影。

图 21　颞下颌关节照片（张口位，闭口位）

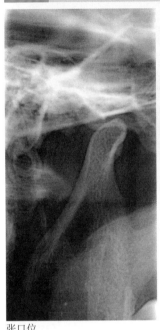

张口位　　　　　闭口位

①下颌窝（mandibular fossa）
②外耳孔（external auditory canal）
③关节结节（articular tubercle）
④下颌头（head of mandible）
⑤下颌颈（neck of mandible）

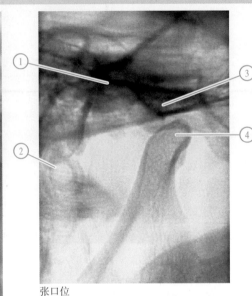

张口位

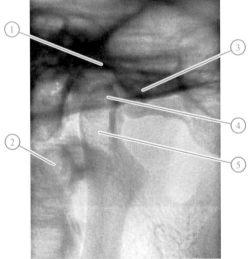

闭口位

视神经管 X 线摄影图像（瑞氏位 Rhese 法 [8]）

图 22　瑞氏位（Rhese）图像

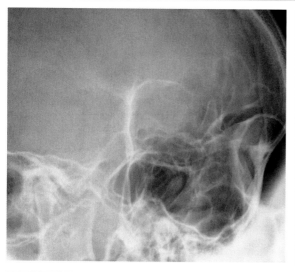
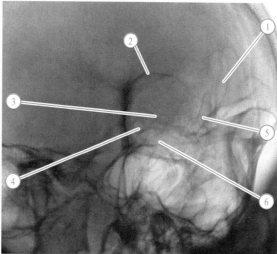

①额窦（frontal sinus）
②眼眶上缘（supraorbital rim）
③蝶骨小翼（lesser wing of sphenoid）
④视神经管（optic canal）
⑤筛窦（ethmoidal sinus）
⑥蝶窦（sphenoidal sinus）

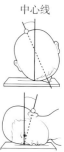

中心线

术语

▶ 8 瑞氏位（Rhese 法）

● 准确地说是 Rhese-Goalwin
　法

CHECK!　

小贴士
● 一定要进行左右的摄影比较！
● 正常情况下，视神经管在眼眶外缘下方显示为圆形。

图 23	拍摄角度和眼眶内容的显示

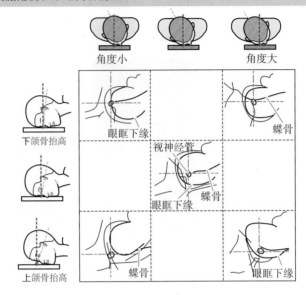

■ 视神经管的位置

图 24	视神经管的解剖位置

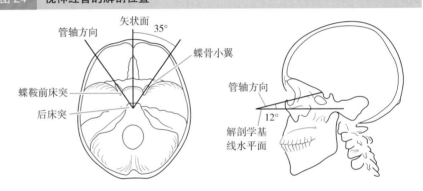

（图说 骨 X 線撮影法，第 2 版，10，金原出版，1987. より改变引用）

● 通过 CT 的 MPR 等，可以容易地三维显示视神经管的位置。

图 25	CT MPR 图像

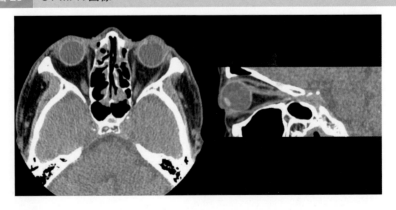

牙科全景摄影图像

图 26　曲面全景摄影

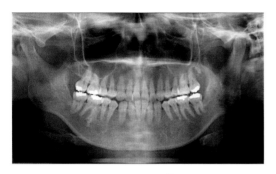

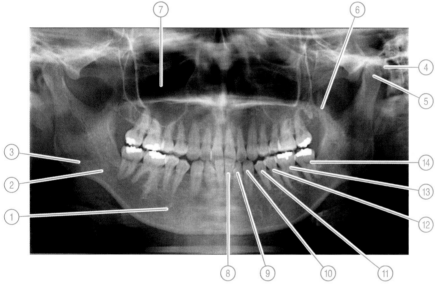

①下颌体（body of mandible）　　⑥冠突（coronoid process of mandible）　　⑪第一前磨牙（first premolar）
②下颌底（base of mandible）　　⑦上颌窦（maxillary sinus）　　⑫第二前磨牙（second premolar）
③下颌角（angle of mandible）　　⑧中切牙（central incisor）　　⑬第一磨牙（first molar）
④颞下颌关节（articulation of jaw）　　⑨侧切牙（lateral incisor）　　⑭第二磨牙（second molar）
⑤下颌头（head of mandible）　　⑩尖牙（cuspid tooth）

补充：全颌曲面断层摄影

- 全景曲面断层摄影是将马蹄形齿列作为断层图像投影在一张胶片上的摄影方法，需要专用装置。

- 断层图像是基于颌骨牙弓呈弓形的解剖特点而设计的三轴固定连续转换的弧面断层摄影。

- 解剖学基线水平面垂直于探测器表面。合适的图像为咬合面向下略微凹陷的状态，下颌支后缘呈倒八字形。

- 不良的定位会导致图像失真（如颈椎）（图28）。

图27	全颌曲面断层摄影的定位

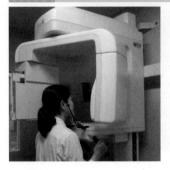 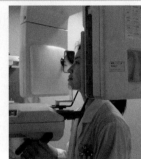

图28	定位与显示图像的关系

	断层和头部在同一位置	头部距离探测器的位置过远	头部距离探测器的位置过近	头部相对于断层表面的身体轴（矢状面）是倾斜的
探测器				
头部断面	 头部 断面的位置	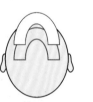		
X线管				
获得的图像（模式）	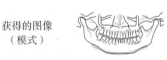 合适的图像	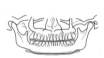 前颌部放大，导致明显失真	 与合适的图像相比，前颌部缩小	左右缩放导致明显失真

02 头颈部血管造影

导言… 解剖生理学

▶ 头颈部血管解剖

图1　头颈部动脉

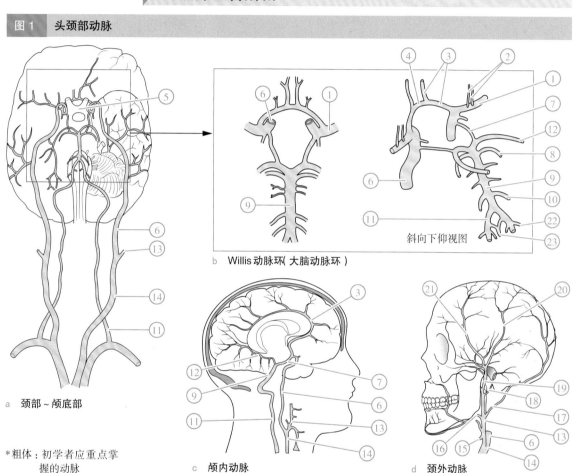

b　Willis 动脉环（大脑动脉环）

斜向下仰视图

a　颈部～颅底部

*粗体：初学者应重点掌
握的动脉

c　颅内动脉

d　颈外动脉

① 大脑中动脉（middle cerebral artery：MCA）
② 外侧纹状体动脉（lateral striate arteries）
③ 大脑前动脉（anterior cerebral artery：ACA）
④ 前交通动脉（anterior communicating artery：A com）
⑤ 视交叉（optic chiasm）
⑥ 颈内动脉（internal carotid artery：ICA）
⑦ 后交通动脉（posterior communicating artery：P com）
⑧ 小脑上动脉（superior cerebellar artery：SCA）
⑨ 基底动脉（basilar artery）
⑩ 小脑前下动脉（anterior inferior cerebellar artery：AICA）
⑪ 椎动脉（vertebral artery：VA）
⑫ 大脑后动脉（posterior cerebral artery：PCA）

⑬ 颈外动脉（external carotid artery）
⑭ 颈总动脉（common carotid artery）
⑮ 甲状腺上动脉（superior thyroid artery）
⑯ 面动脉（facial artery）
⑰ 枕动脉（occipital artery）
⑱ 耳后动脉（posterior auricular artery）
⑲ 上颌动脉（maxillary artery）
⑳ 颞浅动脉（后支）[superficial temporal artery（posterior branch）：STA]
㉑ 颞浅动脉（前支）[superficial temporal artery（anterior branch）：STA]
㉒ 小脑后下动脉（posterior inferior cerebellar artery：PICA）
㉓ 脊髓前动脉（anterior spinal artery）

图 2　头颈部静脉

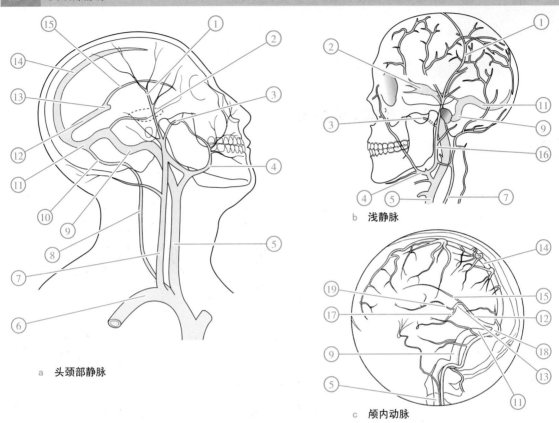

a　头颈部静脉

b　浅静脉

c　颅内动脉

①颞浅静脉（superficial temporal veins ）
②**海绵窦**（cavernous sinus ）
③上颌静脉（maxillary veins ）
④面静脉（facial vein ）
⑤颈内静脉（internal jugular vein ）
⑥锁骨下静脉（subclavian vein ）
⑦颈外静脉（external jugular vein ）
⑧椎静脉（vertebral vein ）
⑨**乙状窦**（sigmoid sinus ）
⑩枕窦（occipital sinus ）
⑪**横窦**（transverse sinus ）
⑫**直窦**（straight sinus ）
⑬大脑大静脉〔great cerebral vein（Galen's vein ）〕
⑭**上矢状窦**（superior sagittal sinus ）
⑮**下矢状窦**（inferior sagittal sinus ）
⑯下颌后静脉（retromandibular vein ）
⑰基底静脉〔basilar vein（Rosenthal's vein ）〕
⑱窦汇（confluence of sinuses ）
⑲大脑内静脉（internal cerebral veins ）

*粗体：初学者应重点掌握的动脉

- 颈总动脉（common carotid artery ）从头臂动脉、主动脉弓直接分支。
  左右颈总动脉均在甲状软骨上缘附近（C4 ~ 5 的高度）分为颈内动脉
  （internal carotid artery ）和颈外动脉（external carotid artery ）。左颈总
  动脉比右颈总动脉长 4 ~ 5cm 左右。
- 从颈总动脉分叉部到颈内动脉发出的突起称为"颈动脉窦"，是感受
  血压变动的压力感受器（baroreceptor ）。另外，颈总动脉分叉部位有
  颈动脉小体，是感受血液化学组成变化的化学感受器（chemoreceptor ），
  与呼吸和搏动的变化有关。

- 颅内动脉起源于颈内动脉和椎动脉（vertebral artery）。颈内动脉从颈动脉管（carotid canal）进入颅内，椎动脉从枕骨大孔（foramen magnum）进入颅内。
- Willis 动脉环（arterial circle of Willis：大脑动脉环）由大脑前、大脑后动脉，前、后交通动脉以及颈内动脉组成。通向大脑的主要动脉从动脉环或基底动脉分支，并将血液输送到各个部位。
- 营养脑的动脉是大脑前、中、后动脉（anterior，middle and posterior）大脑动脉（cerebral arteries，分布于大脑），脑桥动脉（pontine arteries，分布在脑桥上），小脑上动脉（superior cerebellar artery），前、后小脑下动脉（anterior and posterior inferior cerebellar arteries，分布于小脑）。其中，大脑前、中动脉主要从颈内动脉接受血流，其他动脉从椎动脉接受血流。
- 大脑中动脉的中心支外侧纹状体动脉［lateral striate arteries，也称豆纹动脉（lenticulostriate arteries）］是脑内出血的易发部位，也被称为"脑出血动脉（中风动脉）"。脑的静脉血的大部分从硬膜静脉窦流向乙状窦（sigmoid sinus），从颈内静脉（internal jugular vein）回流到心脏。
- 海绵窦（cavernous sinus）是位于蝶鞍外侧的静脉窦，其内腔由多个结合纤维束的连通而呈海绵状。窦内有颈内动脉、外展神经（第Ⅵ脑神经），外侧壁内有动眼神经（第Ⅲ脑神经）、滑车神经（第Ⅳ脑神经）、眼神经（第Ⅴ脑神经第1支）。另外，在外侧壁下缘有上颌神经（第Ⅴ脑神经第2支：Ⅴ2），在窦上前方有视交叉（optic chiasm）。海绵窦周围发生肿瘤和动脉瘤时，会损伤相邻的神经，被称为"海绵窦综合征（cavernous sinus syndrome）"。

头颈部血管造影检查

▶ 检查流程

- 目的是清楚显示 X 线摄影无法观察到的血流信息和血流动力学信息。
- 动脉造影检查采用顺行性造影法，静脉造影检查分为两种，一种是传统的顺行性静脉造影，另一种是逆行性静脉造影。
- 做一侧颈动脉造影时，暂时阻断对侧颈动脉（用手、球囊等），可检查"交通动脉"（anterior communicating artery）的前、后交通支（Matas）。行椎动脉造影时压迫颈总动脉，可以用来评价通过后交通动脉（posterior communicating artery）的血流。

CHECK!

小贴士
- 关于检查方法，请根据说明书进行确认

数字减影血管造影（digital subtraction angiography：DSA）

流程： 导管插入→蒙片摄影→用高压注射器注入对比剂→造影像摄影

　　　　* 高压注射器与摄影装置联动，实际上启动摄影程序就可以从蒙片到造影像进行摄影。

身体运动： 由于拍摄过程中的呼吸、身体运动、吞咽等动作都会造成伪影，因此要事先向患者进行充分说明，并叮嘱患者给予配合。

体位： 仰卧位可使解剖学基线（听眶线）水平面垂直固定。注射对比剂后，检查侧的眼睛和头部可能会有热感和疼痛感，因此要事先向患者充分说明。

方向： 摄正位片时，腹背方向上相对于解剖学基线（听眶线）水平面从头侧倾斜20°～30°。摄侧位片时保持仰卧位，侧面入射到蝶鞍部上方2cm。可适当增加斜位摄影、立位摄影等。

对比剂： 注入6ml/s的非离子单体型或非离子二聚体型碘对比剂，总量为8～10ml。

摄影： 通常动脉相为2～3张/秒，静脉相为0.5～1张/秒。根据观察目的酌定。

其他： 利用旋转DSA和旋转DA（digital angiography）成像设备可实现投影数据重建三维图像（图7），目前已成为进行脑血管内治疗时必需的图像。

● 近年来，随着血管摄影装置的进步和双筒注射器（dual injector）的普及，锥形束CT（cone beam CT，CBCT）血管成像的应用也越来越广泛。

影像解剖

▶ 颈总动脉造影

图 3　左颈总动脉造影

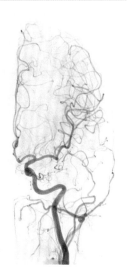

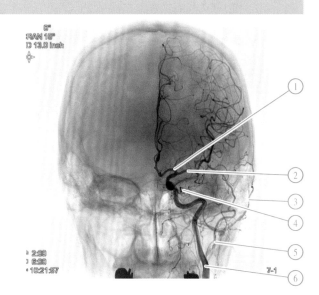

a　正位像

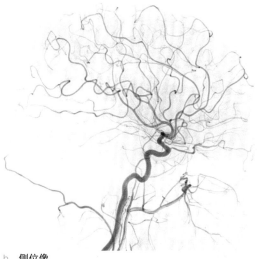

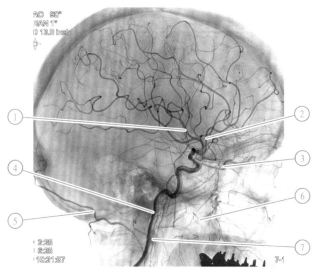

b　侧位像

a
①大脑前动脉（anterior cerebral artery：ACA）
②大脑中动脉（middle cerebral artery：MCA）
③颞浅动脉（superficial temporal artery：STA）
④眼动脉（ophthalmic artery）
⑤颈外动脉（external carotid artery）
⑥颈内动脉（internal carotid artery：ICA）

b
①大脑中动脉（middle cerebral artery：MCA）
②大脑前动脉（anterior cerebral artery：ACA）
③眼动脉（ophthalmic artery）
④颈内动脉（internal carotid artery：ICA）
⑤枕动脉（occipital artery）
⑥上颌动脉（maxillary artery）
⑦颈外动脉（external carotid artery）

图 4　右颈总动脉分支造影

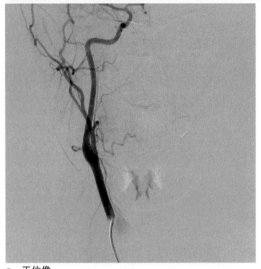
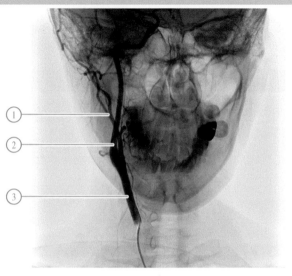

a　正位像

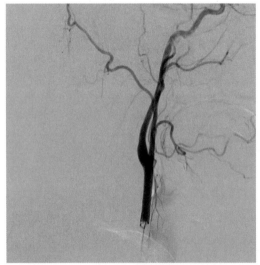
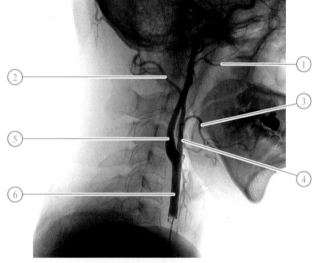

b　侧位像

a
　①颈外动脉（external carotid artery）
　②颈内动脉（internal carotid artery：ICA）
　③颈总动脉（common carotid artery）

b
　①上颌动脉（maxillary artery）
　②枕动脉（occipital artery）
　③面动脉（facial artery）
　④颈外动脉（external carotid artery）
　⑤颈内动脉（internal carotid artery：ICA）
　⑥颈总动脉（common carotid artery）

颈内动脉造影

图 5　　左颈内动脉造影

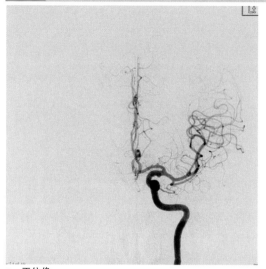

a　正位像

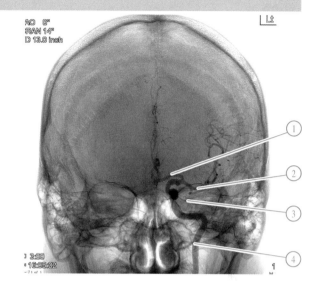

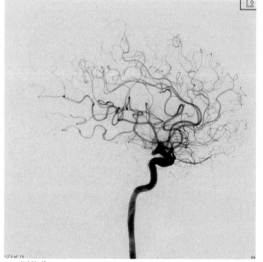

b　侧位像

a
①大脑前动脉（anterior cerebral artery：ACA）
②大脑中动脉（middle cerebral artery：MCA）
③眼动脉（ophthalmic artery）
④颈内动脉（internal carotid artery：ICA）

b
①大脑中动脉（middle cerebral artery：MCA）
②大脑前动脉（anterior cerebral artery：ACA）
③眼动脉（ophthalmic artery）
④颈内动脉（internal carotid artery：ICA）

图 6　右椎动脉造影

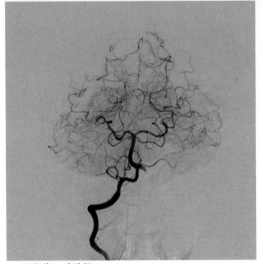

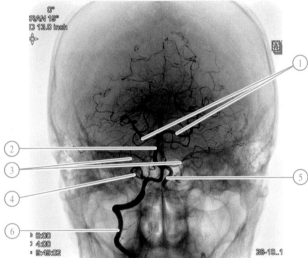

a　正位像　动脉相

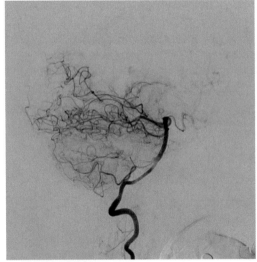

b　侧位像　动脉相

a　①大脑后动脉（posterior cerebral artery：PCA）
②基底动脉（basilar artery）
③小脑前下动脉（anterior inferior cerebellar artery：
　AICA）
④小脑后下动脉（posterior inferior cerebellar artery：
　PICA）
⑤左椎动脉（left vertebral artery）
⑥右椎动脉（right vertebral artery）

b　①大脑后动脉（posterior cerebral artery：PCA）
②小脑上动脉（superior cerebellar artery：SCA）
③小脑前下动脉（anterior inferior cerebellar artery：
　AICA）
④小脑后下动脉（posterior inferior cerebellar artery：
　PICA）
⑤椎动脉（vertebral artery：VA）

图 7　各种选择性旋转 DSA 三维重建图像（VR）

a　颈内动脉

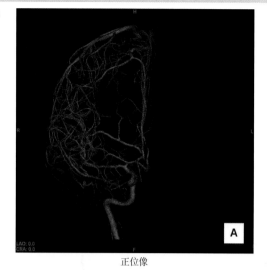

正位像　　　　　　　　　　　　　　　　　　侧位像

b　椎动脉

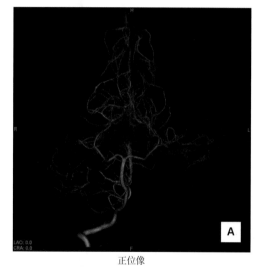
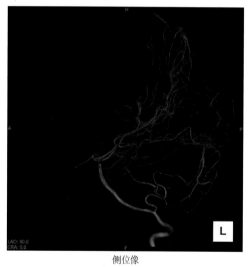

正位像　　　　　　　　　　　　　　　　　　侧位像

颈动脉支架置入（carotid artery stenting，CAS）

- 颈动脉狭窄是脑梗死的原因之一，分为无症状性（无症状）和有症状性（有某种症状）两种。我们知道，在有症状表现的情况下，即使服药，每年也有高达 13% 的再梗塞概率。
- 颈动脉狭窄治疗中的颈动脉支架置入，是将变细的颈动脉从血管内撑开的治疗方法，通过在颈动脉变细的部位留置金属制的网状圆筒（支架）将狭窄处撑开。对于因几种并发疾病而难以实施颈动脉内膜剥离术（CEA）的病例，CAS 可以获得与 CEA 几乎相同的治疗效果。

图 8　颈动脉支架治疗（CAS）

a　治疗前

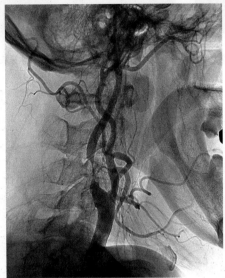

DA 影像

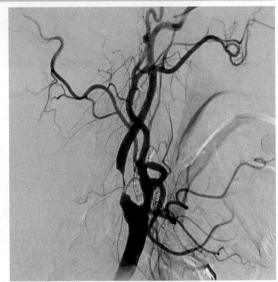

DSA 影像

b　治疗后

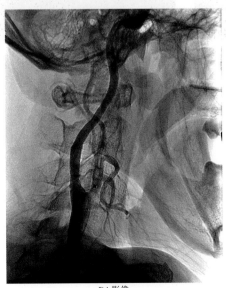

DA 影像

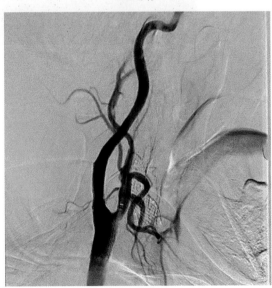

DSA 影像

日本未破裂脑动脉瘤的自然发病情况

- 未破裂脑动脉瘤在 2% ~ 6% 的成人中被发现，通常是在通过接受脑 MRI、CT 检查发现的，但关于未破裂脑动脉瘤的自然病史，很多情况下并不是很清楚。因此，为了掌握未破裂脑动脉瘤自然病史和诊疗的实际情况，日本脑神经外科学会进行了 "日本未破裂脑动脉瘤悉数调查 (UCAS Japan)"，刊登在 2012 年 6 月 28 日发行的 New England Journal of Medicine 上。

- 根据该报告，3mm 以上的未破裂脑动脉瘤的年破裂率为 0.95%，根据瘤的大小、形状和部位不同，破裂率也不同。

  - 假如 3 ~ 4mm 的脑动脉瘤破裂率为 1，5 ~ 6mm 则为 1.13，7 ~ 9mm 为 3.3 倍，10 ~ 24mm 为 9.09，25mm 以上高达 76.26。

  - 假设大脑中动脉的动脉瘤破裂率为 1，则前交通动脉为 2.0，颈内动脉 – 后交通动脉分支部为 1.90。另外，这些部位的动脉瘤，即使是较小的动脉瘤，每年破裂率也在 0.5% 以上。

  - 有不规则突出 (泡状突起或子囊) 的动脉瘤，其破裂率是没有不规则突起动脉瘤的 1.63 倍。

  - 女性的破裂率是男性的 1.54 倍。

  - 70 岁以上的人的破裂率是未满 70 岁的人的 1.21 倍。

- 以上结果被引用在日本脑卒中学会的《脑卒中治疗指南》和日本脑健康检查学会的《脑健康检查指南》中，可以认为会对今后制定未破裂脑动脉瘤治疗方针产生影响。

图 9 | 日本未破裂脑动脉瘤的自然病史

a 治疗前
（DA图像）

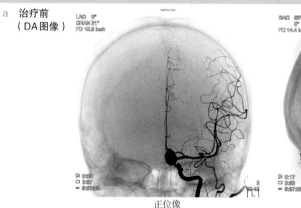
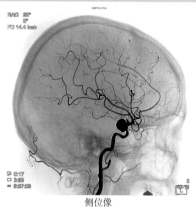

正位像　　　　　　　　　　　　　　侧位像

b 治疗后
（DSA图像）

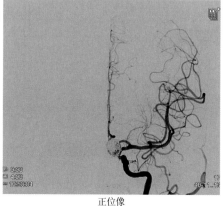
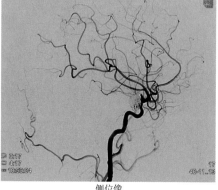

正位像　　　　　　　　　　　　　　侧位像

03 脑部 CT 及 MR 影像

导言… 解剖生理学

▶ 脑的结构

- 大脑由延髓、脑桥、小脑、中脑、间脑、端脑（终脑）组成。
- 间脑位于左右大脑半球之间，由背侧丘脑、上丘脑和下丘脑组成。
- 下丘脑由脑垂体、乳头体、灰结节、视交叉构成。它是维持稳态（体温、代谢、体液等）的中枢，与食欲、生殖、情感等密切相关。
- 一般来说，延髓、脑桥、中脑称为脑干，具有被称为网状体的特殊结构。脑干是各种生命活动的中枢，特别是维持呼吸和循环等生命活动的重要中枢部位。
- 小脑由小脑半球（左右）、蚓部（中央部）、小脑扁桃体（腹侧）组成，通过 3 对小脑脚与脑干连接。它对记忆和学习运动有很大的作用，也是平衡感的中枢。

图 1	脑的构造

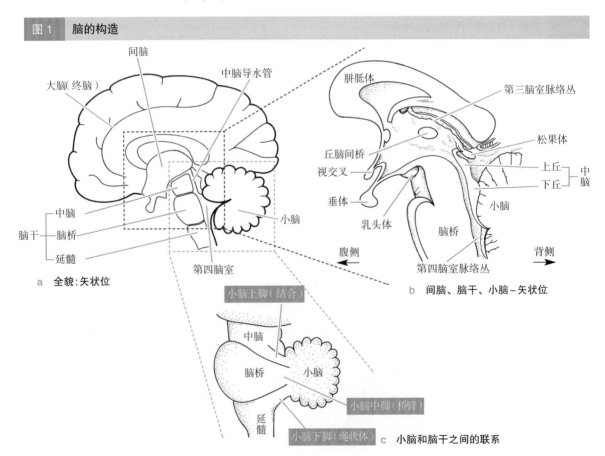

a 全貌：矢状位

b 间脑、脑干、小脑-矢状位

c 小脑和脑干之间的联系

大脑半球的划分

- 大脑（终脑）通过正中的大脑纵裂被分为左右大脑半球，通过胼胝体、前联合等的纤维束相互联系。
- 半球表面有许多沟［脑沟（sulcus）］，沟与沟之间有许多褶皱［脑回（gyrus）］。
- 大脑半球通过中央沟、外侧沟、顶枕沟被划分为额叶、颞叶、顶叶和枕叶。颞叶外侧下为岛叶。岛叶因为从外面看不见，所以经常被划分作为"第5脑叶"（参考图4）。

表1	脑叶及其功能

区域	功能
额叶	人格和自发性运动控制、记忆、学习
顶叶	周边感觉
枕叶	视觉
颞叶	嗅觉、味觉、听觉、短期记忆
岛叶	整合内脏感觉和自主活动

图2　大脑半球（外面观）

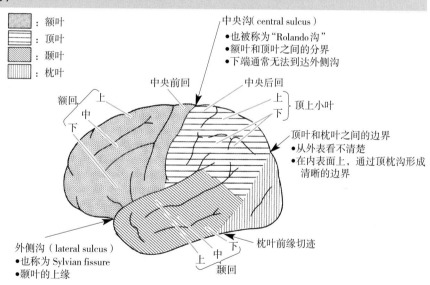

- 额叶
- 顶叶
- 颞叶
- 枕叶

中央沟（central sulcus）
- 也被称为"Rolando沟"
- 额叶和顶叶之间的分界
- 下端通常无法到达外侧沟

中央前回　中央后回

额回　上　中　下

顶上小叶　上　下

顶叶和枕叶之间的边界
- 从外表看不清楚
- 在内表面上，通过顶枕沟形成清晰的边界

外侧沟（lateral sulcus）
- 也称为 Sylvian fissure
- 颞叶的上缘

枕叶前缘切迹

颞回　上　中　下

大脑基底核

- 左右各大脑半球的深部有髓质（大部分为白质），其周围覆盖着大脑皮质（灰质）。在髓质的中心部位，还有作为神经细胞团的灰质。这被称为"大脑基底核"。
- 大脑基底核连接着大脑皮层和丘脑、脑干。
- 调整运动功能、控制认知功能等。
- 关于大脑基底核的定义众说纷纭，在解剖学上被认为是"尾状核、壳、核、苍白球、屏状核、杏仁核"的总称名（也有包括黑质和丘脑下核的说法）。

图 3　大脑基底核

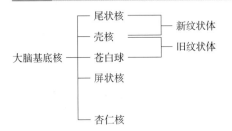

※尾状核和壳在胚胎学上由一种灰质产生，具有几乎相同的功能，因此将这
　两者合称为"新纹状体"。

※纹状体分为新纹状体（或背侧纹状体）和腹侧纹状体。单称为纹状体的情况，
　多指新纹状体。

※现在，杏仁核在功能上被分类属于大脑边缘系统。

边缘系统

● 与感情、记忆、内分泌系统和自律神经活动有关。

● 关于大脑边缘系统的定义众说纷纭，一般认为是"杏仁核和海马体"的总称。

图 4　大脑基底核 / 边缘系统

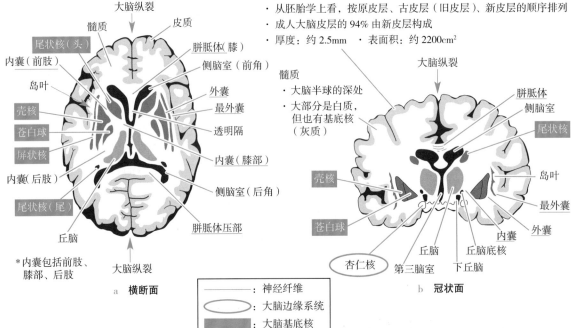

大脑皮层（灰质）
· 大脑半球的表层
· 从胚胎学上看，按原皮层、古皮层（旧皮层）、新皮层的顺序排列
· 成人大脑皮层的 94% 由新皮层构成
· 厚度：约 2.5mm　· 表面积：约 2200cm²

髓质
· 大脑半球的深处
· 大部分是白质，但也有基底核（灰质）

a　横断面　　b　冠状面

*内囊包括前肢、膝部、后肢

──	: 神经纤维
◯	: 大脑边缘系统
▩	: 大脑基底核

▶ 脑膜、脑室、脑脊液

脑膜（meninges）

● 大脑被称为脑膜的膜组织所覆盖和保护。

● 脑膜由硬脑膜（dura mater）、蛛网膜（arachnoid）、软脑膜（pia mater）3 部分组成（参见第 88 页图 5b）。

脑室（ventricle）

- 大脑有四个充满脑脊液的腔隙（脑室）（见第 88 页图 5a）。
  - 侧脑室（lateral ventricle）：对称地存在于左右大脑半球
  - 第三脑室（third ventricle）：位于间脑中央
  - 第四脑室（fourth ventricle）：位于脑桥、延髓、小脑之间
- 各脑室之间有交通，通过室间孔（又称：Monro 孔）连接侧脑室和第三脑室，通过中脑导水管（cerebral aqueduct）将第三脑室和第四脑室连接，第四脑室和蛛网膜下隙通过正中孔（又称：Magendie 孔）和外侧孔（又称：Luschka 孔）连通。

脑脊液（cerebrospinal fluid：CSF）

- **存在位置**⇒脑室、蛛网膜下隙约 130ml（脑室容量为 20ml，因此大部分存在于蛛网膜下隙）
- **产生和排出**⇒由脉络丛产生，主要由蛛网膜颗粒吸收（部分直接由静脉吸收）
- **产量和分泌速率**⇒大约 500ml/d，大约 0.35ml/min（21ml/h）→ 每天更换 3 ~ 4 次，大约每间隔 7 小时更换一次
- **成分**⇒无色透明液体(如果发现混浊，即使是很轻的程度,也视为异常)，水：99%，蛋白质含量：15 ~ 45mg/dl（约为血清蛋白的 1/200），细胞计数: 5个/mm³(5 ~ 9个为有升高趋势,10个以上为有明显病理性升高)，糖含量：45 ~ 80mg/dl（血糖的 1/2 ~ 2/3），比重：1.006，pH：7.35 ~ 7.4，液体压力（侧卧位）：70 ~ 180mmH$_2$O（200 以上为异常升高，60 以下为异常降低）
- 作用
  - 保护脑和脊髓，以抵抗击打和热损伤。⇒ 脑脊液的结构是从里到外包裹脑和脊髓
  - 为脑和脊髓提供营养
  - 转移大脑和脊髓的代谢物
  - 当血液的充盈度增加或减少时，可以调节颅内压→ 脑内的血液量增加，颅内压（脑压）增高，脑脊液就会减少，脑压保持不变

常见的疾病

- 脑梗死（cerebral infarction），短暂性脑缺血发作（transient ischemic attack：TIA），高血压性脑内出血（hypertensive intracerebral hemorrhage），蛛网膜下隙出血(subarachnoid hemorrhage：SAH)，脑动脉瘤 (cerebral aneurysm)，脑动静脉畸形（arteriovenous malformation：AVM），moya-moya 病，脑肿瘤（胶质母细胞瘤：glioblastoma，垂体腺瘤：pituitary adenoma，神经鞘瘤：schwannoma，脑膜瘤：meningioma，转移性脑肿瘤：metastatic brain tumor），脊髓小脑变性（spinocerebellar degeneration），脑脓肿（brain abscess），病毒性脑炎（viral encephalitis），Creutzfeldt- Jacob 病，多发性硬化症(multiple sclerosis)，急性硬膜外血肿（acute epidural hematoma），急性硬膜下血肿（acute subdural hematoma），脑挫伤（brain contusion），慢性硬膜下血肿（chronic subdural hematoma），Chiari 畸形（Chiari malformation）

图 5　脑膜、脑室、脑脊液循环

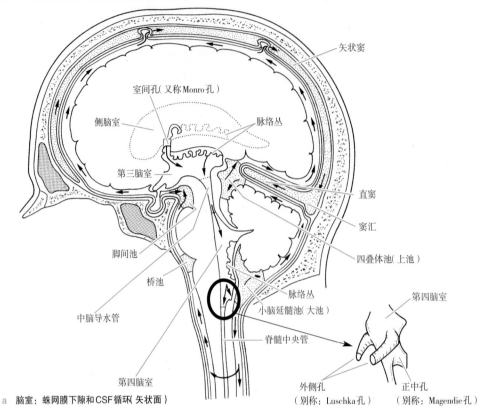

脉络丛

室间孔（又称Monro孔）

侧脑室

脉络丛

第三脑室

矢状窦

直窦

窦汇

四叠体池（上池）

脚间池

桥池

中脑导水管

第四脑室

脉络丛

小脑延髓池（大池）

脊髓中央管

第四脑室

外侧孔
（别称：Luschka孔）

正中孔
（别称：Magendie孔）

a　脑室：蛛网膜下隙和CSF循环（矢状面）

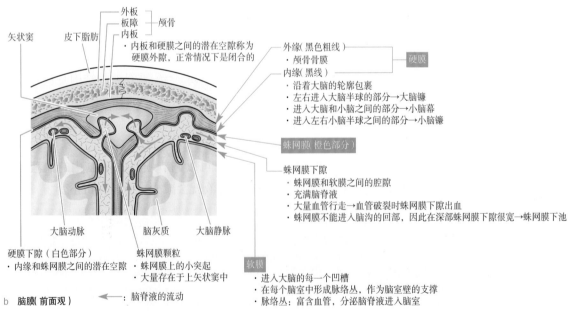

矢状窦

皮下脂肪

外板
板障
内板

颅骨

·内板和硬膜之间的潜在空隙称为
硬膜外隙，正常情况下是闭合的

外缘（黑色粗线）
·颅骨骨膜

内缘（黑线）
·沿着大脑的轮廓包裹
·左右进入大脑半球的部分→大脑镰
·进入大脑和小脑之间的部分→小脑幕
·进入左右小脑半球之间的部分→小脑镰

硬膜

蛛网膜（橙色部分）

蛛网膜下隙
·蛛网膜和软膜之间的腔隙
·充满脑脊液
·大量血管行走→血管破裂时蛛网膜下隙出血
·蛛网膜不能进入脑沟的回部，因此在深部蛛网膜下隙很宽→蛛网膜下池

软膜

大脑动脉

脑灰质

大脑静脉

硬膜下隙（白色部分）
·内缘和蛛网膜之间的潜在空隙

蛛网膜颗粒
·蛛网膜上的小突起
·大量存在于上矢状窦中

·进入大脑的每一个凹槽
·在每个脑室中形成脉络丛，作为脑室壁的支撑
脉络丛：富含血管，分泌脑脊液进入脑室

b　脑膜（前面观）　　◁━━　：脑脊液的流动

影像检查方法

- 脑的主要影像检查方法包括 MRI、CT、血管造影、SPECT 和 PET。
- 以上各种影像检查方法在发现疾病方面，会因疾病及其时期的不同而有不同的优缺点，因此需要区别使用。

| 表 2 | 脑部疾病的影像诊断（血管造影、CT、MRI）比较 |

		脑肿瘤	脑梗死	脑出血
血管造影术		· 发现肿瘤引起的血管移位。 · 也可以看到肿瘤血管和营养血管。	· 在梗死部位，可以看到血管的闭塞和狭窄。	· 与其说是用于出血本身的诊断，不如说是用于动脉瘤和血管畸形等原因疾病的诊断。 · 蛛网膜下隙出血时，可以检查出动脉瘤的情况。
CT		· 虽然因肿瘤而异，但多为低密度区。 · 在增强检查中大多可显示强化效果。	· 在发病 6 小时以内，脑实质没有发现明显的异常结果。但是，根据情况的不同，早期 CT 征象可以显示为脑沟不清晰、大脑基底核和岛叶皮质轮廓不清晰等。 · 发病 6 小时以后表现为低密度区域。	· 发病后立即呈现出高密度区域，数日后吸收。
MRI		· 在 T1 加权图像中呈现低~等信号，在 T2 加权图像中呈现等~高信号的情况较多。 · 与 CT 相比，MRI 软组织对比度较高，因此能够清晰地显示脑实质的形态。 · 在造影检查中大多可显示强化效果。	· 比 CT 更能早期显示脑实质的变化。 · 在扩散加权图像中，1 小时以内，最迟 3 小时以内显示高信号。 · 之后，可以通过 T1 加权图像显示低信号，通过 T2 加权图像显示高信号等的图像征象。 · MR 灌注成像(perfusion)和 MRA 等的观察结果也可提供有用的诊断信息。	· 反映血肿的化学成分变化，呈现各种影像结果(参照表 3)。

| 表 3 | 脑出血的 MRI 观察结果 |

	血肿的主要成分	T1 加权图像	T2 加权图像
4~6 小时	氧合血红蛋白	等~稍低信号	等~稍高信号
7~72 小时	脱氧血红蛋白	等~稍低信号	低信号
4 天~1 个月	高铁血红蛋白	高信号	高信号
1 个月	含铁血黄素	等~稍低信号	低信号

▶ CT

- 在 X 线片中，我们只能捕捉到气体、脂肪、水和骨骼的四种密度。例如，在颅内，虽然无法区分脑室、灰质、白质，但通过 CT 可以区分这些结构。
- 在脑 CT 中，显示比脑实质高的 X 线吸收值的称为高密度（high density），低吸收值的称为低密度（low density），显示几乎相同吸收值的称为等密度（iso density）。
  - 高密度（图像上为"白色"）：出血灶、钙化灶、骨骼等
  - 低密度（图像上为"黑色"）：梗死灶、脂肪、囊肿、脑炎、水肿、脑脊液等

- 扫描方法
  - 以非螺旋（non-helical）扫描为主（螺旋扫描由于使用插值计算重建图像，会产生伪影，例如对比度降低等）。
  - 螺旋扫描用于获取 3D 重建（多平面重建 multiplanar reconstruction，MPR；容积再现 volume rendering，VR）等所需的薄层图像。

| 图 6 | 颅骨 3D CT 成像（额骨骨折病例） |

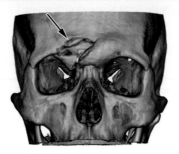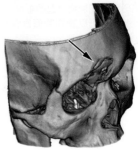

a　正面观察　　　　　　　　　　　　　　　b　从斜前方观察

磁共振成像

颅脑 MR 图像（图 7）
- T1 加权图像（T1 weighted image，T1WI）
- T2 加权图像（T2 weighted image，T2WI）
- 质子密度加权图像（proton density weighted image，PDWI）
- 液体衰减反转恢复脉冲序列（fluid attenuated inversion recovery，FLAIR）
- 弥散加权成像（diffusion weighted image，DWI）
- 磁共振血管成像（MR angiography，MRA）

| 图 7 | 急性期脑梗死（发病 1.5 小时）的 MR 图像 |

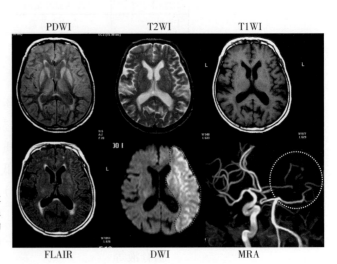

通过 DWI 可以确认梗死病灶（红圈）。我们知道，在 MRA 中，没有显示左侧大脑中动脉(middle cerebral artery：MCA)（黄圈）

颅脑的其他 MR 图像（图 8）

- MR 灌注成像
- MRI 功能成像（fMRI）
- MR 脑室造影术（MRC）
- 表面解剖成像（SAS）
- 神经纤维束示踪（DTI）

图 8　其他 MR 图像

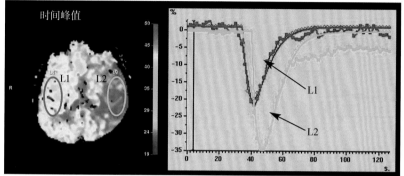

MR 灌注成像
左侧大脑中动脉阻塞

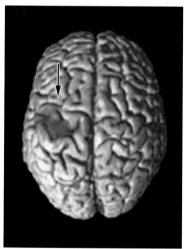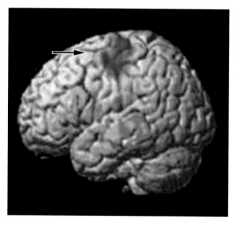

MR 功能成像
通过右手手指的运动（敲击），初级运动区（中央沟前方）被激活（→）。fMRI 可以识别出对问题作出反应的脑区。

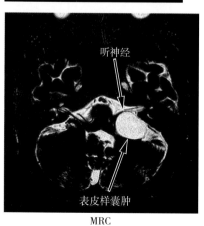

MRC

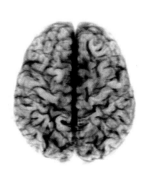

SAS

DTI

MR 灌注成像（perfusion）

- 灌注（Perfusion）是指组织内毛细血管的血流动力学。
- 血流动力学被定义为单位时间内单位体积（组织的毛细血管床）的血液交换量（ml/min/100g）
- 获得 MR 灌注成像的方法有不使用对比剂的动脉自旋标记法（arterial spin labeling，ASL）和使用 Gd 对比剂的动态磁化率对比法（dynamic susceptibility contrast，DSC）。
- ASL 方法为用射频（RF）脉冲激发位于上游的动脉血流，测量流入下游组织的血流的磁化状态变化。
- DSC 测量对比剂通过组织时磁化率的变化（图9）。

图 9　MR 灌注成像参数

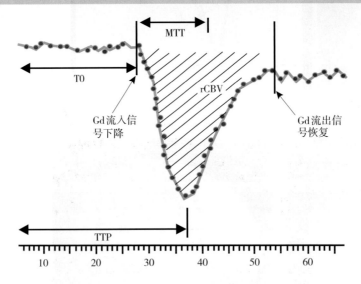

到达时间（time of arrival, TO）：
　　对比剂到达组织的时间
脑血容量（regional cerebral blood volume, rCBV）：
　　相对脑血容量。为表示脑组织局部的脑血流量。向下的峰值面积（表示信号短暂下降的区域）。
平均通过时间（mean transit time, MTT）：
　　血液在脑组织局部流动的平均通过时间。
峰值时间（time to peak：TTP）：
　　对比剂流入最多的时间。

* 此外，还有脑血流量（regional cerebral blood flow，rCBF）这一参数。rCBF 表示单位时间内流过脑组织局部的血液量。rCBF=rCBV/MTT

常规 CT（平扫）

图 10　层面定位像

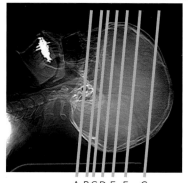

A B C D E F G
※层面 A ~ G 对应于图11 ~图17

※层面 A ~ G 对应于图11 ~图17

基线 / 层厚

小知识

- 通常，扫描基线为听眦线（OML：orbito-meatalline）。
- 在头颅 CT 扫描中，使用 OML 作为扫描线，对于减少颞骨的伪影是有效的。
- 在颅底，为了减少部分体积效应引起的骨伪影，设定 3~5mm 的层厚。
- 对于脑颅，设定 7~10mm 的层厚。

图 11　层面 A　延髓平面（WW150/WL40）

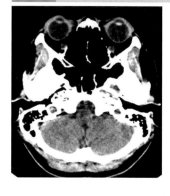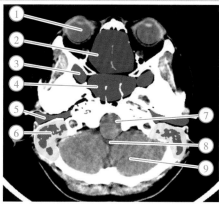

① 眼球（eye ball）
② 筛窦（ethmoidal sinus）
③ 上颌窦（maxillary sinus）
④ 蝶窦（sphenoidal sinus）
⑤ 外耳道（external acoustic meatus）
⑥ 乳突气房（mastoid cell）
⑦ 延髓（medulla oblongata）
⑧ 第四脑室（fourth ventricle）
⑨ 小脑（cerebellum）

图 12　层面 B　脑桥平面（WW125/WL40）

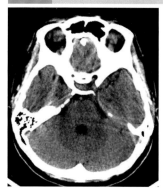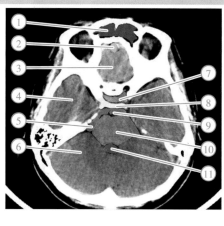

① 额窦（frontal sinus）
② 鸡冠（crista galli）
③ 额叶基底部（base of frontal lobe）
④ 颞叶（temporal lobe）
⑤ 桥小脑角池（cerebello-pontine angle cistern）
⑥ 小脑半球（cerebellar hemisphere）
⑦ 蝶鞍（sella turcica）
⑧ 鞍背（dorsum sellae）
⑨ 基底动脉（basilar artery）
⑩ 脑桥（pons）
⑪ 第四脑室（fourth ventricle）

图 13　层面 C　中脑平面（WW100/WL40）

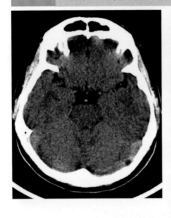
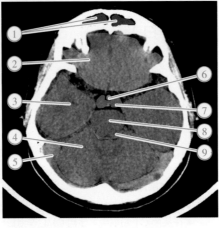

①额窦（frontal sinus）
②额叶（frontal lobe）
③颞叶（temporal lobe）
④小脑半球（cerebellar hemisphere）
⑤横窦（transverse sinus）
⑥垂体柄（pituitary stalk）
⑦鞍上池（suprasellar cistern）
⑧中脑（midbrain）
⑨环池（ambient cistern）

图 14　层面 D　第三脑室下部平面（WW75/WL40）

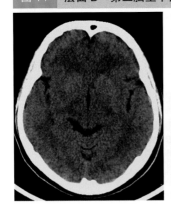
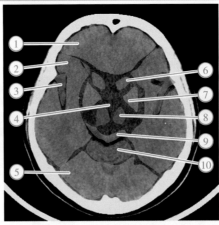

①额叶（frontal lobe）
②颞叶（temporal lobe）
③外侧裂（Sylvian fissure）
④第三脑室（third ventricle）
⑤枕叶（occipital lobe）
⑥尾状核头（head of caudate nucleus）
⑦豆状核（lentiform nucleus）
⑧丘脑（thalamus）
⑨四叠体池（quadrigeminal cistern）
⑩小脑蚓部（cerebellar vermis）

图 15　层面 E　丘脑、基底核平面（WW75/WL35）

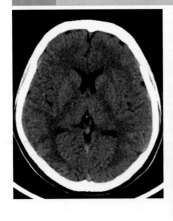
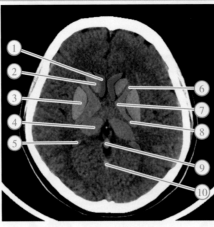

①侧脑室前角（anterior horn of lateral ventricle）
②尾状核头（head of caudate nucleus）
③豆状核（lentiform nucleus）
④丘脑（thalamus）
⑤侧脑室三角（trigone of lateral ventricle）
⑥内囊前肢（anterior limb of internal capsule）
⑦内囊膝部（genu of internal capsule）
⑧内囊后肢（posterior limb of internal capsule）
⑨大脑大静脉〔great cerebral vein（vein of Galen）〕
⑩直窦（straight sinus）

图 16　层面 F　侧脑室平面（WW75/WL35）

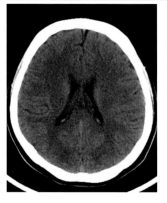

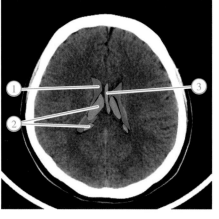

①侧脑室
　（body of lateral ventricle）
②脉络丛（choroid plexus）
③透明隔（septum pellucidum）

图 17　层面 G　颅顶平面（WW75/WL35）

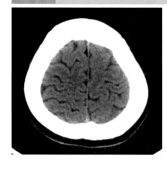

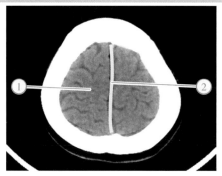

①顶叶（parietal lobe）
②大脑镰（cerebral falx）

部分容积效应

- CT 值表示为体素中的平均 CT 值。
- 部分容积效应是指具有不同 CT 值的物质混合在体素中，CT 值随其比例而变化。
- 为了减小部分容积效应的影响，减小体素尺寸是有效的。体素尺寸可以通过以下方法减小：
　①使层厚变薄。
　②缩小像素大小［视野（FOV）/矩阵数］。
- 因为体素尺寸越小，图像噪声就越大，需要注意剂量。

图 18　部分容积效应的影响

体素中物质的百分比		体素中的 CT 值	
A：100%　B：　0%			CT值：0
A：50%　B：50%			CT值：50
A：25%　B：75%			CT值：75
A：0%　B：100%			CT值：100

物质 A
CT 值：0

物质 B
CT 值：100

CHECK!

须知——颅脑CT中正常变异(normal variant)

- 松果体钙化：通常，成人会发生松果体钙化。
（图19：→）在儿童出现钙化，或成人出现大面积钙化的情况下，必须考虑肿瘤的存在。
- 脉络丛钙化：中年以后可发生钙化。
（图19：→）如果钙化不是常见的圆形，而是高密度的物质形成平面状，也有可能是出血。
　　　　脉络丛几乎不发生肿瘤，但也要注意偶尔会出现脉络丛乳头状瘤（choroid plexus papi-lloma）。
- 大脑镰钙化
- 苍白球钙化：40岁以上有时会出现苍白球钙化。
（图20：→）如果钙化为双侧性，则容易诊断，但如果为单侧性且钙化较淡，则有可能误认为出血。
　　　　【鉴别！！】出血通常会引起周围水肿（低密度区）。另外，如果有基底核出血，就不可能存在"走到"CT检查室去做检查的状况。
　　　　40岁以下的人如果发现钙化，就需要检查钙和磷的代谢。
- 透明隔囊肿：透明隔是侧脑室内壁之间的空间，通常宽1~2mm。如果此处空间异常增宽，则称为"透明隔膜囊肿"或"第五脑室"。
　　　　虽然透明隔腔大部分在婴儿期开始退化，但大约有10%的隔腔会留到成年。
　　　　囊肿的前方由胼胝体膝部、上方由胼胝体后方、下方由穹窿柱分界，从外侧观察呈弓型。

图19	松果体、脉络丛钙化	图20	苍白球钙化

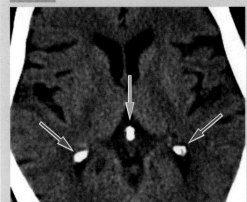 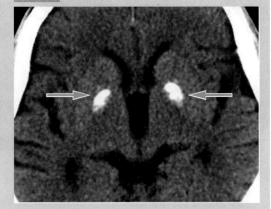

补充　脑组织适合进行 CT 造影检查吗？

- 脑 CT 增强检查显示，如果存在[1] 血脑屏障（blood-brain barrier，BBB）破坏或新生血管增生（血流量增加）的病变，对比剂可以渗入组织间隙，使得碘剂增强；以区分肿瘤。脑肿瘤可使 BBB 破裂，脑动静脉畸形出现的新生血管增生都会显示增强效果。不仅仅是病变，正常组织也显示强化效果。动脉（颈内动脉、大脑中动脉、大脑前动脉、大脑后动脉、基底动脉等）、静脉（静脉窦、大脑内静脉、大脑大静脉等）自不必说，没有 BBB 的垂体、脉络丛、松果体、硬膜（大脑镰、小脑幕）等也会强化。

| 图 21 | 能进行造影吗？ |

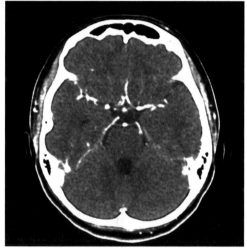 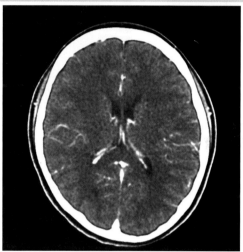

a　Willis 动脉环周围血管强化　　　　　　b　脉络丛和大脑镰强化

术语

▶ 1 血脑屏障（blood-brain barrier：BBB）
- 由于存在血脑屏障，血液中的一些物质只能选择性地进入脑细胞，对比剂无法被正常脑细胞所摄取。

磁共振成像（MRI）

图22　正中矢状面影像（sagittal）※ 层厚：3mm

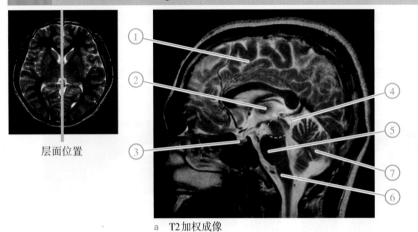

①大脑半球
　（cerebral hemisphere）
②丘脑（thalamus）
③垂体（pituitary gland）
④中脑（midbrain）
⑤脑桥（pons）
⑥延髓（medulla oblongata）
⑦小脑（cerebellum）

层面位置

a　T2加权成像

MRI 成像基线

小知识

- 横断位（transverse）多采用以下2个。
  前联合与后联合连线（AC-PC）：与听眦线（OML）的偏差
  为2°左右。与神经解剖结构密切相关（A）。
  脑桥下端–鼻根线：与OML基本一致（B）。
- 矢状位（sagittal）
  与大脑矢状裂平行（C）
- 冠状位（coronal）
  与横断面和矢状面垂直，与延髓和中脑平行，此平面上，
  主要显示脑干（脑干背侧的直线部分，几乎垂直于解剖
  学基线水平面）也是冠状位基线（D）

图23　基线

术语要素

▶ 2 尿崩症

- 由于促进肾小球吸收水的ADH的作用异常，导致再吸收障碍，肾的尿浓缩功能下降，出现多尿、多饮的症状，ADH 在下丘脑合成，由垂体后叶分泌。

CHECK!

要知道–垂体后叶是高信号

- 正常的垂体后叶在 T1 加权图像中呈高信号（垂体前叶的信号强度接近脑实质）。
  →认为是加压素（VP，或抗利尿激素（ADH）分泌颗粒所致。
- 尿崩症 患者垂体后叶高信号消失。

图24　垂体后叶

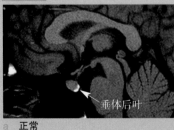

垂体后叶

a　正常

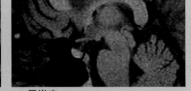

b　尿崩症

在尿崩症患者，没有发现正常的垂体后叶的高信号。

图 22　正中矢状面像（sagittal）※ 层厚：3mm

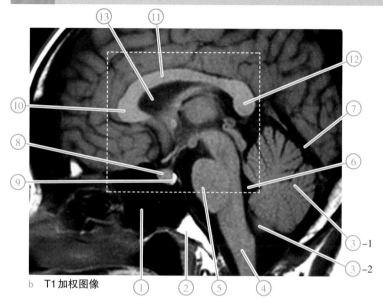

b　T1 加权图像

① 蝶窦（sphenoidal sinus）	⑦ 小脑幕（tentorium cerebelli）
② 斜坡（clivus）	⑧ 垂体前叶（anterior lobe of pituitary gland）
③-1 小脑半球（cerebellar hemisphere）	⑨ 垂体后叶（posterior lobe of pituitary gland）
③-2 小脑扁桃体（cerebellar tonsil）	⑩ 胼胝体膝部（genu of corpus callosum）
④ 延髓（medulla oblongata）	⑪ 胼胝体体部（body of corpus callosum）
⑤ 脑桥（pons）	⑫ 胼胝体压部（splenium of corpus callosum）
⑥ 第四脑室（fourth ventricle）	⑬ 侧脑室（lateral ventricle）

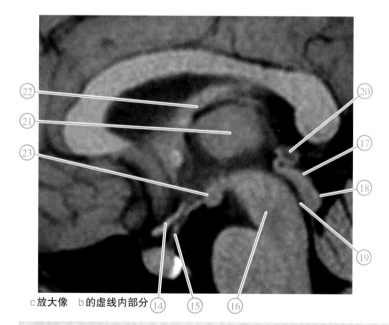

c 放大像　b 的虚线内部分

⑭ 视交叉（optic chiasm）	⑱ 下丘（inferior colliculus）	㉒ 穹窿（fornix）
⑮ 垂体柄（pituitary stalk）	⑲ 中脑导水管（cerebral aqueduct）	㉓ 乳头体（mamillary body）
⑯ 大脑脚（cerebral peduncle）	⑳ 松果体（pineal body）	
⑰ 上丘（superior colliculus）	㉑ 丘脑间粘合（interthalamic adhesion）	

图 25　脑桥水平横断面图像（transverse）※ 层厚：3mm

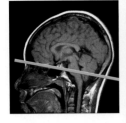

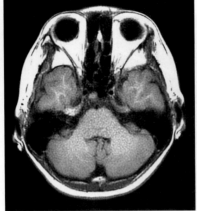

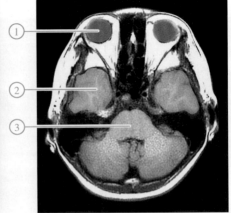

a　T1 加权图像

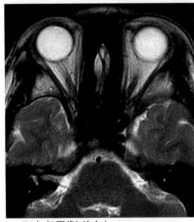

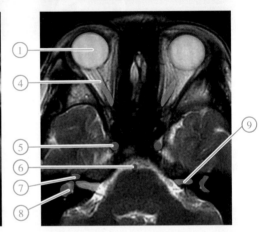

b　T2 加权图像（放大）

①玻璃体（vitreous）
②颞叶（temporal lobe）
③脑桥（pons）
④视神经（optic nerve）
⑤右颈内动脉（rt. internal carotid artery）

⑥基底动脉（basilar artery）
⑦耳蜗（cochlea）
⑧半规管（semicircular canal）
⑨内耳道（internal auditory canal）

图 26 垂体水平的横断面图像（transverse）※ 层厚：3mm

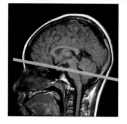

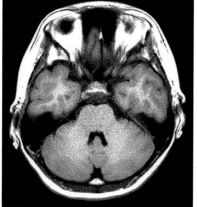

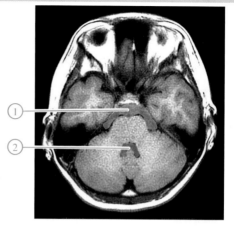

a T1 加权图像

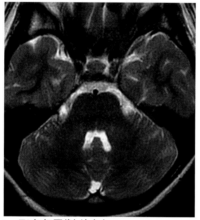

b T2 加权图像（放大）

①桥前池（prepontine cistern）　③垂体（pituitary gland）　⑤小脑半球（cerebellar hemisphere）
②第四脑室（fourth ventricle）　④基底动脉（basilar artery）　⑥小脑蚓部（cerebellar vermis）

中脑

- 位于脑桥上方，由大脑脚、被盖、中心灰白质、中脑顶盖组成。
- 大脑脚：从左右大脑半球发出，向脑桥走行的一束白质；被盖：红核和黑质。红核由一束运动神经纤维组成，连接大脑半球和小脑，参与平衡感和运动调节。黑质是含有黑色素的神经细胞的集合体，其中含有多巴胺（神经）。黑质发生病变是 Parkinson 病的重要病因。
- 中脑灰白质：包围着中脑导水管。
- 中脑顶盖：有上下 2 对隆起（上丘、下丘），被称为四叠体。

图 27 中脑

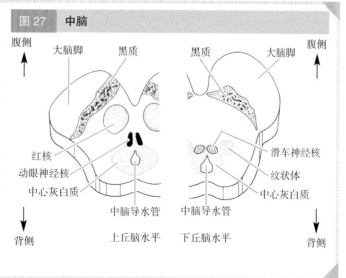

图28　中脑水平的横断面图像（transverse）※ 层厚：3mm

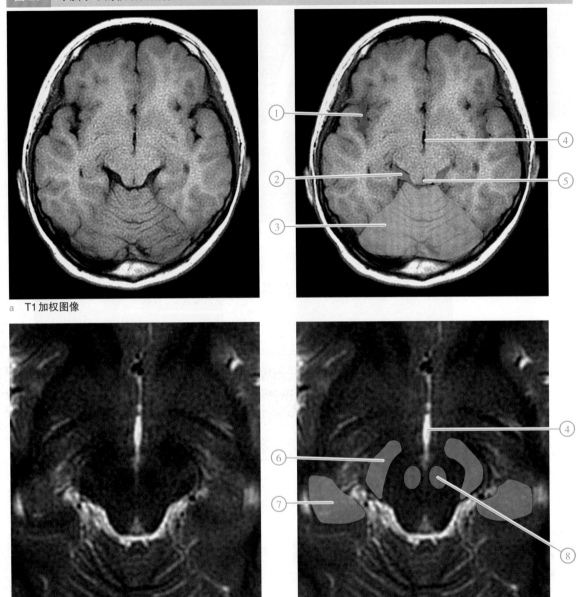

a　T1 加权图像

b　T2 加权图像（放大）

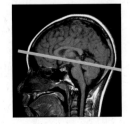

①外侧裂（Sylvian fissure）
②四叠体池（quadrigeminal cistern）
③小脑（cerebellum）
④第三脑室（third ventricle）
⑤中脑导水管（cerebral aqueduct）
⑥大脑脚（cerebral peduncle）
⑦海马（hippocampus）
⑧红核（red nucleus）

图29　丘脑基底核水平的横断面图像（transverse）※ 层厚：3mm

2 章
03
脑部 CT 及 MR 影像

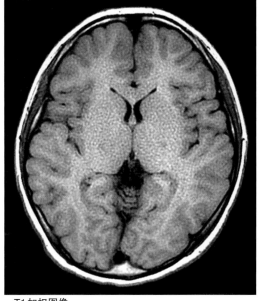
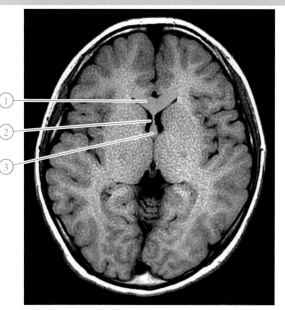

a T1 加权图像

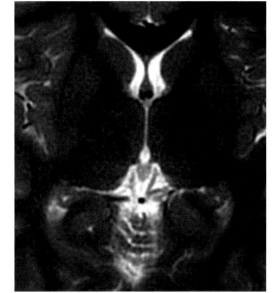
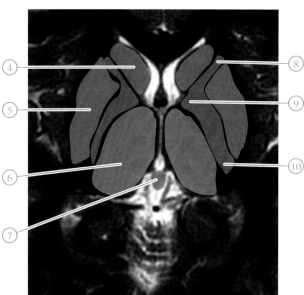

b T2 加权图像（放大）

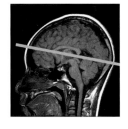

①胼胝体膝部（genu of corpus callosum ）
②侧脑室（lateral ventricle ）
③穹窿（fornix ）
④尾状核（caudate nucleus ）
⑤壳核（putamen ）

⑥丘脑（thalamus ）
⑦松果体（pineal body ）
⑧内囊前肢（anterior limb of internal capsule ）
⑨内囊膝部（genu of internal capsule ）
⑩内囊后肢（posterior limb of internal capsule ）

图 30　头部的解剖结构

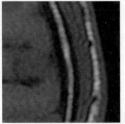

a　T1 加权图像

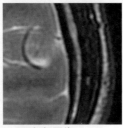

b　T2 加权图像

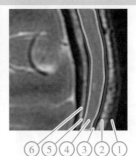

⑥⑤④③②①

①皮肤（skin）
②皮下组织（subcutaneous tissue）
③外板（external table）
④板障（diploe）
⑤内板（internal table）
⑥硬膜（dura mater）
※ 本图像中的硬膜肥厚。

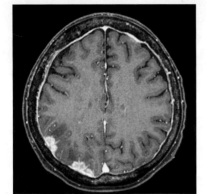

c　病例

- 头部从外侧由皮肤→皮下组织（中～高信号）→外板（无信号）→板障（高信号）→内板（无信号）→硬脑膜→蛛网膜→蛛网膜下隙→软脑膜→灰白质组成。
- 骨分为致密骨（内板、外板）和松质骨（板障）。
- 致密骨（即骨皮质）是"无信号的"，因为主要成分是钙盐。松质骨中含有骨髓脂肪，因此 T1、T2 加权图像均为"高信号"。
- 硬脑膜～软脑膜在正常情况下难以识别（硬脑膜的厚度在 1mm 以下）。如果脑膜增厚，就很可能提示有病变。
- 此病例为多发性脑转移 + 脑膜转移 T1 增强脂肪抑制图像。观察到硬脑膜增厚以及强化。

小
知识

MRI 中图像信号的特征

- 水在 T1 加权图像中是"低信号（黑色）"，在 T2 加权图像中是"高信号（白色）"
- 脂肪在 T1、T2 加权图像中都是"高信号"
- 钙化性病变和韧带，T1、T2 加权图像均为"低信号"

快速自旋回波图像（spin echo）（T2 加权图像）的特征

- 在一般的临床检查中，使用快速 SE 方法获取 T2 加权图像。
- 快速 SE 方法可以获得与 SE 方法几乎相同的对比度，并且可以缩短成像时间。
- 与 SE 方法相比，快速 SE 方法获取的图像能显示出高信号的脂肪（图中的骨髓）➡️
  皮下组织 ➡️ 其中所含脂肪的信号强度明显不同）。

图 31 　快速 SE 和 SE 法的图像差异

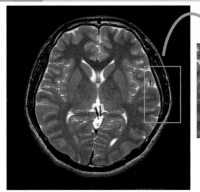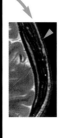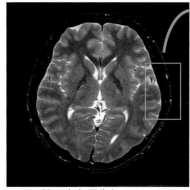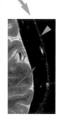

a 　快速 SE 法（T2 加权图像）　　　　　　b 　SE 法（T2 加权图像）

自旋回波（spin echo）成像时间

小知识

- SE 法的扫描时间通过以下公式求得：

  扫描时间 = 重复时间 (TR) × 相位编码数（矩阵 matrix 数）× 激励次数

  ［举例］TR：3000ms，回波时间 (TE)：100ms，相位编码数（phase matrix）：256，激励次数：1 次的 T2 加权图像

  扫描时间 =3000ms × 256 × 1 次 =12.8 min

- 快速 SE 法的扫描时间可以通过扫描时间除以回波链长度（ETL：echo train length）求得：

  ［举例］TR：3000ms，回波时间 (TE)：100ms，相位编码数：256，激励次数：1 次，ETL：10 的 T2 加权图像

  扫描时间 =3000ms × $\dfrac{256}{10}$ × 1 次 =1.28 min

图 32　基底核前部的冠状面图像（coronal）※ 层厚：3mm

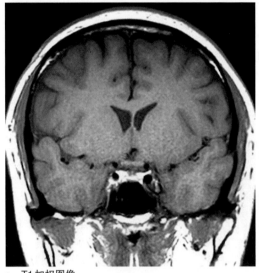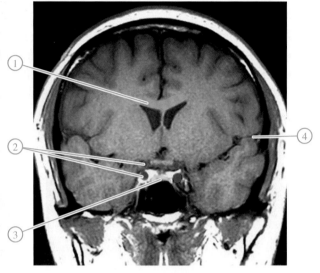

a　T1 加权图像

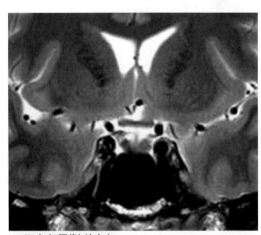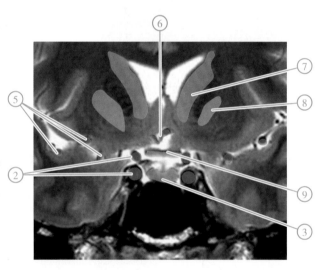

b　T2 加权图像(放大)

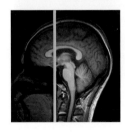

①胼胝体膝部（genu of corpus callosum ）
②右颈内动脉（rt. internal carotid artery ）
③垂体前叶（anterior lobe of pituitary gland ）
④外侧裂（Sylvian fissure ）
⑤右大脑中动脉（rt. middle cerebral artery ）

⑥大脑前动脉（anterior cerebral artery ）
⑦尾状核（caudate nucleus ）
⑧壳核（putamen ）
⑨视交叉（optic chiasm ）

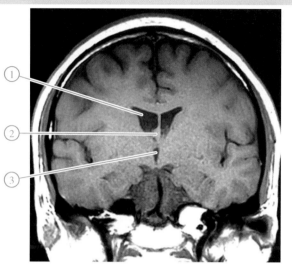
图 33　通过第三脑室水平的冠状位图像（coronal）※ 层厚：3mm

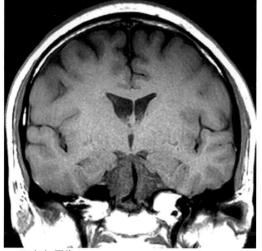
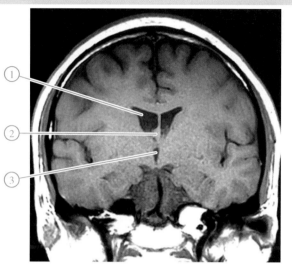

a　T1 加权图像

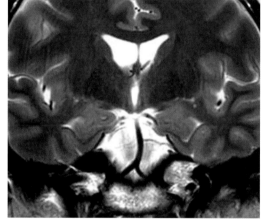
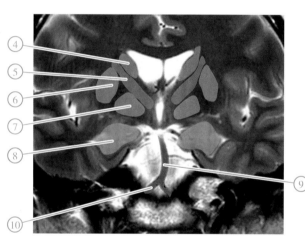

b　T2 加权图像(放大)

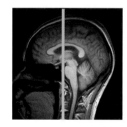

①侧脑室（lateral ventricle ）　　　　　⑥壳核（putamen ）
②穹窿（fornix ）　　　　　　　　　　⑦苍白球（globus pallidus ）
③第三脑室（third ventricle ）　　　　　⑧海马（hippocampus ）
④尾状核（caudate nucleus ）　　　　　⑨基底动脉（basilar artery ）
⑤内囊前肢（anterior limb of internal capsule ）　⑩右椎动脉（rt. vertebral artery ）

图 34　脑干前部的冠状面图像（coronal）※ 层厚：3mm

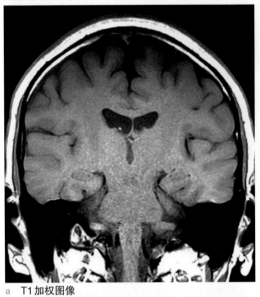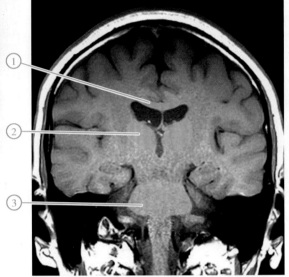

a　T1 加权图像

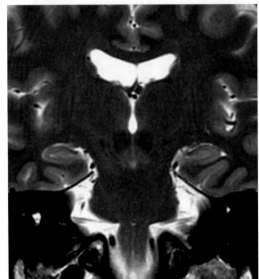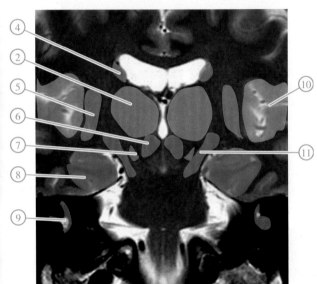

b　T2 加权图像（ 放大 ）

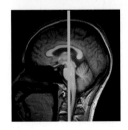

①胼胝体部（ body of corpus callosum ）	⑦黑质（ substantia nigra ）
②丘脑（ thalamus ）	⑧海马（ hippocampus ）
③脑桥（ pons ）	⑨半规管（ semicircular canal ）
④尾状核（ caudate nucleus ）	⑩岛叶皮质（ insular cortex ）
⑤壳核（ putamen ）	⑪内囊（ internal capsule ）
⑥红核（ red nucleus ）	

图 35　通过第四脑室的冠状面图像（coronal）※ 层厚：3mm

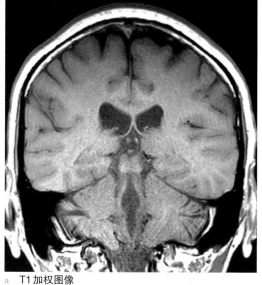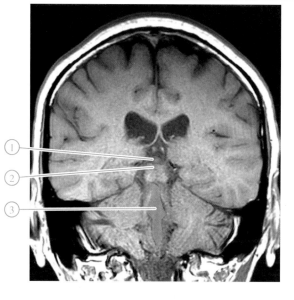

a　T1 加权图像

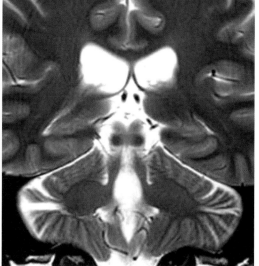

b　T2 加权图像（放大）

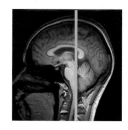

①松果体（pineal body）
②中脑导水管（cerebral aqueduct）
③第四脑室（fourth ventricle）
④胼胝体（stem of corpus callosum）

⑤海马（hippocampus）
⑥小脑半球（cerebellar hemisphere）
⑦四叠体（上丘）（superior colliculus）
⑧四叠体（下丘）（inferior colliculus）

流空效应

● 因为动脉内的血液快速流动无法获取血液信号，T2 加权图像显示为黑色（无信号），称为流空效应。
● 动脉闭塞会导致流空效应消失。因此，可以获取到血液信号。

◤ CTA 和 MRA

- 血管造影检查时需要在血管内插入导管，是创伤性较大的检查。
- 但是，近年来由于 CT 和 MRI 的出现，非创伤性（或微创伤性）获得血管影像已成为可能，被广泛应用于临床。
- CTA 和 MRA 虽然还不能完全取代以往的血管造影，但是已在很多病例中广泛应用。

CT 血管造影（CT angiography，CTA）

- 静脉注射碘对比剂的同时进行快速成像，就可以显示血管 → CTA 显示血管内的对比剂。
- 与 MRA 相比，CTA 可以大范围获得无失真的高分辨力血管造影图像。

图 36	CTA

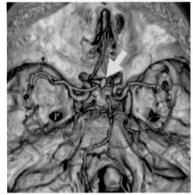

a　顶面观

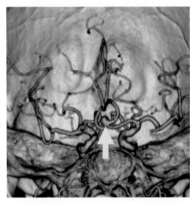

b　正面观
前交通动脉可见动脉瘤(a ~ c)。

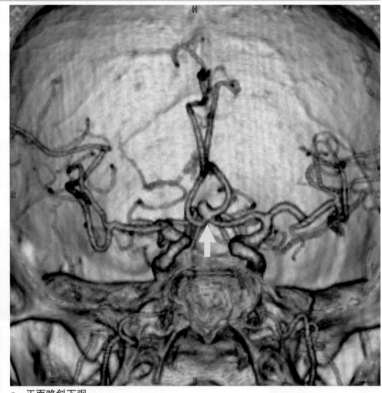

c　正面略斜下观
（可以直接观察动脉瘤的角度）

MRA

- 可以在不使用对比剂的情况下获得血管图像。
- 采用时间飞越（time of flight，TOF）法或相位对比（phase contrast，PC）法显示血管。

| 图 37 | TOF 法：Wills 环（由颅底方向向上观察） |

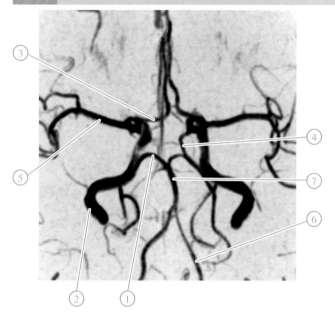

①大脑后动脉（posterior cerebral artery：PCA）
②颈内动脉（internal carotid artery：ICA）
③大脑前动脉（anterior cerebral artery：ACA）
④后交通动脉（posterior communicating artery：PCA）
⑤大脑中动脉（middle cerebral artery：MCA）
⑥椎动脉（vertebral artery：VA）
⑦基底动脉（basilar artery：BA）

| 图 38 | PC 法：脑内静脉（由侧面斜后方观察） |

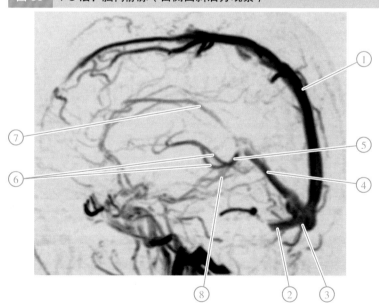

①上矢状窦（superior sagittal sinus）
②横窦（transverse sinus）
③窦汇（confluence of sinus）
④直窦（straight sinus）
⑤大脑大静脉（great cerebral vein）又称：加伦静脉（vein of Galen）
⑥大脑内静脉（internal cerebral vein）
⑦下矢状窦（inferior sagittal sinus）
⑧基底静脉（basilar vein）

硬脑膜窦（dural sinuses）

- 硬脑膜内外层之间分离而形成的含血的腔隙。
- 主要把颅脑的血液引入颈内静脉，一部分注入椎静脉和颈外静脉。

图 39　硬脑膜窦

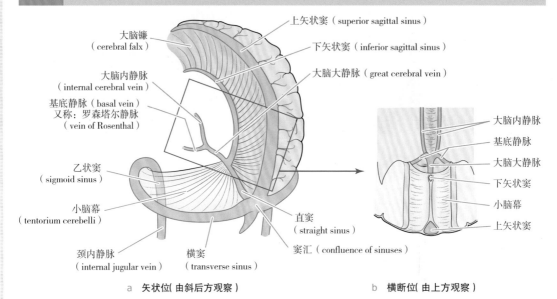

a　矢状位（由斜后方观察）　　　　b　横断位（由上方观察）

小知识

时间飞越法（TOF 法）
- 一种利用流入血液的信号相对高于静止组织的现象（流入增强效应，主要通过 GRE 法观察）来显示血管的方法。在以脑动脉血管为目的的 MRA 中，这是标准的成像法。

相位对比法（PC 法）
- 静态质子组织在双极梯度磁场下不发生相位变化，但血液是流动液体，会发生相位变化，流动质子与静态质子存在相位差别，利用这一现象（phase shift 效应）可以进行血管成像。它的特点是可以大范围成像，可以任意拍摄流速从快到慢的血管影像，在大脑中主要用于静脉成像。

3T MRI 的特征（与1.5 T MRI 比较）

- 近年来，全身用 3T—MR 装置在临床中得到广泛应用。
- 下表总结了 3T—MR 装置与 1.5 T—MR 装置相比较的优缺点。

表4	3T MRI 的特征		
特征	优点	缺点
SNR 为2倍	更高的分辨力或更短的扫描时间	运动伪影增加
化学位移(chemical shift)为2倍	有利于 MRS 和脂肪抑制(CHESS法)	化学位移伪影增加（水和脂肪像素偏差2倍）
磁化率效应为4倍	对fMRI和T2* 图像(出血和铁沉积的显示)有利	磁化率伪影增加
静磁场（B0）和RF 磁场（B1）不均匀增大	—	磁场不均匀性增大引起的图像质量下降（出现不均匀敏感度）
T1 弛像时间延长	有利于 TOF—MRA（对短T1值组织的影响减小）	T1 对比度降低
SAR 为4倍	—	产热增加

图40	MRA（3T 与 1.5 T）

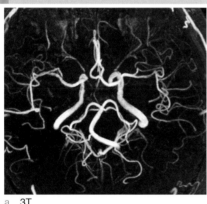 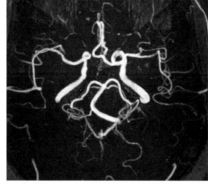

a 3T　　　　b 1.5T

- 同一患者的 MRA 影像［成像时间相同（5分钟）］。
- 3T MRA(a) 与 1.5 T MRA(b) 相比，SNR 和流入效应增强，T1 值延长，因此，能够清晰地显示末梢血管

113

04 眼眶 CT 和 MRI

导言… 解剖生理学

▶ 眼眶结构

眼眶 = 颧骨 + 蝶骨 + 额骨 + 泪骨 + 筛骨 + 上颌骨 + 腭骨

眼眶由七块不同的骨骼组成，是一个凹槽，可容纳眼球和附属器官。

● 分为上、下、内、外侧四壁。

　上壁：由额骨眶面组成，后端有蝶骨小翼。

　下壁：由上颌骨眶面组成，腭骨的眶突在其深处。

　内侧壁：由筛骨眶板和泪骨组成。

　外侧壁：由颧骨眶面和蝶骨大翼组成。

图1	眼眶前面观

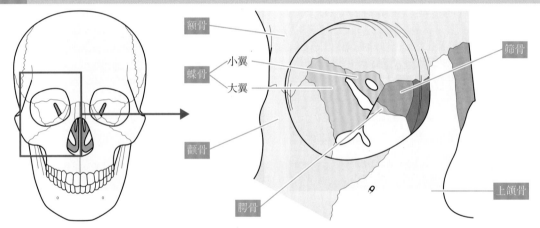

图2	视神经和眼肌（右眼，上方观）

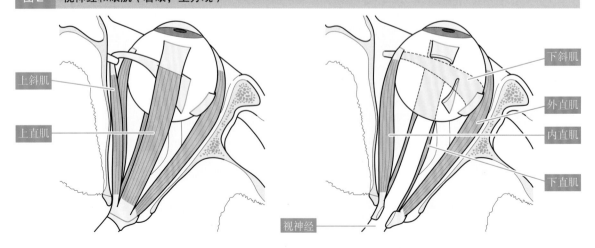

关于检查

▶ CT 检查

● 基本扫描断面：横断面
  ● 横断面扫描基线为听眶线（RBL）[1]。
  ● 如果使用多排探测器（multi detector-row CT，MDCT），MPR[2]可以重建冠状面、矢状面等任意断面以及 3D 图像。
● 对钙化敏感。
  ● 可清晰显示骨的解剖结构、骨质疏松和硬化、膨胀性骨破坏和浸润性骨破坏的鉴别等。
● CT 平扫：钙化、异物、外伤等。
● CT 增强：肿瘤性疾病、炎症性疾病等。

▶ MRI 检查

● 基本成像截断面：横断面和冠状面
  ● 对视神经病变等增加沿视神经的斜矢状面。
● 对软组织的对比分辨力优异。
  ● 适用于眼球病变的检出和定性诊断，视神经和外眼肌的评价，肿瘤性病变的定性诊断。
● 如果怀疑是肿瘤性病变或视神经炎等，要增加增强检查。
  ● 由于眼眶中存在着丰富的脂肪，因此在增强 MRI 中如果同时使用脂肪抑制，有时可使病变显示得更清晰。

■ 眼眶内的信号强度
  ● 前房和晶状体表现出与脑脊液基本相同的信号强度，由于晶状体水分含量较少，在 T2 加权图像中表现为低信号。
  ● 玻璃体在 T1 加权图像中显示为低信号，在 T2 加权图像中显示为明显的高信号。
  ● 视网膜、脉络膜在 T1 加权图像中显示为轻度高信号。
  ● 巩膜在任何成像方法中都显示为低信号。
  ● 视神经显示出与脑实质相同的信号强度。然而，环绕在视神经周围有一个潜在的蛛网膜下隙，在 T2 加权图像中，表现为高信号。
  ● 泪腺在任何成像方法中都显示为等信号。

CHECK! 常见的疾病

● 眶内肿瘤（intraocular tumors），眼眶神经鞘瘤（orbital neurilemoma），眼眶血管瘤（orbital hemangioma），泪腺肿瘤（tumor of lacrimal gland），球后视神经炎（retrobulbar neuritis），眼眶爆裂性骨折（blowout fracture of orbit）

影像解剖

CT 和 MRI

● 图 3 ~ 5 显示的是主要平面的 CT 和 MRI 的正常解剖。

图3　眼眶中心横断面图像

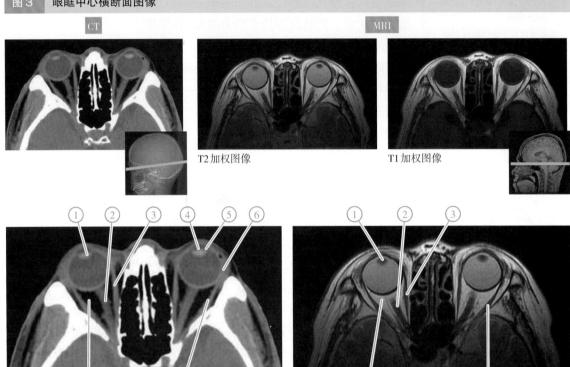

T2 加权图像　　　　　T1 加权图像

图3

①晶状体（lens）
②视神经（optic nerve）
③内直肌（medial rectus muscle）
④前房（anterior chamber）
⑤角膜（cornea）
⑥泪腺（lacrimal gland）
⑦外直肌（lateral rectus muscle）
⑧球后脂肪（orbital fat）

图4

①外直肌（lateral rectus muscle）
②上直肌（superior rectus muscle）
③上斜肌（superior oblique muscle）
④内直肌（medial rectus muscle）
⑤玻璃体（vitreous body）
⑥泪腺（lacrimal gland）
⑦下直肌（inferior rectus muscle）
⑧下斜肌（inferior oblique muscle）

图5

①晶状体（lens）
②玻璃体（vitreous body）
③上直肌（superior rectus muscle）
④视神经（optic nerve）
⑤下直肌（inferior rectus muscle）
⑥下斜肌（inferior oblique muscle）
⑦前房（anterior chamber）
⑧角膜（cornea）

图 4　眼眶中心冠状面图像

CT　　　　MRI

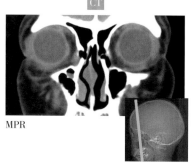

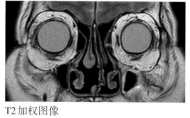

MPR

T2 加权图像

T1 加权图像

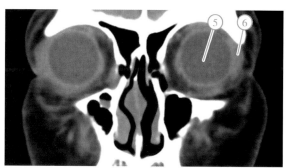

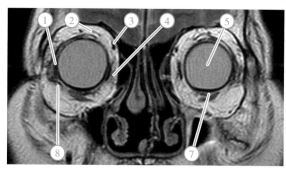

图 5　视神经斜矢状位图像

CT　　　　MRI

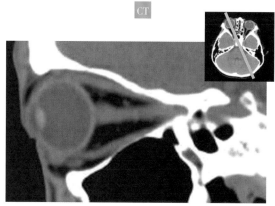

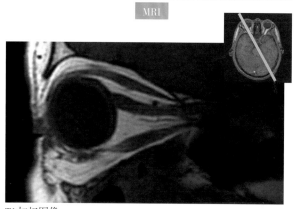

MPR

T1 加权图像

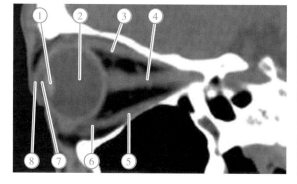

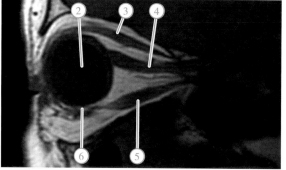

05 耳部 CT 和 MRI

导言… 解剖生理学

颞骨的结构（解剖图见第 54 页）

颞骨 = 鳞部 + 岩部 + 鼓室部

- **鳞部**：垂直的半圆形薄板。
- **岩部**
  - **乳突部**：位于颞骨岩部后份的突起，在外耳门后方。
  - **锥体部**：以乳突部为底向前向内水平突出的四棱锥状骨块。
- **鼓室**：形成外耳道前下壁的半管状、非正四角形的薄骨板（骨半规管、前庭、耳蜗、内耳道、面神经管、前庭导水管等）

平衡听觉器官

图 1　平衡听觉器官整体图像（右侧）

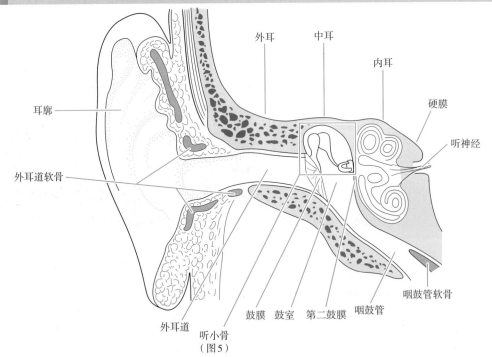

外耳　中耳　内耳

硬膜

听神经

耳廓

外耳道软骨

咽鼓管软骨

鼓膜　鼓室　第二鼓膜　咽鼓管

外耳道

听小骨
（图5）

关于检查

▶ CT 检查

● 基本成像断面：横断面

  ● X 线的入射角，调整体位和倾斜角，通过听眦线（OML）[1] 从足侧
  向头侧倾斜 25°～ 30°，可以减少对晶状体的照射，但需要注意来
  自牙齿的伪影。

  ● 根据需要使用 MPR 和 3D 图像重建任意断面，例如冠状面和矢状面。

● 对颞骨、听小骨等微小骨结构的评价很重要。

  ● 窗宽（4000 左右）骨窗显示比较理想。

  ● 以约 1mm 或更小的层厚进行左右颞骨的高分辨力靶（target）重建。

用于各种疾病的成像方法和显示方法

  ● 内耳膜迷路的评价：VR[2]，VE[3]

  ● 评估听小骨、半规管、面神经、鼓室上隐窝等：冠状面（MPR）

▶ 磁共振成像检查

● 基本成像截面：横断面 / 冠状面（必要时添加矢状面）

● 有良好的软组织对比分辨力。

  ● 用于对软组织的鉴别和内耳膜迷路的评价。

用于各种疾病的成像方法和显示方法

  ● 听神经肿瘤：采用 3D 梯度回波增强 T1 加权图像。

  ● 内耳膜迷路的显示：MR 水成像[4] 使用 VR、MIP[5] 显示

  ● 头晕，搏动性耳鸣，神经：MRA

  ● 颈静脉孔部的肿瘤，乙状窦的血栓：MRV（MR venography）

颞骨 MRI 检查中的注意事项

  ● 骨结构的评价很困难。

  ● 易受磁化率伪影的影响。

  ● 颈静脉等血管结构会显示出不同的信号强度和增强效果。

影像解剖

● 图 2 ~ 4 显示 CT 的正常解剖。

图2　上鼓室横断面图像（骨窗）

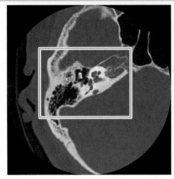

※蓝色区域为鼓室(tympanum)。

①砧骨短肢(short limb of incus)　　　　　⑥内耳道(internal auditory canal：IAC)
②砧骨体(body of incus)　　　　　　　　⑦前庭(vestibule)
③锤骨头(head of malleus)　　　　　　　⑧后半规管(posterior semicircular duct)
④面神经鼓室部(tympanic segment of the facial nerve)　⑨乳突气房(mastoid cell)
⑤耳蜗(cochlea)

图3　耳蜗冠状面图像（MPR，骨窗）

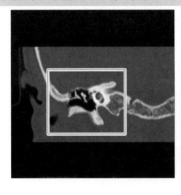
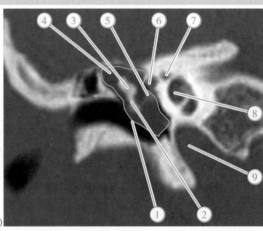

※蓝色区域为鼓室(tympanum)

①鼓膜(tympanic membrane)　　　　　　⑥面神经鼓室段(tympanic segment of the facial nerve)
②锤骨柄(handle of malleus)　　　　　　⑦面神经迷路段(labyrinthine segment of the facial nerve)
③砧骨体(body of incus)　　　　　　　　⑧耳蜗(cochlea)
④乳突窦口(aditusad antrum)　　　　　　⑨颈内动脉(internal carotid artery)
⑤鼓膜张肌(tensor tympani muscle)

图 4 | 听小骨 VR 图像

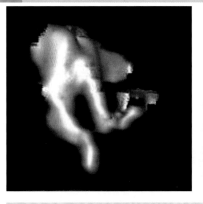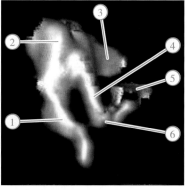

①锤骨柄（handle of malleus ）　　④砧骨长肢（long limb of incus ）
②锤骨头（head of malleus ）　　　⑤镫骨（stapes ）
③砧骨体（body of incus ）　　　　⑥镫骨头（head of stapes ）

补充

图 5 | 听小骨

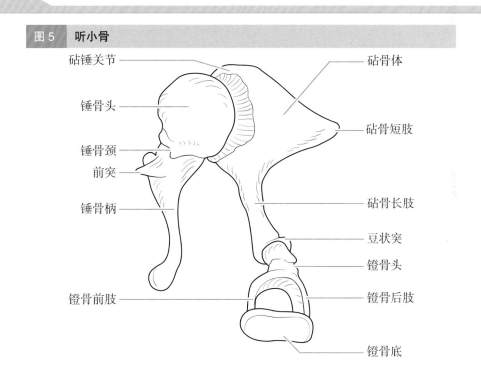

砧锤关节　　　　　　　　　　　　　　　　　　砧骨体

锤骨头

锤骨颈　　　　　　　　　　　　　　　　　　　砧骨短肢

前突

锤骨柄　　　　　　　　　　　　　　　　　　　砧骨长肢

　　　　　　　　　　　　　　　　　　　　　　豆状突

　　　　　　　　　　　　　　　　　　　　　　镫骨头

镫骨前肢　　　　　　　　　　　　　　　　　　镫骨后肢

　　　　　　　　　　　　　　　　　　　　　　镫骨底

CHECK!

常见的疾病

●畸形（malformation, deformity ），耳鸣（tinnitus ），慢性中耳炎（chronic otitis media ），面神经麻痹（facial nerve paralysis ），耳硬化症（otosclerosis ），外伤（external injury ），头晕（dizziness ），听神经瘤（acoustic neurinoma ），胆脂瘤（cholesteatoma ）。

▶ MRI

● 图 6 ~ 8 显示 MRI 的正常解剖。

图 6 内耳道横断面图像（3D—FIESTA）

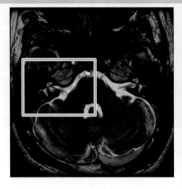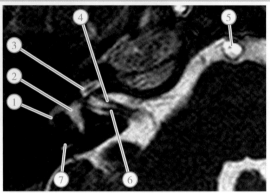

①外侧半规管（lateral semicircular canal）
②前庭（vestibule）
③耳蜗（cochlea）
④面神经（facial nerve）

⑤基底动脉（basilar artery）
⑥听神经（auditory nerve）
⑦后半规管（posterior semicircular canal）

图 7 内耳道冠状面图像（3D—FIESTA）

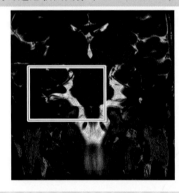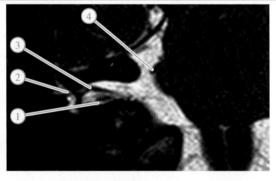

①听神经（auditory nerve）
②外侧半规管（lateral semicircular canal）

③面神经（facial nerve）
④外展神经（abduction nerve）

| 图 8 | 内耳膜迷路 VR 影像 |

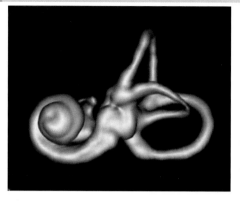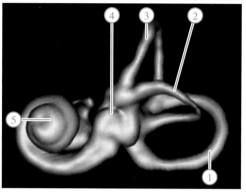

①后半规管（posterior semicircular canal）
②外侧半规管（lateral semicircular canal）
③上半规管（anterior semicircular canal）

④前庭（vestibule）
⑤耳蜗（cochlea）

补充

| 图 9 | 耳蜗和半规管 |

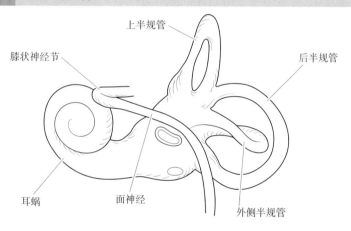

上半规管

膝状神经节

后半规管

耳蜗

面神经

外侧半规管

部分 MIP

- 一种通过改变 MIP 图像的厚度来显示图像的方法。

3D-FIESTA

- 快速稳态采集成像序列（imaging employing steady-state acquisition）。
- 使用稳态的 MRI 成像序列名称（GE 公司）。
- 用于获取内耳区域的高分辨力图像等。

06 鼻窦 CT 和 MRI

导言… 解剖生理学

鼻窦结构

鼻窦 = 额窦 + 上颌窦 + 筛窦 + 蝶窦

- 在鼻腔周围的骨骼中有含气腔，与鼻腔（上鼻道和中鼻道）连通。
- 内表面覆盖着鼻黏膜。
- 上下从额窦到上颌窦，前后从额面到蝶鞍。

图1 鼻窦的位置

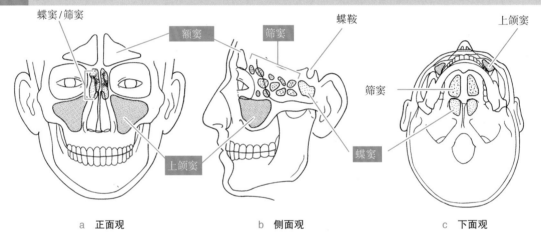

a 正面观　　　　　　　　b 侧面观　　　　　　　　c 下面观

术语

▶1 窦口鼻道复合体（ostiomeatal unit, OMU）

- 在中鼻道（位于中鼻甲和下鼻甲之间）开口的鼻道被称为"ostiomeatal unit"。
- 筛漏斗是从上颌窦通向中鼻道的主要通道，内侧壁由钩突形成。筛泡与中鼻道连通，位于漏斗的后上方，与前中筛窦交通。
- 为鼻窦的排泄通路，在临床上很重要，对诱发鼻窦炎的中鼻道闭塞等进行冠状位成像。

图2 窦口鼻道复合体（ostiomeatal unit, OMU）▶2

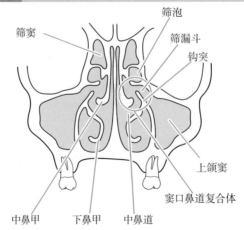

■ 鼻窦开口

- 额窦………中鼻道
　　　　　　（半月裂孔）
- 上颌窦………中鼻道
- 筛窦前部…中鼻道
　　　后部…上鼻道
- 蝶窦……蝶筛隐窝

关于检查

▶ CT 检查

- 基本成像断面：横断面
  - 基准线使用 RBL 或 OML。
  - 如果使用多排探测器 CT（multidetector-row CT，MDCT），MPR 可以重建任何断面，例如冠状面和矢状面，及 3D 图像。
  - 由于部分容积效应（partial volume effect）[2]，细微的骨折线薄层 CT 扫描很难发现。
  - 除了软组织窗外，还要创建骨窗图像。
- 这对骨结构的评价非常有用。
  - 能够为诊断骨折引起的骨变异提供鼻窦的解剖。
- CT 平扫：炎性疾病、囊性疾病、外伤等
- CT 增强：肿瘤性疾病，血管性疾病等

▶ 磁共振成像检查

- 基本成像断面：横断面、冠状面
  - 必要时增加矢状面。
- 有良好的软组织对比分辨力。
  - 对于肿瘤的范围和软组织的定性诊断是有用的。
- 如果怀疑有肿瘤或炎性疾病，应增加增强检查。
  - 可以区分肿瘤的主要成分和坏死、血肿和渗出。

■ 用于各种疾病的成像方法和显示方法
  - 血流丰富的病变：动态 MRI
  - 脂肪组织丰富的病变：脂肪抑制图像（T2 加权图像，增强后 T1 加权图像）

术语

▶ 2 部分容积效应

- 由于某像素位置上有多个不同 X 线吸收值的体素存在，而显示为平均值，导致组织间对比度降低的现象。
- 在鼻窦区域，由于黏膜和空气与薄骨组织接触，特别是在筛窦中，壁层结构（构成肌骨窦的薄膜）消失，CT 无法显示。因此，除了软组织窗外，还要创建骨窗图像。

CHECK! 常见的疾病

- 鼻窦炎（sinusitis），真菌病（mycosis, mycotic disease, fungal infection），鼻窦囊肿（sinus cyst），眼眶爆裂性骨折（blowout fracture of orbit），恶性肿瘤（malignant tumor），血管瘤（blood boil），乳头状瘤（papilloma）

影像解剖

▶ CT 和 MRI

图 3 ~ 5 显示了主要平面的 CT 和 MRI 的正常解剖。

| 图 3 | 眼眶中心横断面图像 |

CT

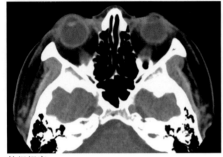

软组织窗

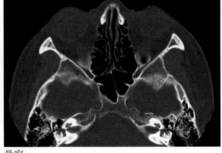

骨窗

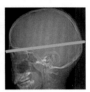

MRI

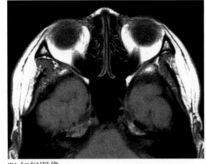

T1 加权图像

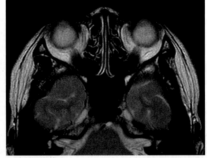

T2 加权图像

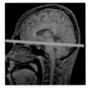

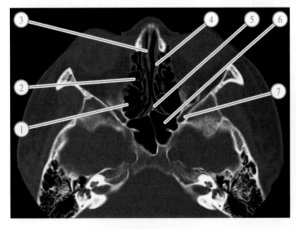

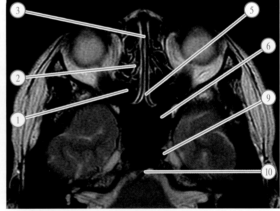

①后组筛窦（posterior ethmoidal sinus）
②前组筛窦（anterior ethmoidal sinus）
③鼻中隔（nasal septum）
④嗅沟（olfactory groove）
⑤蝶筛隐窝（sphenoethmoidal sinus）
⑥蝶窦（sphenoidal sinus）
⑦眶上裂（superior orbital fissure）
⑧球后脂肪（orbital fat）
⑨颈内动脉（internal carotid artery）
⑩基底动脉（basilar artery）

图4　筛窦冠状面图像

2 章
06

鼻窦 CT 和 MRI

CT

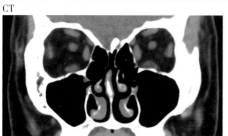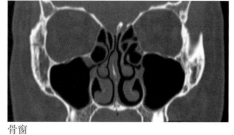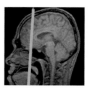

软组织窗　　　　　　　　　　　　　骨窗

MRI

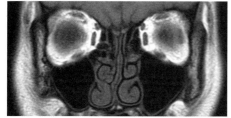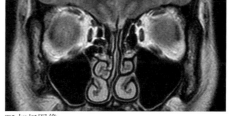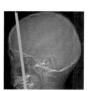

T1 加权图像　　　　　　　　　　　T2 加权图像

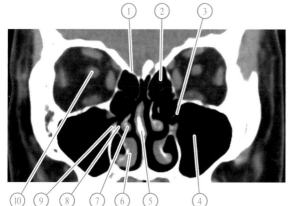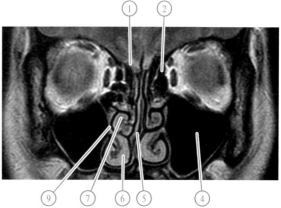

①筛板（cribriform plate）　　　　⑥下鼻甲（inferior nasal concha）
②筛窦（ethmoidal sinus）　　　　　⑦中鼻甲（middle nasal concha）
③筛漏斗（ethmoid infundibulum）　⑧窦口鼻道复合体（ostiomeatal unit）
④上颌窦（maxillary sinus）　　　　⑨钩突（uncinate process）
⑤鼻中隔（nasal septum）　　　　　⑩视神经（optic nerve）

图 5　正中矢状面图像

CT

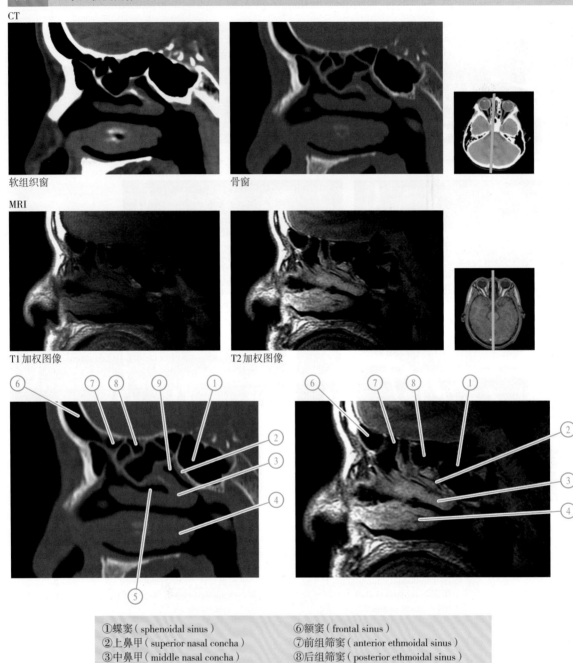

软组织窗　　　　　　　　　　　　骨窗

MRI

T1加权图像　　　　　　　　　　　T2加权图像

①蝶窦（sphenoidal sinus）　　　　　　⑥额窦（frontal sinus）
②上鼻甲（superior nasal concha）　　　⑦前组筛窦（anterior ethmoidal sinus）
③中鼻甲（middle nasal concha）　　　　⑧后组筛窦（posterior ethmoidal sinus）
④下鼻甲（inferior nasal concha）　　　　⑨上鼻道（superior nasal meatus）
⑤半月裂孔（semilunar hiatus）

图6 病例 – 鼻窦炎（CT 图像）

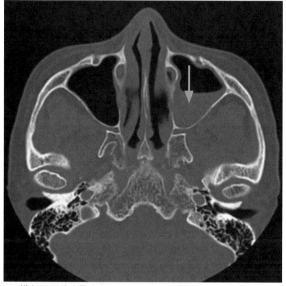

a 横断面图像（骨窗）

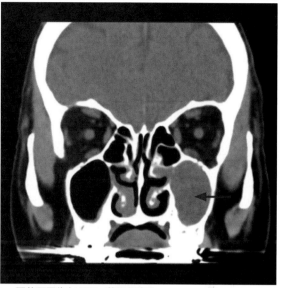

b 冠状面图像（MPR，软组织窗）

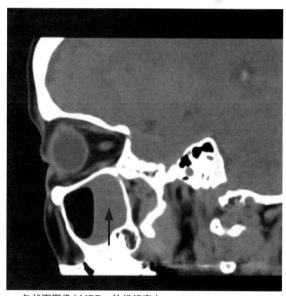

c 矢状面图像（MPR，软组织窗）

在横断面图像（骨窗）中，左上颌窦内有积液（→）。通过重建冠状面和矢状面的 MPR 图像，更容易显示积液的范围（→）。

CHECK!

小贴士

● 在鼻窦炎和鼻息肉的病例中，CT 图像可以评价细微的骨结构和正常变异。因此，在适合手术的情况下，建议进行术前 CT 成像。特别是，CT 的冠状面图像非常有用，术前的冠状面 CT 图像对于手术者来说具有重要参考价值。

【参考文献】
日本医学放射線学会 编：画像诊断**ガイドライン** 2016 年版. 金原出版，2016.

图 7 病例 – 鼻窦炎 (MRI)（与图 6 为同一病例）

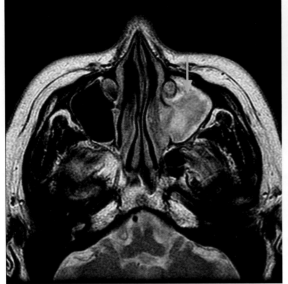

a 横断面图像（T2 加权图像）

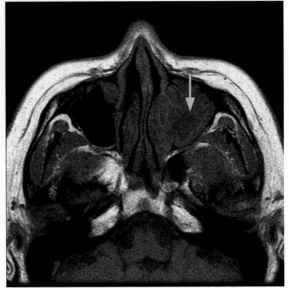

b 横断面图像（T1 加权图像）

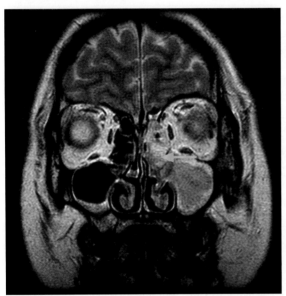

c 冠状面图像（T2 加权图像）

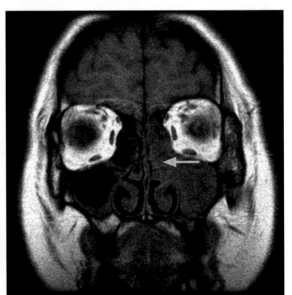

d 冠状面图像（T1 加权图像）

左上颌窦内充满积液，通过筛漏斗侵入鼻腔内（→）。

 小贴士

● 对于鼻窦炎，在包括临床经过和之前的图像在内的诊断中，如果需要鉴别是并发肿瘤还是颅内并发症，MRI 比较适用。另外，对于真菌性鼻窦炎，有报告显示，CT 图像显示高密度影，而 MRI T2 加权图像显示明显的低信号，体现了 MRI 的诊断价值。

【参考文献】
日本医学放射線学会 编：画像診断ガイドライン 2016 年版. 金原出版，2016.

07 脑血流灌注显像

概述

▶ 放射性药物和剂量

- ^{123}I–IMP（N–isopropyl–4–iodoamphetamine）
- ^{99m}Tc–ECD（^{99m}Tc–cysteinate dimer）
- ^{99m}Tc–HMPAO（^{99m}Tc–hexamethyl–propyleneamine oxime）

| 表 1 | 脑血流 SPECT 制剂的比较 |

IMP：小脑的摄取稍弱。
ECD：枕叶内侧皮质摄取强，海马区摄取弱。
HMPAO：基底核的摄取较弱（健康人脑内分布存在差异）。

	^{123}I–IMP	^{99m}Tc–ECD	^{99m}Tc–HMPAO
稳定性	良好	良好	差（30分钟内使用）
剂量	11～222MBq	370～740 MBq	370～740 MBq
成像时间	10～30分钟	5分钟后	10分钟后
脑内摄取率	8%～10%	6%～8%	5%～7%
脑内分布	缓慢变化	无变化	无变化
与脑血流的线性关系	优秀	良好	良好
预处理	有	无	无
紧急检查	困难	可能	可能

▶ 适应证

- 脑血管病、痴呆、癫痫、脱髓鞘疾病、退行性疾病、精神疾病、脑死亡、肿瘤、外伤。
  - 脑血管病中局部脑血流异常的检测
  - 精神疾病中局部脑血流异常的检测

| 图 1 | 正常脑血流 SPECT 图像（IMP） |

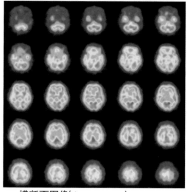

a 横断面图像（transverse）

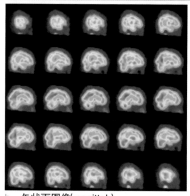

b 矢状面图像（sagittal）

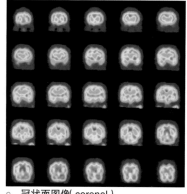

c 冠状面图像（coronal）

图 2　正常脑血流 SPECT 显像（⁹⁹ᵐTc–ECD）

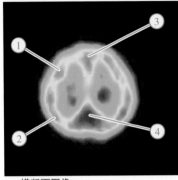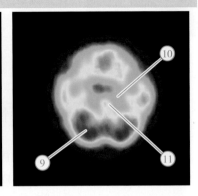

a　横断面图像

①额叶（frontal lobe）　　　　　⑤颞叶（temporal lobe）　　　　　⑨小脑（cerebellum）
②顶叶（parietal lobe）　　　　　⑥枕叶（occipital lobe）　　　　　⑩海马（hippocampus）
③前扣带回（anterior cingulate gyrus）　⑦尾状核（caudate nucleus）　　⑪脑桥（pons）
④后扣带回（posterior cingulate gyrus）　⑧丘脑（thalamus）

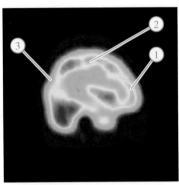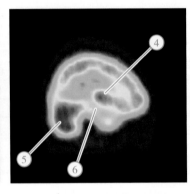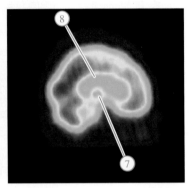

b　矢状面图像

①额叶（frontal lobe）　　　　　④壳核（putamen）　　　　　　⑦丘脑（thalamus）
②顶叶（parietal lobe）　　　　　⑤小脑（cerebellum）　　　　　⑧扣带回（cingulate gyrus）
③枕叶（occipital lobe）　　　　⑥海马（hippocampus）

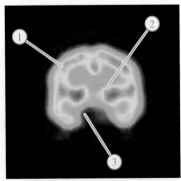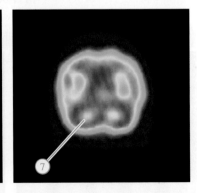

c　冠状面图像

①额叶（frontal lobe）　　　　　④扣带回（cingulate gyrus）　　　⑦小脑（cerebellum）
②尾状核（caudate nucleus）　　　⑤顶叶（parietal lobe）
③海马（hippocampus）　　　　　⑥豆状核（lenticular nucleus）

小贴士
- 阿尔茨海默症痴呆（Alzheimer's disease：AD）
- 帕金森病（Parkinson's disease：PD）
- 路易体痴呆（dementia with Lewy bodies：DLB）
- 短暂性脑缺血发作（transient ischemic attack：TIA）
- 脑梗死（cerebral infarction）
- 癫痫（epilepsy）

^{123}I—MIBG 对 +α 的诊断

- 帕金森病和路易体痴呆是脑神经疾病，针对这两种疾病进行 ^{123}I—MIBG 心肌灌注显像，可以发现帕金森病、路易体痴呆的特征——心肌摄取 ^{123}I—MIBG 减少（密度降低）。

↓

- ^{123}I—MIBG 心肌灌注显像是一种检查心肌内交感神经活动性的检查方法，心肌的交感神经在大部分的帕金森病和路易体痴呆中是受损减少的。

图 3 ^{123}I—MIBG 心肌灌注显像

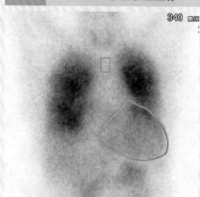

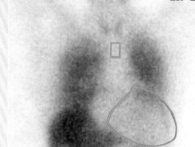

a 早期图像　　　　　　　　　　　　b 延迟图像

^{123}I—MIBG 心肌低浓聚病例

通过求出心肌 / 纵隔聚集比（Heart/Mediastinum：H/M），对帕金森病、路易体痴呆症等脑神经疾病的鉴别有用。

另外，正常 H/M 值 ≥ 2.0。

多种核素的脑血流显像

① ¹²³I-IMP 脑血流显像

▶ 放射性药物和剂量

- ¹²³I-IMP（N–isopropyl–p–¹²³I–iodoamphetamine）：111 ~ 222MBq

▶ 预处理

- 从给药前到显像结束，最好闭上眼睛，取仰卧位、处安静状态。
- 由于甲状腺阻滞，从检查 2 ~ 3 天前开始服用 Lugol 液或碘化钾。

▶ 注意事项

- 通常，从给药 20 ~ 30 分钟后脑内分布稳定，到 60 分钟显像剂从脑内排出后，在这段时间内是进行 SPECT 成像的最佳时间。

图 4　正常脑血流 SPECT 图像（¹²³I-IMP）

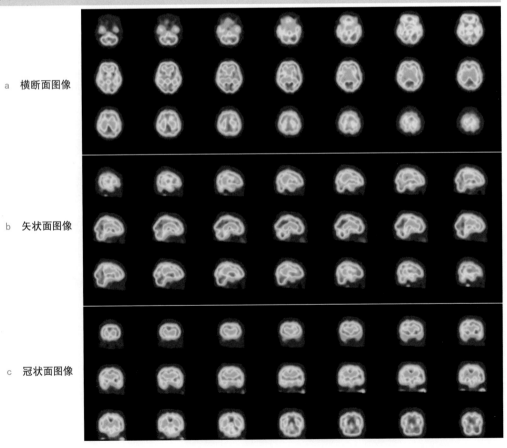

a　横断面图像

b　矢状面图像

c　冠状面图像

② ^{99m}Tc-ECD 脑血流显像

▶ **放射性药物和剂量**

● ^{99m}Tc-ECD（^{99m}Tc- 双半胱乙酯）：370 ~ 740 MBq

▶ **预处理**

● 从给药前到显像结束，最好闭上眼睛，取仰卧位，处安静状态。

▶ **注意事项**

● 由于在给药 5 分钟后脑内分布可以保持稳定，所以最好在 5 ~ 10 分钟后进行 SPECT 成像。

| 图 5 | 正常脑血流 SPECT 图像（^{99m}Tc-ECD） |

颅底 / 颅顶

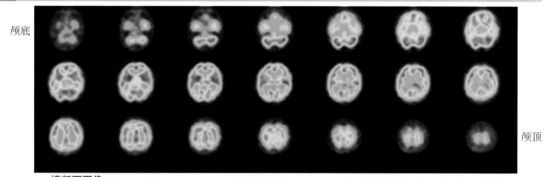

a 横断面图像

后 / 前

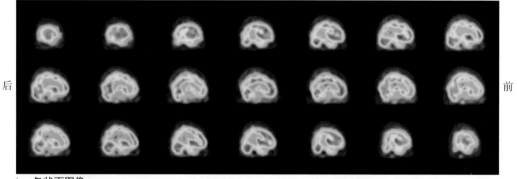

b 矢状面图像

前 / 后

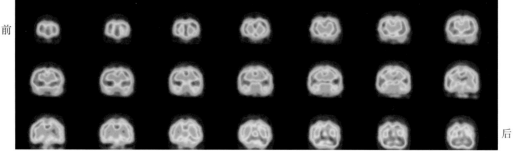

c 冠状面图像

③ ^{99m}Tc–HMPAO 脑血流显像

▶ **放射性药物和剂量**

● ^{99m}Tc–HMPAO（^{99m}Tc–hexametyl–propyleneamine oxime）：370 ~ 740MBq

▶ **预处理**

● 从给药前到显像结束，最好闭上眼睛，取仰卧位，处安静状态。

▶ **注意事项**

● 由于在给药 5 分钟后脑内分布可以保持稳定，所以最好在 5 ~ 10 分钟后进行 SPECT 成像。

图 6　脑血流 SPECT 图像（^{99m}Tc–HMPAO）

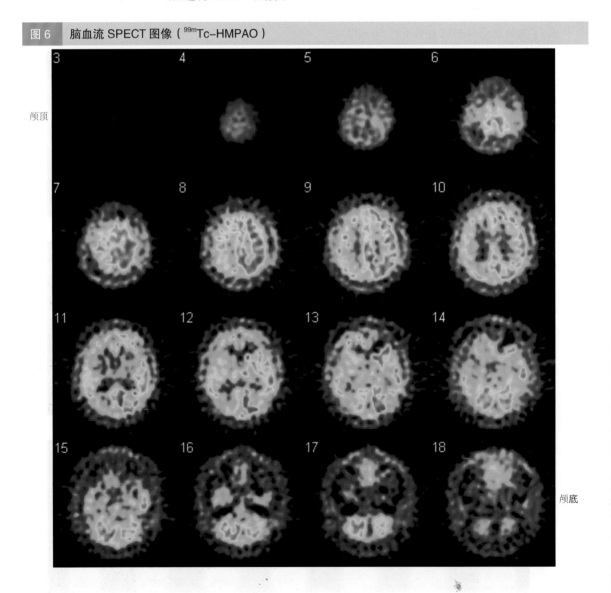

负荷试验

▶ 乙酰唑胺（商品名：Diamox）负荷

- 一种用于评估脑血流储备的检查方法。适用于检查颈内动脉和大脑中动脉等脑主干动脉高度狭窄、闭塞等情况，以及临床上怀疑脑缺血的情况。
- 在正常组织中，由于乙酰唑胺的血管扩张作用，局部脑血流量增加约50%。
- 适应证
    - 短暂性脑缺血发作（transient ischemic attack：TIA）
    - 脑梗死（cerebral infarction）等。

| 图7 | 脑血流 SPECT 图像（^{99m}Tc–ECD） |

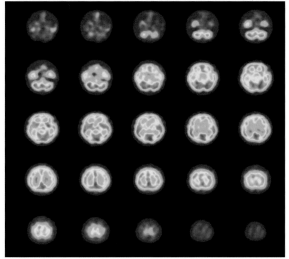 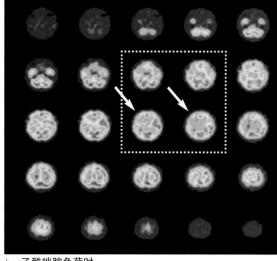

a 静息状态　　　　　　　　　　b 乙酰唑胺负荷时

大脑中动脉区域摄取没有增加，可见脑血流储备下降(→)。

▶ Matas 试验（颈动脉压迫、闭塞试验）

- 在压迫一侧的颈动脉，或者通过插入血管内球囊导管使一侧的颈动脉闭塞的状态（balloon occlusion test）下注入脑血流显像剂，同时观察临床症状，在几分钟后出现血管闭塞后，进行 SPECT 成像。

图 8　右颈内动脉闭塞试验

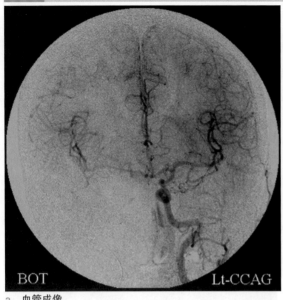

a　血管成像

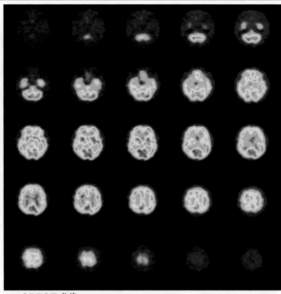

b　SPECT成像

在用球囊导管闭塞右颈内动脉的情况下，使用核素。

定量和统计分析

▶ 定量分析

^{123}I–IMP

■ **无创微球法（non invasive microsphere method：NIMS 法）**

●用 ^{123}I–IMP 标记微球测定脑内局部血流量的方法。

■ **IMP–ARG（自动放射学）方法**

●根据 ^{123}I–IMP 的脑内分布方式，采用 2– 隔室模型分析的简化方法。约 10 分钟后进行动脉采血。

■ **IMP—Graph Plot 法**

●根据 IMP 使用后 2 分钟的分布动态（Dynamic）数据和 SPECT 数据，在非采血的情况下对脑血流图进行测定。

■ **IMP-RAMDA（通过动态采集测试和真 ACZ 图像评估方法）**

●这是一种将 IMP—Graph Plot 法和时间分布测定相结合的方法，在不采血的情况下，在 一天内进行静息—ACZ 负荷脑血流定量检查。

图9 乙酰唑胺负荷 IMP—RAMDA 法（¹²³I）

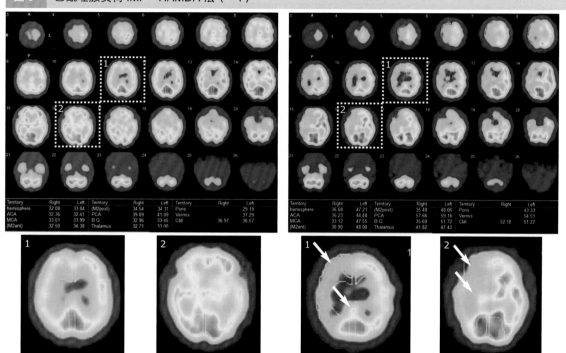

Territory	Right	Left	Territory	Right	Left	Territory	Right	Left
hemisphere	32.08	33.04	(M2post)	34.54	34.11	Pons		29.19
ACA	32.36	32.41	PCA	39.89	41.09	Verms		37.29
MCA	33.01	33.99	B.G.	32.96	33.45	Cbll	36.97	36.57
(M2ant)	32.50	34.38	Thalamus	32.71	33.00			

Territory	Right	Left	Territory	Right	Left	Territory	Right	Left
hemisphere	36.68	47.21	(M2post)	35.48	48.06	Pons		43.33
ACA	36.23	44.48	PCA	57.66	59.16	Verms		54.51
MCA	33.12	47.55	B.G.	35.69	51.72	Cbll	52.10	51.27
(M2ant)	30.90	48.00	Thalamus	41.82	47.43			

a 静息状态　　　　　　　　　　　　b 乙酰唑胺负荷时

右颈内动脉狭窄的病例。给予乙酰唑胺负荷后，右颈内动脉灌流区域的血流未显示增加，说明血流储备能力下降。

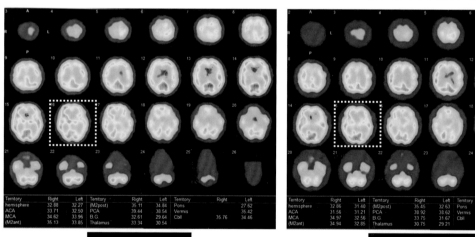

Territory	Right	Left	Territory	Right	Left	Territory	Right	Left
hemisphere	32.88	32.27	(M2post)	35.11	34.84	Pons		27.62
ACA	33.71	32.50	PCA	39.44	35.42	Verms		35.42
MCA	34.62	33.96	B.G.	32.61	29.64	Cbll	35.76	34.46
(M2ant)	35.13	33.85	Thalamus	33.34	30.54			

Territory	Right	Left	Territory	Right	Left	Territory	Right	Left
hemisphere	32.86	31.40	(M2post)	35.45	32.63	Pons		27.42
ACA	31.56	31.21	PCA	38.92	38.62	Verms		34.55
MCA	34.97	32.56	B.G.	33.75	31.67	Cbll	33.08	31.87
(M2ant)	34.94	32.85	Thalamus	30.75	29.21			

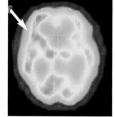

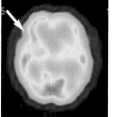

c 术后第1天　　　　　　　　　　　d 术后第7天

术后第1天，右颈内动脉灌注区域的血流与对侧相比增加，怀疑有过度灌注。
术后第7天，右颈内动脉灌注区域的血流有改善的倾向。

^{99m}Tc-ECD，^{99m}Tc-HMPAO

■ **Patlak 绘图法**

- 假设"肺的清除率快，给药后根据脑血流量在脑内聚集，给药后约 5 分钟显示脑内分布"的方法。

■ **Lassen 校正（反向漫反射）**

- ^{99m}Tc-HMPAO 通过静脉注入后初期的逆扩散，脑内血流越高，停滞率就越低，健康部位和血流降低部位的对比度就会降低。用"Lassen 公式"修正高血流域的过低评价。

▶ 图像统计分析

- 统计学图像分析软件将脑血流 SPECT 图像转换为特定的标准脑，对脑的大小和形状进行修正，将根据正常病例制作的数据库与受试者的图像进行比较，可以更详细、更准确地评价脑血流异常（增加、降低）存在的部位。通过添加统计学的图像分析，可以更客观地捕捉血流异常部位，从而提高诊断精度。

■ **3D-SSP 方法（ three-dimensional-stereotactic surface projections ）**

- 这是华盛顿大学的 Minoshima 等人开发的软件。

- 将受试者的 PET、SPECT 数据通过线性变换 – 非线性变换使各个脑图像在标准脑图谱上一致，对每个数据库和像素进行统计学比较。

- 作为接口软件开发了 iSSP，利用 3D-SSP 分析和 Tomographic 分析算出 Z-score，显示血流代谢降低的部位。

3D-SSP 分析

- 从转换为标准脑后的脑表面垂直方向 6pixel（13.5mm）的深度中，将最大计数提取到脑表面进行统计分析，很容易把握血流代谢降低部位的范围和程度。

tomographic 分析

- 对岛叶、基底核区域和海马等深部区域的评价有用，可以在 MRI 上用 Z—score 表示，可以把握病变部位的解剖学位置。

图 10	3D-SSP 方法

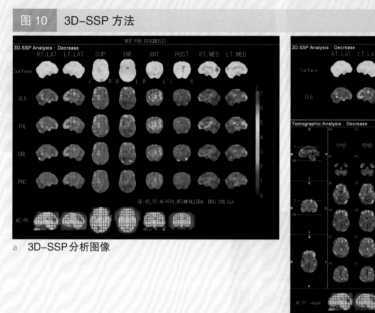

a　3D-SSP 分析图像

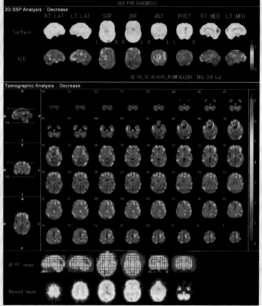

b　tomographic 分析图像

■ e-ZIS（easy Z-score imaging system）

e-ZIS 的分析特征

- 从每个断层图像上的显示和脑表面上的投影显示获得三维位置信息。
- 通过对患者组和健康对照组的脑血流 SPECT 分析，可以确定某一疾病的特异性血流异常区域，对疾病进行判定。
- e-ZIS 的脑表面图像，从横断位 Z-score map 图像的脑表面各体素侧方到深部方向 14mm 为止的平均 Z-score 显示脑表面。
- 在脑萎缩较大的病例中，有时会描绘出较高的 Z—score。
- 由于 NDB（normal database）从小儿到高龄者分为多个年龄层，因此可以用符合受试者年龄的 NDB 进行分析。

图 11　e-ZIS

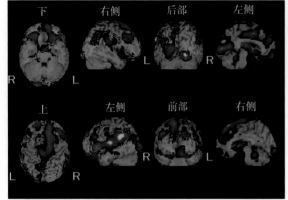

a　脑表面图像

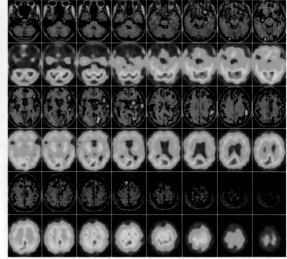

b　e-ZIS分析（横断面）

图 12　e-ZIS 分析报告图像 –2D–

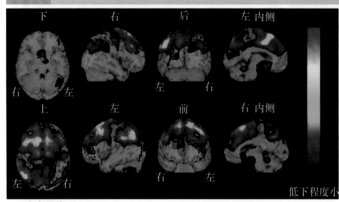

e — ZIS解析报告可以用2D和3D显示脑表面图像，也可以并列表示患者图像(a)和典型病例（b，c）。

a　患者图像

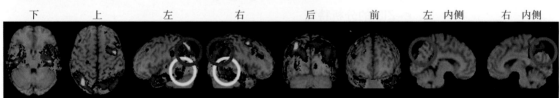

其特征是颞叶（黄色○）到顶叶（蓝色○）和后扣带回（粉红色○）的血流下降。

b　典型病例（阿尔茨海默症痴呆）

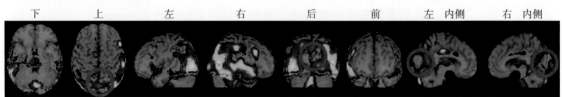

其特征是枕叶（粉红色○）的血流降低。
即使在SPECT图像中很难看出血流降低的情况下，在统计的图像中也得到明确。

c　典型病例（路易体痴呆）

142

图 13　e-ZIS 分析报告图像 –3D–

2 章
07
脑血流灌注显像

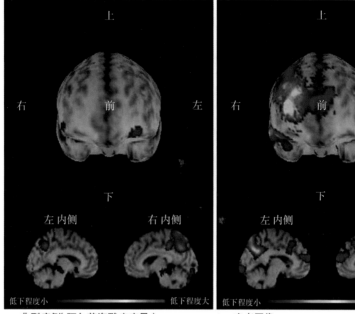

a　典型病例(阿尔茨海默症痴呆)　　　b　患者图像

可以用 3D 观察脑表面图像。

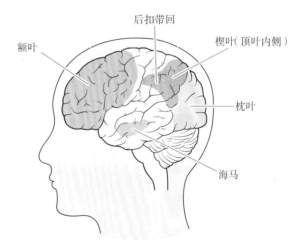

c　痴呆症容易出现异常的部位

08 神经受体核素显像

▶ 放射性药物和剂量

- ^{123}I–FP–CIT［^{123}I–N–omega–fluoropropyl–2β–carbomethoxy–3β–（4–iodophenyl）nortropane］：167MBq
- 商品名：达特扫描®

▶ 适应证

①帕金森综合征的早期诊断

②与没有多巴胺障碍的帕金森综合征相鉴别

③路易体痴呆（DLB）与阿尔茨海默症（AD）的鉴别

▶ 注意事项

- 由于脑的倾斜会影响视觉评价，因此要确认是否进行适当的修正。
- 显示比例有时会对视觉评价产生影响，通过改变比例的最大显示值，来判定异常。
- 正常呈现左右对称的新月形或逗号形的形状。
- 异常大致分为 2 种，只显示出尾状核，浓聚可以呈圆形或卵形和右纹状体的浓聚是整体下降。
- 作为定量的指标，考虑了纹状体的容积，用纹状体浓聚计数和脑实质的背景的比来评价的 Specifigc Binding Ratio（SBR）被大量使用。

图 1 多巴胺转运体图像（正常）

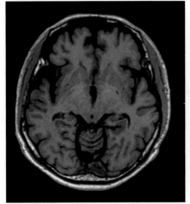 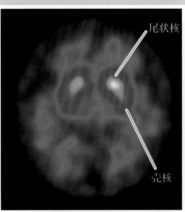 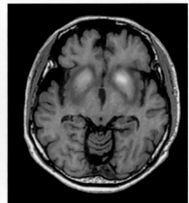

尾状核

壳核

a 磁共振图像   b SPECT 图像   c 融合（fusion）图像

图 2	病例 1– 帕金森综合征

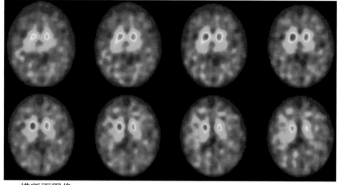

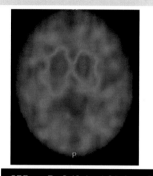

SBR_{Bolt} R= 2.48 L= 1.84 Ave= 2.16 AI= 29.7%

a　横断面图像　　　　　　　　　　　　　　　　b　定量评估

明确了点型浓聚，明确了左优势型的浓聚降低。

图 3	病例 2– 路易体型痴呆症

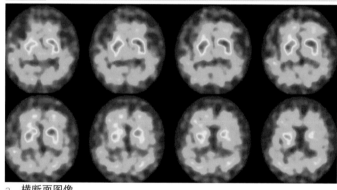

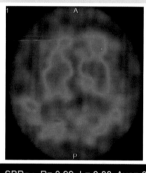

SBR_{Bolt} R= 0.99 L= 0.88 Ave= 0.93 AI= 11.4%

a　横断面图像　　　　　　　　　　　　　　　　b　定量评估

在SPECT图像(a)中，虽然图像形态正常，但是通过改变显示比例，可以发现整体的浓聚降低(b)。

09 脑池核素显像

▶ 放射性药物和剂量

- ^{111}In–DTPA（^{111}In–diethylene–triamine–pentaacetic acid）：18.5 ～ 37 MBq

▶ 适应证

- 脊髓腔压减低综合征的诊断。
- 脑脊液漏出症的诊断。
- 脑积水脑脊液分流术的评价。

▶ 预处理

- 腰椎穿刺前 2 ～ 3 小时开始禁食。

▶ 注意事项

- 脑脊液由脑室内的脉络丛分泌，从脑室流过脑和脊髓的蛛网膜下隙，被上矢状窦的蛛网膜颗粒吸收到血液中。
- 如果检查时药剂不能适当地注入蛛网膜下隙，就不能显示出头部软组织，也不能显示脑基底池。
- 在进行脑脊液漏的放射性摄取测定时，对疑有鼻漏患者应在检查前用棉球等进行鼻塞，脊髓漏患者在腰椎穿刺后需长时间蓄尿。通过测量鼻塞棉球和蓄尿的放射性摄取，可以知道脑脊液漏的程度。
- 正常者穿刺给药 3 小时后脑基底池显影，6 小时后各基底池、四叠体池、胼胝体池和半球间池均显示，24 小时后上矢状窦显影，两侧大脑凸面出现放射性并呈对称分布，48 ～ 72 小时后基本消失。

图 1	脑池显像

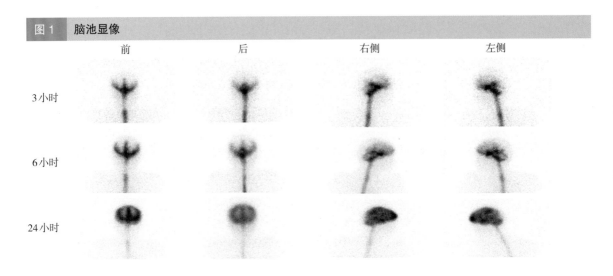

	前	后	右侧	左侧
3小时				
6小时				
24小时				

图2　脑池显像

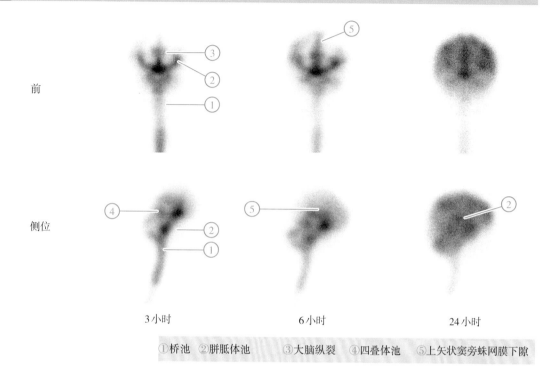

前	⑤ ③ ② ①	⑤	
侧位	④ ② ①	⑤	②
	3小时	6小时	24小时

①桥池　②胼胝体池　　③大脑纵裂　　④四叠体池　　⑤上矢状窦旁蛛网膜下隙

▶ 脑脊液减少症

● 脑脊液减少症是由于脑脊液减少引起的直立性头痛、脑神经症状（耳鸣、听觉过敏、头晕、摇晃等），以及其他各种症状。但测量脊髓液压力并不一定降低，在慢性期大多处于正常压力范围内。脑脊液漏出的检测用其他的检查比较困难，因此脑脊髓腔成像是用于脑脊髓液减少症最可靠的影像诊断法。

图3　脑脊液减少症

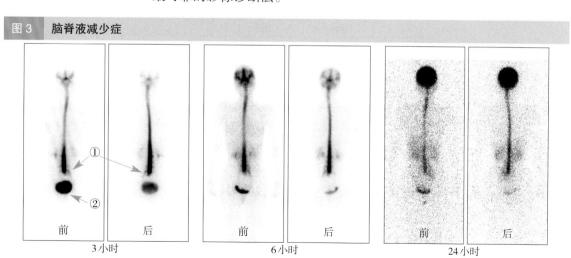

| 前 | 后 | 前 | 后 | 前 | 后 |
| 3小时 | | 6小时 | | 24小时 | |

①蛛网膜下隙外可见RI的脑脊液渗漏像
②给药后3小时膀胱内发现强烈的RI浓聚

10 唾液腺核素显像

导言··· 解剖生理学

术语

▶1 小唾液腺

● 它分为唇腺、颊腺、磨牙后腺、腭腺、舌腺（舌前、舌后）等。

关于唾液腺

● 唾液主要由大唾液腺（腮腺、颌下腺、舌下腺）分泌。此外，在口腔黏膜内广泛分布的小唾液腺，尽管很少▶1，也有分泌功能。

● 唾液的分泌（大唾液腺的分泌）由自主神经支配。

● 小唾液腺不受神经支配，不断分泌唾液滋润口腔。

图1   大的唾液腺

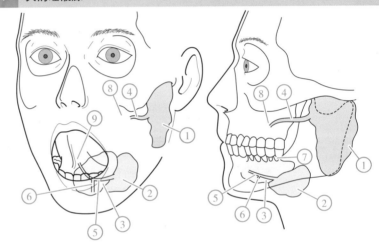

	类型	位置	导管
①腮腺	浆液腺	耳的前下方	④腮腺管（又称：Stensen's duct）：⑧口腔前庭的腮腺乳头（第二磨牙对面的颊黏膜）开口。
②颌下腺	混合腺：浆液>黏液	颌下三角内侧	⑤颌下腺管（又名：Wharton's duct）：⑨ 在舌下肉阜开口。
③舌下腺	混合腺：浆液<黏液	口腔内舌下黏膜正下方	⑥大舌下腺管（又称：Bartholin's duct）：有（图示）和直接在口腔底部开口(未图示)。⑦小舌下腺管(又称：Rivinus's duct)：沿舌下肉阜单独开口。

（表中数字与上图数字对应）

检查的种类和流程

▶ 唾液腺疾病的影像学诊断

- 使用 CT、MRI、RI、超声、内镜检查、唾液腺造影检查等多种影像诊断方法。
- ①首先进行触诊，以判断是唾液腺本身的肿胀还是肿瘤性病变的存在所致，可以进行简单的超声检查。

  ②在①中怀疑肿瘤性病变的情况下，进行 MRI 检查（通常到此为止）。

  ③其他检查包括：评价唾液分泌量的口香糖试验▶2、萨克森试验▶3、评价唾液腺的状态和功能的唾液腺显像、唾液腺造影检查。
- 在有腮腺肿瘤的情况下，通过进行腮腺造影，可以在一定程度上明确肿瘤的位置和肿瘤的性质。
- 近年来，几乎不再使用 CT 造影方法和 MR 造影方法。

▶ 唾液腺本身肿胀的情况

- 怀疑唾液腺炎或唾液腺器质性变化时，唾液腺造影检查也是有用的。

▶ 肿瘤性病变存在的情况

- 良、恶性的诊断最为重要。对于腮腺肿瘤，必须明确肿瘤与面神经的位置关系。

图2	唾液腺检查流程图

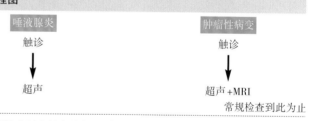

唾液腺炎   肿瘤性病变

触诊   触诊

超声   超声+MRI

常规检查到此为止

对于干燥综合征和沃辛瘤的鉴别，腮腺闪烁成像和腮腺造影也是有用的。另外，作为急性、慢性唾液腺炎、涎石病等的唾液腺功能评价，腮腺显像有价值。

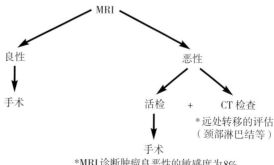

MRI

良性   恶性

手术   活检 + CT 检查

*远处转移的评估（颈部淋巴结等）

手术

*MRI诊断肿瘤良恶性的敏感度为8%

影像解剖

放射性药物和剂量

- $^{99m}TcO_4$（^{99m}Tc Pertechnette）：185 ~ 370MBq

适应证

- 对于鉴别干燥综合征和沃辛瘤非常有用。另外，对急性、慢性唾液腺炎、涎石病等的唾液腺功能评价也很有用。
- 分泌功能评价

※ 服用维生素剂（柠檬负荷）等，通过测定 ^{99m}Tc，可以评价唾液腺的功能。

注意事项

- 腮腺、颌下腺在左右对称性相同浓度下清晰地显示出来，可以简便地评价唾液腺功能。
- 正常情况下，5 ~ 15分钟左右，腮腺、颌下腺左右对称地显影，随着时间延长，浓度不断增加，与正常甲状腺基本相同。另外，采用维生素剂（柠檬负荷）后，唾液聚集急剧减少，向口腔内转移。

CHECK!

小贴士
- Sjögren（干燥）综合征，Warthin（Waltin）肿瘤

图 3　唾液腺显像

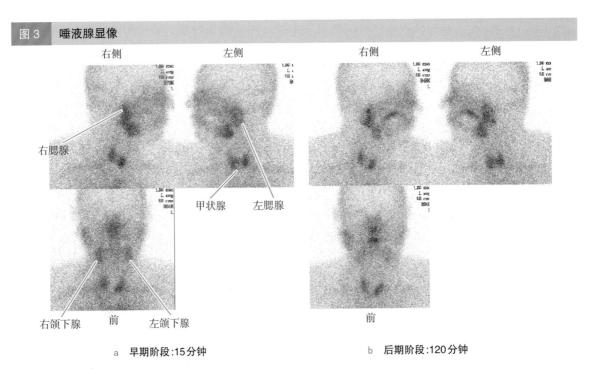

右侧　　　　左侧　　　　　　　　右侧　　　　左侧

右腮腺

甲状腺　左腮腺

右颌下腺　前　左颌下腺

a　早期阶段:15分钟　　　　　b　后期阶段:120分钟

早期相、后期相均出现浓聚缺损，但未发现明显的异常浓聚。

图4 时间放射活性曲线

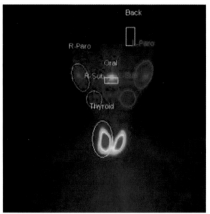

a 兴趣区图像

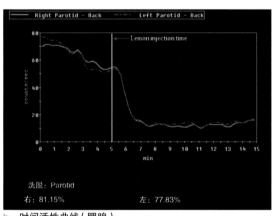

b 时间活性曲线(腮腺)

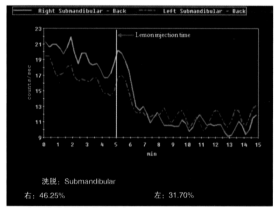

c 时间活性曲线(颌下腺)

在腮腺、唾液腺中设定ROI,求出时间活性曲线(time activity curve),就能很容易地诊断各唾液腺的功能。

图5 腮腺肿瘤

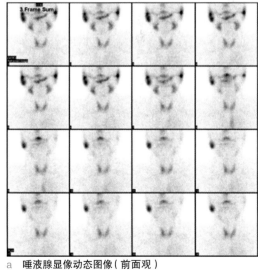

a 唾液腺显像动态图像(前面观)

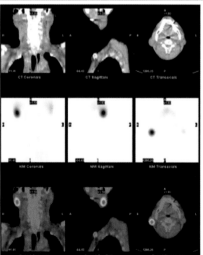

b 唾液腺显像(上:CT图像,中:SPECT图像,下:融合图像)

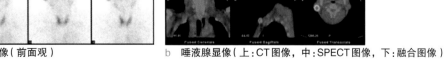

*即使在延迟相中也能明确右腮腺肿瘤的浓聚,诊断为沃辛瘤。

第 3 章

颈部

01 咽、喉 X 线影像

术语

▶ 1 咽喉

● 从鼻腔深处到气管食管的起始，一般称为"咽喉"，医学上分为咽（pharynx）和喉（larynx）。

咏和喉 ▶1 结构

● **咽部**：位于鼻腔和口腔后方的进食和呼吸空气的共同通道。
● **喉**：是呼吸道的一部分，同时也是发声器官。

图 1 咽和喉的构造

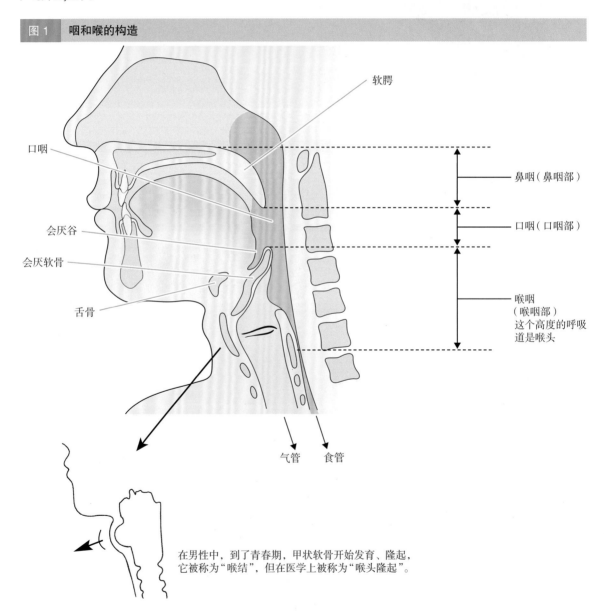

软腭

口咽

会厌谷

会厌软骨

舌骨

鼻咽（鼻咽部）

口咽（口咽部）

喉咽（喉咽部）这个高度的呼吸道是喉头

气管　食管

在男性中，到了青春期，甲状软骨开始发育、隆起，它被称为"喉结"，但在医学上被称为"喉头隆起"。

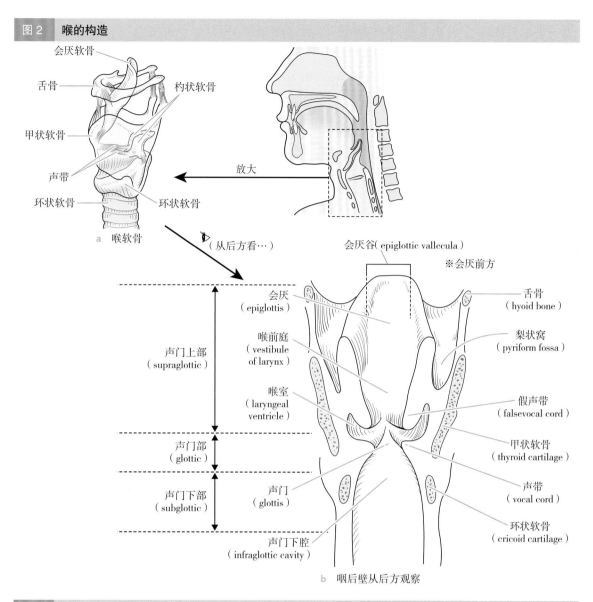

图 2　喉的构造

会厌软骨

舌骨

甲状软骨

杓状软骨

声带

环状软骨　　环状软骨

a　喉软骨

放大

（ 从后方看… ）

会厌谷（ epiglottic vallecula ）

※会厌前方

会厌
（ epiglottis ）

舌骨
（ hyoid bone ）

喉前庭
（ vestibule
of larynx ）

梨状窝
（ pyriform fossa ）

喉室
（ laryngeal
ventricle ）

假声带
（ falsevocal cord ）

甲状软骨
（ thyroid cartilage ）

声门上部
（ supraglottic ）

声门部
（ glottic ）

声门
（ glottis ）

声带
（ vocal cord ）

声门下部
（ subglottic ）

声门下腔
（ infraglottic cavity ）

环状软骨
（ cricoid cartilage ）

b　咽后壁从后方观察

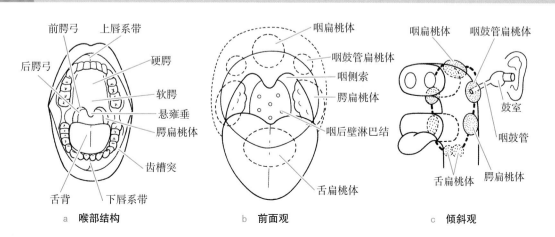

图 3　Waldeyer 扁桃体

前腭弓　　上唇系带

后腭弓

硬腭

软腭

悬雍垂

腭扁桃体

齿槽突

舌背　　下唇系带

a　喉部结构

咽扁桃体

咽鼓管扁桃体

咽侧索

腭扁桃体

咽后壁淋巴结

舌扁桃体

b　前面观

咽扁桃体　　咽鼓管扁桃体

鼓室

咽鼓管

舌扁桃体　　腭扁桃体

c　倾斜观

图 4	发声的结构

· 当声门打开时，空气就会流动。
· 安静时:声门打开。
· 发声时:声带紧张收缩，声门关闭。
· 在关闭声门的状态下呼吸时，声带会振动。这被称为"喉头原音"，它在咽腔和鼻腔等处产生共鸣，通过舌、软腭、口唇等的动作而成为声音。

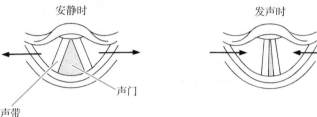

安静时　　　　　　　　　　　发声时

声门

声带
· 从喉腔的左壁和右壁突出的肌肉皱襞

图 5	呼吸和食物的吞咽

· 呼吸时:软腭和会厌反射性地确保气道畅通。
· 吞咽食物时:软腭向背侧移动，在食管形成入口，会厌向下堵塞呼吸道。

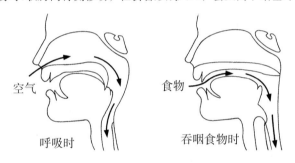

空气　　　　　　　　　　　食物

呼吸时　　　　　　　　　　吞咽食物时

咽、喉 X 线检查

▶ 咽、喉 X 线影像的意义

● 炎症、肿瘤等的观察
● 淋巴结肿大的观察
● 观察形态变化和运动状态
● 异物确认

▶ 临床常用的咽、喉 X 线摄影

● 喉正面摄影
● 喉侧面摄影
● 咽喉侧面摄影

※ 本节将对上述摄影图像进行逐一讲解。

CHECK!　　常见的疾病

● 喉炎（croup），急性会厌炎（acute epiglottitis），后鼻腔息肉（choanal polyp），腺样体（adenoid），唾液石（sialolithiasis）

影像解剖

▶ 喉正面摄影

图6　喉正面像

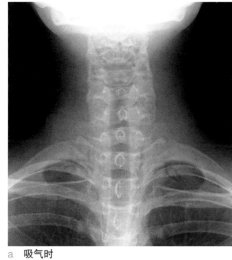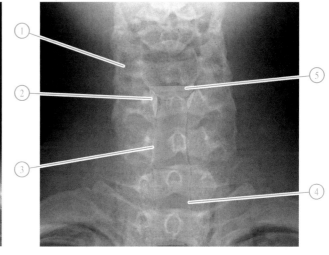

a　吸气时

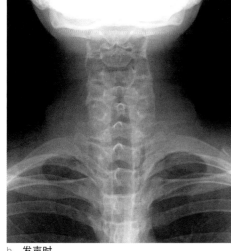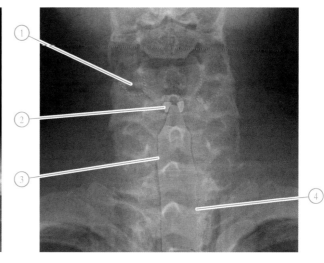

b　发声时
※发声时，与吸气时相比，声带变窄。

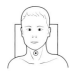

①梨状窝（piriform fossa）　④气管（trachea）
②声带（vocal cord）　⑤喉室（laryngeal ventricle）
③声门下腔（infraglottic cavity）

小
知识

喉正面摄影

● 喉正面摄影采用高千伏摄影。通常，拍摄吸气和发声（发出下颌位移小的 "咿"音）
两张照片，但在只拍摄一张照片的情况下，吸气后屏住呼吸进行拍摄。

▶ 咽、喉侧面摄影

图7	咽、喉侧面像

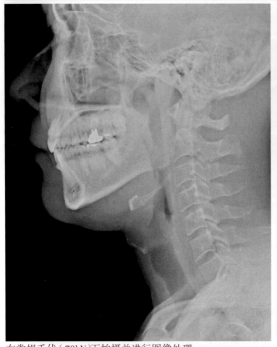
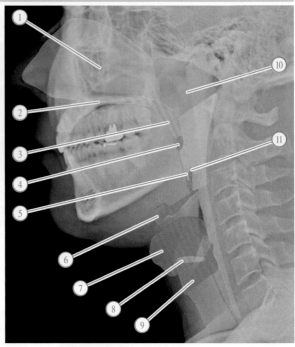

在常规千伏（70kV）下拍摄并进行图像处理。

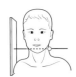
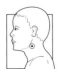

①鼻腔（nasal cavity）
②硬腭（hard palate）
③软腭（soft palate）
④悬雍垂（palatine uvula）
⑤会厌谷（epiglottic vallecula）
⑥舌骨（hyoid bone）

⑦甲状软骨（thyroid cartilage）
⑧喉室（laryngeal ventricle）
⑨环状软骨（cricoid cartilage）
⑩鼻咽部（nasal part of pharynx）
⑪会厌（epiglottis）

小知识

腺样体摄影

● 张嘴，用嘴呼吸拍摄的方法和像看后面一样让颈部后屈拍摄的方法。

喉侧面摄影

● 用低千伏拍摄。

158

02 颈部 CT 影像

导言··· 解剖生理学

▶ 颈部解剖

| 图 1 | 通过 CT 造影制作的 VR 图像 |

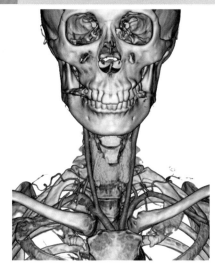

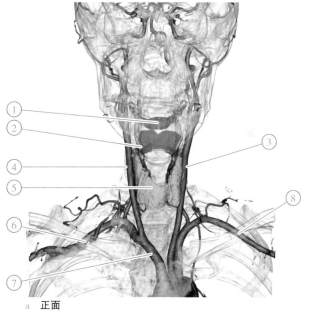

①舌骨（hyoid bone）
②甲状软骨（thyroid cartilage）
③左颈总动脉（lt. common carotid artery）
④右颈总动脉（rt. common carotid artery）
⑤甲状腺（thyroid）
⑥右锁骨下动脉（rt. subclavian artery）
⑦头臂干（brachiocephalic artery）
⑧左锁骨下动脉（lt. subclavian artery）

a 正面

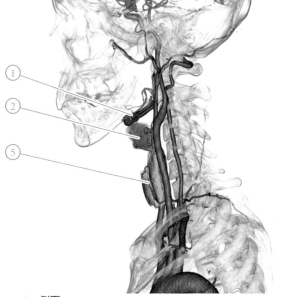

b 侧面

▶ 概述

- 颈部是指头部和胸部之间的部分。确切地说，连接下颌下缘、乳突、枕外隆突的线为上边界线，连接胸骨柄上缘和锁骨上缘至背部的第7颈椎棘突前端的线为下边界线。在耳鼻科领域，从额窦到锁骨上窝都属于检查区域。
- 颈部软组织和肌群等密集，掌握正常解剖是很重要的。
- 由于 CT 组织间对比度较小，因此使用对比剂可以使诊断变得容易。

▶ 甲状腺

- 位于环状软骨和气管之前。体内摄入的碘在血浆中以碘离子的形式存在，并主动进入甲状腺。因此，作为正常组织，甲状腺会显示出比较高的 CT 值［60 ~ 100HU 左右（个体差异较大）］。
- 在有病变的情况下，甲状腺有可能因肿大而越过颈部的脚侧边界向纵隔扩展，因此需要注意摄影范围。

图2　甲状腺

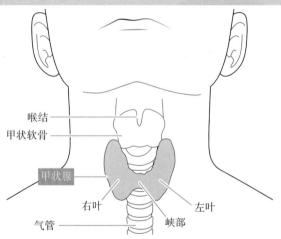

喉结
甲状软骨
甲状腺
右叶　峡部　左叶
气管

▶ 理解影像解剖的要点

● 颈部是读片比较困难的部位。正确掌握正常解剖,确认解剖学结构的
左右对称性是读片的要点。记住颈部淋巴结和肌群很重要,但是,牢
牢掌握舌骨、甲状腺、食管、气管、血管等指标结构的位置关系也很
重要。

CHECK! 常见的疾病

● 鼻咽恶性淋巴瘤(malignant lymphoma of epipharynx)、扁桃体周围脓肿
(peritonsillar abscess)、喉癌(laryngeal cancer)、下咽癌(hypopharyngeal
cancer)、腮腺多形性腺瘤(pleomorphic adenoma of the parotid gland)、
Basedow 病(Basedow disease)、亚急性甲状腺炎(subacute thyroi-
ditis)、甲状腺癌(thyroid carcinoma)、甲状旁腺肿瘤(tumor of para-
thyroid glands)

▶ 头颈部淋巴结

■ 颈浅淋巴结

● 位于胸锁乳突肌表面并沿颈外静脉延伸的淋巴结。枕后淋巴结、耳后
淋巴结等引流该淋巴结,注入颈深淋巴结。

■ 颈深淋巴结

● 胸锁乳突肌深层的淋巴结,沿颈内静脉延伸。头颈部区域的大部分淋
巴管引流该区域。颈深淋巴结注入颈淋巴主干。

图3 颈部淋巴结分布

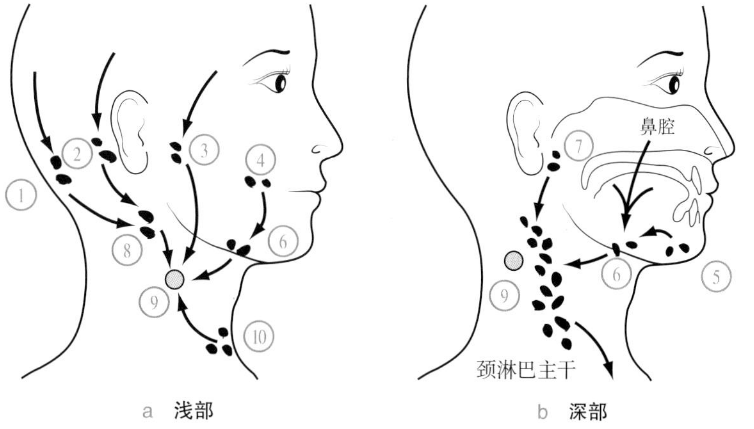

a 浅部　　　　　　　　　b 深部

① 枕淋巴结　　　　⑤ 下颌下淋巴结　　　⑨ 颈深淋巴结
② 耳后淋巴结　　　⑥ 颌下淋巴结　　　　⑩ 咽前淋巴结
③ 耳前淋巴结　　　⑦ 咽后淋巴结
④ 颊淋巴结　　　　⑧ 颈浅淋巴结

影像解剖

图4	CT 造影横断面像（寰椎水平）

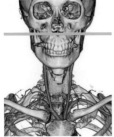
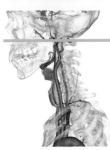
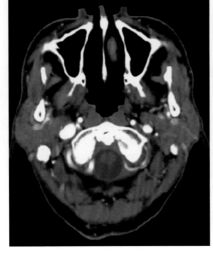
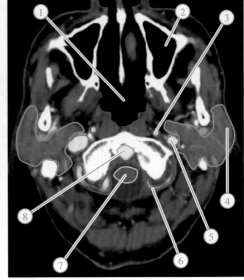

①鼻咽部（epipharynx）　　　　④腮腺（parotid gland）　　　　　　⑦脊髓（spinal cord）
②上颌窦（maxillary sinus）　　⑤颈内静脉（internal carotid vein）　⑧齿突（dens）
③颈内动脉（internal carotid artery）　⑥椎动脉（vertebral artery）

图5	CT 造影横断面像（舌骨水平）

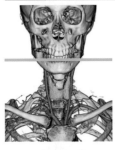
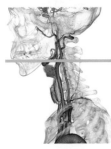
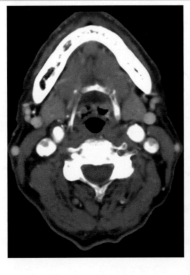
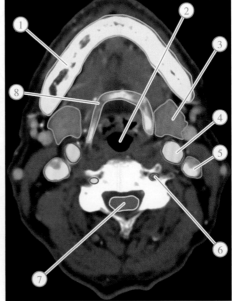

①下颌骨（mandible）　　　　　④颈外动脉（external carotid artery）　⑦脊髓（spinal cord）
②口咽部（oropharynx）　　　　⑤颈内静脉（internal carotid vein）　⑧舌骨（hyoid bone）
③颌下腺（submandibular gland）　⑥椎动脉（vertebral artery）

图6　CT造影横断面图像（甲状软骨水平）

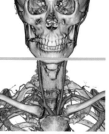
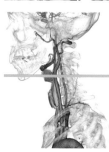
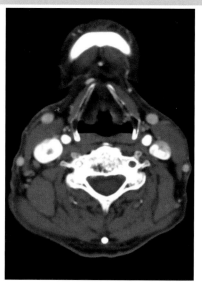
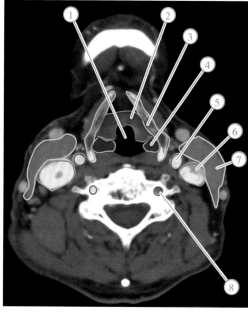

①喉咽（hypopharynx）　　　④梨状隐窝（piriform fossa）　　　⑦胸锁乳突肌（sternocleidomastoid muscle）
②会厌（epiglottis）　　　　⑤颈总动脉（common carotid artery）　⑧椎动脉（vertebral artery）
③甲状软骨（thyroid cartilage）⑥颈内静脉（internal carotid vein）

图7　CT造影横断面像（甲状腺水平）

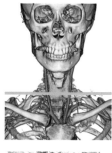
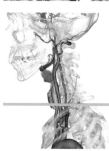
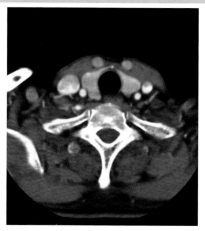
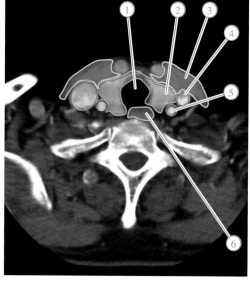

①气管（trachea）　　　　　　　　　　　　　④颈内静脉（internal carotid vein）
②甲状腺（thyroid）　　　　　　　　　　　　⑤颈总动脉（common carotid artery）
③胸锁乳突肌（sternocleidomastoid muscle）　⑥食管（esophagus）

图 8　CT 造影横断面图像（锁骨水平）

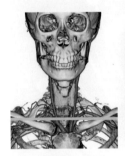
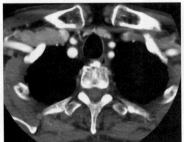
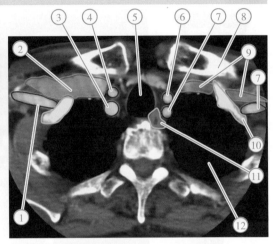
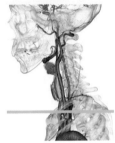

①右锁骨下动脉（rt. subclavian artery ）　⑦左锁骨下动脉（lt. subclavian artery ）
②右锁骨下静脉（rt. subclavian vein ）　⑧锁骨（clavicle ）
③头臂动脉（brachiocephalic artery ）　⑨左锁骨下静脉（lt. subclavian vein ）
④右颈总动脉（rt. common carotid artery ）　⑩第一肋骨（first rib ）
⑤气管（trachea ）　⑪食管（esophagus ）
⑥左颈总动脉（lt. common carotid artery ）　⑫左肺（lt. lung ）

图 9　CT 造影冠状面图像

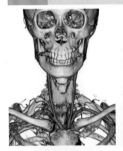
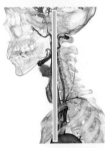
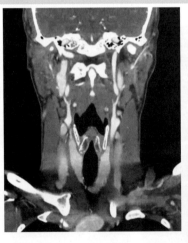
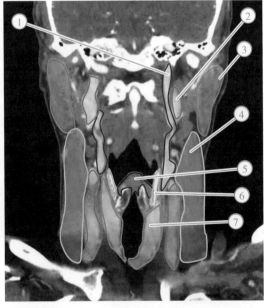

①颈内动脉（internal carotid artery ）　④胸锁乳突肌（sternocleidomastoid muscle ）　⑦甲状腺（thyroid ）
②颈内静脉（internal carotid vein ）　⑤会厌（epiglottis ）
③腮腺（parotid gland ）　⑥甲状软骨（thyroid cartilage ）

03 颈部 MR 影像

导言… 检查概述

▶ 成像要点

- 颈部 MRI 检查多为甲状腺、上下咽部、颈部血管、淋巴结等检查。
- 检查时不要动下颏或吞咽口水。
- 为了抑制颈部的运动，使用固定工具也是有效的。

▶ 信号强度

- 淋巴结在 T1 加权图像（T1WI）上信号强度与肌肉相仿，在 T2 加权图像（T2WI）在肌肉的衬托下显示高信号。
- 甲状腺与肌肉相比，T1 加权图像和 T2 加权图像均显示出较高的信号。

表 1	颈部区域信号强度	
	T1 加权图像	**T2 加权图像**
甲状腺	与肌肉相比, 轻度高信号	与肌肉相比, 轻度高信号
淋巴结	与肌肉几乎相等的信号	与肌肉相比, 轻度高信号

常见的疾病

- 甲状腺肿（goiter）、甲状腺癌（thyroid carcinoma）、颈部淋巴结转移（cervical lymph node metastasis）、神经鞘瘤（neurilemmoma, neurinoma, Schwannoma）、喉癌（laryngeal cancer）、咽癌（cancer of pharynx）

图 1　MRI 横断面图像（寰椎水平）

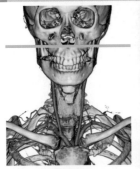

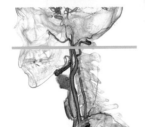

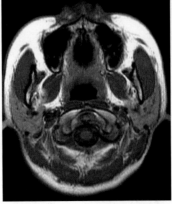

T1 加权图像

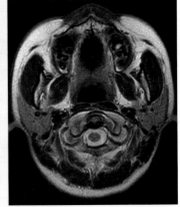

T2 加权图像

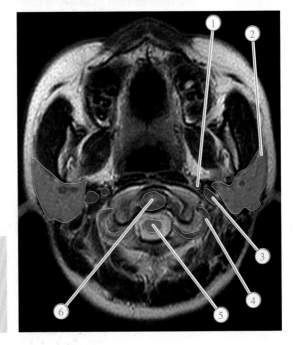

①颈内动脉（internal carotid artery）
②腮腺（parotid gland）
③颈内静脉（internal carotid vein）
④椎动脉（vertebral artery）
⑤脊髓（spinal cord）
⑥齿突（dens）

图 2　MRI 横断位图像（舌骨水平）

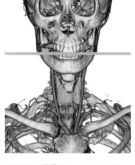

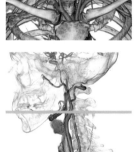

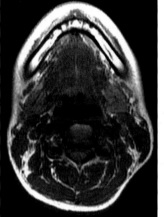

T1 加权图像　　　　　　　　T2 加权图像

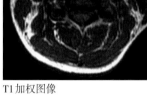

①下颌骨（mandible）
②口咽部（oropharynx）
③颌下腺（submandibular gland）
④颈外动脉（external carotid artery）
⑤颈内动脉（internal carotid artery）
⑥颈内静脉（internal carotid vein）
⑦椎动脉（vertebral artery）
⑧脊髓（spinal cord）

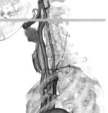

图 3　MR 横断位图像（甲状软骨水平）

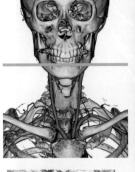
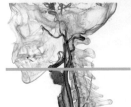

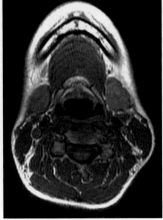
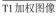
T1 加权图像

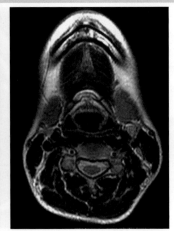
T2 加权图像

①喉咽（hypopharynx）
②甲状软骨（thyroid cartilage）
③梨状隐窝（piriform fossa）
④颈总动脉（common carotid artery）
⑤颈内静脉（internal carotid vein）
⑥胸锁乳突肌（sternocleidomastoid muscle）
⑦椎动脉（vertebral artery）

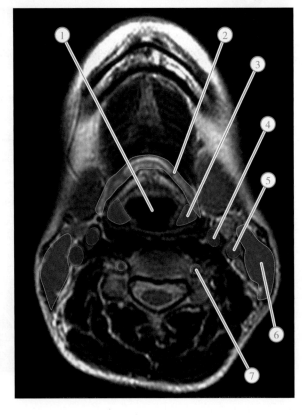

图 4　MR 横断位图像（甲状腺水平）

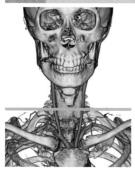

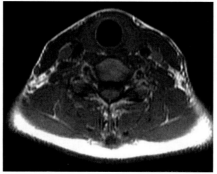

T1 加权图像

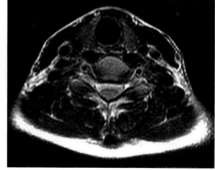

T2 加权图像

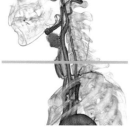

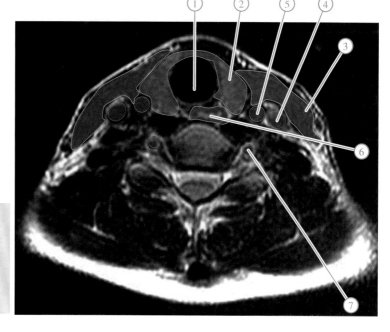

①气管（trachea）
②甲状腺（thyroid）
③胸锁乳突肌（sternocleidomastoid muscle）
④颈内静脉（internal carotid vein）
⑤颈总动脉（common carotid artery）
⑥食管（esophagus）
⑦椎动脉（vertebral artery）

图5　MR 横断位图像（锁骨水平）

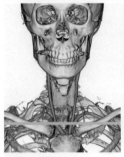

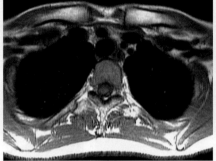

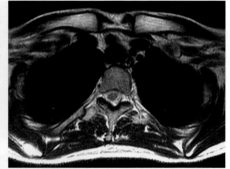

T1 加权图像　　　　　　　　　　　　　T2 加权图像

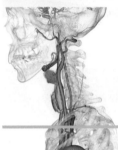

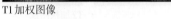

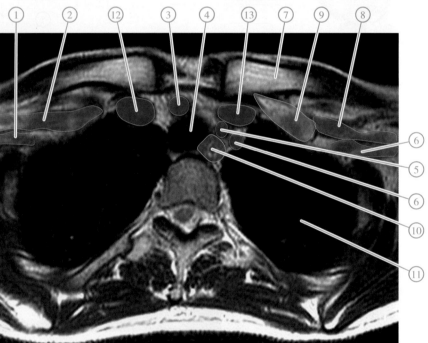

①右锁骨下动脉（rt. subclavian artery）
②右锁骨下静脉（rt. subclavian vein）
③头臂动脉（brachiocephalic artery）
④气管（trachea）
⑤左颈总动脉（lt. common carotid artery）
⑥左锁骨下动脉（lt.subclavian artery）
⑦锁骨（clavicle）

⑧左锁骨下静脉（lt. subclavian vein）
⑨第一肋骨（first rib）
⑩食管（esophagus）
⑪左肺（lt. lung）
⑫右头臂静脉（rt. brachiocephalic vein）
⑬左头臂静脉（lt. brachiocephalic vein）

图6 MR 冠状位图像

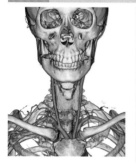

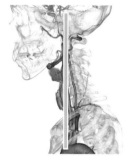

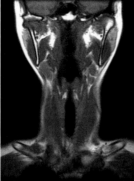

T1加权图像

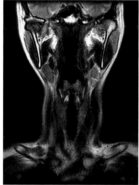

T2加权图像

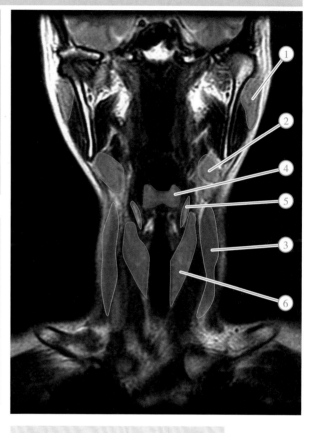

①腮腺（parotid gland）
②颌下腺（submandibular gland）
③胸锁乳突肌（sternocleidomastoid muscle）
④会厌（epiglottis）
⑤甲状软骨（thyroid cartilage）
⑥甲状腺（thyroid）

04 颈部超声影像

▶ 颈部超声检查

- 轻度伸展颈部进行检查，如果难以观察锁骨上窝等部位，则在肩下垫上毛巾或枕头等使其伸展。
- 由于目标器官靠近体表，使用 7.5 ~ 14MHz 左右的高频探头。
- 颈部 B 超检查的主要器官有甲状腺、唾液腺（腮腺、颌下腺、舌下腺）、颈部血管（颈动脉、椎动脉、颈静脉等）、颈部淋巴结等。
- 颈部的扫查法：甲状腺、唾液腺、颈部血管的扫查按下面介绍的标准化步骤。除此之外，如果要扫查其他器官或颈部肿瘤，最好将解剖结构在同一声像图中显示，这样容易标注显示解剖结构之间的位置关系。

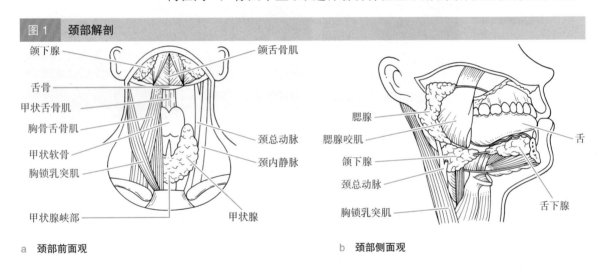

图 1　颈部解剖

a　颈部前面观　　　　　　　　　　　　　　b　颈部侧面观

影像解剖

▶ 甲状腺横切扫查（图 2）

- 将探头放在颈部正中，观察甲状腺的两叶及峡部。在该切面上测量甲状腺两叶的厚度及宽度、峡部的厚度。另外，如图 2 所示，如果将左右侧叶分成 2 幅影像分别显示，也容易把握甲状腺与周围血管等的关系。
- 通常，颈部食管显示在甲状腺左叶的背侧，但在扫查甲状腺右叶时，如果颈部向左侧大幅倾斜，则有时食管会显示在甲状腺右叶的背侧。

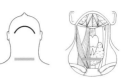

图2 甲状腺横切扫查

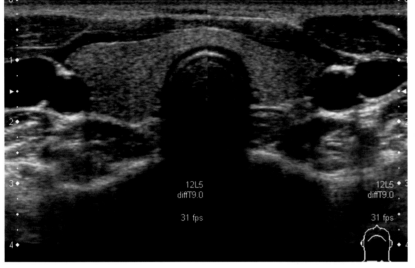

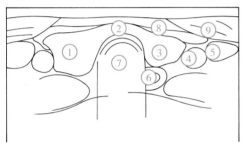

①甲状腺右叶　　⑥颈部食管
②甲状腺峡部　　⑦气管
③甲状腺左叶　　⑧颈前肌群
④颈总动脉(左)　⑨胸锁乳突肌
⑤颈内静脉(左)

▶ 甲状腺纵切扫查（图3）

- 在甲状腺侧叶的长轴方向上放置探头。
- 在该切面上测量甲状腺侧叶的长轴。有甲状腺肿大时，无法在一幅声像图内显示，可以用2幅声像图分别测量或以血管等为标注进行分割测量。

图3 甲状腺纵切扫查

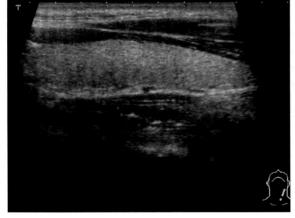

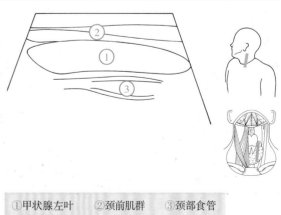

①甲状腺左叶　②颈前肌群　③颈部食管

▶ 腮腺纵切扫查（图4）

- 在耳廓前方纵向放置探头，扫查腮腺的长轴像。腮腺比颌下腺的深部衰减更强，因此，在腮腺后面难以识别的情况下，稍微降低探头频率可以提高深部的分辨力。
- 在发现肿瘤等时，用横断面图像进行观察记录。

| 图4 | 腮腺纵切扫查 |

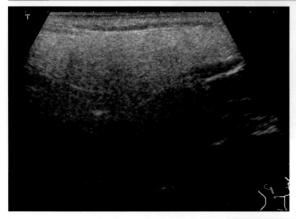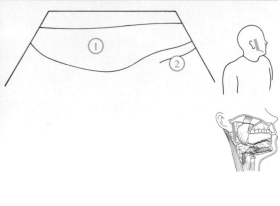

①腮腺（右）　②咬肌

▶ 颌下腺横切扫查（图5）

- 将探头横向放置在颌下部，进行颌下腺的扫查。由于颌下腺是横向较长的器官，因此通过横切扫查可以得到最大切面。
- 颌下腺管通常表现为极细的管状结构，一旦出现病理性扩张，不仅可在腺内，而且可以在腺外（舌下方向）延伸处观察到管状结构。

| 图5 | 颌下腺横切扫查 |

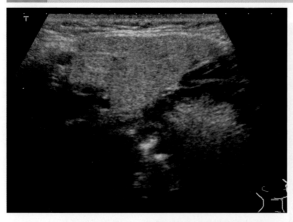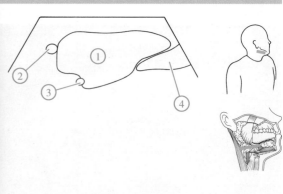

①颌下腺（右）　②面部动脉　③面部静脉　④颌舌骨肌

颈动脉纵切扫查（图6）

- 将探头纵向放置在甲状腺外侧，就能显示出颈总动脉。关于颈动脉纵切扫查，虽然没有规定显示的方向，但是在检查甲状腺的探头中，用与之相同的方向（头侧表示在画面的左侧）来显示比较容易理解。总之，在检查时统一方向是很重要的。将探头向头侧移动时，可以观察到颈动脉窦，进而在头侧观察到颈内动脉和颈外动脉分叉的情况。

- 观察斑块的存在部位、数量、斑块性状等。发现狭窄时，要计算出狭窄率。在颈总动脉中，通过横切扫查（参照图8）测量面积狭窄率，在颈内动脉中，通过ECST（european carotid surgery trial）法测量直径狭窄率的情况较多。在标注狭窄率时，也要说明用哪种方法求出的狭窄率。

图6　颈总动脉纵切扫查

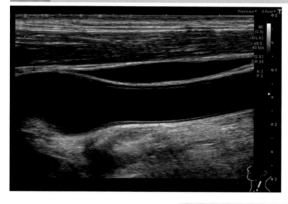 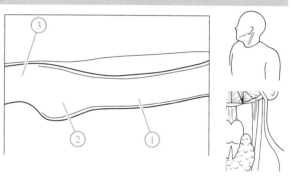

①颈总动脉（左）　②颈动脉窦　③颈内动脉

颈总动脉纵切扫查（内中膜厚度的测量）（图7）

- 颈动脉壁从内腔侧显示成高 – 低 – 高的3层结构。

- 从内腔侧将第一层的高回波带和第二层的低回波带称为内中膜复合体（intima–media complex：IMC），其厚度称为内中膜厚度（intima–media thickness：IMT）。IMT可作为评价动脉硬化程度的指标，其正常值为颈总动脉在1.0 mm以下。一般选择颈总动脉分叉前1cm处的血管后壁测量颈动脉舒张末期的IMT。

- IMT测量时，为了减少测量误差，要放大声像图。

图 7　颈总动脉纵切扫查

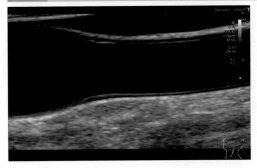
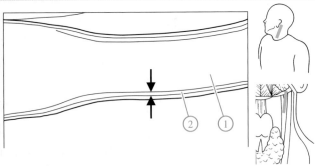

①颈总动脉（左）　　②内中膜（内中膜厚度 IMT：两箭头之间）

颈动脉横切扫查（图 8）

- 将探头放在甲状腺的外侧，就可以显示颈动脉的横切面图像。颈动脉横切面图像的显示与甲状腺横切面图像相同。在保持横切图像的状态下上下移动探头，可以观察到颈总动脉的横切图像和颈内动脉、颈外动脉的横切图像。该切面也可用于狭窄率的测量等。

- 颈总动脉外侧为颈内静脉。颈内静脉通常呈扁平状，但由于淤滞或压力上升时，可以看到直径增大以及切面的圆状化。

图 8　颈动脉横切扫查

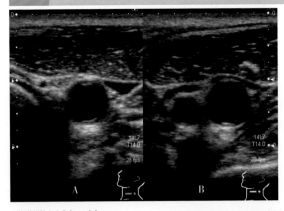
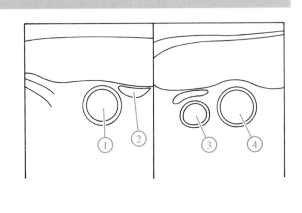
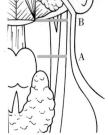

①颈总动脉（左）　　②颈内静脉（左）　　③颈外动脉（左）　　④颈内动脉（左）

▶ 临床要点

甲状腺肿大（图 9 ）

● 这是通过使用全景技术的横切扫查获得的超声图像。甲状腺两叶肿大，实质回声不均匀。通过结合血液学检查进行综合诊断，被诊断为桥本病。

图 9 甲状腺肿大

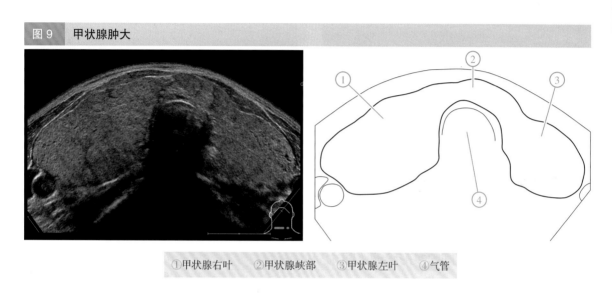

①甲状腺右叶　②甲状腺峡部　③甲状腺左叶　④气管

甲状腺腺瘤（图 10 ）

● 这是通过甲状腺横切扫查得到的超声图像。甲状腺左叶可见实性肿瘤。在肿瘤的边缘可见很薄的低回声带，肿瘤内部回声不均，也可见部分无回声区域。另外，甲状腺肿瘤导致左颈总动脉移位。

图 10 甲状腺腺瘤

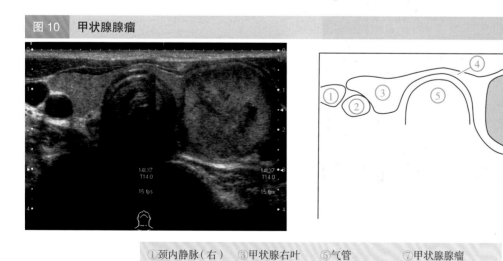

①颈内静脉（右）　③甲状腺右叶　⑤气管　　　⑦甲状腺腺瘤
②颈总动脉（右）　④甲状腺峡部　⑥甲状腺左叶　⑧颈总动脉（左）

甲状腺癌（乳头癌）（图11）

- 这是甲状腺纵切扫查得到的超声图像。在右叶的中央部可观察到边界稍不清晰且形状不规则的低回声肿瘤（→），在肿瘤内观察到许多细微的点状强回声（strong echo）。

图 11 　甲状腺癌（乳头癌）

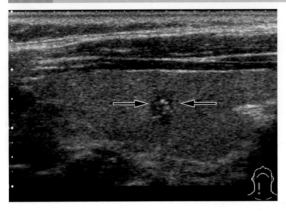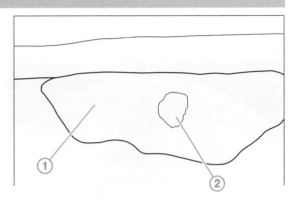

①甲状腺右叶 　　②甲状腺癌（乳头癌）

腮腺多形腺瘤（图12）

- 这是腮腺纵切扫查得到的超声波图像。腮腺下极发现边缘稍呈分叶状、内部回声轻度不均匀的实性肿瘤（→）。也可以看到肿瘤后方回声的增强。

图 12 　腮腺多形腺瘤

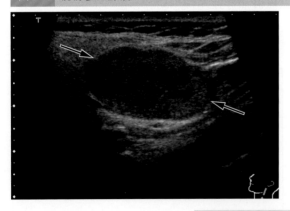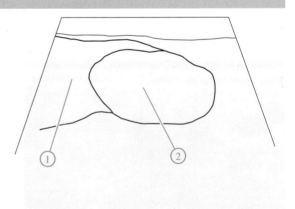

①左腮腺 　　②腮腺肿瘤（多形腺瘤）

•腮腺癌（黏液表皮样癌）（图 13）

- 这是腮腺纵切扫查得到的超声图像。腮腺下极可见形状不规则、内部不均一的低回声肿瘤（→）。边缘呈毛刺状，疑为恶性指征。

图 13　腮腺癌（黏液表皮癌）

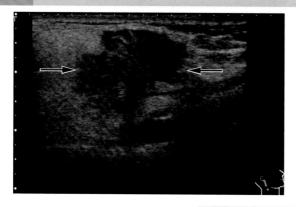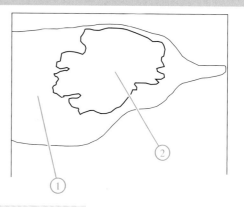

①右腮腺　　②腮腺癌（黏液表皮癌）

颈动脉斑块（图 14）

- 这是纵切扫查得到的颈总动脉～颈内、颈外动脉分叉部的超声图像。从颈总动脉球部到颈内动脉起始部可见斑块（→）。由于这个斑块，颈内动脉的起始部变得狭窄。

图 14　颈动脉斑块

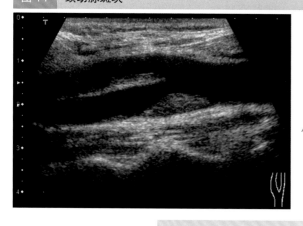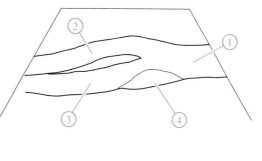

①颈总动脉　　②颈外动脉　　③颈内动脉　　④斑块

05 甲状腺核素显像

放射性药物和剂量

- ^{123}I, ^{131}I: 3.7 ～ 7.4 MBq
- $^{99m}TcO_4^-$: 74 ～ 370MBq

检查注意事项

- 在 ^{123}I, ^{131}I 检查前，必须限碘 1 ～ 2 周[1]（与肾上腺髓质显像中进行的封闭甲状腺不同）。
- $^{99m}TcO_4^-$ 不需要限制碘。

读片注意事项

- 甲状腺浓聚呈蝶形。
- 由于甲状腺峡部及锥体叶厚度较薄，因此通常不会发现浓聚。
- $^{99m}TcO_4^-$ 也会浓聚在唾液腺中。

临床应用

- 甲状腺功能亢进症：Graves 病（Basedow 病）和无痛性甲状腺炎的鉴别诊断
- 功能性甲状腺结节（autonomously functioning thyroid nodule：AFTN，又称 Plummer 病）的诊断
- 异位甲状腺的定位诊断
- 甲状腺重量测定

甲状腺功能检查（甲状腺摄取率）

- 甲状腺吸收血液中的碘，使其有机化，合成甲状腺激素。利用其摄取碘的功能，计算所采用的放射性碘和甲状腺中浓聚的放射性碘的比值，即甲状腺摄取率。

检查注意事项

- ^{123}I 检查前需要限碘 1 ～ 2 周（与肾上腺髓质显像中进行的封闭甲状腺不同）。
- $^{99m}TcO_4^-$ 不需要限制碘。

摄取率测定方法

- 口服 ^{123}I 7.4 MBq 后的 3 小时测定值和 24 小时测定值。
- 如果使用 $^{99m}TcO_4^-$，在静脉注射 15 分钟后测定摄取率。

$$摄取率（\%）= \frac{甲状腺部位计数率 - 本底计数}{标准源计数率 - 本底计数} \times 100$$

CHECK!

常见的疾病：
- 甲状腺功能亢进症（Basedow's disease）、Graves病（Graves' disease）
- 无痛性甲状腺炎（painless thyroiditis）
- 功能性甲状腺结节（autonomously functioning thyroid nodule：AFTN）
- 毒性多结节性甲状腺肿（toxic multinodular goiter：TMNG）
- 异位甲状腺（aberrant goiter）

| 图 1 | 病例 1：功能性甲状腺结节（AFTN）^{123}I 甲状腺显像 |

正常甲状腺部RI浓聚较弱，但功能性甲状腺结节部发现RI浓聚较强。

| 图 2 | 病例 2：Graves 病 ^{123}I 甲状腺显像 |

甲状腺整体可见强烈的RI浓聚，甲状腺的形状被清晰地显影。

| 图 3 | 病例 3：无痛性甲状腺炎 ^{123}I 甲状腺显像 |

甲状腺整体几乎看不到RI浓聚。

| 图 4 | 病例 4：毒性多结节性甲状腺肿（TMNG）^{123}I 甲状腺显像 |

正常甲状腺部RI浓聚较弱，但在毒性多结节性甲状腺肿中发现RI浓聚较强。

| 图 5 | 病例 5：异位甲状腺 ^{123}I 甲状腺显像 |

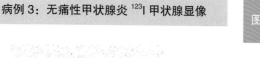

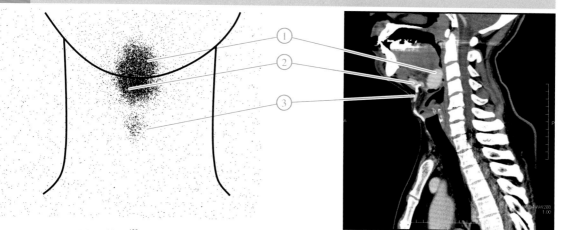

a　异位甲状腺 ^{123}I 甲状腺显像
观察到舌根部异位甲状腺的强烈RI浓聚。

b　CT增强MPR图像

①甲状腺　②甲状腺（加上①，浓聚）　③甲状腺

06 甲状腺肿瘤核素显像

放射性药物和剂量

- ^{131}I：111 ~ 370MBq
- ^{67}Ga– 柠檬酸：74 ~ 111MBq
- ^{201}Tl：74MBq，静脉注射

检查注意事项

- 预处理
  - 使用 ^{131}I 时，从检查4周前开始，将甲状腺激素T4制剂（左甲状腺素钠）改为T3制剂（甲状腺素钠），2周前停止服用，1 ~ 2周前开始限碘。
- 基因重组人型促甲状腺激素制剂（甲状腺癌术后诊断辅助剂）
  - 当使用该药物时，不需要停止服用甲状腺激素制剂，从而减轻患者的身体负担。
  - 有关使用说明，请参阅附件。
- ^{67}Ga 柠檬酸，^{201}Tl 没有特别的说明。

读片注意事项

- ^{67}Ga– 柠檬酸不会浓聚在正常甲状腺中。
- ^{201}Tl 也可以浓聚在正常甲状腺中，在2小时以上的延迟影像中不再有甲状腺浓聚。

临床应用

术语

▶ 1 细胞诊断
- 穿刺抽吸细胞学（aspiration biopsy cytology：ABC）。
- 针刺抽吸肿瘤细胞的检查。可直接抽取或在超声或CT引导下进行。

- 对于被确诊为甲状腺癌的患者来说，如果要进行术前评价、转移灶的检出和治疗效果的判定，还需要结合其他影像诊断和细胞诊断[1]。

图 1　病例 1：甲状腺原发恶性淋巴瘤（malignant lymphoma）

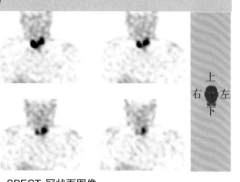

b　SPECT：冠状面图像

上
右　左
下

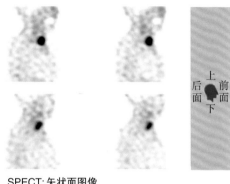

上
后　前
面　面
下

c　SPECT：矢状面图像

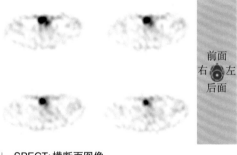

前面
右　左
后面

d　SPECT：横断面图像

前面观　　　　　　后面观

a　全身像（whole body）

在甲状腺恶性淋巴瘤中发现有很强的浓聚，其他没有发现疑似转移灶的浓聚。
泪腺、鼻腔、唾液腺、肺门、肝、肠道、骨髓、肾、阴囊有生理性浓聚。

图 2　病例 2：甲状腺癌，甲状腺全切术后

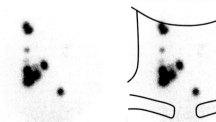

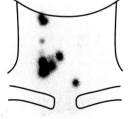

该病例是甲状腺全切除术后，在颈部发现甲状腺癌的强浓聚。

注意：也存在转移灶中未发现¹³¹I浓聚的情况。

a　¹³¹I 口服给药 48 小时　　b　用 a 的方法显像后的
　　后，甲状腺肿瘤显像　　　　具体浓聚位置

07 甲状旁腺核素显像

目的

- 用于诊断原发性甲状旁腺功能亢进和继发性甲状旁腺功能亢进。

放射性药物和剂量

- ^{99m}Tc–MIBI（methoxy isobutyl isonitrile）：370 ~ 740 MBq，通过 SPECT 显像，结合 CT 融合成像可提高诊断的质量。
- ^{99m}TcO$_4^-$：74 ~ 185MBq，^{201}TlCl：74MBq

读片注意事项

- 由于甲状旁腺瘤有时会存在于纵隔内等远离正常位置的地方（异位甲状旁腺瘤），因此应将上纵隔也包含在显像范围内。
- 有时可以发现多于两个以上的甲状旁腺瘤。
- 不会聚集在正常甲状旁腺（又称上皮小体）。

临床应用

- 甲状旁腺功能亢进症的局部诊断。

图1	病例1：甲状腺左下甲状旁腺瘤

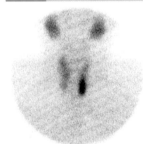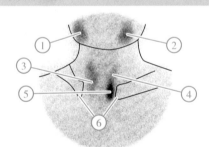

a　^{99m}Tc–MIBI（740MBq）静脉注射15分钟后早期像（early phase）
在颌下腺、甲状腺、甲状旁腺瘤可见浓聚。

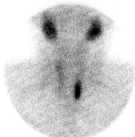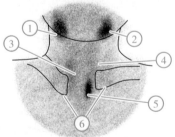

b　^{99m}Tc–MIBI（740MBq）静脉注射2小时后，延迟像（delayed phase）
观察到颌下腺和甲状腺左下的甲状旁腺瘤有浓聚。

①右颌下腺（right submandibular gland）
②左颌下腺（left submandibular gland）
③甲状腺右叶（right thyroid lobe）
④甲状腺左叶（left thyroid lobe）
⑤甲状旁腺瘤（parathyroid tumor）
⑥锁骨（clavicle）

图2	症例2：纵隔内甲状旁腺瘤

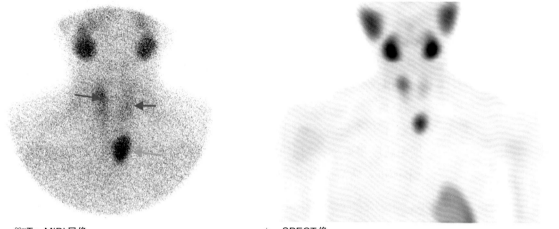

a　⁹⁹ᵐTc–MIBI 显像　　　　　　　　　b　SPECT像

甲状腺（→）上纵隔内可见甲状旁腺瘤的MIBI浓聚。

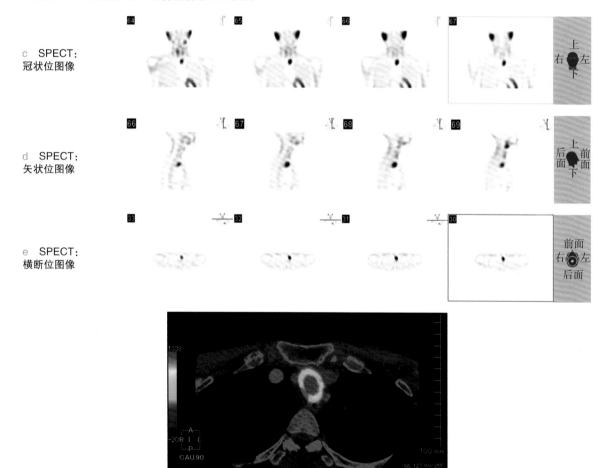

c　SPECT：冠状位图像

d　SPECT：矢状位图像

e　SPECT：横断位图像

f　CT融合成像（ fusion ）的图像

08 放射性碘治疗

▶ 甲状腺功能亢进（Basedow 病）的放射性碘内治疗

- 利用甲状腺吸收碘的功能，使用 ^{131}I 释放的 β^- 射线破坏甲状腺细胞。

■ 预处理

- 大约 1 ~ 2 周前开始限碘，停止服用 3 天至 1 周的抗甲状腺药物。根据甲状腺摄取率，判定甲状腺重量[1]，推断评估有效半衰期。
（Basedow 病治疗指南 2011，日本甲状腺学会）

图1	判定甲状腺重量测定

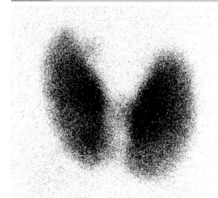 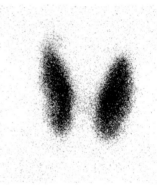

a　治疗前甲状腺显像　　　　　　　　b　治疗后甲状腺显像（3 年后）
　甲状腺重量：123.5g　　　　　　　　　甲状腺重量：41.1g

术语

▶ 1 甲状腺重量测定法

- 基于甲状腺显像的重量测定法（大久保法）
  W（g）=（S 右叶 ×L 右叶 +S 左叶 ×L 左叶）×K
  S：甲状腺表面积（cm^2），L：长轴（cm），K：常数

- 甲状腺重量超声测重
  超声判定重量（g）=[右叶（L_1×H×L_2×K）+ 左叶（L_1×H×L_2×K）]–0.55
  L_1：短轴（cm），L_2：长轴（cm），H：厚度（cm），K：系数（0.7365）

- 也可使用胎儿用探头，求体积测定重量的方法。

剂量（吸收剂量）的计算公式（Quimby 法）

- 吸收剂量（Gy）$=15 \times EHL \times \dfrac{RAIU}{100} \times \dfrac{剂量（MBq）}{W} \times \dfrac{37}{100}$
  EHL：有效半衰期
  RAIU：24 小时摄取率
  W：甲状腺重量（g）

▶ 破坏残留甲状腺的放射性碘内治疗（消融治疗）

- 即使对甲状腺癌进行了甲状腺全切术，肉眼也无法确认是否还有残留甲状腺组织（甲状腺床：thyroid bed）。这些残留的甲状腺组织分泌甲状腺球蛋白▶2，另外甲状腺癌细胞也会分泌甲状腺球蛋白。由于甲状腺球蛋白值的上升是复发或转移的标准，因此无法判断是从哪一种组织分泌的。^{131}I（放射性碘）消融治疗是指通过利用放射性碘中释放出来的 β⁻ 射线破坏残留甲状腺组织的治疗方法。有住院治疗和门诊治疗两种。

■ 对象

- 门诊消融治疗

  用于分化型甲状腺癌行甲状腺全切术，没有远处转移的病例。

  关于对患者家属的关怀等方面，请参考"使用 ^{131}I（1110 MBq）破坏残留甲状腺组织的门诊治疗实施大纲（日本核医学会）"。

- 住院消融治疗

  用于分化型甲状腺癌进行甲状腺全切术或次全切术后有远处转移的患者或使用 ^{131}I（1110 MBq）破坏残留甲状腺组织的门诊治疗实施纲要（日本核医学会）以外的病例。

■ 预处理

- 从治疗 4 周前开始，将甲状腺激素 T4 制剂（左甲状腺素钠）改为 T3 制剂（甲状腺素钠），2 周前停止服用，2 周前开始限碘。
- 基因重组人型促甲状腺激素制剂 [通用名：阿尔法人酪氨酸（基因重组)]
  - 使用该药剂时，不需要停止服用甲状腺激素制剂，从而减轻患者的身体负担。
- 关于使用方法，参照附件。

■ 放射性药物和剂量

^{131}I：1110 MBq

■ 显像方法

- 给药 48 小时后进行显像。
- 如果进行 SPETCT 显像，可以得到对临床有帮助的 CT 融合成像(fusion)。

图 2　病例 - 甲状腺全切术后消融治疗

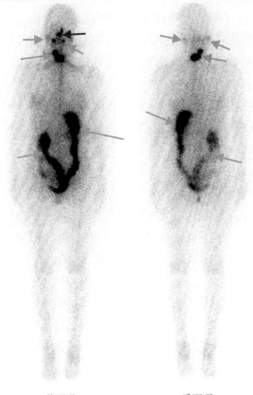

前面观　　　　　后面观

a　全身像（whole body）

在甲状腺床（thyroid bed）RI浓聚（→）、转
移灶无可疑RI的浓聚。
发现鼻窦（→）、唾液腺（→）、胃、消化道
（→）有生理性浓聚。
膀胱内的残尿中也有明显浓聚。

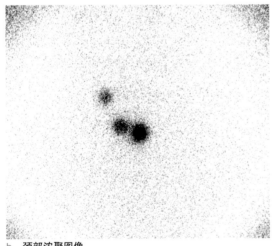

b　颈部浓聚图像

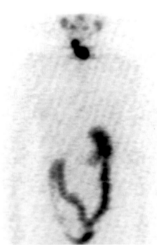

c　SPECT图像

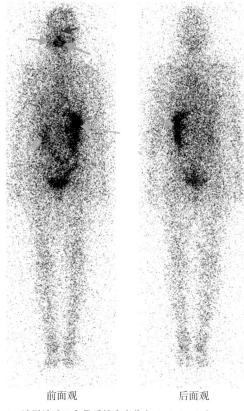

前面观　　　　　　　后面观

治疗剂量 111~370MBq
甲状腺床（thyroid bed）的浓聚消失，没有发现转移灶RI的可疑浓聚。
发现在鼻窦（→），唾液腺（→），胃、消化管（→）有生理性浓聚。
膀胱内残尿有浓聚。

d　消融治疗6个月后的全身像（whole body）

甲状腺癌放射性碘内用疗法（大剂量治疗）

对象

● 主要是行甲状腺全切除术的分化型甲状腺癌，发现远处转移灶中 ^{131}I 浓聚的患者。

预处理

● 从治疗 4 周前开始，将甲状腺激素 T4 制剂（左甲状腺素钠）改为 T3 制剂（甲状腺素钠），2 周前停止服用，2 周前开始限碘。

放射性药物和剂量

^{131}I：3700 MBq

显像方法

● 给药 48 小时后进行成像。

● 如果进行 SPETCT 显像，可以行对临床有帮助的 CT 融合（fusion）成像。

CHECK! 重要!
● 显像利用 γ 射线，而放射线碘内用疗法则是利用 β⁻ 射线。

189

图3　病例 – 甲状腺床和肺转移病灶的内用疗法

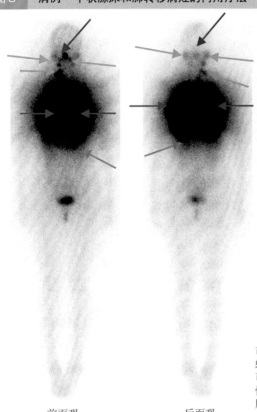

前面观　　　　　后面观

a　全身像（whole body）

可以发现在甲状腺床（thyroid bed）或淋巴结转移灶（）、肺转移灶中RI浓聚（—►）。
可发现鼻窦（—►）、唾液腺（—►）、胃、消化道（—►）有生理性浓聚集。
膀胱内的残尿中有明显浓聚。

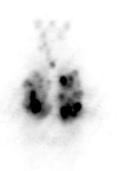

b　SPECT图像

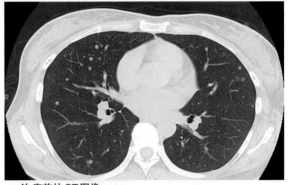

c　治疗前的CT图像
在CT上可见明确的肺多处转移灶内 ^{131}I浓聚。

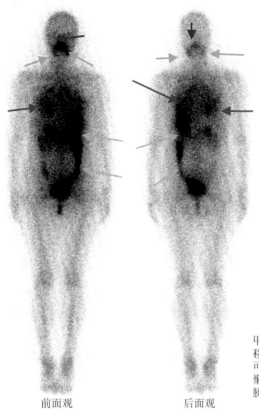

前面观　　　　　　　后面观

d　治疗第3次的全身像（whole body）

甲状腺床（thyroid bed）或淋巴结转移灶的RI浓聚消失，肺转移灶（━➤）的RI浓聚减弱。
可见鼻窦（━➤）、唾液腺（━➤）、胃、消化道（━➤）有生理性浓聚。
膀胱内的残尿中有明显浓聚。

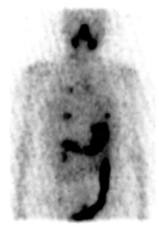

e　SPECT图像

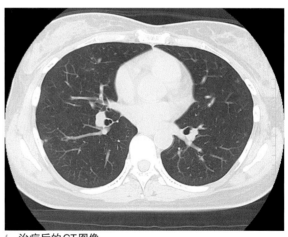

f　治疗后的CT图像
在CT上可以明确肺多处转移灶缩小。

第 4 章

脊柱和脊髓

01 脊椎 X 线影像

导言… 解剖生理学

▶ 椎骨的结构和连接

椎骨的基本结构

图 1	椎骨的基本结构

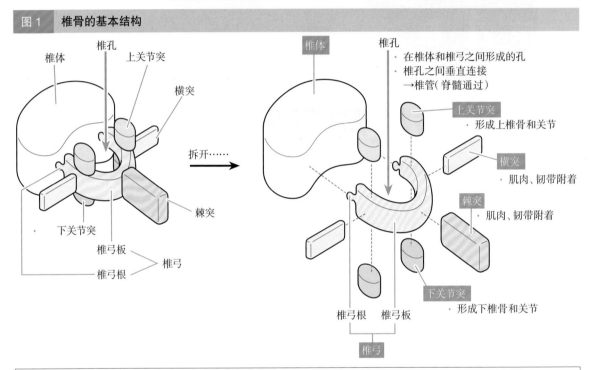

椎骨 = 椎体 + 椎弓 + 突起4种7个（横突2个、棘突1个、上关节突2个、下关节突2个）

（松村讓兒：イラスト解剖学，初版，30，中外医学社，1997. より一部改变引用）

椎骨的连接

图 2　椎骨的连接

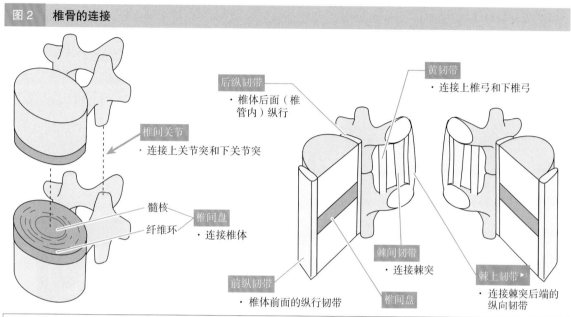

后纵韧带
· 椎体后面（椎管内）纵行

椎间关节
· 连接上关节突和下关节突

髓核
椎间盘
· 连接椎体
纤维环

前纵韧带
· 椎体前面的纵行韧带

黄韧带
· 连接上椎弓和下椎弓

棘间韧带
· 连接棘突

椎间盘

棘上韧带▶
· 连接棘突后端的纵向韧带

脊椎连接 =2 种关节（椎间关节、椎间盘）+5 种韧带（前纵韧带、后纵韧带、黄韧带、棘间韧带、棘上韧带）

（松村譲兒：イラスト解剖学，第 4 版，P36，中外医学社，2004. より一部改変引用）

术语

▶ 1 棘上韧带

● 从胸椎到骶骨连接棘突尖端的纵向韧带。在颈椎中，与之相对应的称为"项韧带"（枕隆起至第 7 颈椎棘突）。项韧带退行性变，钙化、骨化的状态被称为 Barsony 病（又称：项韧带钙化症）（多见于第 4 ～ 第 6 颈椎水平）。

▶ 椎间盘

● 椎体和椎体之间的椎间盘（椎间盘：intervertebral disc）为厚结缔组织连接。

● 椎间盘的中心部由琼脂状物质构成（髓核），在周边部环绕的胶原纤维束（纤维环）像轮胎一样包围着髓核。

● 它具有弹性和一定程度的可移动性（当脊柱弯曲或扭曲时需要）。

● 对于下部的腰椎，如果过度施加力量和体重过重，椎间盘的纤维环就会分离，其中的琼脂状髓核就会因压力而突出（椎间盘突出）。如果它凸向椎管，就会压迫脊髓，引起坐骨神经痛等神经症状。

● 随着年龄的增长，椎间盘会发生变性（因为髓核的水分流失）。

图 3　椎间盘的构造，CT 和 MRI 的椎间盘成像

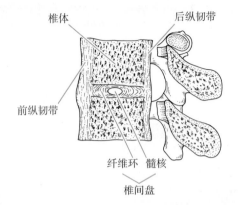

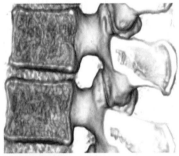

CT（VR 图像）

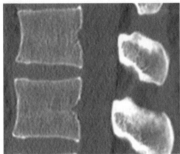

CT（MPR 矢状面图像）

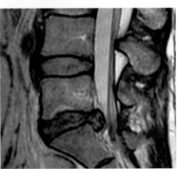

MRI（T2 加权矢状面图像）
※病例：椎间盘突出（L5/S1）

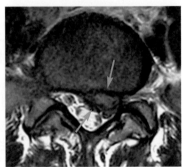

MRI（T2 加权横断面图像）
※病例：椎间盘突出（→）

各椎骨的特征

第1颈椎和第2颈椎（C1，C2）

图4　第1颈椎和第2颈椎

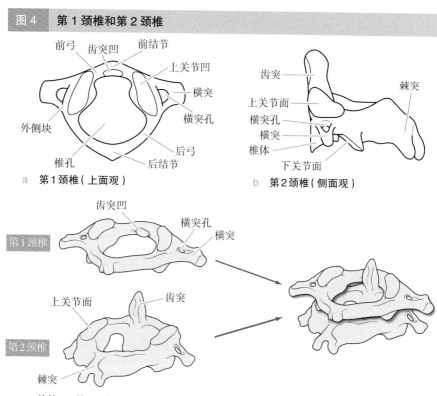

a　第1颈椎（上面观）

b　第2颈椎（侧面观）

c　从第1、第2颈椎的结构[后侧（斜后）]观察图像

■　特征

- 第1颈椎和第2颈椎呈特殊形态，分别为"寰椎（atlas）"和"枢椎（axis）"。
- 椎动脉穿过横突孔。
- **第1颈椎**：缺少椎体和棘突，呈环状形态。上关节凹与枕骨的枕窝形成关节，起到点头运动的作用。
- **第2颈椎**：以齿突（dens，向上的突起）为特征。以齿突为轴绕颅旋转。

第3~7颈椎（C3~C7）

▶ 2 钩椎关节（Luschka）

● 颈椎3~7的上缘、后缘向上突出，被称为钩椎突起（Luschka）。钩椎突起与椎体下后缘相对，称为Luschka关节（钩椎关节，后椎间小关节），这个关节是单纯的裂隙，还是有关节囊的真正的关节还不明确。另外，该关节形成椎间孔的前壁，这部分如果有骨棘形成会使椎间孔变窄，损伤神经。

图5	第3-7颈椎

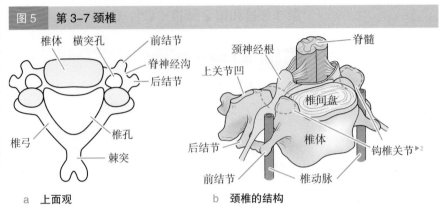

a 上面观　　　b 颈椎的结构

■ 特征

● 椎体很小。

● 第3~6颈椎的棘突有分叉（第7颈椎的棘突无分叉）。

● 椎动脉穿过横突孔。但是，椎动脉不通过第7颈椎的横突孔，而是从第6颈椎的横突孔进入上行。上行的椎动脉，穿过寰椎的横突孔进入枕骨大孔，左右合流成为基底动脉，分布在延髓、脑桥、小脑、大脑后部。

● 前结节是肋骨萎缩的遗迹，部分病例有罕见的延长成为肋骨的情况（颈肋）。

● 后结节为原来的横突。

● 第7颈椎在颈向前方弯曲时，棘突可从皮肤上触及，称为"隆椎"。

胸椎（T1~T12）

骨棘

● 骨棘是指由于骨质增生而产生的棘状突起。

● 多数在关节部分形成。

● 如果骨棘刺激周围的组织，就会成为疼痛的原因。

图6	胸椎

（椎体、上关节面、横突、横突肋凹、椎孔、棘突）

a 上面观

（椎体、上肋凹、上关节突、横突、横突肋凹、下关节突、下肋凹、棘突）

b 侧面观

■ 特征

● 在上肋凹、下肋凹、横突肋凹处与肋骨连接。

● 大小：比颈椎大，比腰椎小。
　　　越靠近腰椎侧越大。

●腰椎（L1~L5）

图7　腰椎

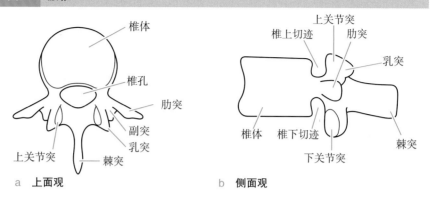

a　上面观　　　　　　　　b　侧面观

4章
01
脊椎×线影像

小贴士
● 骶骨是骶椎融合而成，尾骨是尾椎融合而成。

▇ 特征

● 比其他椎体厚得多，大得多。

● 肋突是指肋骨退化后愈合而形成的。

● 原来的横突变形为乳突和副突，成为肌肉的附着部位。

▶ 脊柱

图8　脊柱

术语

▶ 3 **颈椎**
● cervical vertebrae（简称 C1~7）
● （德文）Halswirbel（简称 HW）

▶ 4 **胸椎**
● thoracic vertebrae（缩写为 T1~12）
● （德文）Brustwirbel（简称 BW）

▶ 5 **腰椎**
● lumbar vertebrae（简称 L1~5）
● （德文）Lendenwirbel（缩写 LW）

▶ 6 **骶骨**
● sacrum

▶ 7 **尾骨**
● scoccyx

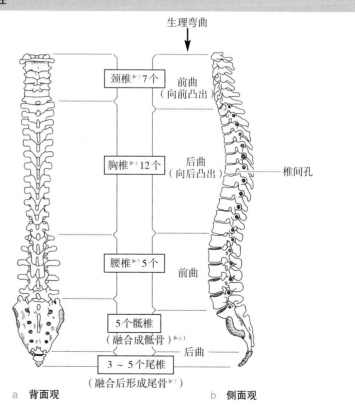

生理弯曲

颈椎▶³7个　前曲（向前凸出）

胸椎▶⁴12个　后曲（向后凸出）　椎间孔

腰椎▶⁵5个　前曲

5个骶椎（融合成骶骨）▶⁶

后曲

3~5个尾椎（融合后形成尾骨▶⁷）

a　背面观　　　　　　　　b　侧面观

199

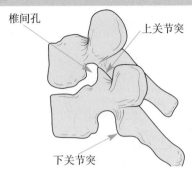

图 9　胸椎的椎间孔

椎间孔

上关节突

下关节突

- 脊柱由 32 ~ 34 块椎骨组成。
- 骶骨和尾椎分别融合，形成骶骨和尾骨。像这样融合的骨骼叫做"假椎"。而颈椎、胸椎、腰椎是独立的，叫做"真椎"。
- 脊柱的生理弯曲在颈部呈现前曲（向前凸），在胸部呈现后曲（向后方凸），在腰部呈现前曲，骶骨尾骨呈一系列后曲，该弯曲度随着年龄的增加而增加。

脊髓

脊髓的外形

图 10　脊髓外形

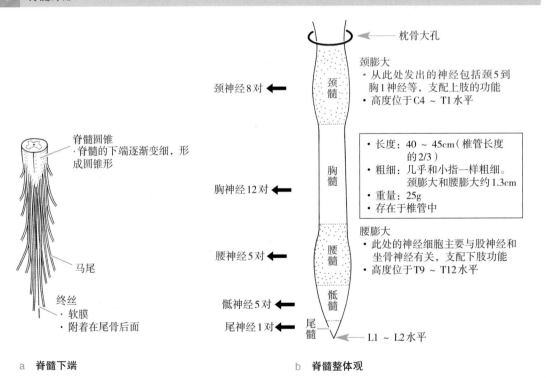

脊髓圆锥
· 脊髓的下端逐渐变细，形成圆锥形

马尾

终丝
· 软膜
· 附着在尾骨后面

a　脊髓下端

枕骨大孔

颈膨大
· 从此处发出的神经包括颈5到胸1神经等，支配上肢的功能
· 高度位于C4 ~ T1水平

颈神经8对

颈髓

- 长度：40 ~ 45cm（椎管长度的2/3）
- 粗细：几乎和小指一样粗细。颈膨大和腰膨大大约1.3cm
- 重量：25g
- 存在于椎管中

胸神经12对

胸髓

腰膨大
· 此处的神经细胞主要与股神经和坐骨神经有关，支配下肢功能
· 高度位于T9 ~ T12水平

腰神经5对

腰髓

骶神经5对

骶髓

尾神经1对

尾髓

L1 ~ L2水平

b　脊髓整体观

- 脊髓分为 31 个节段（髓节）。
- 直接从脊髓发出的神经被称为神经根，根据神经根从脊髓腔发出的部位，分为颈髓（8个）、胸髓（12个）、腰髓（5个）、骶髓（5个）、尾髓（1个）。
- 由于脊髓与脊椎相比生长缓慢，所以越靠下的脊髓与对应的脊椎骨相比位置越高。
- 成人的脊髓圆锥一般在第 1 ~ 2 腰椎的高度。
- 脊髓圆锥以下称为马尾。

脊髓的内部

图 11 脊髓的内部

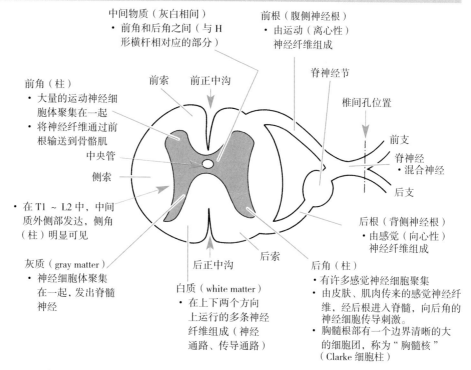

- 脊髓表面为白质，内部为灰质。与大脑相反。
- 前根、后根在各自高度的椎间孔汇合成为 1 根混合神经，一旦离开椎间孔，马上又分成前支和后支 2 根。
- 脊髓从外侧向内侧依次被脊髓硬膜、脊髓蛛网膜、脊髓软膜 3 层膜所覆盖。这三层膜的总称就是"脊膜"。
- 与脑一样，蛛网膜下隙存在脑脊液。

灰质和白质的颜色（用肉眼观察）　　　　小知识
- 用肉眼观察中枢神经系统的结构，神经细胞的细胞体聚集的部分呈灰白色，轴突聚集的部分，因为有髓鞘这种脂质能反射光，所以呈白色。

■ 作用

● **大脑和周围神经之间的中继站**

● "从感觉神经传到大脑"，"从大脑传到运动神经"，传递信息的通道。

● **脊髓反射**

● 感觉信息不通过大脑，而是通过脊髓进行处理，通过运动神经传递肢体反射。

● 反射的途径（大多数情况下）："感受器→感觉神经→脊髓→运动神经→肢体"

● 例如：膝反射（拍打膝部使其凹陷时，足尖弹起），接触到热的东西时，手会立刻缩回，步行反射（无意识下左右脚可以交替伸出走路）等。

● **生理中枢**

● 有血管伸缩、出汗、排便、排尿等中枢。这些也受到间脑、延髓等上位中枢的支配，休息时脊髓的中枢持续发挥作用。

■ **腰椎穿刺：lumbar puncture（图 12）**

● 脑脊液采集（糖蛋白含量的化学检查，脑膜炎的细菌学检查等）。

● 穿刺蛛网膜下隙以调节脑脊液压力或注射药物（如麻醉或 X 线对比剂）的方法。

● 成人脊髓下端处于 L1 水平，在此之上穿刺时有损伤脊髓的危险。另外，蛛网膜下隙的下端为 S2 水平，因此再往下穿刺也不会进入蛛网膜下隙。因此，Jacoby 线[8]（L4 水平）常作为穿刺目标。

图 12　腰椎穿刺

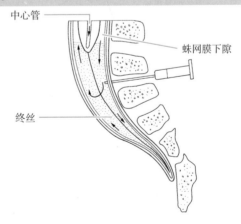

中心管　蛛网膜下隙

终丝

脊椎、脊髓部位的检查种类和流程

- 不管是自觉有症状时还是他人看出来有症状时，都有必要把握病史等临床信息。
- 在影像诊断中，原则是从创伤少的开始进行检查，并进行诊断。
- 在脊椎、脊髓部位，一般在摄影之后，实施脊髓造影、CT造影、MRI等。
- 最近，MRI因创伤度少、信息量多而被广泛采用。
- 从每次检查中可以获得的信息
  - X线片：骨的状态（骨折，变形，骨棘形成等），椎间隙狭窄，椎间孔，生理弯曲等。
  - 脊髓造影：蛛网膜下隙的信息，脊髓的压迫等。
  - CT造影：蛛网膜下隙的信息，脊髓的压迫等。
  - MRI：脊髓、椎间盘、神经孔、（椎体）的信息等。

脊椎X线检查的意义

- 由于X线片可显示骨组织，因此适合观察脊椎的形状及其位置关系。
- 由于X线片是用二维图像来表示三维物体，因此很难把握立体构造。
- 与CT和MRI相比，由于可以将大范围的骨组织形态信息包含在一张图像中，所以很容易把握整体图像。
- 与CT和MRI相比，金属对图像的影响（伪影）较少，因此适用于脊椎固定螺钉位置的确认和人工关节历年变化的评价等。
- 与CT和MRI相比，由于没有设备的限制，所以在各种体位（前屈后伸等）下的摄影和功能位摄影比较容易。

用于临床的椎体X线摄影

- **颈椎摄影（正位，侧位，斜位，前屈后伸，开口位）**
- **胸椎摄影（正位，侧位，Swimmer法）**
- **腰椎摄影（正位，侧位，斜位，前屈后伸）**
- 骶骨摄影（正位，侧位）
- 颈胸交界部摄影（正位，侧位）
- **全脊椎摄影（正位，侧位，脊椎外伤时摄影）**
- 尾骨摄影（正位，侧位）
- 胸腰段摄影（正位，侧位）

- 除此之外还有很多的摄影方法，本节将对粗体字标注的摄影图像进行重点介绍（第204 ~ 213页）。

CHECK!

常见的疾病
- 颈椎病（cervical spondylosis）
- 椎间盘突出症（herniated intervertebral discs）
- 脊柱分离症（spondylolysis）
- 脊髓空洞症（syringomyelia）
- 黄韧带钙化症（ossification of yellow ligament；OYL）
- 后纵韧带钙化症（ossification of posterior longitudinal ligament；OPLL）
- 脊髓动静脉畸形（arteriovenous malformation of spinal cord）

影像解剖

颈椎摄影图像

图 13　正位像、侧位像

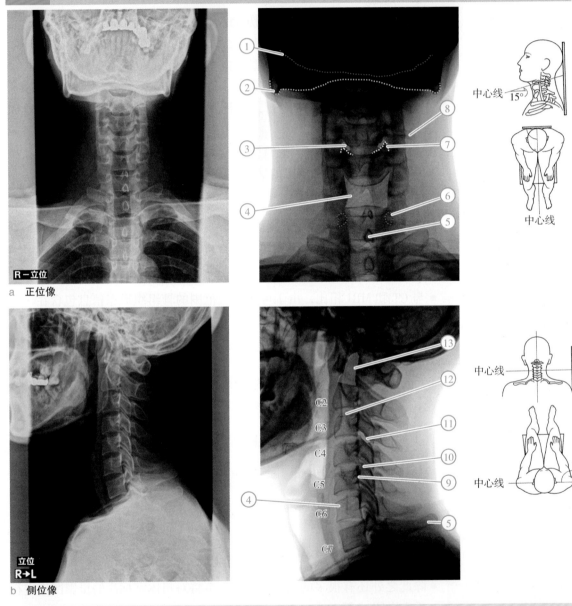

a　正位像

b　侧位像

①枕骨（occipital bone）
②下颌骨（mandible）
③钩椎关节（joint of Luschka）
④椎体（vertebral body）
⑤棘突（spinous process）
⑥椎弓根（pedicle）
⑦钩突（uncinate process）

⑧横突（transverse process）
⑨下关节突（inferior articular process）
⑩上关节突（superior articular process）
⑪椎间关节（apophyseal joint）
⑫椎间隙（disc space）
⑬齿突（dens, odontoid process）

CHECK! 小贴士
- 在颈椎正位图像中，显示 C3 以下椎体的整体图像。
- 侧位图像要检查对齐情况（各个椎体是否不连续）。

CHECK! 小贴士
- 在不能随意移动患者的情况下（急救场所等），首先拍摄颈椎侧位影像。

图 14 斜位像

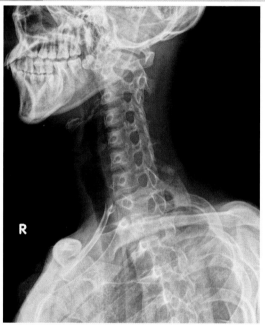

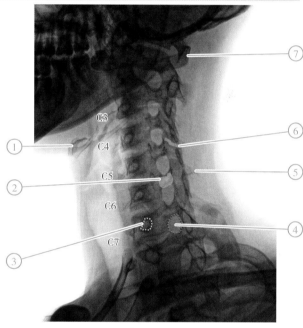

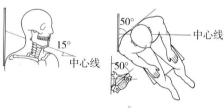

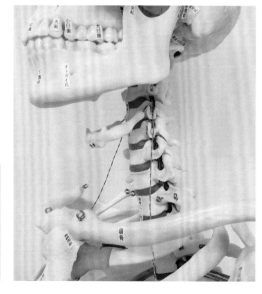

①舌骨（hyoid bone）
②椎弓（lamina）
③椎弓根（pedicle）
④椎间孔（intervertebral foramen）
⑤棘突（spinous process）
⑥棘突间关节（apophyseal joint）
⑦第1颈椎，寰椎（the first cervical vertebra, atlas）

●颈椎侧位像的测量

●通过与正常值的比较，可以用于脱臼、狭窄和炎症等的诊断（图15）。

- a：在3mm以上怀疑是寰椎前方脱臼。
- b：为7mm以上，怀疑为钙化性颈长肌腱炎和咽后壁脓肿。
- c：在12mm以下可诊断为椎管狭窄症。

图 15	颈椎侧位像的测量

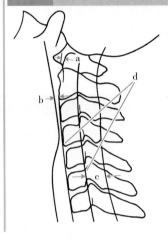

a：寰椎齿突间距离（atlanto-dental interval：ADI）
　正常（成人）≤2～3mm
　正常（小儿）≤4～5mm
b：下咽后壁至椎前下缘的距离
　正常（成人）≤7mm
c：椎管前后径
　成人正常值15mm，12mm以下为异常

（中村實監修：診療画像検査法X線撮影法. 第1版，
161，医療科学社，2001. より改変引用）

●颈椎椎间孔角度

- 椎间孔显示：颈椎椎间孔是颈神经丛（第1～4颈神经）、臂神经丛（第5～8颈神经）离开脊髓通过的通道，其上下壁是椎弓根的上下切迹。
- 椎间孔倾斜的角度相对于正中面，根据椎体的不同有以下不同，但以全椎体为对象时，设定为45°～50°左右（图16）。
- 第3颈椎——40°　●第5颈椎——50°　●第7颈椎——60°
- 由于各椎间孔的上下壁，即上下椎切迹具有与整体弯曲类似的曲线，因此X线入射角为10°～15°

图 16	颈椎椎间孔角度

第3颈椎　　　　　　　第5颈椎　　　　　　　第7颈椎

40°　　　　　　　　50°　　　　　　　　60°

| 图 17 | 张口位像 |

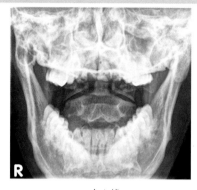
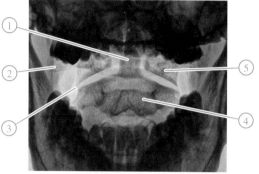

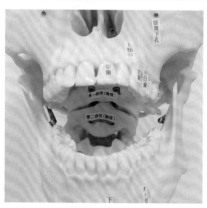

①齿突（odontoid process, dens）
②第1颈椎横突（transverse process of C1）
③第1、第2颈椎间关节（joint between C1 & C2）
④第2颈椎椎体（body of C2）
⑤第1颈椎外侧块（lateral mass of C1）

| 图 18 | 前后屈伸位像 |

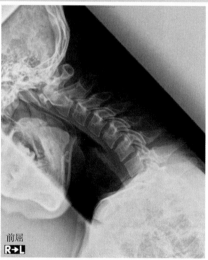
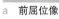
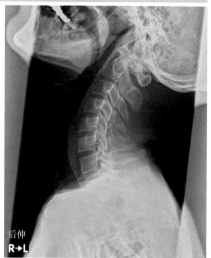

a　前屈位像　　　　b　后伸位像

CHECK! 小贴士

● 在外伤等引起脱位、半脱位的情况下，在前屈位可观察到棘突间的扩大、脊髓腔的压缩等。
● 椎间盘变性引起椎体的前方滑动、后方滑动等情况下，连接椎体前缘的线、连接椎体后缘的线会产生偏差。
● 还可用于类风湿性关节炎、外伤、先天性畸形、椎间盘病的诊断。

图 19 胸椎正位像、侧位像

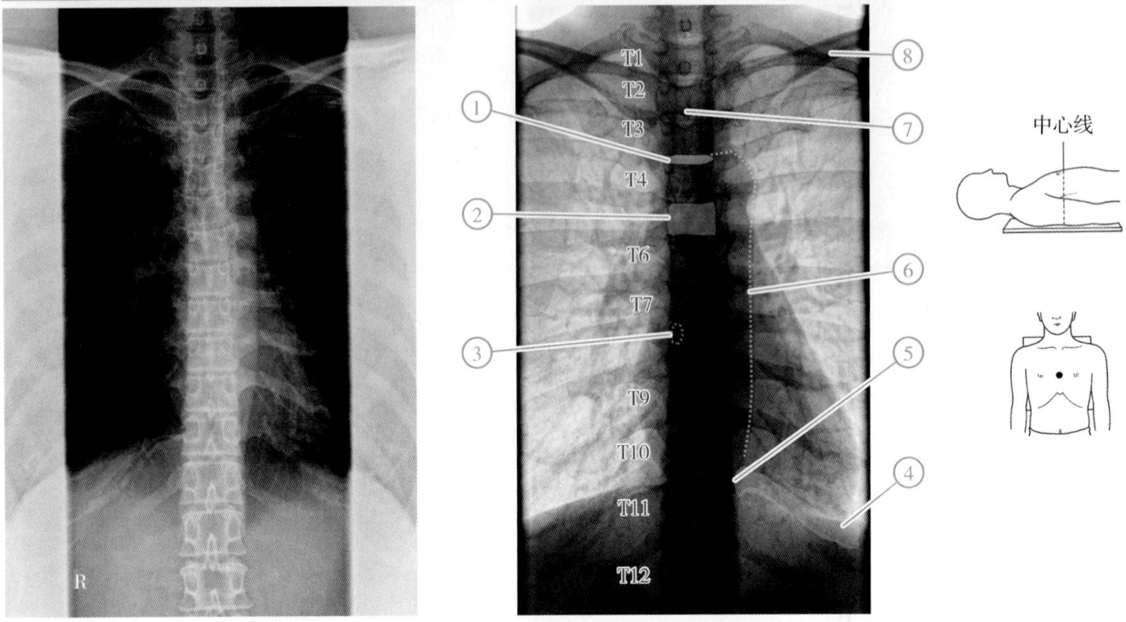

a 正位像

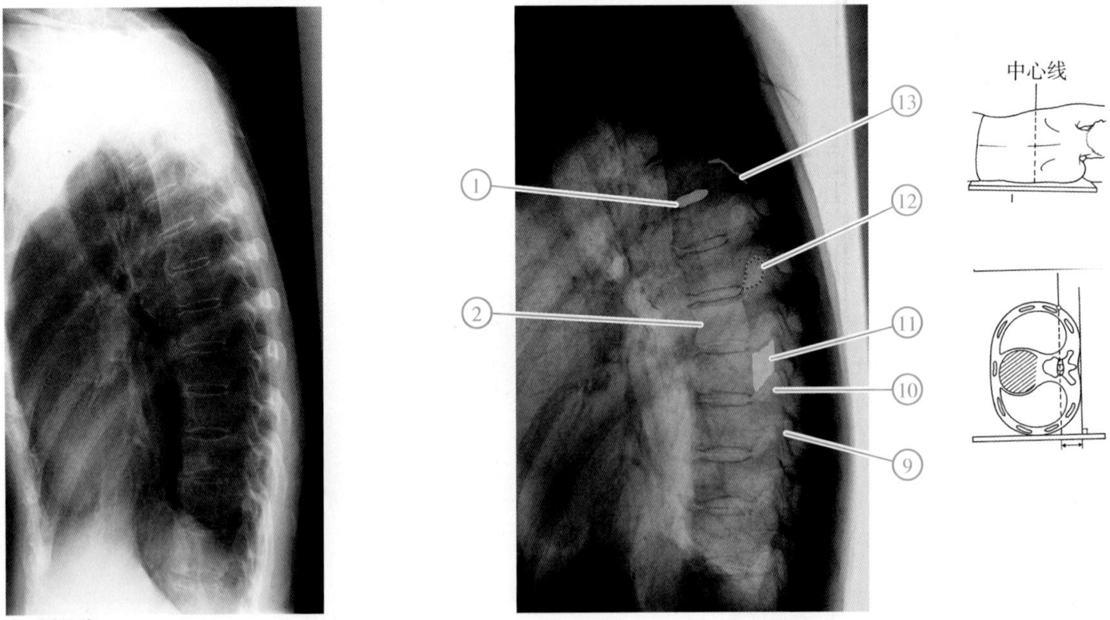

b 侧位像

① 椎间隙（disc space）　　　　⑥ 主动脉（aorta）　　　　　　　　　　⑪ 椎弓（lamina）
② 椎体（vertebral body）　　　⑦ 棘突（spinous process）　　　　　　⑫ 椎间孔（intervertebral foramen）
③ 椎弓根（pedicle）　　　　　　⑧ 锁骨（clavicle）　　　　　　　　　　⑬ 椎间关节（intervertebral joint）
④ 第 11 肋骨（the 11th rib）　　⑨ 下关节突（inferior articular process）
⑤ 肋骨头（head of rib）　　　　⑩ 上关节突（superior articular process）

腰椎摄影图像

图 20　腰椎正位像，侧位像

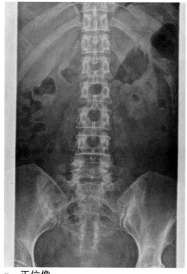

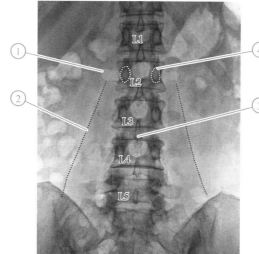

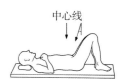
中心线

a　正位像

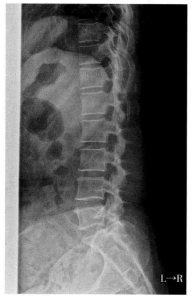
L→R

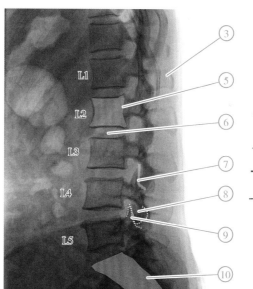

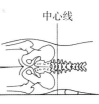
中心线

b　侧位像

①肋突（costal process）
②腰大肌（psoas major muscle）
③棘突（spinous process）
④椎弓根（pedicle）
⑤椎体（vertebral body）

⑥椎间隙（disc space）
⑦椎间关节（intervertebral joint）
⑧下关节突（inferior articular process）
⑨上关节突（superior articular process）
⑩骶骨（sacrum）

CHECK!

小贴士
- 在腰椎侧位像中，腰椎序列（特别是前屈位）和椎间隙的观察很重要。
- 在腰椎滑脱症的诊断中特别有用。

小贴士

● 正常情况下，椎弓根间距离向下增大，但在软骨发育不全（achondroplasia）等骨病中，有时会向下减小。

图 21 斜位像

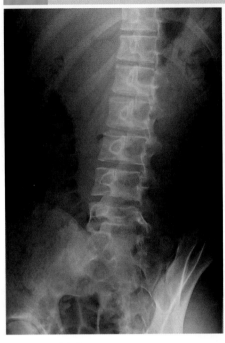 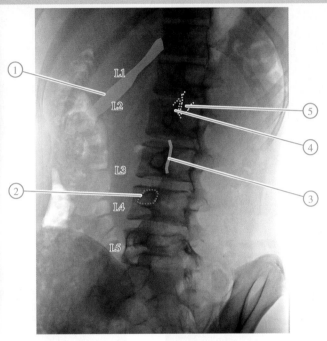

 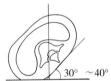

中心线

30°～40°

①第12肋骨（12th rib）
②椎弓根（pedicle）
③椎间关节（intervertebral joint）
④上关节突（superior articular process）
⑤下关节突（inferior articular process）

CHECK! 小贴士

● 在腰椎斜位像中，显示出了由肋突、上下关节突、椎弓、棘突组成的小狗形状的"狗"状图像（dog line）[又称：狗征（dog sign）、苏格兰犬（Scotch Terrier），小狗像]。

图 22　　**"狗"状图像（dog line）**

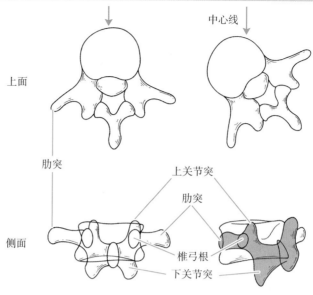

在"狗"状图像（dog line）中，肋突相当于鼻，上关节突相当于耳，下关节突相当于前脚，椎弓根相当于眼睛。并且，与小狗的颈部相当的部位成为椎弓的峡部，在腰椎分离症中，该腰部（关节突）有明显的裂隙

图 23　　**腰椎 – 斜位**

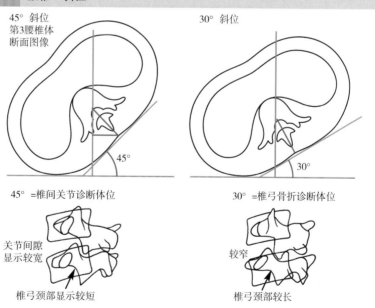

（図説骨X線撮影法 第2版，32，金原出版，1987. より改変引用）

图 24　前后屈伸位像

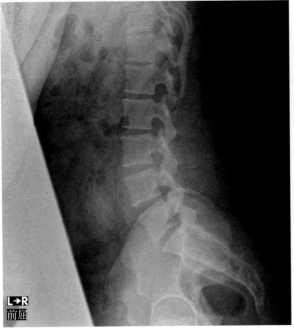

a　前屈位像

b　后伸位像

CHECK!

小贴士

- 这种体位摄影是为了了解脊椎间的稳定性和脊椎间的运动状态。
- 正常受检者上下椎体缘基本平行。

CHECK!

注意事项

- 椎间隙有无狭窄
- 椎体可动性有无增大或减少
- 椎管前后径的评价
- 软组织钙化情况或有无异物

全脊椎摄影图像

图 25 **正位像和侧位像**

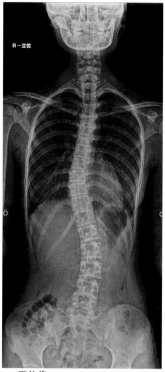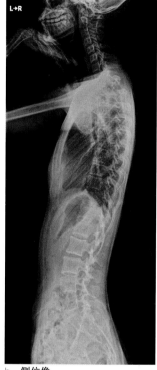

a 正位像　　　　　　b 侧位像

术语

▶ 9 Cobb 法

● 测量脊柱侧弯程度的方法。
在站立位脊柱全长片上确定
脊柱侧弯范围，在最上终椎
（位于上端的倾斜最大的椎
体）的椎体上表面和最下终
椎（位于下端的倾斜最大的
椎体）的椎体下缘分别绘制
切线，其交角 α 称"Cobb
角"。治疗基本上以 Cobb
角在 25° 以上诊断为侧弯。

图 26 **侧弯程度测量法（Cobb 法）** ▶ 9

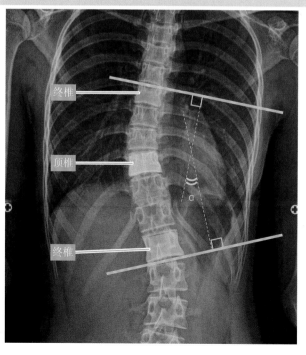

终椎

顶椎

终椎

α

脊柱侧弯（scoliosis）

■ 脊柱侧弯

- 脊柱侧弯是指脊柱的侧方弯曲和伴随扭曲的变形。
- 分类：大致分为功能性侧弯（functional scoliosis）和结构性侧弯（structural scoliosis）。

功能性侧弯（非结构性）

- 姿势不良、疼痛性（椎间盘突出等）、炎症性、下肢长度差引起的侧弯。
- 所谓功能性侧弯，是指由于某种原因而暂时产生的侧弯状态。
- 功能性侧弯的特征是弯曲轻度且具有柔性，由于能意识到从立位到卧位等体位的变化和姿势等，容易矫正。
- X线上观察到脊柱的侧方弯曲，但没有观察到椎体的回旋和变形，脊柱不伴有结构性变化。

结构性侧弯

- 其原因有先天性（椎体畸形）、神经源性（脊髓灰质炎）、肌原性（进行性肌营养不良）、炎症性（脊椎脓肿）、外伤性（脊椎骨折）、特发性（原因不明）等。
- 功能性和结构性侧弯中，特发性侧弯症最多，占总体的70%～80%，以10多岁的女孩居多。

小知识

特发性侧弯

- 胸腰椎部的右凸侧弯较多，但有时会并发后弯，直至脊柱停止生长。因此，用X线摄影检查脊柱骨骼成熟程度是很重要的，在骨盆的正位像中，观察沿髂嵴出现的髂骨骨骺与髂骨完全融合的时期，作为脊柱生长停止的标志。

图 27　成长过程中髂骨骨骺的骨化情况

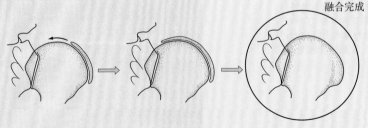

融合完成

侧弯发展到脊柱停止发育为止。髂骨与骨骺融合，可作为脊柱停止发育的标志

（骨・関節X線写真の撮りかたと見かた，第 2 版，29，医学書院，1992．より引用）

脊髓造影术

分类

图28	脊髓系统造影检查的分类

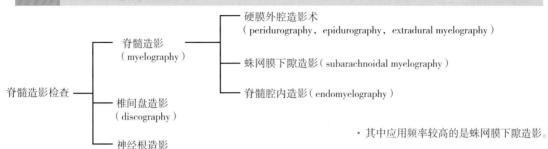

脊髓造影检查
— 脊髓造影（myelography）
　　— 硬膜外腔造影术（peridurography，epidurography，extradural myelography）
　　— 蛛网膜下隙造影（subarachnoidal myelography）
　　— 脊髓腔内造影（endomyelography）
— 椎间盘造影（discography）
— 神经根造影（radiculography）

• 其中应用频率较高的是蛛网膜下隙造影。

病例（L4/5椎间盘突出症）

图29	L4/5椎间盘突出（侧位图像）

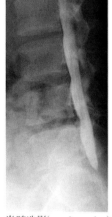

脊髓造影（myelography）　　脊髓CT造影图像（myelo-CT）　　MRI（T1加权图像）

图30	同一病例（正位图像）

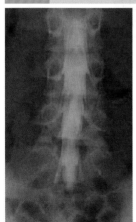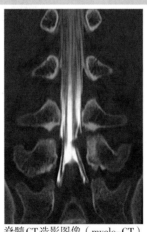

- 随着MRI的发展，脊髓系统的造影检查的应用在逐渐减少。MRI能够无创地显示出脊椎、脊髓的整个区域，因此在临床上的有效性特别高。
- 在进行脊髓造影（myelography）时，很多情况下并用CT造影检查。
- 脊髓造影（myelography）和脊髓CT造影成像（myelo-CT）作为手术前计划参考具有很好的利用价值。

脊髓造影（myelography）　　脊髓CT造影图像（myelo-CT）

02 脊柱和脊髓 CT 影像

导言… 关于检查

- 与 MRI 的互补关系
  - 与 MRI 相比，CT 图像分辨力更高，不会失真，因此可以获得骨病变的详细信息。
  - 它可用于评估椎管是否有损伤，以及椎管内骨片和韧带钙化引起的脊髓压迫。
- MDCT 的普及使得获取制作三维图像所需的 1mm 或更小的层厚图像变得容易。
  - 使用 MPR 图像可从任意断面方向观察病情
  - 通过 VR 图像进行诊断
  - 通过使用显示器多角度诊断的薄层图像（受部分容积效应影响较小）进行详细观察
  - 使用 VR 图像和 MPR 图像进行术前模拟

分辨力 小知识

- 体素越小，图像的分辨力越高。
- 体素大小由"像素大小"和"层厚"确定。
- 由于 MRI 和 CT 图像之间的像素尺寸差异很小，因此对分辨力差异的贡献也很小。
- 对分辨力差异影响最大的是层厚。
- 与 MRI 相比，CT 更容易获取薄层厚度的图像（一般来说，通过 MRI 获取薄层厚度的图像需要大幅延长成像时间）

图 1　三维图像

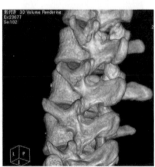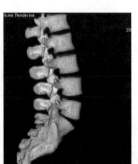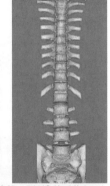

腰椎[左前斜（LPO）]　　　　腰椎[侧位（LAT）]　　　　胸椎～尾骨[前后位（AP）]

病例：L1 爆裂骨折

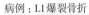

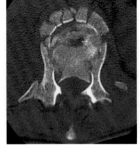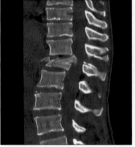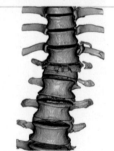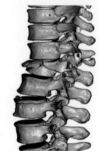

横断位图像　　　　MPR 矢状位图像　　　　VR 前后位图像（AP）　　　　VR 侧位图像（LAT）

影像解剖

- 图 2 ~ 10 显示了 CT 在主要平面上的正常解剖。

颈椎、颈髓

图 2 第 1 颈椎椎体中央水平，层厚 2mm

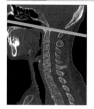
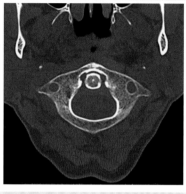
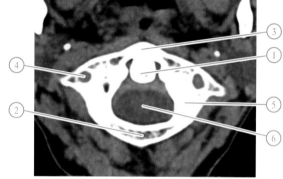

①齿突（odontoid process, dens） ③前弓（anterior arch） ⑤外侧块（lateral mass）
②后弓（posterior arch） ④横突孔（transverse foramen） ⑥脊髓（spinal cord）

图 3 第 1/ 第 2 颈椎（MPR 冠状位图像）

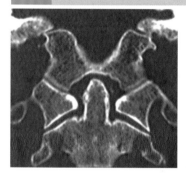
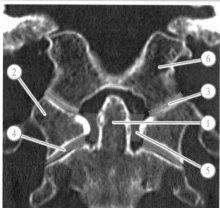

①齿突（odontoid process, dens）
②外侧块（lateral mass）
③寰枕关节（atlanto-occipital jo-int）
④外侧寰枢关节（lateral atlanto-epistrophic joint）
⑤正中寰枢关节（middle atlanto-epistrophic joint）
⑥枕髁（occipital condyle）

头部转动时

- 外侧寰枢关节和正中寰枢关节共同工作，使颅骨上的寰枢转动，正中寰枢关节为车轴关节。

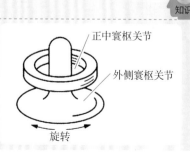
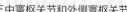

正中寰枢关节

外侧寰枢关节

旋转

正中寰枢关节和外侧寰枢关节

小知识

图 4 第 1/ 第 2 颈椎（MPR 矢状位图像）

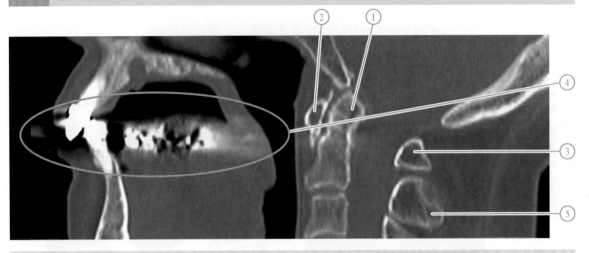

①齿突（odontoid process, dens） ④牙齿填充物造成的伪影（artifacts by filling for teeth）
②前弓（anterior arch） ⑤第 2 颈椎棘突（spinous process of C2）
③后弓（posterior arch）

图 5 第 4 颈椎椎体上缘水平，层厚 2mm

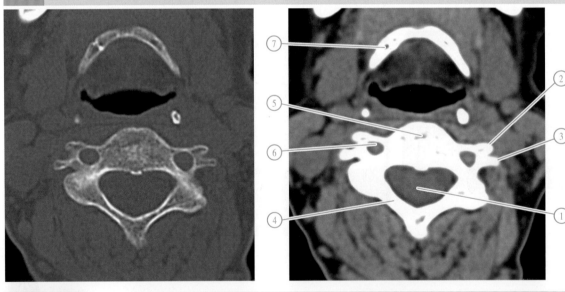

①颈髓（cervical cord） ⑤椎体（vertebral body）
②前结节（anterior tubercle） ⑥横突孔（transverse foramen）
③后结节（posterior tubercle） ⑦舌骨（hyoid bone）
④椎弓（lamina）

舌骨

● 位于下颌骨下后方喉上方的马蹄形骨。大角和小角两对突起从舌体中央部位向后上方突出。

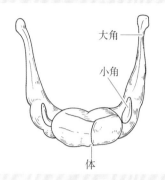
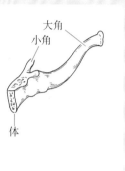

图6 第 6/7 颈椎椎间盘水平（WW250/WL20）层厚 2mm

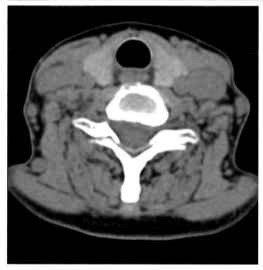
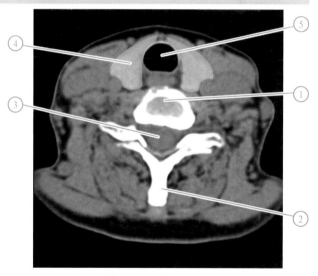

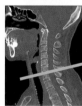

①椎间盘（inter vertebral disc）
②第 6 颈椎棘突（spinous process of C6）
③脊髓（spinal cord）

④甲状腺（thyroid gland）
⑤气管（trachea）

图7	第4胸椎椎体上缘水平（WW200/WL200）层厚2mm

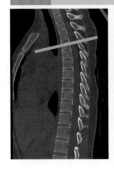
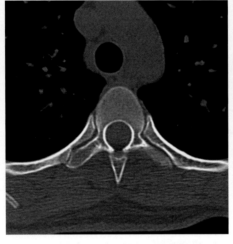
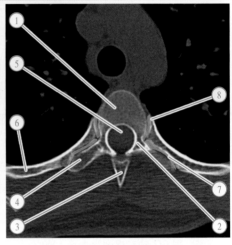

①椎体（vertebral body）　　④横突（transverse process）　　⑦横肋关节（transverse costal joint）
②椎弓（lamina）　　　　　　⑤脊髓（spinal cord）　　　　　⑧肋椎关节（costovertebral joint）
③棘突（spinous process）　　⑥肋骨（rib）

图8	第6胸椎椎体中央水平（WW250/WL30）层厚2mm

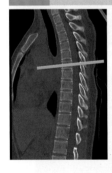
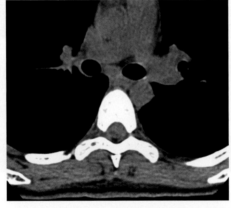
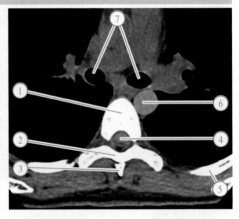

①椎体（vertebral body）　　④脊髓（spinal cord）　　　　⑦支气管（bronchial tube）
②椎弓（lamina）　　　　　　⑤肋骨（rib）
③棘突（spinous process）　　⑥胸主动脉（thoracic aorta）

知识补充

● 改变急救医疗的多排探测器CT（MDCT）

● MDCT技术的迅速发展大大改变了影像学在急救中的作用。

● 在多发外伤病例中，可以在20分钟左右的短时间内进行全身的详细检查。

● MDCT对迅速决定治疗方案是非常有用的。

● 在MDCT中，由于可以通过CT造影进行详细的循环系统状态评价，因此可以减少以诊断为目的的血管造影检查的频率。

▶ 腰椎、腰髓

图 9 第 3 腰椎椎体下缘水平（WW2000/WL200）层厚 2mm

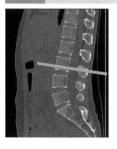 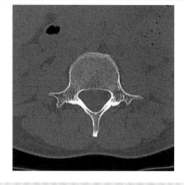 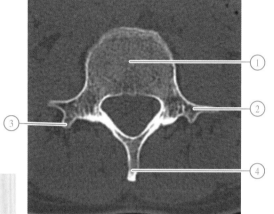

①椎体（vertebral body）　　　③副突（accessory process）
②肋突（costal process）　　　④棘突（spinous process）

图 10 第 5 腰椎水平，层厚 2mm

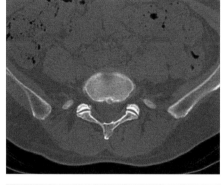 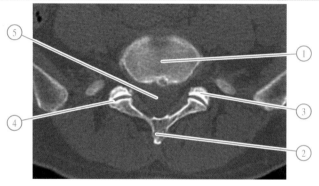

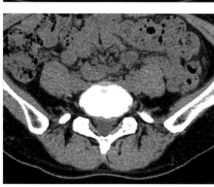 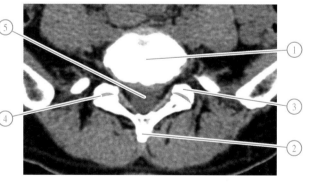

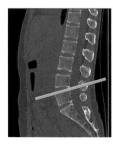

①椎体（vertebral body）　　　　　　　　　　　④椎间关节（intervertebral joint）
②第 4 腰椎棘突（spinous process of L4）　　　⑤蛛网膜下隙（subarachnoidal space）
③第 5 腰椎上关节突（superior articular process of
　L5）

03 脊柱和脊髓 MR 影像

导言… 关于检查

▶ 检查流程（概述）

- 在脊椎、脊髓的 MRI 检查中，以脊椎、脊髓的矢状位长轴像为基础，主要观察脊椎的序列和形状、椎间盘和韧带的形状、脊髓的信号变化。在冠状位观察侧方的炎症等疾病，在横断位观察椎间盘突出等对脊髓和神经的压迫。
- 以 T2 加权图像、T1 加权图像为基础，磁共振神经成像（MR neurography）对神经根的显示有用，脂肪抑制增强 T1 加权图像和扩散加权图像对肿瘤性病变有用。

▶ 成像要点

- 首先，T2 进行矢状位加权图像、T1 加权图像的成像。此时，从容易辨别椎间盘突出症和韧带钙化症等病变的 T2 加权图像开始成像，这样横断位的定位就会变得容易。
- 在矢状位像中，为了能够观察到外侧椎间盘突出等引起的椎间孔外的神经压迫情况，将椎体的外缘也包含在成像范围内。
- 在设定横断位时，以 T2 加权矢状位为基础，与成像位置的椎间盘、椎体平行进行定位。
- 在颈部和胸部的 T2 加权横断位像中，根据脑脊液的搏动和血流 – 通过流空效应导致脑脊液信号消失的情况，最好用梯度回波（gradient echo）法的 T2* 加权图像进行横断位成像。
- 在矢状位，为了减少来自腹壁、肠道、吞咽的运动伪影，在椎体前应用预饱和脉冲。
- 在压迫性骨折和转移性肿瘤的检查中，采用 STIR 法成像比较合适，但是由于 STIR 法的 SNR 较低，因此有必要通过增加激励次数来提高 SNR。
- 在对胸椎成像时，为准确定位，需要对包括颈部或腰部在内的部位进行定位扫描。

▶ 信号强度

■ 椎间盘

● 椎间盘的结构是，中央有富含水分的髓核，外周由纤维环包围，上下由软骨终板夹住，在 T1 加权图像中，髓核、纤维环、软骨终板均呈中～低信号（黑），在 T2 加权图像中，只有髓核为高信号（白）。

● 由于变性，T2 加权图像中高信号的髓核部分变为低信号。

● 椎间盘突出术后的复发和硬膜瘢痕组织由造影检查鉴别，不过，瘢痕组织一般显示强化效果，而突出症无强化。

■ 椎体

● 由于椎体内部的海绵状骨富含脂肪，T1 加权图像和 T2 加权图像呈现高信号。

● 椎体后部中央可显示出椎体静脉，T1 加权图像为低信号，T2 加权图像为高信号。

■ 脊髓

● 脊髓的外周由含有髓磷脂（脂质）的髓鞘包裹的神经纤维组成，T1、T2 加权图像均呈现中等程度的信号。

● 多发性硬化症在脊髓中显示高信号的 T2 加权图像。另外，在有活动性病灶的情况下，通过增强 T1 加权图像显示强化效果。

■ 韧带、脑膜

● 后纵韧带、黄韧带等韧带以及硬膜，T1、T2 加权图像均呈现低信号。

■ 蛛网膜下隙

● 由于蛛网膜下隙存在脑脊液，T1 加权图像为低信号，T2 加权图像为高信号。

影像解剖

图1   层面1：正中矢状正位像

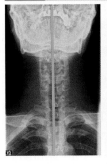

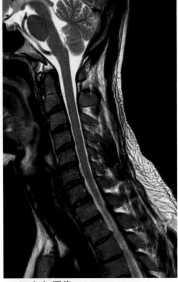

a T2加权图像   b T1加权图像

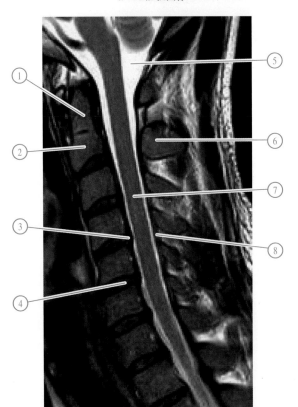

①齿突（dens, odontoid procress）
②枢椎（第2颈椎）椎体（vertebral body of axis）
③后纵韧带（posterior longitudinal ligament）
④椎间盘（intervertebral disc）
⑤蛛网膜下隙（subarachnoidal space）
⑥棘突（spinous process）
⑦脊髓（spinal cord）
⑧黄韧带（yellow ligament）

| 图 2 | 层面 2：第 3 颈椎椎体水平 |

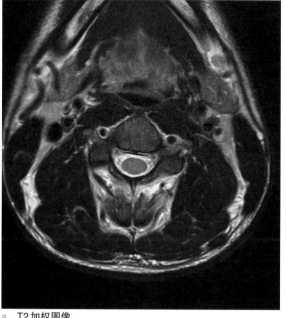

a T2 加权图像　　　　　　　　　　　　　b T1 加权图像

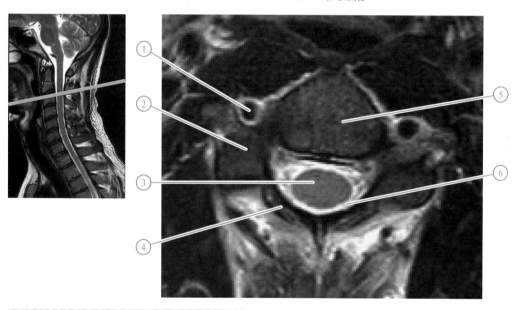

①椎动脉（vertebral artery）
②横突（transverse process）
③脊髓（spinal cord）
④椎弓（lamina）
⑤椎体（vertebral body）
⑥蛛网膜下隙（subarachnoidal space）

图 3　　层面 3：第 6/7 颈椎椎间水平

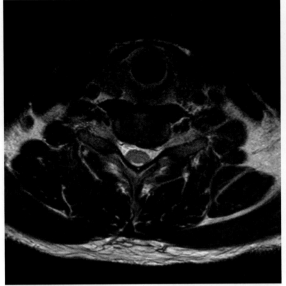

a　T2 加权图像　　　　　　　　　　　　　b　T1 加权图像

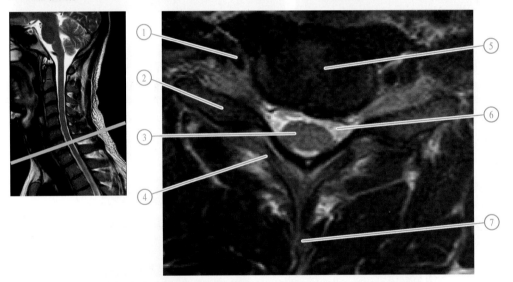

①椎动脉（vertebral artery）
②横突（transverse process）
③脊髓（spinal cord）
④椎弓（lamina）
⑤椎体（vertebral body）
⑥蛛网膜下隙（subarachnoidal space）
⑦棘突（spinous process）

胸椎、胸髓

图4 层面4：正中矢状位图像

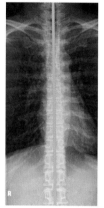

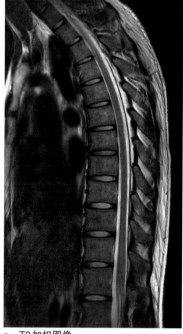

a T2加权图像

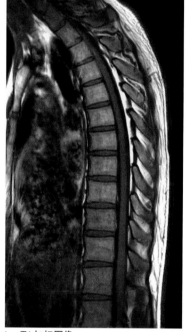

b T1加权图像

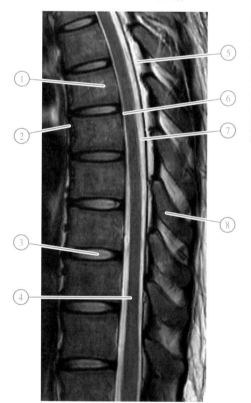

① 椎体（vertebral body）
② 前纵韧带（anterior longitudinal ligament）
③ 椎间盘（intervertebral disc）
④ 脊髓（spinal cord）
⑤ 硬膜外脂肪（epidural fat）
⑥ 后纵韧带（posterior longitudinal ligament）
⑦ 蛛网膜下隙（subarachnoidal space）
⑧ 棘突（spinous process）

图 5　层面 5：第 3/4 胸椎椎间水平

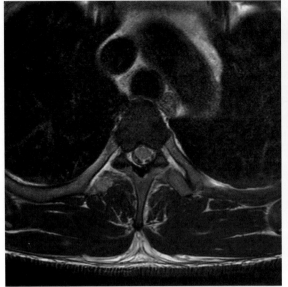

a　T2 加权图像

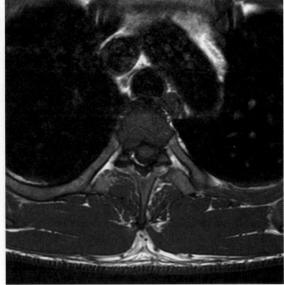

b　T1 加权图像

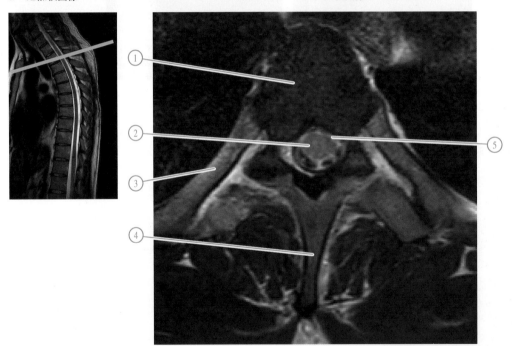

①椎间盘（intervertebral disc）
②脊髓（spinal cord）
③肋骨（rib）
④棘突（spinous process）
⑤蛛网膜下隙（subarachnoidal space）

图 6 层面 6：第 6 胸椎椎体水平

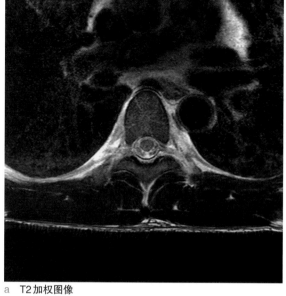

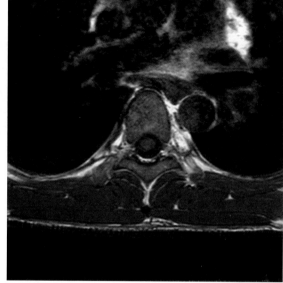

a T2 加权图像

b T1 加权图像

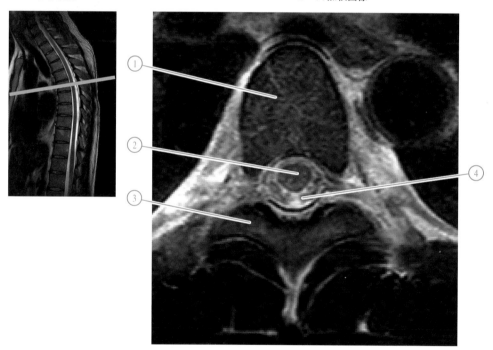

①椎体（vertebral body）
②脊髓（spinal cord）
③椎弓（lamina）
④蛛网膜下隙（subarachnoidal space）

图7　层面7：正中矢状位图像

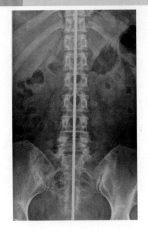

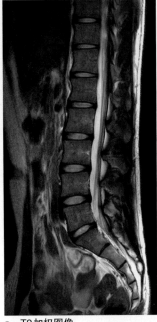

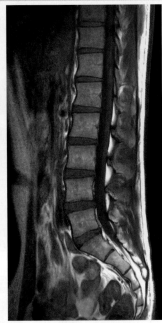

a　T2加权图像　　　　　b　T1加权图像

①椎体（vertebral body）
②椎体静脉（vertebral vein）
③椎间盘（intervertebral disc）
④腰圆锥（lumbar enlargement of spinal cord）
⑤蛛网膜下隙（subarachnoidal space）
⑥棘突（spinous process）
⑦硬膜外脂肪（epidural fat）
⑧马尾神经（cauda equina）

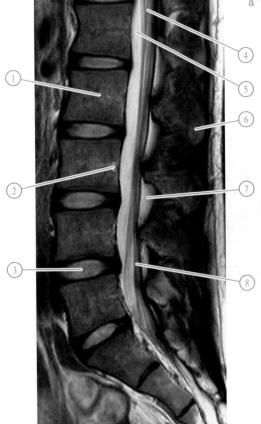

图 8 | 层面 8：第 3/4 腰椎椎间水平

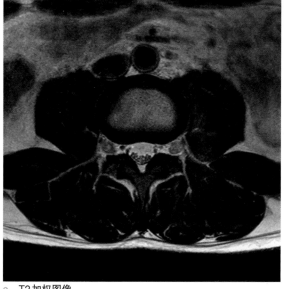

a T2加权图像

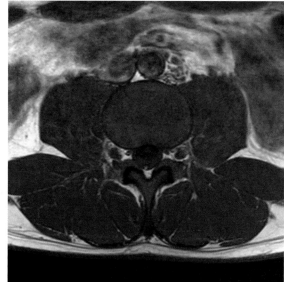

b T1加权图像

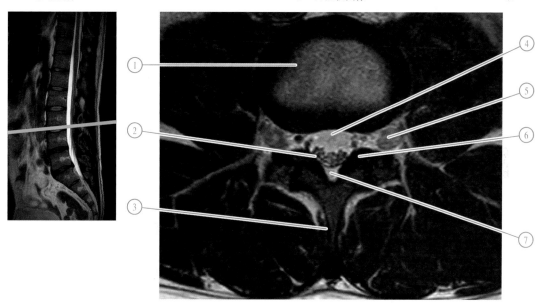

①椎间盘（intervertebral disc）
②马尾神经（cauda equina）
③棘突（spinous process）
④蛛网膜下隙（subarachnoidal space）
⑤神经根（nerve roots）
⑥黄韧带（yellow ligament）
⑦硬膜外脂肪（epidural fat）

图 9　层面 9：第 5 腰椎 / 骶椎椎间水平

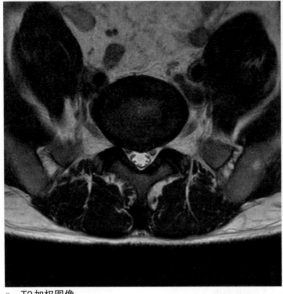

a　T2 加权图像

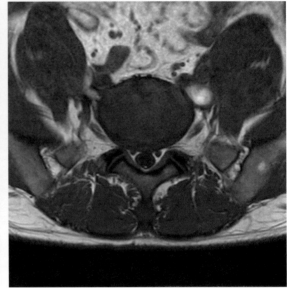

b　T1 加权图像

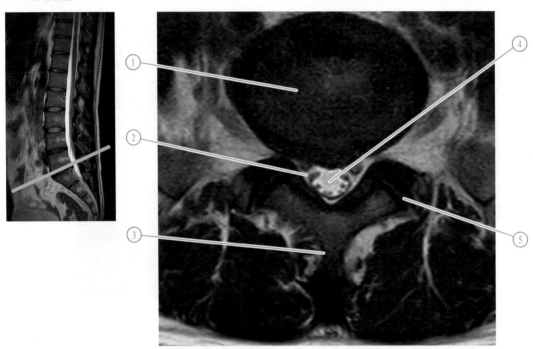

①椎间盘（intervertebral disc）
②马尾神经（cauda equina）
③棘突（spinous process）
④蛛网膜下隙（subarachnoidal space）
⑤椎间关节（intervertebral joint, apophyseal joint）

磁共振神经成像（MR neurography）

图 10　磁共振神经成像（MR neurography）（颈部）

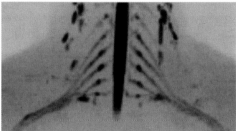

前斜角肌

臂神经丛

锁骨下动脉
锁骨下静脉

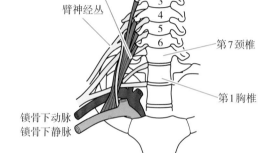

3
4
5
6

第7颈椎

第1胸椎

①第 4 颈神经（C4 nerve）
②第 5 颈神经（C5 nerve）
③第 6 颈神经（C6 nerve）
④第 7 颈神经（C7 nerve）
⑤第 8 颈神经（C8 nerve）
⑥臂神经丛（brachial plexus）

图 11　磁共振神经成像（MR neurography）（腰部）

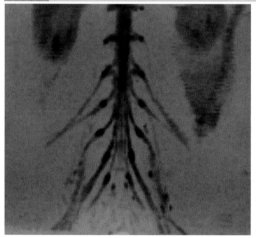

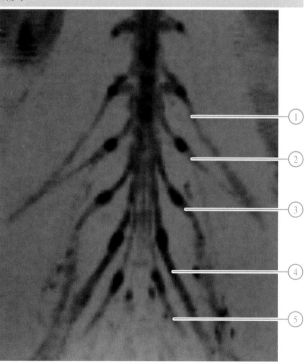

①第 3 腰神经（L3 nerve）
②第 4 腰神经（L4 nerve）
③第 5 腰神经（L5 nerve）
④第 1 骶神经（S1 nerve）
⑤第 2 骶神经（S2 nerve）

233

图 12　脊髓损伤（颈髓）

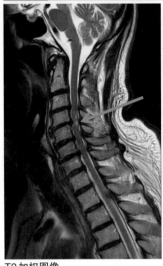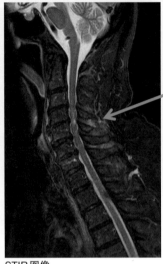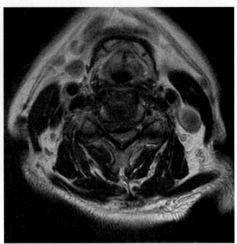

T2 加权图像　　　　　　　STIR 图像　　　　　　　T2 加权图像

在颈椎 4/5 水平的颈髓中，通过 T2 加权图像观察到亮度变化（高信号区域）。在 STIR 图像中，同样水平的后方部位（棘突和周围肌肉组织）也发现了高信号区域，怀疑有损伤。

图 13　黄韧带钙化症（胸髓）

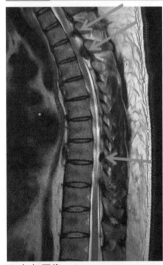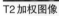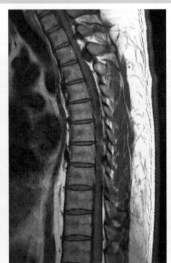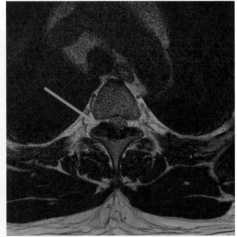

T2 加权图像　　　　　　　T1 加权图像　　　　　　　T2 加权图像

通过从胸椎脊髓腔内后方（→）突出的 T1、T2 加权图像，观察到显示低信号的病变。黄韧带钙化、肥厚，压迫脊髓。

图 14　腰椎间盘突出症

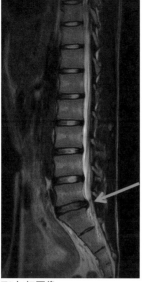 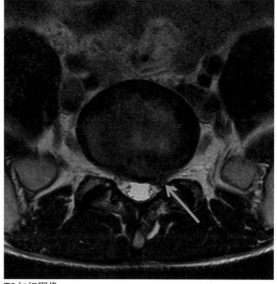

T2 加权图像　　　　　T2 加权图像

腰椎 5/ 骶椎 1 椎间盘 (→) 向后突出。从横断面图像可见，向左后外侧突出的椎间盘压迫到了马尾神经。

图 15　腰部椎管狭窄

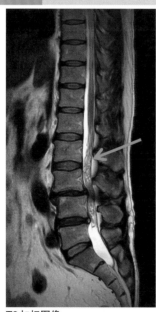 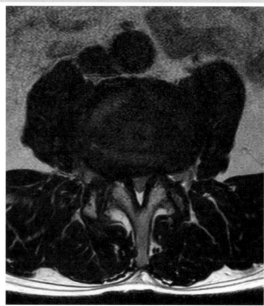

T2 加权图像　　　　　T2 加权图像

在矢状位，第 4 腰椎向后方滑脱，发现马尾神经走行紊乱 (→)。可见腰椎 3/4 水平的横断位椎管变窄。

04 脊柱和脊髓血管造影

导言… 解剖生理学

脊柱和脊髓血管解剖

图 1　脊椎、脊髓的动脉

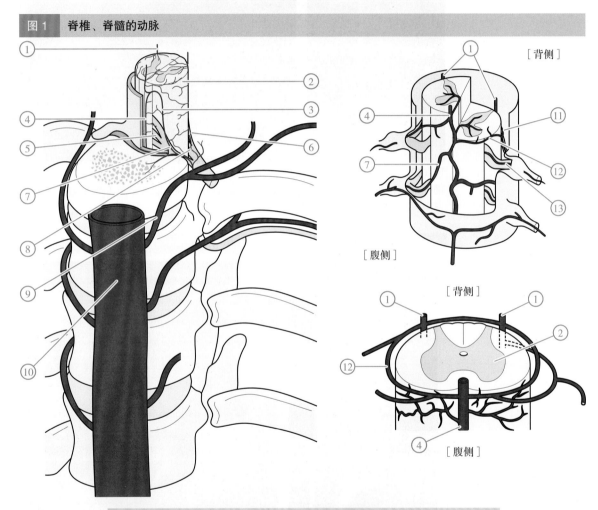

①脊髓后动脉
②脊髓
③根髓大动脉（Adamkiewicz 动脉）
④脊髓前动脉
⑤前根
⑥后根
⑦神经根髓动脉
⑧后根动脉
⑨肋间动脉
⑩胸主动脉
⑪神经根软膜动脉
⑫动脉冠（vasa corona，VC）
⑬前根动脉

- **脊髓（spinal cord）**：头尾方向生长的圆柱体器官，传达感觉、运动的刺激，掌管反射功能。脊髓的动脉是从椎动脉和主动脉分支出来的血管，分为营养脊髓本身的血管、营养神经的血管、营养硬膜的血管、营养脊椎的血管等。

- **脊髓前动脉（anterior spinal artery：ASA）**：前正中裂软膜下，行走于脊髓前静脉的腹侧。从基底动脉一直延续到终丝。

- **脊髓后动脉（posterior spinal artery：PSA）**：通过脊髓的背外侧表面，与脊髓前动脉相比，是细而绵延的血管。脊髓前动脉的梗塞会导致脊髓梗塞，而脊髓后动脉的梗塞由于有侧支循环，所以不容易导致脊髓梗塞。

- **肋间动脉（intercostal artery）**：第1、2肋间动脉从锁骨下动脉分支为肋颈动脉。第3～11肋间动脉直接从胸主动脉分支。

- **腰动脉（lumbar artery）**：有左右4对，从腹主动脉后壁直接分支。

- **中央沟动脉（central sulcus artery）**：营养脊髓内部的血管。

- **根动脉（radicular artery）**：走行于前根及后根。

- **根髓大（Adamkiewicz）动脉**：一种大的神经根髓质动脉，营养腰部附近的脊髓，多数位于T9～12之间。

- **神经根髓动脉（radiculomedullary artery：RMA）**：根动脉中走行于脊髓腹侧，形成脊髓前动脉。在多个前根髓动脉中，最大的前根髓动脉是Adamkiewicz动脉。

- **神经根软脑膜动脉（radiculopial artery：RPA）**：根动脉中，从背外侧到达背侧表面，形成脊髓后动脉。

- **动脉冠（vasa corona，VC）**：连接脊髓前动脉和两条脊髓后动脉的血管。

▶ 诊断目的

- 在进行血管内治疗时，为了防止脊髓前动脉和根髓大（Adamkiewicz）动脉栓塞，对上述血管进行鉴别。

- 决定外科手术的适应证和治疗方案。

小贴士

- 在全身麻醉下进行检查和治疗（在一些医疗机构中，在局部麻醉下进行检查和治疗）。

- 为了知道对几号椎体进行造影，把血管造影用的标记放在相应椎体上，这样每次造影时记录拍摄的位置比较好。

- 不仅要选择病变部位的血管，而且要选择营养其前后椎体的肋间动脉以及腰动脉进行造影。

图 2 第 10 胸椎区肋间动脉造影

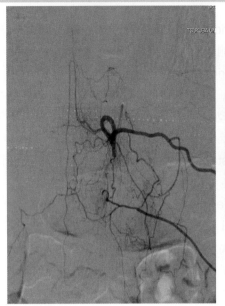

a 正位像

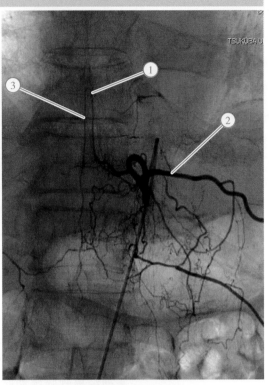

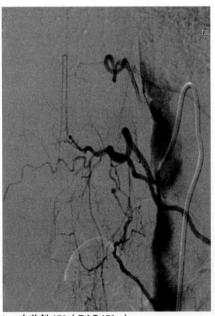

b 右前斜45°（RAO45°）

①Adamkiewicz 动脉〔根髓大动脉（great anterior
  adicu-lomedullary artery）〕
②肋间动脉（intercostal artery）
③脊髓前动脉（anterior spinal artery：ASA）

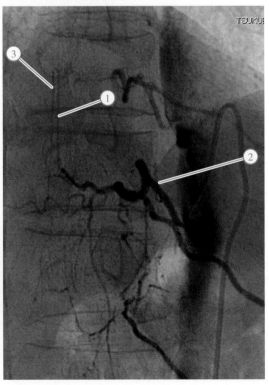

图 3 第 2 腰动脉造影像

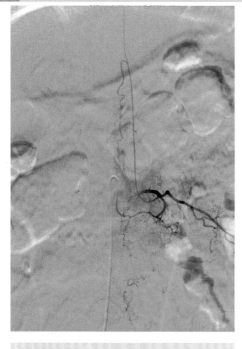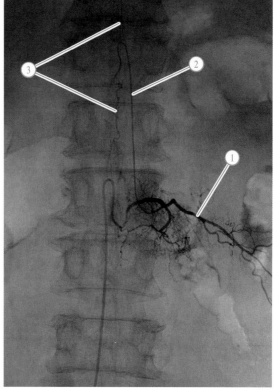

①腰动脉（lumbar artery）
②根髓大动脉（Adamkiewicz 动脉）
③脊髓前动脉（anterior spinal artery：ASA）

图 4 第 4 腰动脉造影图像

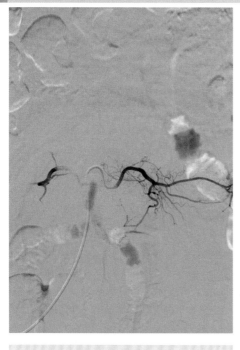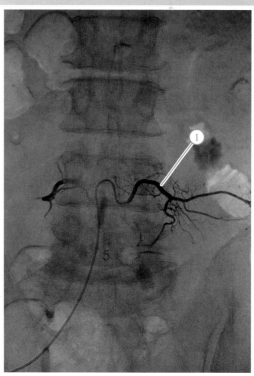

①腰动脉（lumbar artery）

图 5　脊髓髓周动静脉瘘（spinal perimedullary arteriovenous fistula：SPAVF）

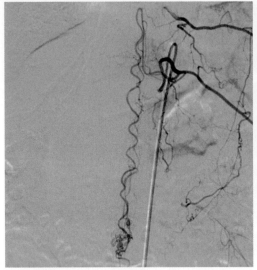 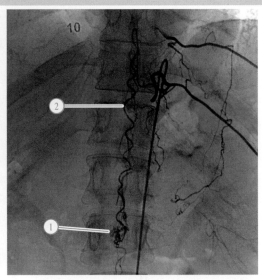

a　正位像

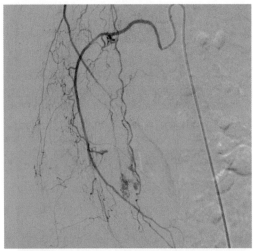 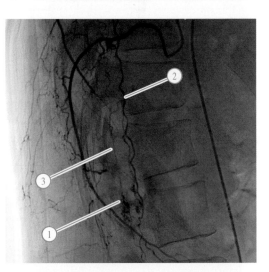

b　侧位像

①脊髓髓周动静脉瘘（spinal perimedullary arteriovenous fistula：SPAVF）
②脊髓前动脉（anterior spinal artery：ASA）
③脊髓后动脉（posterior spinal artery：PSA）

 关于脊髓髓周动静脉瘘

- 脊髓髓周动静脉瘘（spinal perimedullary arteriovenous fistula：SPAVF）是在脊髓表面形成的分流，逆流到脊髓静脉，产生脊髓静脉灌注障碍。
- 呈现进行性麻痹、感觉障碍、膀胱直肠障碍。
- 治疗方法有外科手术和血管内治疗，为了防止动脉直接流入静脉，闭塞分流部。
- 在血管内治疗中，确定从动脉到静脉的动静脉瘘部位，在那里推进导管，填充栓塞剂。
- 外科手术可以与血管内治疗配合使用。

第 **5** 章

胸部

水上慎也、石田有治

01

胸部 X 线影像

导言··· 解剖生理学

胸廓

图 1	胸廓的组成

胸廓 =12 个胸椎 +12 对肋骨
+胸骨(胸骨柄、胸骨体、剑突)1 个

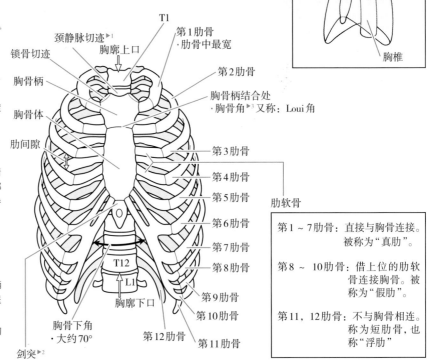

术语

▶ 1 颈静脉切迹

● suprasternal notch (缩 写：SN)。也称为"胸骨上窝"、"颈窝"。

● 在胸部 CT 扫描时作为体表定位参照使用。

▶ 2 剑突

● xiphoid process (缩写：XP)到青年期为止是软骨，随着年龄的增长可骨化。腹部CT 摄影时作为体表定位参照使用。

▶ 3 胸骨角

● angulus sterni。

● sternal angle。

● 它也被称为 Loui 角。胸骨柄和胸骨体的结合部在前方呈菱形角突出。

● 这个突出部分本身被称为胸骨角。

图中标注：
颈静脉切迹▶¹
锁骨切迹
胸骨柄
胸骨体
肋间隙
胸廓上口
T1
第 1 肋骨·肋骨中最宽
第 2 肋骨
胸骨柄结合处·胸骨角▶³ 又称：Loui 角
第 3 肋骨
第 4 肋骨
第 5 肋骨
第 6 肋骨
第 7 肋骨
第 8 肋骨
第 9 肋骨
第 10 肋骨
第 11 肋骨
第 12 肋骨
肋软骨
T12
L1
胸廓下口
胸骨下角·大约 70°
剑突▶²

第 1 ~ 7 肋骨：直接与胸骨连接。被称为"真肋"。

第 8 ~ 10 肋骨：借上位的肋软骨连接胸骨。被称为"假肋"。

第 11，12 肋骨：不与胸骨相连。称为短肋骨，也称"浮肋"

● 胸廓围成的空间称作"胸腔"。

● 在肋骨下缘，肋骨动静脉、肋间神经沿其走行。

胸廓的作用

①循环系统和呼吸系统主要器官的容纳和保护

②颈部及上肢肌肉的附着和支撑

③呼吸运动

术语

▶ 4 肺

● lung （英文）

● Lunge （德文）

● Pulmo （拉）

▶ 5 胸膜

● 肺被脏层胸膜（又称肺胸膜）覆盖。胸膜除脏层胸膜外，还有壁层胸膜（覆盖胸壁、膈、纵隔的膜），脏胸膜和壁胸膜之间称为胸膜腔，存在少量液体。胸膜腔内保持负压。呼气时也是负压，防止肺泡塌陷。

▶ 6 气体交换（又称：外呼吸、肺呼吸）

● 呼吸分为外呼吸和内呼吸（别称：细胞呼吸）。外呼吸是人体和外界之间的气体交换，是在肺泡中进行的。过程如下。

● 在肺泡中，二氧化碳和氧气通过肺泡膜和毛细血管壁进行交换（气体交换）。氧气从肺泡进入毛细血管，二氧化碳从毛细血管进入肺泡。氧气和二氧化碳在肺泡中的传递是通过"扩散"完成的。扩散是物质从浓度高的地方向浓度低的地方移动的现象。通过扩散机制，氧气自然地从高浓度的肺泡移动到低浓度的毛细血管，二氧化碳自然地从高浓度的毛细血管移动到低浓度的肺泡。

肺 [4]

图 2　胸部器官的外观

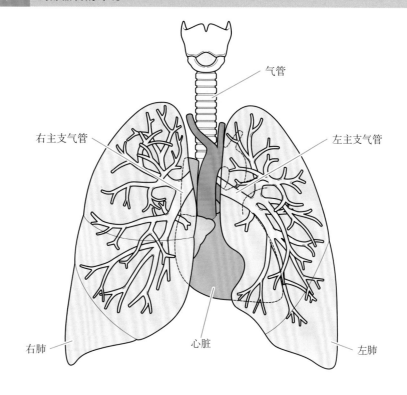

气管

右主支气管

左主支气管

右肺

心脏

左肺

外观

位置： 肺被胸膜 [5] 包绕，位于胸腔内，左、右各一。前外侧为肋骨，下方为膈肌。

形状： 半圆锥形。夹在左右肺之间的部分称为"纵隔（p.247 后述）"。锁骨上缘向上（2 ~ 3cm）突出的部分称为"肺尖"。面向膈的部分称为"肺底"。左肺因距离心脏比较近，所以左肺的内侧和下侧有心切迹，其下方为肺小舌。

肺门： 肺门进出的结构有主支气管，肺动静脉，支气管动静脉，淋巴管和神经（这些结构被结缔组织包在一起，称为"肺根"）。肺门未被胸膜覆盖。

肺血管： 功能血管（气体交换 [6] 血管）→肺动静脉
　　　　　营养血管（向肺输送营养和氧气的血管）→支气管动静脉

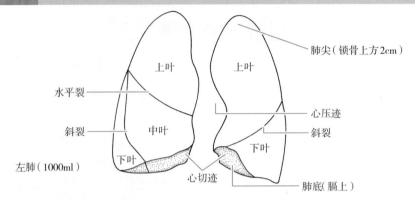

图 3　肺解剖图（前面观）

肺尖（锁骨上方2cm）

上叶

上叶

水平裂

心压迹

斜裂

斜裂

中叶

下叶

左肺（1000ml）

下叶

心切迹

肺底（膈上）

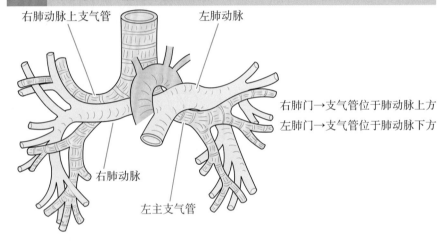

图 4　肺动脉和支气管的位置关系

右肺动脉上支气管

左肺动脉

右肺门→支气管位于肺动脉上方

左肺门→支气管位于肺动脉下方

右肺动脉

左主支气管

肺段

- 它是肺实质的结构和功能单位。
- 左右肺对应的肺段支气管分为以下几种：

右肺：10 段

- 右上叶有 3 段——S^1：肺尖段，S^2：后段，S^3：前段
- 右中叶有 2 段——S^4：外侧段，S^5：内侧段
- 右下叶有 5 段——S^6：上段，S^7：内侧底段，S^8：前底段，S^9：外侧底段，S^{10} 后底段。

左肺：8 段（第 7 段无支气管，S^7 缺少）

- 左上叶有 4 段——S^{1+2}：肺尖后段，S^3：前段，S^4：上舌段，S^5：下舌段
- 左下叶有 4 段——S^6：上段，S^8：前底段，S^9：外侧底段，S^{10}：后底段

图 5	肺段

右肺 　　　　　　　　　　　　　　　左肺

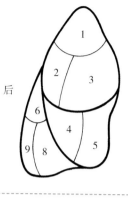
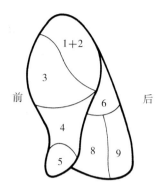

外侧

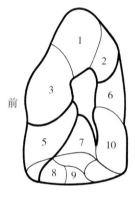
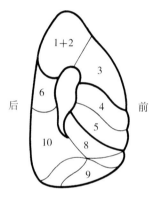

内侧

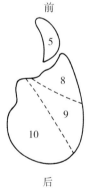

底面

气管 [7] 支气管 [8]

气管

位置： 位于食管前，上接喉（从环状软骨正下方开始），在第 4 ~ 6 胸椎高度分叉成左、右主支气管。

长度： 约 10cm

直径： 约 2cm

结构： 气管和支气管壁→气管软骨（16 ~ 20 个）和支气管软骨（右：6 ~ 8 个，左：9 ~ 12 个）由环状韧带包绕。

支气管

● 右主支气管比左主支气管"粗短，分叉角度小"（由于这种解剖学差异，吸入的异物容易掉入右支气管）。

■ 支气管树

● 支气管从肺门进入肺内，分为右 3 根、左 2 根叶支气管，再反复分支以肺泡结束，这种支气管的分支分布状态称为支气管树。

● 叶支气管→段支气管→小叶间细支气管→终末细支气管→呼吸性细支气管→肺泡管→肺泡囊→肺泡

■ 肺腺泡（又称初级小叶）

● 指从一根末端细支气管到末梢的"呼吸性细支气管、肺泡管、肺泡囊、肺泡"（有几千到几万个肺泡）。

● 肺的最小功能单位（气体交换单位）

● 尺寸为 5 ~ 6mm

■ 肺小叶（又称次级小叶）

● 由数个肺腺泡构成。

● 肺的放射影像学最小单位。

● 大小为 1 ~ 2cm

图6	肺腺泡和肺小叶

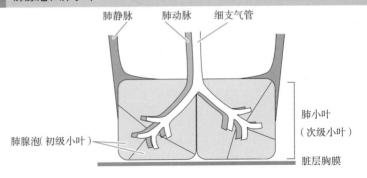

图7　气管和支气管的构造

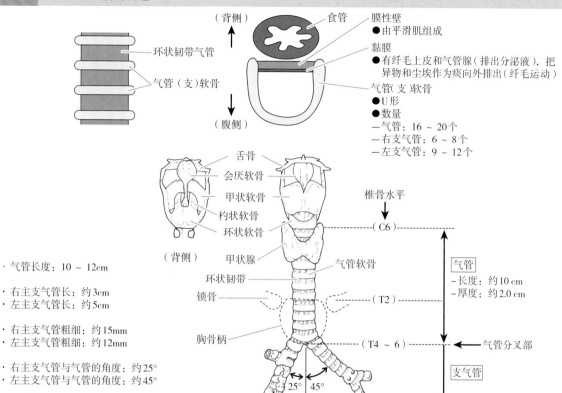

（背侧）

（腹侧）

环状韧带气管

气管（支）软骨

食管

膜性壁
●由平滑肌组成

黏膜
●有纤毛上皮和气管腺（排出分泌液），把异物和尘埃作为痰向外排出（纤毛运动）

气管（支）软骨
●U形
●数量
—气管：16～20个
—右支气管：6～8个
—左支气管：9～12个

舌骨
会厌软骨
甲状软骨
杓状软骨
环状软骨
甲状腺

（背侧）

气管软骨
环状韧带
锁骨
胸骨柄

椎骨水平

（C6）

（T2）

（T4～6）

气管
—长度：约10 cm
—厚度：约2.0 cm

气管分叉部

支气管

· 气管长度：10～12cm

· 右主支气管长：约3cm
· 左主支气管长：约5cm

· 右主支气管粗细：约15mm
· 左主支气管粗细：约12mm

· 右主支气管与气管的角度：约25°
· 左主支气管与气管的角度：约45°

25°　45°

右主支气管
· 又粗又短（长约3cm，粗约15mm）
· 分支角度小
· 吸入的异物易掉入右支气管。

左主支气管
· 细长（长约5cm，粗约12mm）
· 分支角度大

术语

▶9 纵隔

● mediastinum（英）

▶ **纵隔**▶9

● 在胸廓内，左右被肺包裹，前方为胸骨，后方为胸椎围成的部分。
● 它被分成四个区域（参见图8）。

图8　纵隔的分区

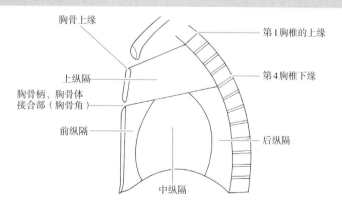

胸骨上缘

第1胸椎的上缘

上纵隔

第4胸椎下缘

胸骨柄、胸骨体接合部（胸骨角）

前纵隔

后纵隔

中纵隔

- **构成纵隔的器官**
- **上纵隔**：气管、食管、胸腺、主动脉弓、头臂动脉、左右颈总动脉、左右锁骨下动脉、上腔静脉、左右头臂静脉、左右颈内静脉、左右锁骨下静脉、交感神经干、迷走神经
- **前纵隔**：胸腺
- **中纵隔**：心脏、升主动脉、肺动脉、上腔静脉、膈神经
- **后纵隔**：食管、胸导管、降主动脉、奇静脉、半奇静脉、迷走神经
- **纵隔的主要疾病**
- **上纵隔**：胸腺瘤、甲状腺肿、动脉瘤等
- **前纵隔**：胸腺瘤等
- **中纵隔**：转移性纵隔肿瘤等
- **后纵隔**：神经源性肿瘤、食管疾病（食管癌等）、胸椎疾病（肿瘤、脓肿等）

> **CHECK!** **纵隔的划分方法（除了上述方法之外还有几种方法）**
> - Felson 分区法
> - Heitzman 分区法：分为 7 个区域（以 X 线容易观察到的血管为基准）。

术语

▶ 10 肺纹理
- 放射科术语，在充满气体的肺野，可见自肺门向外呈放射分布的树枝状影，称肺纹理。其主体是肺动脉、静脉。

▶ 肺门

- 进出肺门的是主支气管、肺动静脉、支气管动静脉、淋巴管、神经等（肺纹理） ▶ 10。
- 肺门影的主体是肺动静脉（大部分是肺动脉）。
- 正常情况下不能识别淋巴管和淋巴结。淋巴管有异常或淋巴结变大时，形成阴影，可以识别。

图 9　肺门阴影

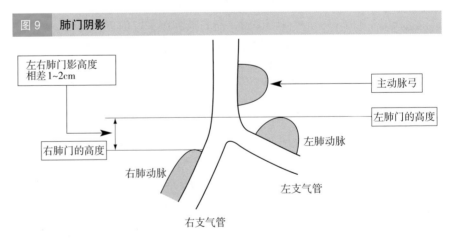

肺动脉在气管分叉处分为左右肺动脉。正常情况下，右肺动脉下段粗细不大于 15mm。左肺门影由于左肺动脉干跨越左主支气管，比右肺门影高 1～2cm。因此，当左右肺门影的高度相同时，或者右侧比左侧高时，有必要考虑右上叶或左下叶的异常。

▶ 膈 ▶ 11

- 向上凸出的圆弧状器官，右侧较左侧略高。
- 深吸气摄影时，膈的上缘在第 10 肋骨后部和第 6 肋骨前部的交点附近。
- 用呼气进行摄影时，膈抬高。
- 与站立位相比，卧位要升高。
- 位置异常分为高位（肺不张 ▶ 12 等）和低位（肺气肿 ▶ 13 等）两种，但有时也会出现既有一侧也有两侧的情况。
- 在大量胸水的情况下，鉴别变得困难。
- 左、右有肋膈角，肋膈角位于胸腔的最下部，立位时胸腔积液从此部位开始积存。
- 膈有薄弱的部位（食管裂孔等），容易产生膈疝。

关于检查

▶ 高千伏摄影

■ 原理

- 属胸部 X 线摄影，特征是高千伏摄影。
- 胸部混杂着各种 X 线吸收差异的组织结构。
- 由于肺野的血管影、病灶与肋骨等的 X 线吸收值差异较大，因此在观察血管和病灶时，骨结构容易成为障碍影。

图 10	X 线相对衰减系数

249

- 通过进行高千伏摄影，可以缩小骨、血管和空气之间的 X 线吸收差。
  →作为以肺野为中心进行观察的胸部 X 线摄影比较方便。
- 关于高千伏，也就是 X 线的能量变高时，为什么会发生上述现象，在物理等方面的著作中会有解释。
- 通过图 11 所示的照片可以看出差异。

图 11　高千伏摄影

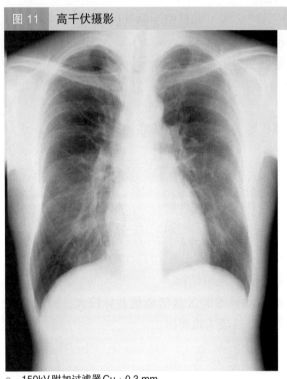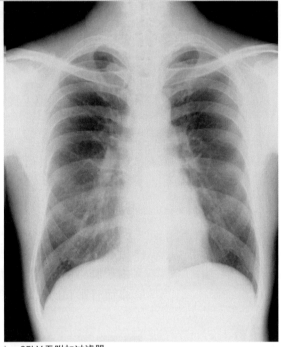

a　150kV 附加过滤器 Cu：0.3 mm　　　　　b　65kV 无附加过滤器

提示
- 为了有效地显示胸部的各种 X 线吸收差异大的组织，应该选择什么样的摄影条件？
- 高千伏摄影照射剂量小。再考虑一下有没有其他可以减少照射剂量的方法！

■ 特点
- 通过降低 X 线图像的对比度，各部分之间的灰度差变小，并且可以通过一次曝光显示被摄体的比较大的范围。
- 由于骨阴影变得不明显，因此容易看到与骨阴影重叠的血管影和病灶影，可以扩大诊断范围。
- 由于照片密度随着管电压的增加而增加，因此可以将用于获得相同密度的 mAs 值抑制到低值。因此，可以减少 X 线管的负荷，从而减少辐射剂量。

术语

▶ 14 间接摄影的分类

● 间接摄影

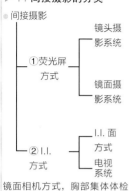

①荧光屏
方式
　　镜头摄
　　影系统
　　镜面摄
　　影系统

②I.I.
方式
　　I.I. 面
　　方式
　　电视
　　系统

镜面相机方式，胸部集体体检
用，I.I. 方式用于胃集体体检）

▶ 间接摄影

- 间接摄影▶14 是一种用于胸部和胃的体检的方法。
- 间接摄影有荧光屏方式和 I.I. 方式。
- 胸部的间接摄影使用的是光学照相机方式。

图 12 　直接摄影和间接摄影（光学照相机）

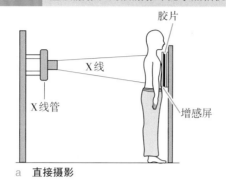
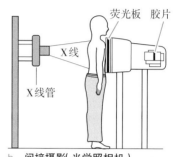

a　直接摄影　　　　　　　　b　间接摄影（光学照相机）

表 1 　直接摄影和间接摄影的各种条件的差异

	X 线状态			诊断价值	摄影有效剂量（毫西弗）	剂量比	每小时照片
	缩放比例	周围模糊	图像投影的位置				
直接摄影	0	无	无	95%～100%	0.037～0.062	1	100张（使用机器自动拍摄）
间接摄影	整体放大10%左右	有肺纹理减少	比直接摄影有6%～8%的位移	90%～95%	0.046～0.073	大约1.5～2倍	150～200张

（http://www.jata.or.jp/rit/rj/nakap.htm　結核研究所資料より引用改変）

小
知识

直接摄影精准度真的高吗？

- 当间接摄影发现异常阴影时，可进行直接摄影作为进一步检查。这是因为间接摄影是缩小后的图像，因此对于健康体检来说进行直接摄影精度更高。

- 但是，结核病研究所的报告（http：//www.jata.or.jp/rit/rj/nakap.htm）认为，"病灶发现能力在 3 ～ 5mm 时，直接摄影较好，但在 6 ～ 10mm 时，几乎没有差别。而且，在病灶发现总数方面，间接摄影比直接摄影更好。这样一来，直接摄影即使作为间接摄影的精密检查补充方式，也有可能出现无法明确识别病灶的情况。"

图13 正位像

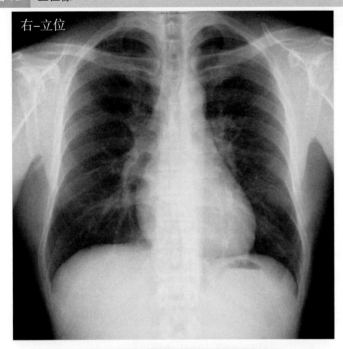

右-立位

①气管（trachea）
②锁骨（clavicle）
③主动脉弓（aortic arch）
④气管分叉部（carina）
⑤肩胛骨（scapula）
⑥右肺动脉（rt. pulmonary artery）
⑦左肺动脉（lt. pulmonary artery）
⑧胸主动脉（thoracic aorta）
⑨心脏（heart）
⑩膈（diaphragm）
⑪右肋膈角（rt. costophrenic angle：CP角）
⑫心膈角（cardiophrenic angle）
⑬左肋膈角（lt. costophrenic angle：CP角）

CHECK!

● 气管分叉处高度：第4~5胸椎
● 肺门高度：第5~7胸椎

右-立位

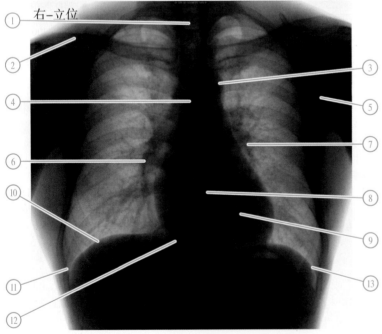

图 14　侧位像

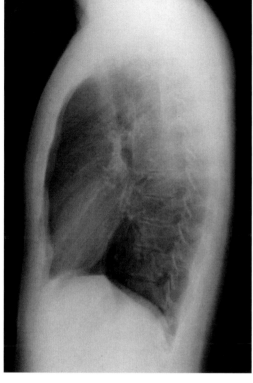

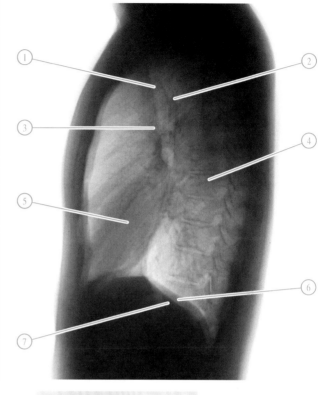

①气管（trachea）
②主动脉弓（aortic arch）
③肺动脉（pulmonary artery）
④胸椎（thoracic vertebrae）
⑤心脏（heart）
⑥左膈肌（lt. diaphragm）
⑦右膈肌（rt. diaphragm）

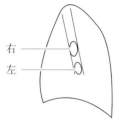

右

左

支气管相对于X线
束水平走行的部分
形成圆形阴影。

右上叶和左上叶支气管的位置

5 章

01

胸部 X 线影像

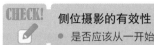

侧位摄影的有效性

- 是否应该从一开始就将侧位摄影用于筛查，国内外已有几篇论文报道。侧位摄影对于观察正位图像中难以看到的部分（心脏背面等），以及对病变部位进行三维检查是很重要的。
- 因为存在只用侧位像才能观察到的情况（图15），所以不能说没有必要。但是，在年轻人的筛查中，考虑到辐射等因素，是否可以省略侧位摄影呢？

图 15　侧位像有用的病例

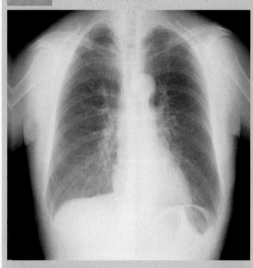

a　正位像

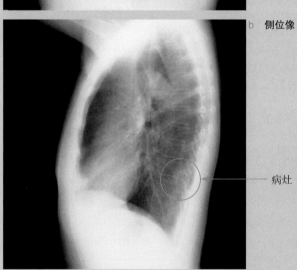

b　侧位像

病灶

在正位像中没有观察到病灶，但是在侧位像中可以捕捉到病灶。

图 16　胸腔积液（右侧卧位）

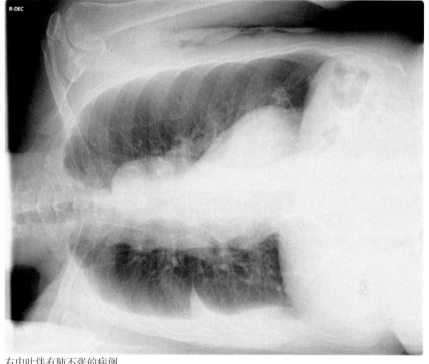

右中叶伴有肺不张的病例

术语

▶ 15 胸腔积液

● 脏层胸膜和壁层胸膜之间积有渗出液的状态。

▶ 16 气胸

● 肺泡破裂致脏层胸膜和壁层胸膜之间的空气堆积状态。

● 立位时少量胸腔积液与胸膜肥厚等难以区分。

● 轻度气胸时，很难与肋骨的伴随阴影等区别开来。

● 由于重力的关系，水向下积存，空气向上积存。

● 胸腔积液时，患侧朝下，气胸时，患侧朝上。

CHECK!　侧卧位摄影和站立摄影中胸腔积液 ▶15、气胸 ▶16 的显示

图 17　立位和侧卧位的区别

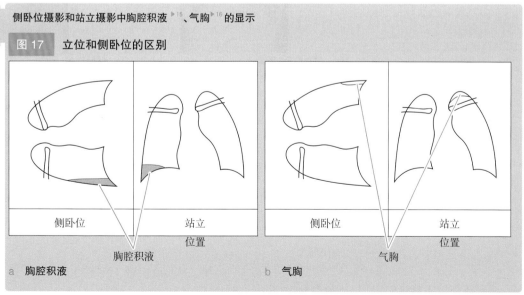

a　胸腔积液

b　气胸

▶ 立位后前位（PA）图像和仰卧位前后位（AP）图像（图19）

- 从摄影体位的图18可以看出，入射到锁骨上的X线的角度有所不同。这是因为，站立位PA图像由于胸部贴在探测器上，所以身体会稍微前倾；而仰卧位AP图像由于是背部贴在探测器上，所以身体呈翘起的体位。
- 仰卧位AP图像（120cm左右）的原因是摄影距离比站立位PA（200cm左右）短。
- 同样的原因，心影也会变大。
- 因为在仰卧位AP时身体躺平，所以横膈的位置与站立位PA相比处于高位。

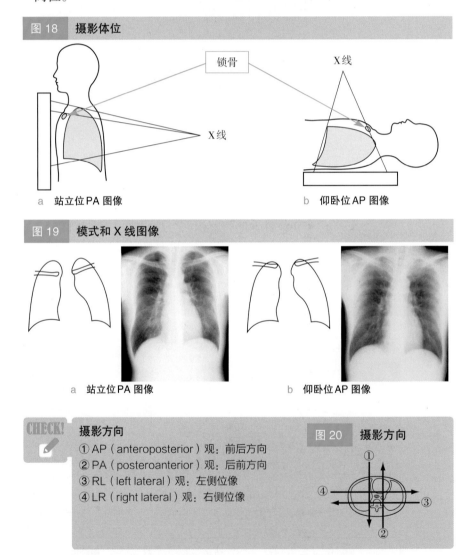

| 图18 | 摄影体位 |

a 站立位PA图像   b 仰卧位AP图像

| 图19 | 模式和X线图像 |

a 站立位PA图像   b 仰卧位AP图像

CHECK!

摄影方向
① AP（anteroposterior）观：前后方向
② PA（posteroanterior）观：后前方向
③ RL（left lateral）观：左侧位像
④ LR（right lateral）观：右侧位像

| 图20 | 摄影方向 |

CHECK!

小贴士
- AP摄影也常用于肺尖摄影。虽然近些年来应用的已越来越少，但是了解原理很重要。

内脏器官转位

- 当内脏左右位置颠倒时，称为内脏转位。
- 这种情况下，X 线图像左右相反。
- 读片方向：由于图 22a 为内脏反位，因此该图像的读片方向正确。

  图 22b 是正常人，所以图像的读片方向也是正确的。

  图 22c 是正常人的图像，由于正面和背面是相反的（镜像），所以是左右反转的错误图像。

  也就是说，如果把 AP 拍摄的图像认定为 PA 进行操作的话，内脏转位就会变成正常图像，因此需要注意。

图 21	X 线的照射方向

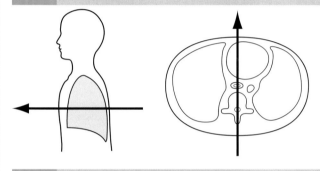

通常，胸部 X 线摄影按 PA 方向进行。也就是说，X 线从后向前(图 21 中箭头所示的方向)。对此按照 AP 方向进行摄影，如果进行 PA 的处理，就会变成如图 22c 所示的镜面像，变成内脏转位的 X 线图像。

图 22	内脏转位与正常镜面像

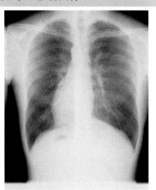

a　内脏转位

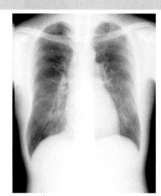

b　正常

【注意】为了能明确左右，一定要加上标记，这一点很重要！！

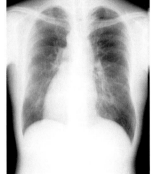

c　正常人的镜面像

257

肋骨 ▶ 17

图 23　肋骨摄影

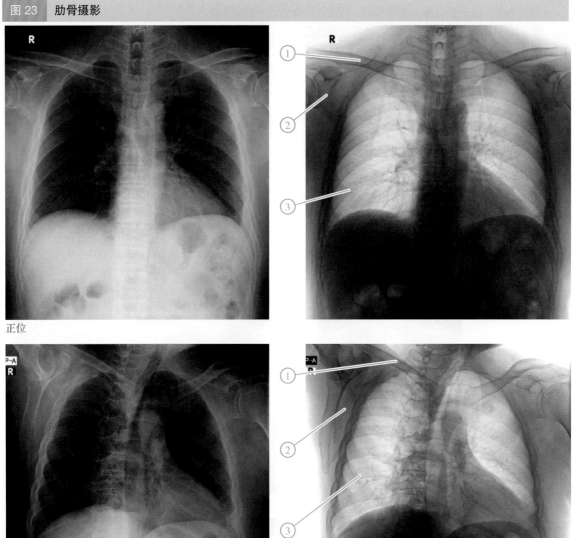

正位

斜位

①锁骨　　②肩胛骨　　③肋骨

胸骨 ▶ 18

图 24　胸骨

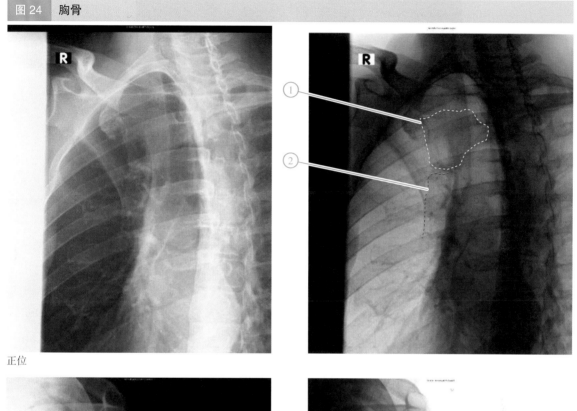

正位

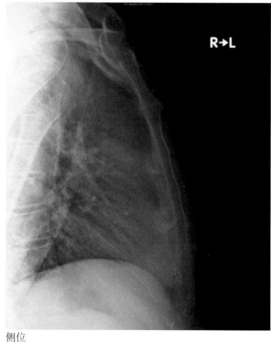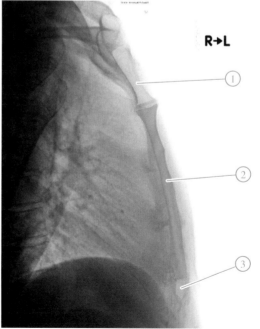

侧位

①胸骨柄　②胸骨体　③剑突

影响读片的阴影

图 25　头发束的阴影

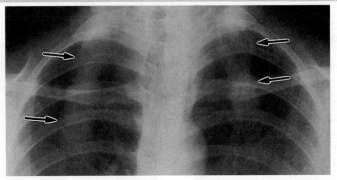

有时被误认为肿瘤的锁骨　　头发阴影　　如果与肺重叠，有时会被误认为是肿瘤

锁骨

（櫛橋民生：4 皮膚・その他 . 診誤りやすい正・異常の境界画像 2. 胸部・腹部，112，メジカルビュー社，1995. より引用）

图 26　乳头阴影

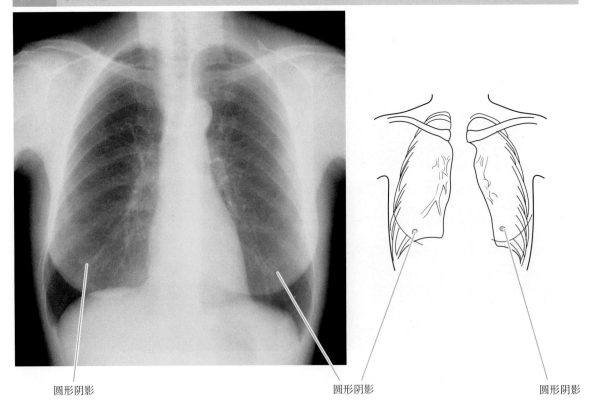

圆形阴影　　　　　　　　　　　　　　圆形阴影　　　　　　　　　圆形阴影

图 27　乳腺术后

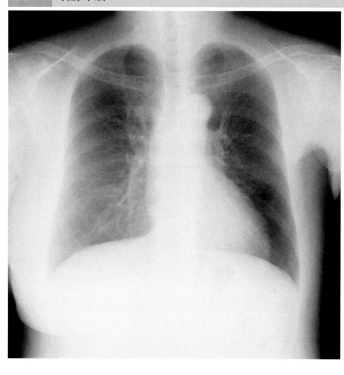

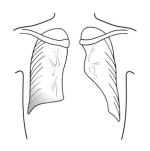

左右 X 线透过减弱率的差表现为灰度差。

图 28　乳腺病变

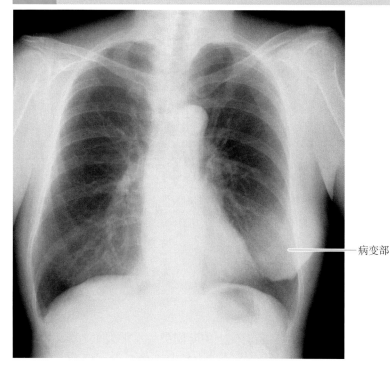

病变部

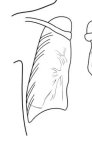

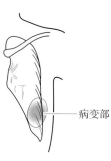

病变部

术语

▶ 19 叶间裂（水平裂）

● horizontal fissure（英）

▶ **叶间裂** ▶ 19

图 29   叶间裂

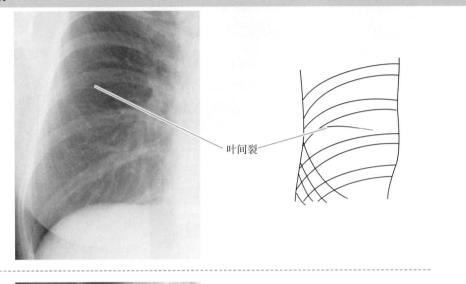

正常

叶间裂

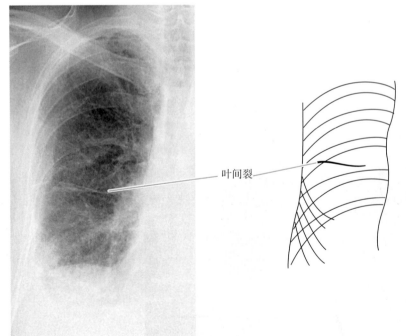

异常

叶间裂

- 在正位图像中，有时可观察到右侧上中叶间裂（水平裂）。
- 水平裂被称为毛发线（hair line），正常情况下像毛发一样细，因此当其变粗时，应该认为是炎症或心力衰竭导致叶间积液。

伴随阴影 [20]

图 30　伴随阴影

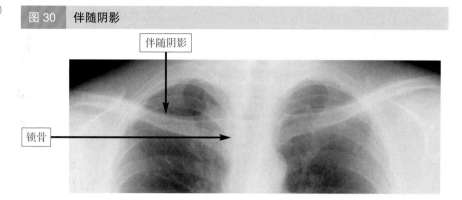

伴随阴影

锁骨

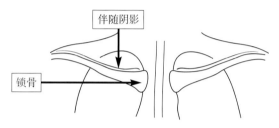

伴随阴影

锁骨

- 何谓伴随阴影？→宽 2 ~ 3mm 左右的沿着骨的阴影平行走行，让人联想到胸膜肥厚的线状阴影。
- 形成部位？→锁骨的上缘、背侧肋骨的下缘（第 6 ~ 9 肋骨明显）等。
- 发生原理？→锁骨是因有皮下软组织；肋骨是由于软组织与 X 线的入射方向相切，因此出现线状阴影。
- 肋骨伴随阴影要注意与气胸相鉴别。

CHECK!

产生伴随阴影的原因：切线效应

图 31

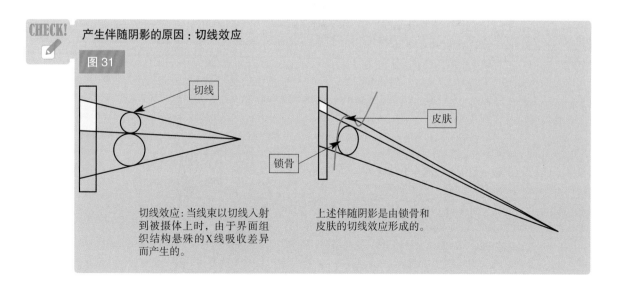

切线

切线

皮肤

锁骨

切线效应：当线束以切线入射到被摄体上时，由于界面组织结构悬殊的X线吸收差异而产生的。

上述伴随阴影是由锁骨和皮肤的切线效应形成的。

肩胛骨 ▶ 21

● 肩胛骨投影到肺内时，有时会被误认为是结节影。

图 32　　肩胛骨阴影

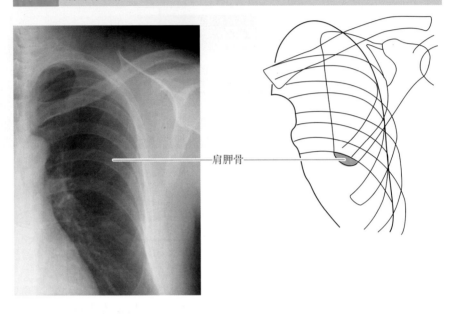

肩胛骨

皮肤 ▶ 22

● 乳头、疣等从皮肤表面向外突出的东西，由于与空气的对比，有时会被误认为是 结节影。

● 贴在皮肤上的创可贴、膏药、湿布等也会形成阴影，有时会被误认为是异常阴影。

● 头发如果扎起来也会呈软组织阴影状，有时会被误认为是异常阴影。

临床必备知识

5 章

01

胸部 X 线影像

术语

▶ 23 切线效应

● 纵隔结构与正常肺泡气体的界面在 X 线束的切线方向显示的悬殊的 X 线吸收差异。

▶ 24 食管奇静脉凹陷

● 它是由右肺向脊椎前弯曲而形成的。

肺 – 纵隔边界

● 肺纵隔边界部分的异常表现，对占位病变的诊断有意义。
● 因肺野和纵隔的切线效应[23] 而形成。

①**右气管旁线**（right paratracheal stripe）：气管右壁与肺相接的部分。

②**奇静脉食管线**（azygoesophageal line）：食管奇静脉凹陷[24] 与纵隔相接的部分。

③**右椎旁线**（right paraspinal line）：右肺与纵隔脂肪层相接的部分。

④**后联合线**（posterior junction line）：夹在左右肺之间的胸膜部分。

⑤**前联合线**（anterior junction line）：两肺相接的部分。

⑥**左锁骨下动脉线**：左锁骨下动脉与肺相接的部分。

⑦**主动脉肺动脉窗**（aortic pulmonary window：AP window）：由主动脉、左肺动脉、左主支气管、左侧支气管支等包围的部分。

⑧**左椎旁线**（left paraspinal line）：左肺与纵隔脂肪层相接的部分。

⑨**奇静脉**

图 33 肺纵隔界线

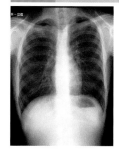
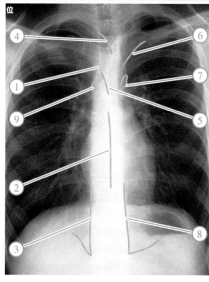
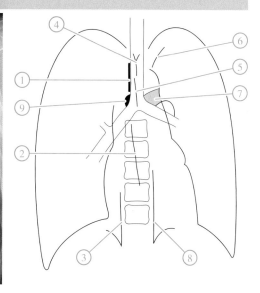

CHECK!

小贴示

● 肺和纵隔之间的边界是由肺和纵隔之间的接触部分形成。
● 那么，这些边界线在 CT 图像中相当于哪个部分呢？！

图 34　①右气管旁线，④后联合线

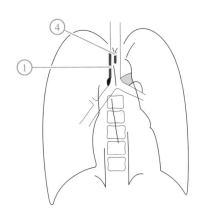

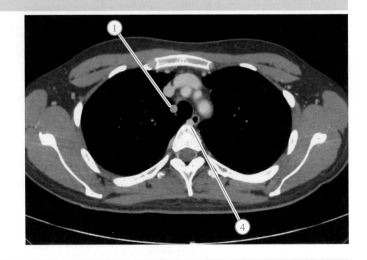

图 35　②奇静脉食管线

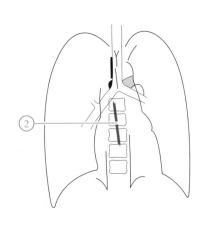

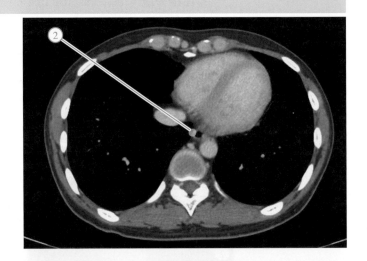

图 36　⑤前联合线，⑨奇静脉

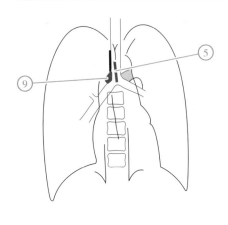

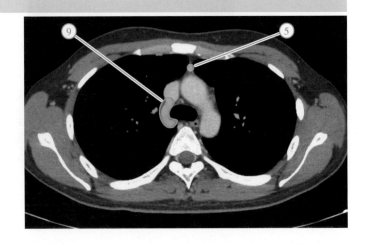

图 37 ⑥左锁骨下动脉线

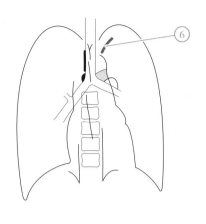

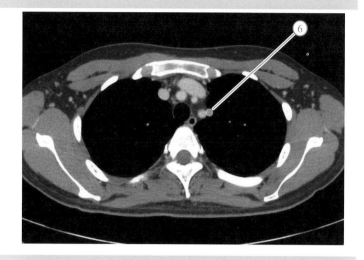

图 38 ⑦主动脉肺动脉窗

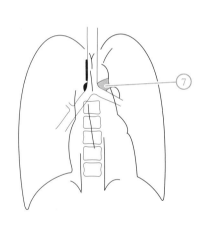

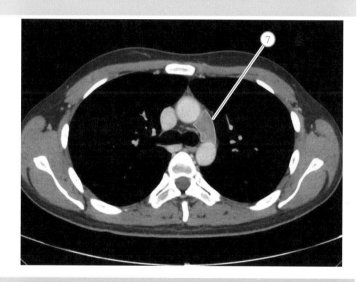

图 39 ③右椎旁线，⑧左椎旁线

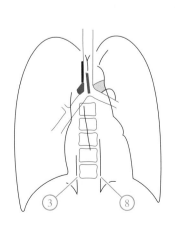

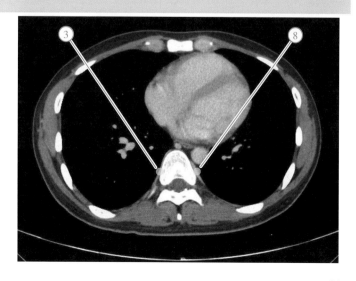

心胸比（CTR：心胸比）

- 这是观察心影大小最简便的方法，可以使用心影的最大值（a+b）除以胸廓的最大值（T）。
- 0.5 以上定义为心影扩大。
- 根据摄影体位（便携式卧位摄影等）和膈肌的高度（吸气方式等）而变化。
- 随着收缩舒张的心动周期也会发生变化。
- 疾病可能会高估或低估。
- 虽然患者间比较困难，但是作为观察同一患者的病理变化是简便而行之有效的方法。
- 心包积液也会使 CTR 增大。

图 40　心胸比

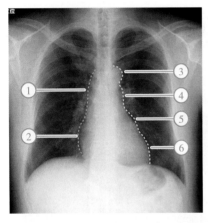

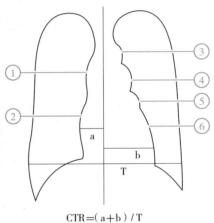

① 右第 I 弓：上腔静脉
② 右第 II 弓：右心房
③ 左第 I 弓：主动脉弓
④ 左第 II 弓：肺动脉
⑤ 左第 III 弓：左心耳
⑥ 左第 IV 弓：左心室

从心脏图来看

$$CTR = (a+b) / T$$

图 41　心影大小（正常和心影扩大）

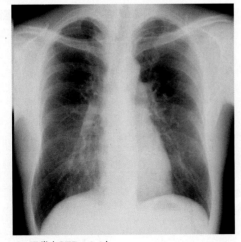

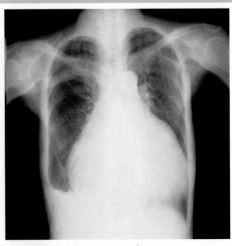

a　正常（CTR：0.4）

b　心阴影扩大（CTR：0.85）

其他需要了解的知识

边缘征（silhouette sign）

● 当 X 线吸收衰减率相同的器官结构相接触时，边界变得不清晰。

● 轮廓不清晰的情况为轮廓征阳性。

● 在正常肺中，由于与横膈、心脏、主动脉相接的肺区域的个体差异较小，
因此轮廓征显示情况对病变部位的诊断是有用的。

图 42　轮廓显示阴性和轮廓显示阳性

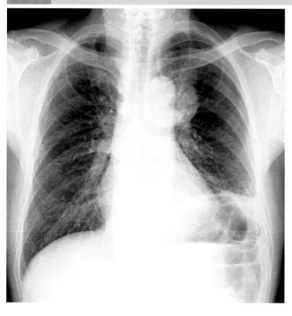 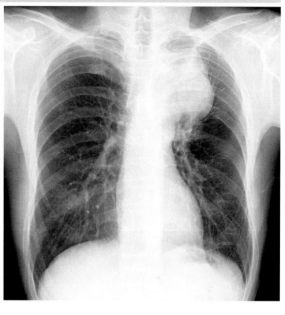

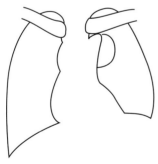 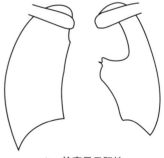

a　轮廓显示阴性　　　　　　　　　　　　　b　轮廓显示阳性

CHECK!

小贴示

● 在正常肺中，与横膈、心脏、主动脉相接的肺区域在哪里？

■ 空气支气管征（air bronchogram）

● 通常，支气管内的气体和肺泡内的气体无法区分。

● 但是，如果肺泡内有积液的话，与支气管之间就会产生反差。

● 在这种状态下，比较粗的支气管看起来像树枝状。

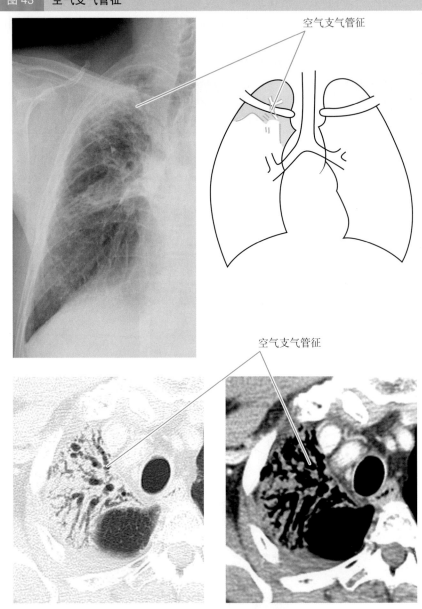

图 43　空气支气管征

空气支气管征

空气支气管征

CT肺窗　　　　　　　　　　CT纵隔窗

■ 钙化

● 指因各种因素引起的钙沉积。

图 44　钙化

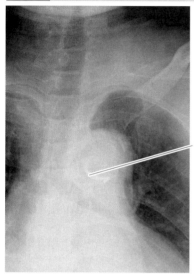

a　主动脉弓钙化

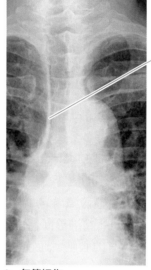

b　气管钙化

钙化

※CT图像

CHECK!

常见的疾病

● 支气管肺炎（bronchopneumonia），间质性肺炎（interstitial pneumonia），肺脓肿（lung abscess），原发性肺癌（primary lung cancer），转移性肺癌（metastatic lung cancer），肺结核（pulmonary tuberculosis），肺气肿（pulmonary emphysema），肺水肿（pulmonary edema），尘肺（puelumoconiosis），矽肺（silicosis），结节病（sarcoidosis），肺不张（atelectasis），脓胸（thoracic empyema）

02 胸部 CT 影像

导言…

概述

- 胸部区域由纵隔（心脏等）和肺野两部分组成，应根据诊断目的来调整观察条件（窗宽：WW，窗位：WL）。纵隔部分是软组织，因此可以在以颈部和腹部为标准的观察条件下进行读片，但肺野部分大部分是空气，因此有必要在观察气管和肺血管等的条件下进行读片。

- 显示肺野部分的 CT 图像，由于组织间对比度高，显示能力优异，因此能够检测出微小的病变，CT 检查用于诊断胸部疾病也得到了普及。

- 纵隔部分有可能隐藏着包括肺门部在内的许多病灶，但由于组织间对比度低，要进行精准诊断，需要使用对比剂。

- 作为动态器官的心脏，通过特殊的心电图同步扫描，可以作为静止图像进行观察。

重要器官和部位

- **心脏:** 作为动态脏器的心脏，以前都是 CT 难以检查的对象（因为运动）。但是，随着 MDCT 的出现和技术革新，使用多个探测器可以在静止状态下显示心脏（心电图同步重建法）。理解心电图同步扫描得到的图像（图 9 ~ 11）是很重要的，作为基础知识，必须掌握心室和心房的位置关系、冠状动脉的走向。

- **肺门部：** 肺门有左右肺动静脉、左右支气管、淋巴结等。根据疾病的不同，肺门部淋巴结的肿大间接意味着病变的存在。因此，有必要记住正常解剖。

- **前纵隔：** 由于大血管和食管周围含有大量的脂肪组织，也是经常发生因感染和转移而引起淋巴结肿大的部位。

理解影像解剖的要点

- 胸部分布着重要脏器。通过使用对比剂，提高与血管的组织间对比度，使读片更容易。

- 为了理解肺野的解剖，有必要掌握支气管的走向。

- 当存在磨玻璃状阴影时，有时使用薄层（2mm 以下）扫描，得到部分容积效应较少的图像，以显示病变。

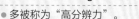
高分辨力 CT（high resolution CT，HRCT）

- 多被称为"高分辨力"。
- 因为可以捕捉到肺野内的细微结构，所以常用于弥漫性疾病和小结节的精细检查。
- 影像获取法如下所示。
  * 为了降低部分容积效应的影响，使层厚变薄（1 ~ 2mm）。
  * 使用强调高空间频域的滤波函数。
  * 将矩阵大小设置为最大值（通常为 512×512）。
  * 也可以进行部分缩小范围的靶重建（targeted reconstruction）。
  * 根据疾病（也有装置的限制），扫描部分或全肺野。

图1　图像差异

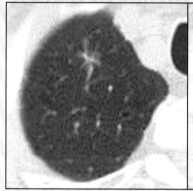
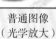
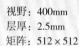
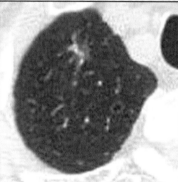
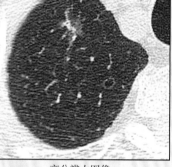

普通图像
（光学放大）

视野：400mm
层厚：2.5mm
矩阵：512×512

普通图像
（光学放大，薄层）

视野：400mm
层厚：1.25mm
矩阵：512×512

高分辨力图像
（兴趣区重建）

视野：200mm
层厚：1.25mm
矩阵：512×512

 常见的疾病

- 胸腺瘤（thymoma），畸胎瘤（teratoma），胸腺囊肿（thymic cyst），恶性淋巴瘤（malignant lymphoma），间质性肺炎（interstitial pneumonia），结节病（sarcoidosis），韦格纳肉芽肿病（Wegener's granulomatosis），过敏性肺炎（hypersensitivity pneumonitis），肺气肿（emphysema），肺纤维化（pulmonary fibrosis），支气管扩张（bronchiectasis），矽肺（silicosis），石棉肺（asbestosis），支原体肺炎（mycoplasma pneumonia），卡氏虫感染（carinii pneumonia），肺癌（鳞状细胞癌，腺癌，小细胞癌，大细胞癌，转移性肺癌）[lung carcinoma（squamous cell carcinoma, adenocarcinoma, small cell carcinoma, large cell carcinoma, metastatic lung carcinoma）]，肺错构瘤（hamartoma of lung），气胸（pneumothorax），肺不张（atelectasis）
- 主动脉夹层（aortic dissection），主动脉瘤（aortic aneurysm），特发性主动脉炎（Takayasu disease），肺栓塞症（pulmonary embolism），肺梗塞（pulmonary infarction），肺动静脉畸形（pulmonary arteriovenous fistula）
- 缺血性心脏病（ischemic heart disease），瓣膜病（valvular disease），川崎病（Kawasaki disease），室间隔缺损（ventricular septal defect），房间隔缺损（atrial septal defect），法洛四联症（Fallot tetrology）

影像解剖

▶胸部增强 CT 成像

图 2　胸部增强 CT 图像（对比剂注入 80 秒后图像）

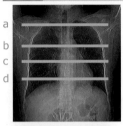

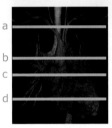

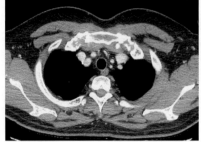

a　肺尖水平

可观察到头颈部或上臂的血管或气管、食管等。纵隔是上纵隔的范围，是脂肪层。淋巴结在肿大的情况下可以观察到。左右肺均可观察到上叶

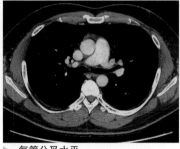

b　气管分叉水平

可观察到心脏上部的血管和气管分叉、食管等。在气管分叉水平附近可显示肺动脉。通常观察到右肺动脉低于左肺动脉水平（足侧）前纵隔存在残留胸腺，也容易发生病变。食管旁可见奇静脉。肺的左右两侧都可以观察到上叶和下叶。

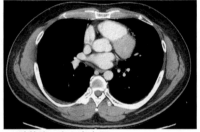

c　肺静脉、左心房水平

可观察到心脏及心脏上部的血管、食管等。肺静脉在低于肺动脉分叉处分叉。由于心脏是动态脏器，瓣膜等未必能清晰地显示。右肺可观察到上叶、中叶、下叶，左肺可观察到上叶、下叶。

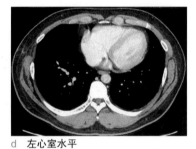

d　左心室水平

可观察到心脏（左心室、右心室、右心房）以及降主动脉、食管等。

因为使用了对比剂，所以可以显示心脏内腔以及心肌。右肺可以观察到中叶、下叶，左肺可以观察到上叶、下叶。

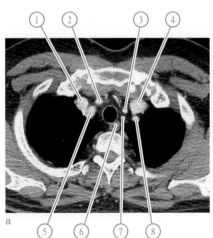

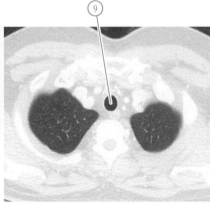

①右头臂静脉（rt. brachio-cephalic v.）
②右颈总动脉（rt. common carotid a.）
③左颈总动脉（lt. common carotid a.）
④左头臂静脉（lt. brachio-cephalic v.）
⑤右锁骨下动脉（rt. subc-lavian a.）
⑥食管（esophagus）
⑦左椎动脉（lt. vertebral a.）
⑧左锁骨下动脉（lt. subc-lavian a.）
⑨气管（trachea）

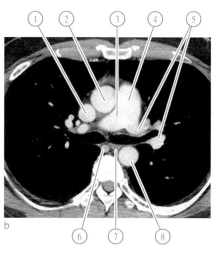

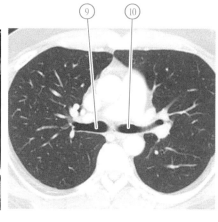

①上腔静脉（superior vena cava：SVC）
②升主动脉（ascending aorta）
③右肺动脉（rt. pulmonary a.：rt. PA）
④肺动脉干（pulmonary trunk）
⑤左肺动脉（lt. pulmonary a.：lt. PA）
⑥奇静脉（azygos v.）
⑦食管（esophagus）
⑧降主动脉（descending aorta）
⑨右主支气管（rt. main bronchus）
⑩左主支气管（lt. main bronchus）

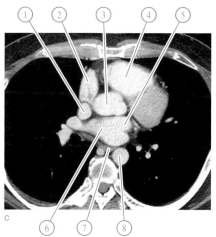

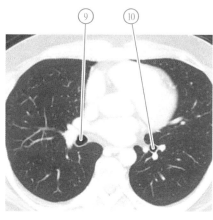

①上腔静脉（superior vena cava：SVC）
②右心房（rt. atrium of heart）
③升主动脉（ascending aorta）
④右心室（rt. ventricle）
⑤左心耳（lt. auricle）
⑥左心房（lt. atrium of heart）
⑦食管（esophagus）
⑧降主动脉（descending aorta）
⑨右下叶支气管（rt. inferior lobe bronchus）
⑩左下叶支气管（lt. inferior lobe bronchus）

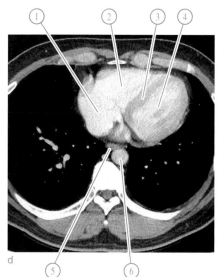

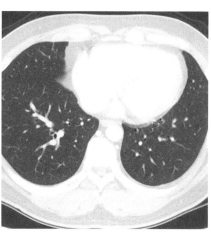

①右心房（rt. atrium of heart）
②右心室（rt. ventricle）
③室间隔（interventricular septum）
④左心室（lt. ventricle）
⑤食管（esophagus）
⑥降主动脉（descending aorta）

心脏 CT 成像

图3 心脏 CT（注射对比剂 30 秒后图像）

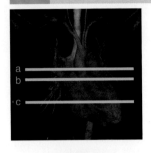

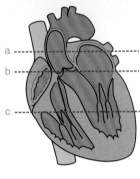

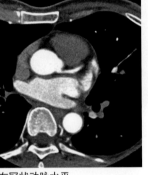

a 左冠状动脉水平

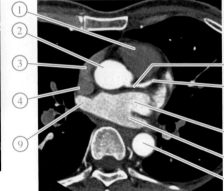

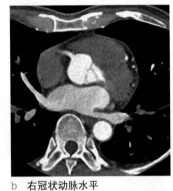

b 右冠状动脉水平

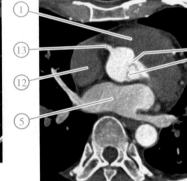

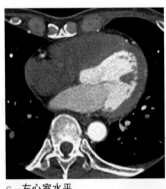

c 左心室水平

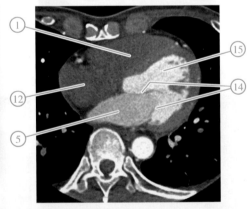

①右心室（rt. ventricle）
②升主动脉（ascending aorta）
③右心耳（rt. auricle）
④上腔静脉（superior vena cava：SVC）
⑤左心房（lt. atrium of heart）
⑥左冠状动脉主干（lt. main trunk：LMT）
⑦左前降支（lt. anterior descending branch：LAD）
⑧左上肺静脉（lt. superior pulmonary v.）

⑨右上肺静脉（rt. superior pulmonary v.）
⑩降主动脉（descending aorta）
⑪主动脉瓣（aortic valve）
⑫右心房（rt. atrium of heart）
⑬右冠状动脉（rt. coronary a.：RCA）
⑭二尖瓣（mitral valve）
⑮左心室（lt. ventricle）

心脏 3DCT 图像

| 图 4 | 冠状动脉 VR |

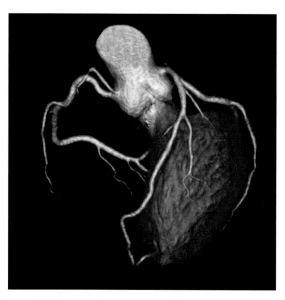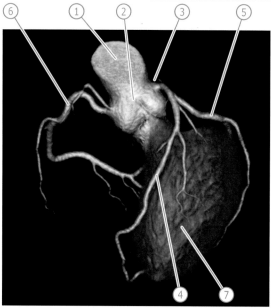

①升主动脉（ascending aorta）
②冠状动脉窦（sinus of Valsalva）
③左冠状动脉主干（lt. coronary artery main stem：LMT）
④冠状动脉左前降支（lt. anterior descending coronary artery：LAD）
⑤冠状动脉左回旋支（lt. circumflex coronary artery：LCX）
⑥右冠状动脉（rt. coronary artery：RCA）
⑦左心室（lt. ventricle）

| 图 5 | 冠状动脉 MIP |

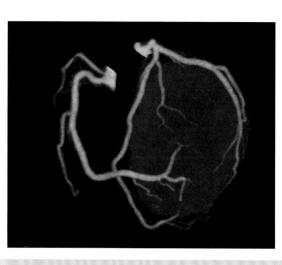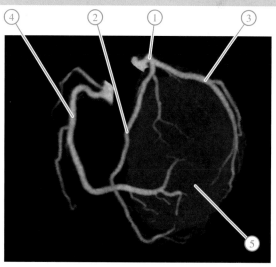

①左冠状动脉主干（lt. coronary artery main stem：LMT）
②冠状动脉左前降支（lt. anterior descending coronary artery：LAD）
③冠状动脉左回旋支（lt. circumflex coronary artery：LCX）
④右冠状动脉（rt. coronary artery：RCA）
⑤左心室（lt. ventricle）

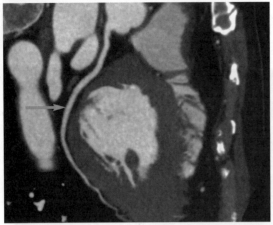

从冠状动脉窦（sinus of Valsalva）发出的右冠状动脉（RCA）的曲面重建（CPR）图像。

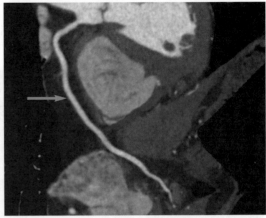

从冠状动脉窦（sinus of Valsalva）发出的左冠状动脉前降支（LAD）的曲面重建（CPR）图像。

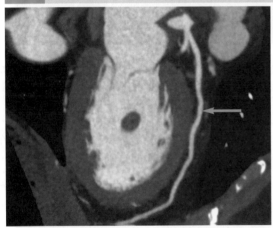

从冠状动脉窦（sinus of Valsalva）发出的左冠状动脉回旋支 (LCX) 的曲面重建（CPR）图像。

容积再现（volume rendering，VR）

- 利用表面遮盖技术（SSD）并与旋转相结合，加上假彩色编码和不同程度的透明化技术，使表面和深部结构同时立体显示。
- 不以单一的临界值来划分 CT 值，可以得到在目的范围内加权的图像，进行自然的三维显示。

最大密度投影（maximum intensity projection，MIP）

- 对体素数据进行任意方向的投影处理，显示投影路径中最大值的方法。
- 因为是最大值投影，所以不容易受到噪声的影响，即使是对比度很小的图像也能清晰地显示。

曲面重建（curved planar reconstruction，CPR）

- 根据体素数据，沿着任意的位置和角度，将扭曲、缩短和重叠的结构伸展、拉直，进而进行任意的切面重建。
- 将弯曲的结构（曲面）用一个切面显示。

多平面重建（multiplanar reconstruction，MPR）

- 从体素数据重建任意位置和角度的切面图像。

03 胸部 MRI

导言… 胸部MRI检查

概述

- 胸部有肺、纵隔、心脏、大血管等，但因肺中充满了没有氢质子的空气，所以 MRI 不适用于肺部检查。因此，在胸部的 MRI 检查中，主要是检查纵隔、心脏、大血管。
- 胸部是有呼吸运动、心脏跳动、血流等周期性运动的部位，因此应利用呼吸同步和屏气、心电图同步和脉搏同步，以获得伪影较少的图像。

主要检查对象

- 纵隔（胸腺囊肿、畸胎瘤等）：主要是肿瘤的性质评价。T1 加权影像，T2 加权影像，弥散加权影像。
- 心脏（心肌梗死、心肌病等）：心肌的评价包括黑血（black-blood）T2 加权图像（脂肪抑制）、延迟造影、电影图像。冠状动脉评估采用均衡 -SSFP（balanced-SSFP）影像。
- 大血管（主动脉瘤，主动脉夹层等）：balanced-SSFP 图像，MRA（脂肪抑制 T1 加权图像）

临床要点——延迟造影

- 在延迟造影中，利用反转恢复序列（inversion recovery，IR 法）的 T1 加权图像，设定正常心肌无信号的反转时间（inversion time，TI）。由于心肌梗死等受损部位发生细胞破坏和纤维化，细胞外间隙会扩大，采用 Gd 对比剂后，对比剂分布在细胞外液中，只有受损心肌出现高信号（参照下一项）。缺血病变是沿血管支配区域的高信号，非缺血病变［心肌病、肥厚型心肌病（hypertrophic cardiomyopathy：HCM）等］不沿血管支配区域分布。

黑血法（black blood 法）　　　　　　　　　　　　　　　小知识

- 抑制血液信号的黑血（black blood）法一般使用的是双反转恢复（double inversion recovery）法。这是一种将血液反转 180°，在磁化到达零点 (null point) 的时刻进行扫描，使血液信号成为低信号的方法，主要用于心脏、大血管、颈动脉斑块的评价等。但是，其缺点是扫描时间长，可设定的断面和范围有限制。近年来，利用梯度磁场引起血液自旋的相位分离，通过减小抑制信号的运动敏感均衡（motion sensitized driven equilibrium，MSDE）和重聚脉冲（refocusing pulse）的翻转角，进行了以获得黑血（black blood）的各向同性快速自旋回波容积采集（volume isotropic TSE acquisition，VISTA）等为代表性的 3D 成像法。

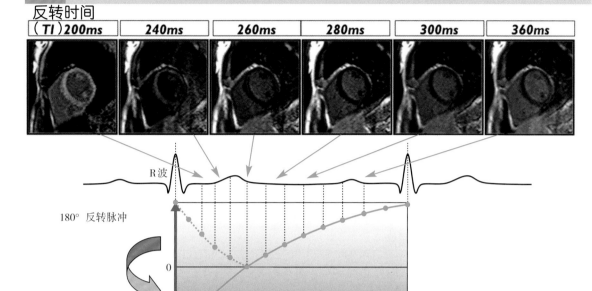

| 图 1 | 动态增强磁共振成像（Look Locker） |

反转时间

| （TI）200ms | 240ms | 260ms | 280ms | 300ms | 360ms |

R 波

180° 反转脉冲

0

心肌零点

延迟增强图像

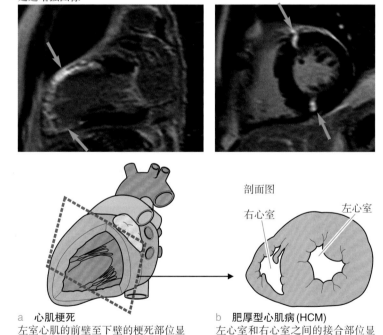

剖面图

右心室　　左心室

a　心肌梗死
左室心肌的前壁至下壁的梗死部位显示为高信号。

b　肥厚型心肌病 (HCM)
左心室和右心室之间的接合部位显示为高信号。

Look Locker 法

- 在进行心肌延迟增强前，进行 Look Locker 法扫描，事先检测正常心肌无信号的时间。用一次屏气 T1 延迟时间的扫描过程，检测正常心肌无信号的时间，用其 TI 值扫描延迟图像。

延迟成像注意"零点设置"

- 正常心肌无信号的时间由操作医生根据图像来判断。因此，图像的对比度是极其重要的。如果不能恰当判断无信号的时间，就会给诊断带来障碍。
- 由于 T1 值依赖于 TR，心跳越高，零点（null point）的时间越短。
- 由于对比剂分散在人体中，T1 值的变化与时间有关。体重越重越需要注意！

影像解剖

▶ 胸部 MRI

- 胸部 MRI 诊断时使用 T1 加权图像、T2 加权图像、balanced-SSFP 图像、弥散加权图像等。
- 与心电图同步并用，通过配合血管的搏动进行扫描，可以取得伪影较少的图像。
- MRI 不使用对比剂，可以将血管内腔显示为白色（bright blood）或黑色（black blood）。
- 在任意断面进行扫描 MRI 时，可进行血管的形态、肿瘤的性状以及浸润程度的评价。

冠状位图像

图 2	冠状位图像

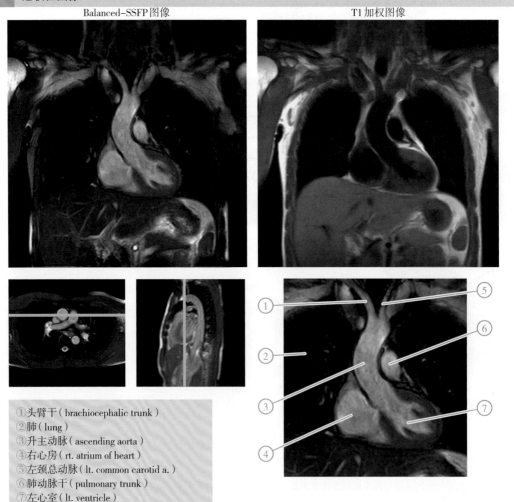

Balanced-SSFP图像　　　　　　　　　　T1加权图像

①头臂干（brachiocephalic trunk）
②肺（lung）
③升主动脉（ascending aorta）
④右心房（rt. atrium of heart）
⑤左颈总动脉（lt. common carotid a.）
⑥肺动脉干（pulmonary trunk）
⑦左心室（lt. ventricle）

横断位图像

图 3	横断位图像

Balanced–SSFP位图像

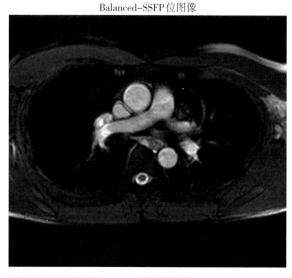

T1加权图像

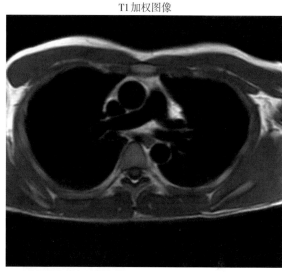

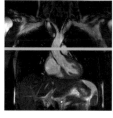

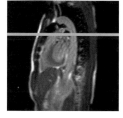

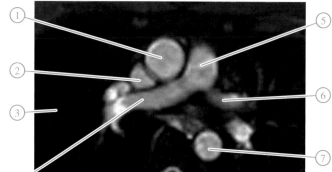

①升主动脉（ascending aorta）
②上腔静脉（superior vena cava：SVC）
③右肺（rt. lung）
④右肺动脉（rt. pulmonary a.：rt. PA）
⑤肺动脉干（pulmonary trunk）
⑥左肺动脉（lt. pulmonary a.：lt. PA）
⑦降主动脉（descending aorta）

MRI 的心电图同步

- 在胸部的 MR 成像中，进行心电图同步扫描。心电图波形会受到漂移（呼吸、身体运动引起的基线波动）、交流杂音、噪音、肌电位等伪影的影响。在 MRI 检查中，除了这些伪影之外，还会受到静磁场和倾斜磁场在 MR 环境下的影响。当人体进入机架时，可以看到心电图上的 T 波上升。其原因是，主动脉的血液产生的电位正好与 T 波的时机重合，心电图波形上升。这被称为磁场流体动力学效应（magnet—hydrodynamic effect），这是心电图同步的障碍，但通过向量心电图（vector—ECG）等各设备制造商开发各种过滤器等，这一问题正在得到改善。最近，使用自由波（free wave）成像也成为可能，今后的技术进步值得期待。

▶ 胸部 MRA 造影术

- 不依赖于流入（inflow）效应和成像方向，可以在短时间内进行大范围扫描。
- 适当的序列和造影时机很重要。
- 使用对比剂的 MRA 与 CTA 相比，具有发生不良反应的概率低、对比剂使用量少、图像处理容易等优点。主要用于大血管的筛查，适用于显示夹层主动脉瘤真腔和假腔等血流动态。但是，钙化基本上是无信号的，所以无法评估。

正位图像

图 4　MRA 正位图像

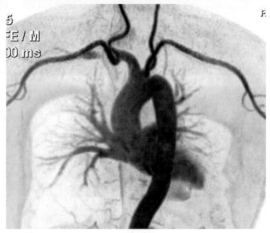

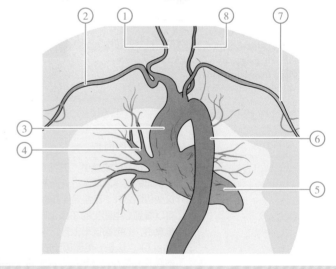

读取 MIP 图像注意点

小知识

- 在本图像中，可见降主动脉（⑥）位于心脏的前方。但是，实际上降主动脉是在心脏后方走行。这是因为本图像经过了 MIP（Maximum Intensity Projection）处理。在 MIP 图像中，信号强度高的图像比信号强度低的图像显像更靠前（更专业的信息，请参考相关专著）。也就是说，MIP 图像没有空间位置信息。这是 MIP 图像读片时的注意点，记住吧！

①右颈总动脉（rt. common carotid a.）
②右锁骨下动脉（rt. subclavian a.）
③升主动脉（ascending aorta）
④右肺静脉（rt. pulmonary v.）

⑤左心室（lt. ventricle）
⑥降主动脉（descending aorta）
⑦左锁骨下动脉（lt. subclavian a.）
⑧左颈总动脉（lt. common carotid a.）

胸主动脉斜矢状位像

图 5　胸主动脉斜矢状位 MRA 图像

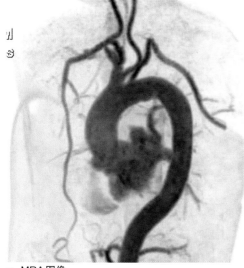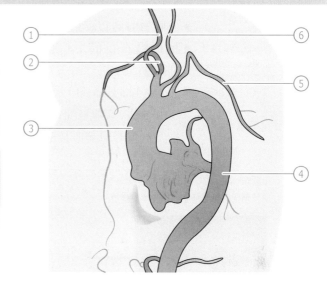

a　MRA 图像

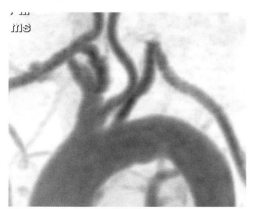

图 b 为图 a 主动脉弓部放大影像

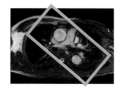

①右颈总动脉（ rt. common carotid a. ）　⑤左锁骨下动脉（ lt. subclavian a. ）
②右锁骨下动脉（ rt. subclavian a. ）　⑥左颈总动脉（ lt. common carotid a. ）
③升主动脉（ ascending aorta ）　⑦头臂干（ brachiocephalic trunk ）
④降主动脉（ descending aorta ）　⑧主动脉弓（ aortic arch ）

术语

▶ 1 稳态（steady-state）
序列

● 一种快速梯度回波方法，用
于同时采集由连续 RF 脉
冲产生的三种信号（FID，
SE，STE）。由于同时采集
三个信号，SNR 高，组织的
信号强度与 T2/T1 成正比，
血液等 T2 接近 T1 的组织信
号高。

心脏磁共振成像

● 稳态（steady-state）序列[1]（balanced-SSFP）可使血液与心肌形成高对比度，并可在屏气时间内进行心脏成像。

● 心脏 MRI 可以评估心肌的形态、心功能、组织性质和冠状动脉的形态。

● 根据检查目的，心腔可以表现为亮血（bright blood）或黑血（black blood）。

● 黑血（black blood）是一种只抑制血液信号的方法，它是在施加反向恢复脉冲后，在血液变为零点时采集数据（见第 280 页小知识）。心腔变黑，便于观察心肌和血管壁。

CHECK!

小贴示
心脏 MR 成像的基本断面与成像程序

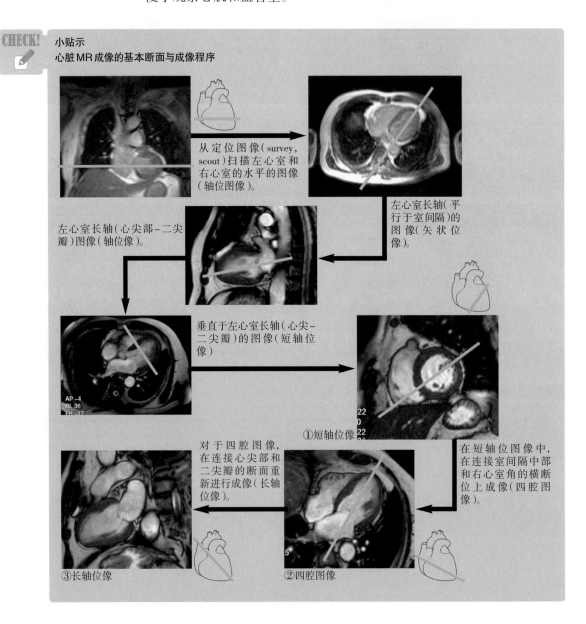

从定位图像（survey，scout）扫描左心室和右心室的水平的图像（轴位图像）。

左心室长轴（平行于室间隔）的图像（矢状位像）。

左心室长轴（心尖部–二尖瓣）图像（轴位像）。

垂直于左心室长轴（心尖–二尖瓣）的图像（短轴位像）

①短轴位像

在短轴位图像中，在连接室间隔中部和右心室角的横断位上成像（四腔图像）。

对于四腔图像，在连接心尖部和二尖瓣的断面重新进行成像（长轴位像）。

③长轴位像

②四腔图像

图 6　短轴位图像

Balanced–SSFP图像　　　　　　　　　　　　T2加权图像

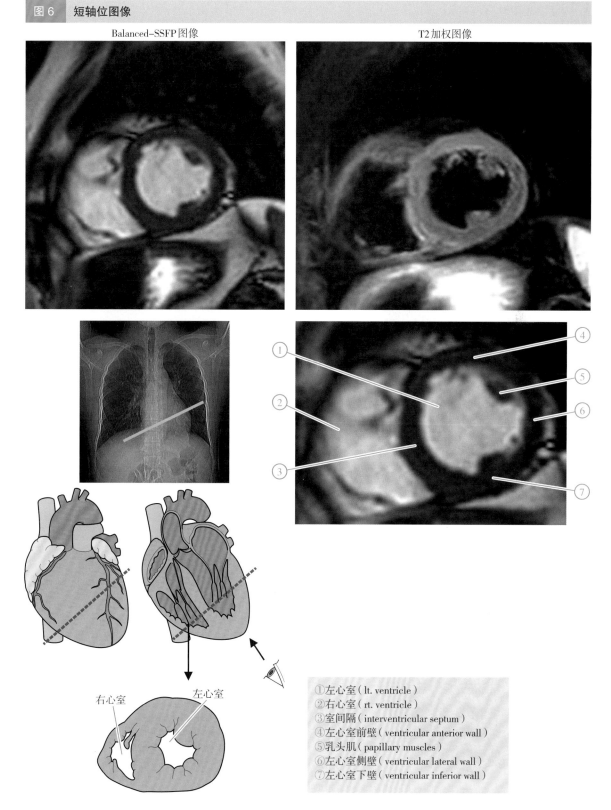

右心室　　　　左心室

①左心室（lt. ventricle）
②右心室（rt. ventricle）
③室间隔（interventricular septum）
④左心室前壁（ventricular anterior wall）
⑤乳头肌（papillary muscles）
⑥左心室侧壁（ventricular lateral wall）
⑦左心室下壁（ventricular inferior wall）

图 7 四腔图像

Balanced-SSFP图像

T2加权图像

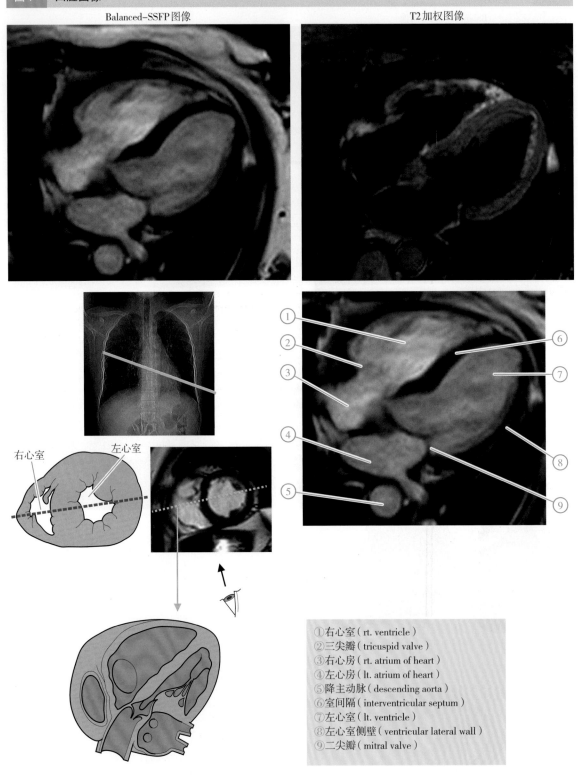

右心室

左心室

①右心室（rt. ventricle）
②三尖瓣（tricuspid valve）
③右心房（rt. atrium of heart）
④左心房（lt. atrium of heart）
⑤降主动脉（descending aorta）
⑥室间隔（interventricular septum）
⑦左心室（lt. ventricle）
⑧左心室侧壁（ventricular lateral wall）
⑨二尖瓣（mitral valve）

图 8　长轴（2 腔）图像

Balanced–SSFP图像　　　　　　　　　　　T2 加权图像

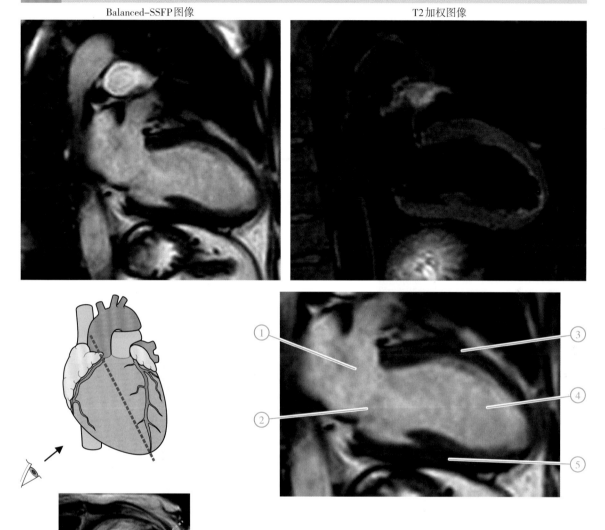

①左心房（lt. atrium of heart）
②二尖瓣（mitral valve）
③心室前壁（ventricular anterior wall）
④左心室（lt. ventricle）
⑤心室下壁（ventricular inferior wall）

冠状动脉成像

- 通过并用呼吸同步和心电图同步，可以不使用对比剂而得到三维磁共振冠状动脉血管成像（MR coronary angiography，MRCA）。
- 与使用 CT 进行冠状动脉血管成像相比，MRI 成像时间较长，空间分辨力较差。但是，MRI 具有不受辐射、不易受钙化影响、无需对比剂可获取冠状动脉形态信息的特点，其优势很大。
- 通过容积再现（volume rendering，VR）、曲面重建（curved planar reconstruction，CPR）、局部最大密度投影（partial MIP）、曲面最大密度投影（sliding MIP）来评价冠状动脉有无狭窄。

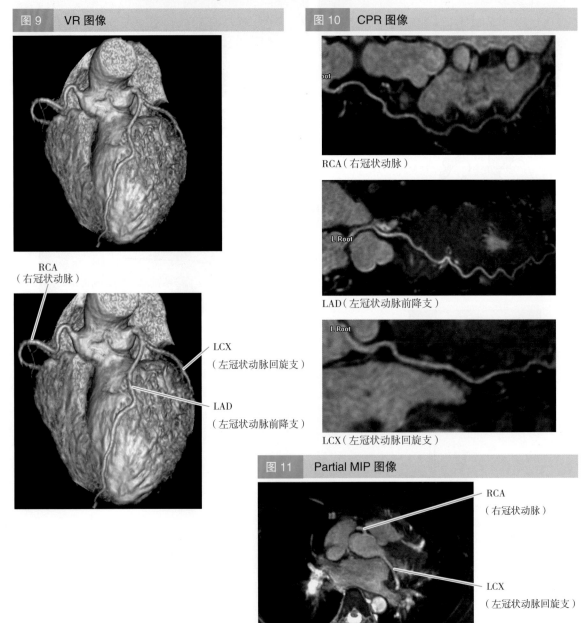

图 9　VR 图像

RCA（右冠状动脉）

LCX（左冠状动脉回旋支）

LAD（左冠状动脉前降支）

图 10　CPR 图像

RCA（右冠状动脉）

LAD（左冠状动脉前降支）

LCX（左冠状动脉回旋支）

图 11　Partial MIP 图像

RCA（右冠状动脉）

LCX（左冠状动脉回旋支）

04 心脏超声影像

导言…

▶ 心脏的主要扫查

①左心室长轴切面
②左心室短轴切面（主动脉瓣水平，二尖瓣水平）
③胸骨旁短轴切面（肺动脉）
④左心室短轴切面（乳头肌水平）
⑤右心室流出道长轴切面
⑥右心室流入道切面
⑦心尖部左室长轴切面（心尖部第2斜位）
⑧心尖部四腔切面
⑨心尖部二腔切面
※ 体位通常以左侧卧位为主。

影像解剖

▶ 左心室长轴切面

● 从胸骨左缘肋间获得。
● 观察左心房、左心室、二尖瓣、主动脉根部、主动脉瓣、升主动脉和右心室。
● 从左心房至二尖瓣到左心室的长轴图像和从左心室流出道至主动脉瓣到升主动脉的长轴图像应尽可能在同一平面上显示。如果它们不能在同一平面上显示，则取适合于观察的最佳切面。

图 1　左室长轴断面

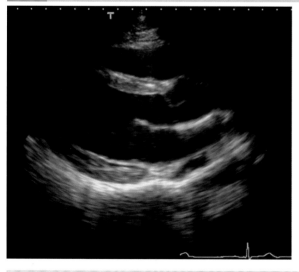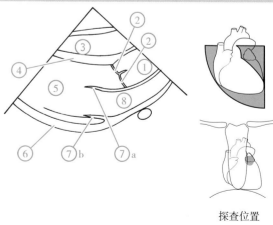

探查位置

①主动脉　②主动脉瓣　③右心室　④室间隔　⑤左心室　⑥左心室后壁　⑦二尖瓣(a：前瓣，b：后瓣)　⑧左心房

▶ 左心室短轴切面（主动脉瓣水平）

- 从左心室长轴切面顺时针旋转探头 90°，就可以得到该切面。
- 观察主动脉瓣、左心房、右心房、三尖瓣、肺动脉瓣、肺动脉等。

图2　左心室短轴切面（主动脉瓣水平）

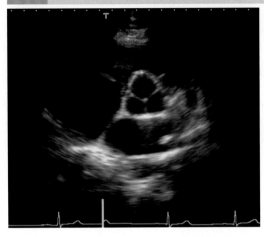
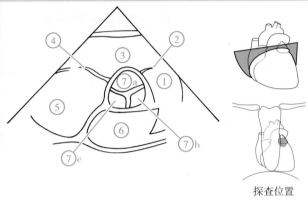

①肺动脉　②肺动脉瓣　③右心室　④三尖瓣　⑤右心房　⑥左心房　⑦主动脉瓣（a：右冠瓣，b：左冠瓣，c：无冠瓣）

▶ 左心室短轴切面（二尖瓣水平）

- 通过将探头位置从主动脉瓣水平稍微降低到心尖获取。
- 观察二尖瓣、左心室底壁（壁运动、壁厚度）等。

图3　左心室短轴切面（二尖瓣水平）

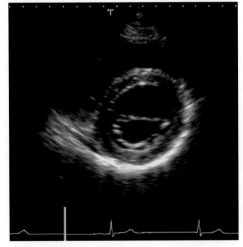
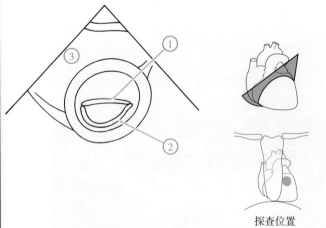

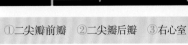
①二尖瓣前瓣　②二尖瓣后瓣　③右心室

▶ 胸骨旁短轴切面（肺动脉水平）

- 从胸骨左缘短轴切面倾斜探头进行扫查。
- 观察右心室、右心室流出道、肺动脉瓣、肺动脉等。

图4　胸骨旁短轴切面（肺动脉）

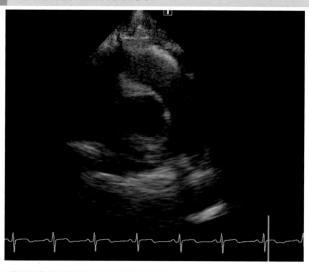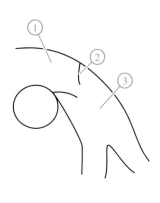

①右心室　②肺动脉瓣　③肺动脉

▶ 左心室短轴切面（乳头肌水平）

- 通过将探头位置从二尖瓣水平稍微降低到心尖侧获取。
- 是评价左心室中间部各壁（前壁、侧壁、后壁、下壁）运动的最佳切面。

图5　左心室短轴切面（乳头肌水平）

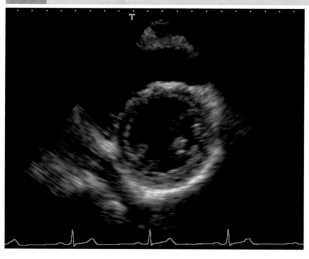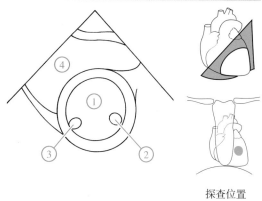

探查位置

①左心室　②前乳头肌　③后乳头肌　④右心室

▶ 右心室流出道长轴切面

- 从胸骨左缘长轴切面倾斜探头进行扫查。
- 观察右心室、右心室流出道、肺动脉瓣、肺动脉等。

右心室流出道长轴切面

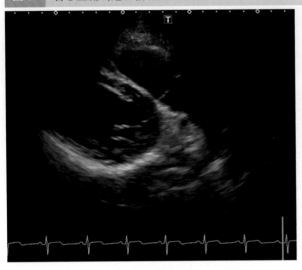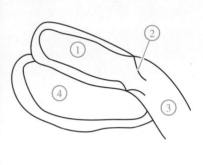

①右心室　②肺动脉瓣　③肺动脉　④左心室

▶ 右心室流入道切面

- 从胸骨左缘长轴切面倾斜探头进行扫查。
- 观察右心室、三尖瓣、右心房等。

右心室流入道切面

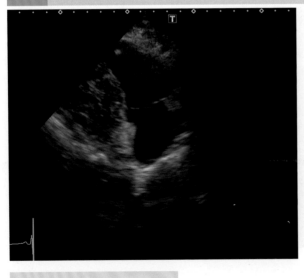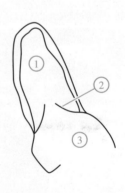

①右心室　②三尖瓣　③右心房

▶ 心尖左心室长轴切面

- 在心尖部放置探头，使心尖部和主动脉在同一直线上，进行扫查。
- 大致相当于左心室造影的第2斜位，有利于显示心尖部，也可用于评价室壁运动。

| 图8 | 心尖左心室长轴切面 |

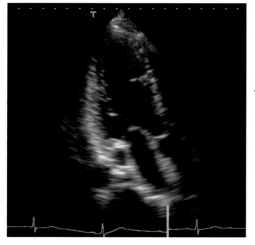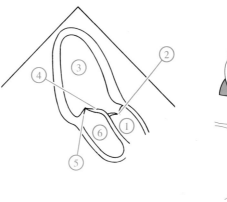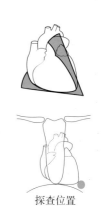

探查位置

①主动脉　②主动脉瓣　③左心室　④二尖瓣前瓣　⑤二尖瓣后瓣　⑥左心房

▶ 心尖四腔切面

- 从心尖左室长轴顺时针旋转探头，就可以得到该切面。
- 可以评价各心腔的相对大小切面，也可用于左心室容积、左心室射血分数、左心房大小的测量等。

| 图9 | 心尖四腔切面 |

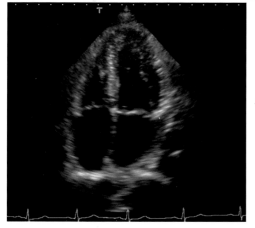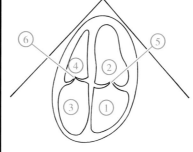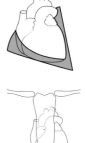

探查位置

①左心房　②左心室　③右心房　④右心室　⑤二尖瓣　⑥三尖瓣

心尖二腔切面

- 将探头放在心尖部，像扫查出左心室前壁和下壁一样得到切面。
- 是评价左心室各壁（前壁、后壁、下壁）运动的最佳切面。

图 10　心尖部二腔切面

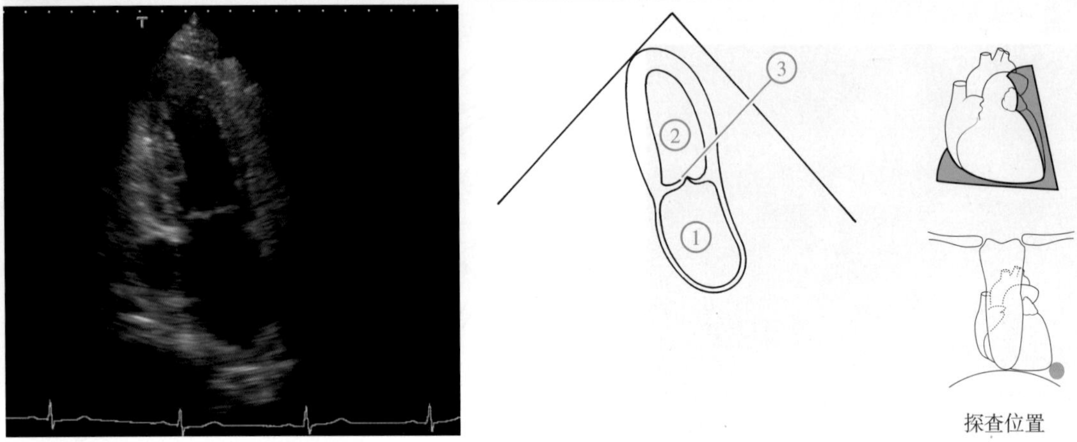

①左心房　②左心室　③二尖瓣

探查位置

> **临床要点**

- 用彩色多普勒法观察有无反流、分流等异常血流。
- 由于异常血流速度较快，因此用连续多普勒法测量流速。

反流

- 由三尖瓣关闭不全（tricuspid regurgitation：TR）引起的三尖瓣反流（TR jet）和由二尖瓣关闭不全（mitral regurgitation：MR）引起的二尖瓣反流（MR jet）用蓝色（远离探头的血流）显示。
- 反流中心部位的血流由于快速折返现象而混杂着红色，再加上湍流，形成马赛克流（mosaic flow）。
- 在右心室和左心室侧也可发现加速血流（acceleration flow）。

图 11	心尖四腔切面

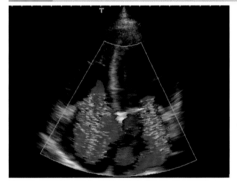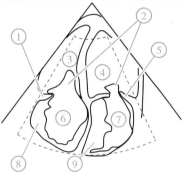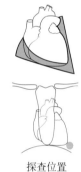

探查位置

①三尖瓣　②加速血流　③右心室　④左心室　⑤二尖瓣　⑥三尖瓣反流　⑦二尖瓣反流　⑧右心房　⑨左心房

分流

- 由于房间隔缺损（atrial septal defect：ASD）而从左心房分流到右心房的血流，用红色（接近探头的血流）显示。

图 12	肋骨弓下四腔切面

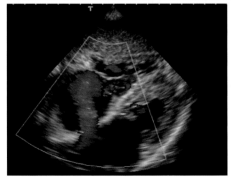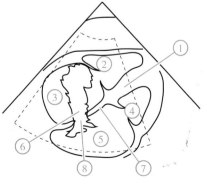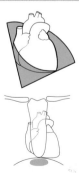

探查位置

①室间隔　②右心室　③右心房　④左心室　⑤左心房　⑥分流血流　⑦房间隔　⑧缺损口

> **病例**

陈旧性心肌梗死（old myocardial infarction）

- 心肌下壁、心肌间隔无收缩。
- 心肌下壁变薄。

图 13	陈旧性心肌梗死

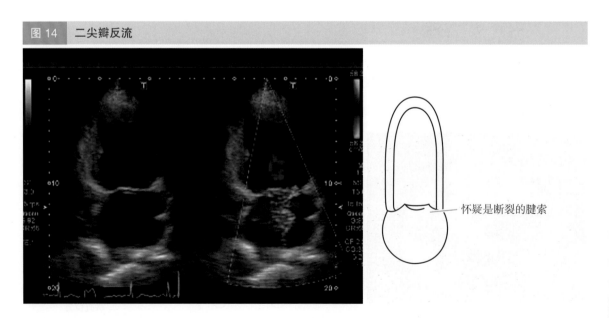

收缩降低，厚壁变薄

二尖瓣反流症（mitral regurgitation）

- 在二尖瓣环部观察到线性高回声，是断裂的腱索。

图 14	二尖瓣反流

怀疑是断裂的腱索

主动脉瓣反流症（aortic valve regurgitation）

● 观察到舒张期从主动脉瓣中央流入左心室的反流。另外，在主动脉侧也可观察到反流血流信号。

图 15　主动脉瓣反流

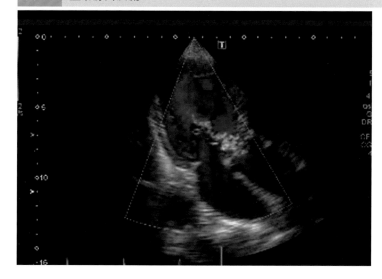
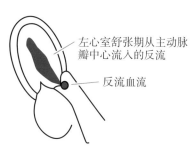

左心室舒张期从主动脉瓣中心流入的反流

反流血流

主动脉瓣狭窄（aortic stenosis）

● 随着主动脉瓣的钙化，瓣膜的活动性降低。特别是右冠瓣的活动性基本消失。

图 16　主动脉瓣狭窄

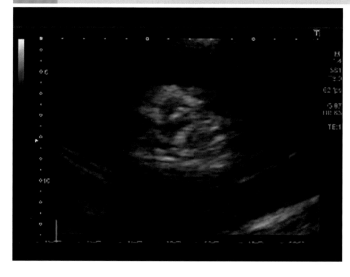
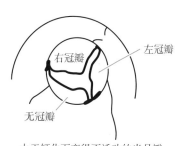

左冠瓣

右冠瓣

无冠瓣

由于钙化而变得不活动的半月瓣

05 心血管造影

导言… 解剖生理学

心脏解剖（图1，2）

- **位置：** 位于胸廓内，夹在左右肺之间，正中略偏左侧。下面是横膈，前面是胸骨，后面与食管、降主动脉相邻。心轴从右后上指向左前下方。
- **大小：** 约比握紧的拳头稍大。重量平均为 200 ~ 300g 左右。
- **结构：** 由右心房（right atrium：RA）、右心室（right ventricle：RV）、左心房（left atrium：LA）、左心室（left ventricle：LV）四个内腔组成。被室间隔、房间隔左右分开。在左、右心房室之间，右心由三尖瓣（tricuspid valve：TV）、左心由二尖瓣（mitral valve：MV）控制血流方向。另外，肺动脉（pulmonary artery：PA）有肺动脉瓣（pulmonary valve：PV），主动脉（aorta：Ao）有主动脉瓣（aortic valve：AV），控制血流方向。

图 1　心脏的解剖

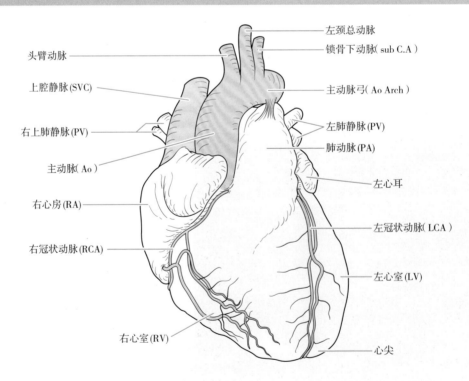

左颈总动脉
锁骨下动脉(sub C.A)
头臂动脉
上腔静脉(SVC)
主动脉弓(Ao Arch)
右上肺静脉(PV)
左肺静脉(PV)
主动脉(Ao)
肺动脉(PA)
左心耳
右心房(RA)
右冠状动脉(RCA)
左冠状动脉(LCA)
左心室(LV)
右心室(RV)
心尖

- 心输出量：心脏每分钟搏动 60 ~ 80 次，每心跳一次就输出 70 ~ 80ml 的血液。1 分钟大约 5L、1 小时 300L、1 天大约搏动 10 万次，使 8000L 的血液在全身循环。为了客观地评估心输出量，使用由体表面积计算的心脏指数。
- 心脏是不停地向全身输送血液的"泵"。
  →心功能下降意味着生命存在潜在危机。
  →心肌收缩需要大量的能量。

图2 血液循环示意图

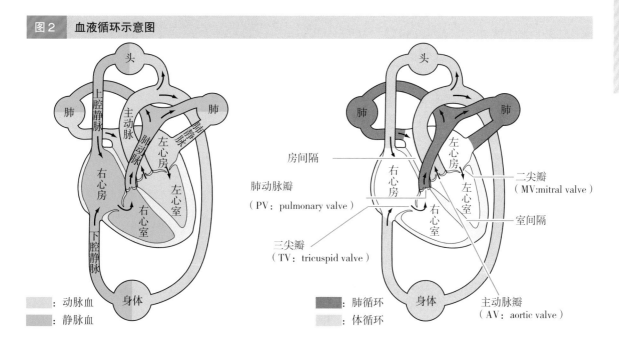

冠状动脉（图3，4）

- 冠状动脉起源于主动脉根部，是负责供给心脏血液的动脉，走行于心脏表面。
- 右冠状动脉（right coronary artery：RCA）从主动脉根部分支，在右心耳和肺动脉之间行走，再沿冠状沟走行，绕心锐缘至膈面的冠状沟内。
- 左冠状动脉（left coronary artery：LCA）从主动脉根部发出后即分叉，经过肺动脉后在前室间沟很快分为左前降支（left anterior descending：LAD）和回旋支（circumflex：CX）。发出 LAD 和 CX 的称为左主干（left main trunk：LMT）。前降支沿前室间沟行至心尖，广泛分布于左右心室和室间隔。回旋支沿冠状沟向后向下分布于左心房和左心室后壁。另外，回旋支与右冠状动脉呈对称分布。
- 血液经冠状动脉广泛分布于心肌后，引流到冠状静脉，冠状静脉窦（coronary sinus：CS）聚集并回流至右心房。冠状静脉与冠状动脉几乎并排走行。

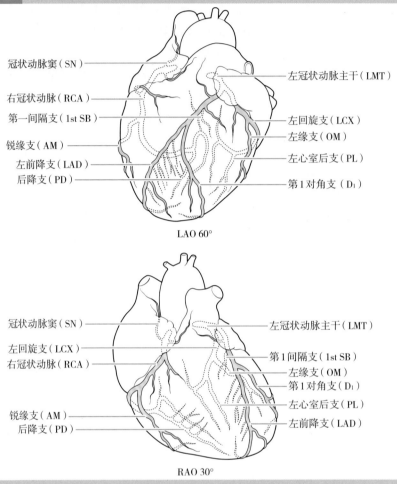

图 3　冠状动脉解剖

冠状动脉窦（SN）

右冠状动脉（RCA）

第一间隔支（1st SB）

锐缘支（AM）

左前降支（LAD）

后降支（PD）

左冠状动脉主干（LMT）

左回旋支（LCX）

左缘支（OM）

左心室后支（PL）

第1对角支（D₁）

LAO 60°

冠状动脉窦（SN）

左回旋支（LCX）

右冠状动脉（RCA）

锐缘支（AM）

后降支（PD）

左冠状动脉主干（LMT）

第1间隔支（1st SB）

左缘支（OM）

第1对角支（D₁）

左心室后支（PL）

左前降支（LAD）

RAO 30°

图 4　冠状动脉支配模式图

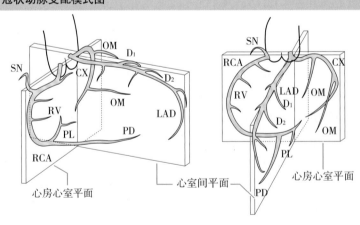

右冠状动脉（RCA）和左冠状动脉回旋支（LCX）在左右心室平面呈对称分布。有时右冠状动脉（RCA）发达，回旋支（CX）支配范围小（Right Dominant 提供案例）。左冠状动脉前降支（LAD）在左右室间沟下行，广泛地营养左心室和室间隔。

- 由于冠状动脉是心脏供血动脉，狭窄和闭塞会引起心肌缺血。心肌与其他脏器相比耗氧量多，如果处于缺血状态，心肌就会发生收缩障碍。

→心绞痛、心肌梗死

缺血性心脏病（Ischemic Heart Disease：IHD）

- 由于血管狭窄，冠状动脉发生血液循环障碍，心肌的血液需求和供给平衡被破坏，引发本病。

- 心绞痛（Angina Pectoris：AP）是由于冠状动脉供血不足，心肌急剧、短暂的缺血与缺氧所引起的临床综合征。
  持续缺血状态导致的心肌坏死的情况下的心肌梗死（Myocardial Infarction：MI）
  →缺血性心脏病目前以介入治疗为主，需要进行心脏导管检查。

检查概要

▶ 心导管检查

- 除心绞痛和心肌梗死等缺血性心脏病外，瓣膜病、心肌病等也属于心导管检查的范围。在心脏导管检查中，与其他血管造影一样，不仅仅要通过造影进行形态观察，心功能的评价也占了很大的比重。

■ 导管检查的目的

①通过造影了解解剖异常情况，如冠状动脉、心室和心房的形态，血流动力学以及间隔缺损的评估。

②通过测量心脏和大血管内压，测量各部的血氧饱和度，测量心输出量来评估心脏功能→ Swan–Ganz 导管（Swan–Ganz catheter），又称为热扩张导管（thermodilution catheter）。

③通过描记心内心电图诊断各种心律失常。

④心肌活检（biopsy）：扩张型心肌病（dilated cardiomyopathy：DCM），肥厚型心肌病（hypertrophic cardiomyopathy：HCM）等的确诊。

⑤介入（percutaneous coronary intervention：PCI，消融等）治疗。

儿科心脏导管检查

- 小儿科的心脏导管检查主要是用于评估心脏畸形。
- 在用镇静剂（sedation）使被检查儿童的意识水平降低的状态下，为了防止坠落事故，必须将小儿牢固地固定在检查台上进行检查。
- 儿童绝不是成人的缩小版。首先，疾病是多种多样的，不仅是形态观察，还包括检查各部的心脏内压，通过血氧饱和度（saturation）的测定来评价心功能、掌握病变程度是特别重要的，这些都需要专业的知识、经验和诀窍。
- 小儿介入治疗与成人相比少之又少。大多是以判断疾病程度和决定手术时间等为目的的手术前详细检查。
- 由于小儿心率比成人高，因此为了提高时间分辨力，有必要随机应变地调整摄影帧率。另外，小儿对比剂总量有增加的倾向，所以最好采用双 C 臂装置进行检查。

影像解剖

冠状动脉造影（图 5 ~ 13）

关于检查

流程： 从股动脉或肘动脉、桡动脉逆行将导管尖端插到主动脉瓣附近，选择性地插入左右冠状动脉内进行造影（图 6）。为了拍摄跳动的心脏，需要进行 15 ~ 20 帧 / 秒的高速拍摄，不使用数字减影血管造影（digital subtraction angiograghy，DSA）。

呼吸： 原则上在自然呼吸状态下拍摄。

体位： 卧位双手贴在躯干部位的状态下进行检查。

方向： 如果单独用一个方向的造影图像检查，有时容易出现对重叠或偏侧性狭窄的评价错误（图 7）。因此，应通过从各个方向拍摄的多角度图像信息来进行诊断。实际操作过程中，拍摄右冠状动脉时从 3 ~ 4 个方向（图 8）拍摄，拍摄左冠状动脉时从 6 ~ 8 个方向（图 9）拍摄。

对比剂： 血管造影使用的是非离子碘对比剂。通常手动注射约 5 ~ 10ml。另一方面，冠状动脉专用的注射器也得到了普及。

- 通常，使用 AHA 分类（American Heart Association segmentation，图 10）对病变进行定位。将右冠状动脉分为 1 ~ 4 节段，将左冠状动脉分为 5 ~ 15 节段，在其节段中进一步分为近侧（proximal）、中间（middle）、远侧（distal）来表现。

诊断目的

- 动态观察和评估冠状动脉的形态和血流动力学。在缺血性心脏病的诊断中，主要是确定病因病变，以进行介入治疗。
- 狭窄的原因多种多样，不过，对于软斑块和钙化的硬斑块，介入治疗的策略是不同的。可用冠状动脉造影进行冠状动脉的形状和血流动力学的评价，但是对狭窄部分性质的诊断中，光学相干断层扫描（optical coherence tomography：OCT）和血管内超声波（intravascular ultrasound：IVUS）的效果更好（后述）。

图5 | 左前斜（LAO）、右前斜（RAO）、CRAN、CAUD 方向的拍摄

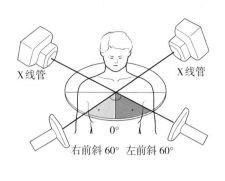

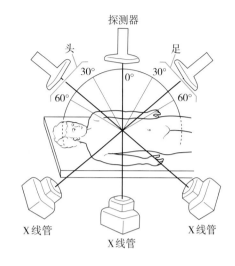

心脏导管检查采用下管式装置（X线管球位于工作台下方），为了防止放大，将探测器（I.I.，FPD）尽可能靠近体表进行拍摄。

图6 | 导管走行路径

图7 | 偏侧性病变

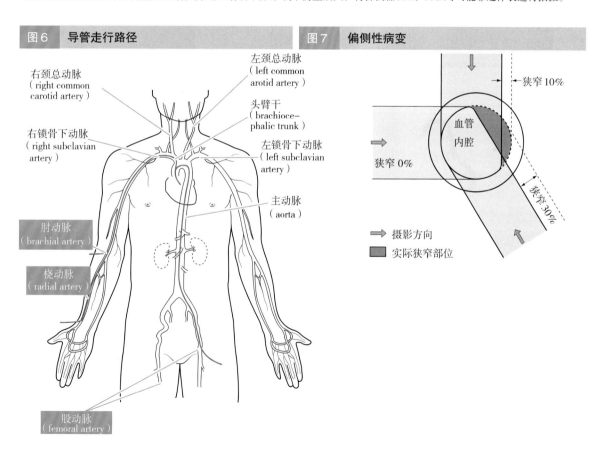

图 8   冠状动脉造影正常图像和摄影方向（右冠状动脉）

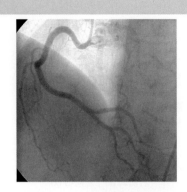

左前斜 CRAN

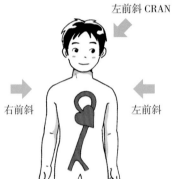

右前斜

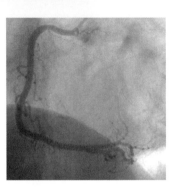

左前斜

右前斜

右室前支
（RV branch）

房室结支
（AV node a.）

左室后支
（PLD branch）

后降支（PD branch）

左前斜 CRAN

右室前支
（RV branch）

锐缘支
（AM branch）

房室结支（AV node a.）

左室后支（PLD branch）

后降支（PD branch）

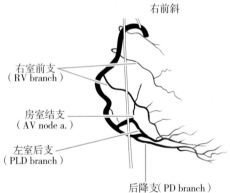

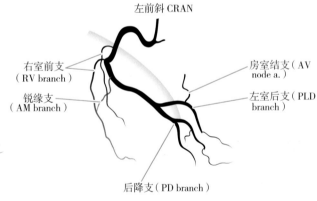

左前斜

右室前支
（RV branch）

锐缘支
（AM branch）

房室结支（AV node a.）

左室后支（PLD branch）

后降支（PD branch）

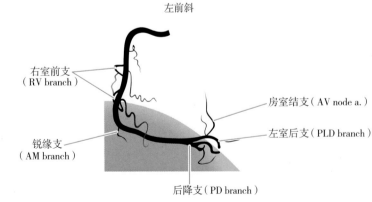

图9 冠状动脉造影正常像和摄影方向（左冠状动脉）

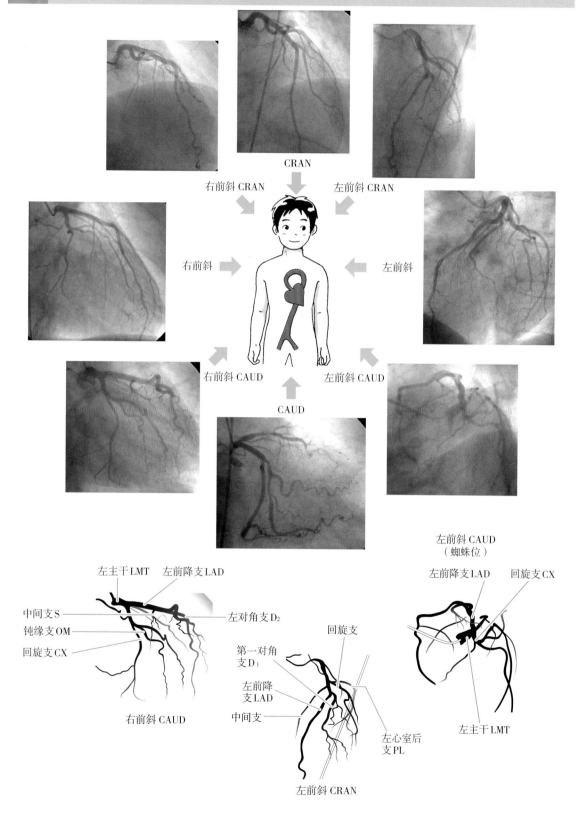

CRAN

右前斜 CRAN

左前斜 CRAN

右前斜

左前斜

右前斜 CAUD

左前斜 CAUD

CAUD

左前斜 CAUD
（蜘蛛位）

左主干LMT　左前降支LAD

中间支S

钝缘支OM

回旋支CX

左对角支D₂

右前斜 CAUD

第一对角
支D₁

左前降
支LAD

中间支

回旋支

左前降支LAD　回旋支CX

左心室后
支PL

左主干LMT

左前斜 CRAN

图 10   冠状动脉 AHA 分类

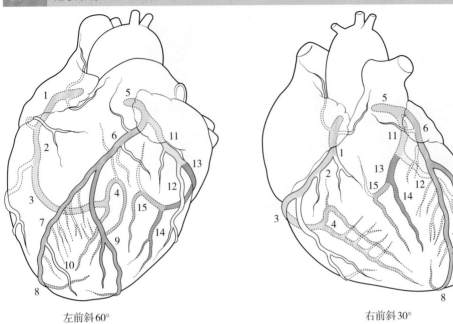

左前斜60°   右前斜30°

图 11   QCA

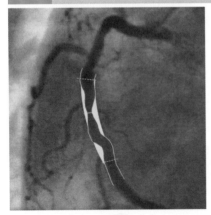

COMPUTER DEFINED OBSTRUCTION ANALYSIS		
MLD	: **1.02**	mm
% diameter stenosis	: **62**	%
Reference diameter	: **2.66**	mm
Length stenotic segment	: **17.73**	mm
Position of proximal border	: 2.19	mm
MLA densitometry	: 0.62	mm²
MLA circular	: 0.81	mm²
% area stenosis densitometry	: **89**	%
% area stenosis circular	: **85**	%
Reference area	: 5.56	mm²
Volume stenotic segment	: 42.37	mm³
Plaque area	: 15.32	mm²
Plaque volume	: 43.95	mm³
Symmetry	: 0.69	

测量血管直径和病变长度(Quantitative Coronary Analysis:QCA)也有软件。对于选择介入材料（球囊、支架等)有效。

图 12　IVUS

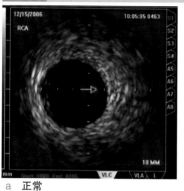

a　正常

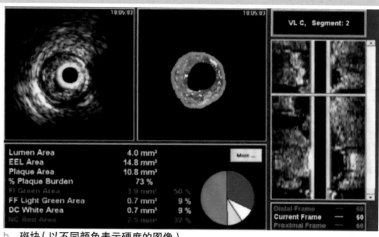

Lumen Area	4.0 mm²
EEL Area	14.8 mm²
Plaque Area	10.8 mm²
% Plaque Burden	73 %
FI Green Area	3.9 mm²	50 %
FF Light Green Area	0.7 mm²	9 %
DC White Area	0.7 mm²	9 %
NC Red Area	2.5 mm²	32 %

b　斑块（以不同颜色表示硬度的图像）

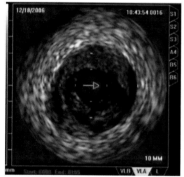

c　动脉剥离

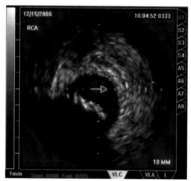

d　伴有钙化的狭窄

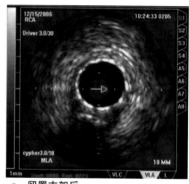

e　留置支架后

（画像提供：GOOD MAN 社）

▶ 左心室造影术（left ventriculography：LVG）（图 13 ~ 16）

关于检查方式

- **流程及摄影**：逆行性将猪尾形专用导管插入左心室内进行造影。采用专用分析软件进行心功能和心壁运动评价，为提高时间分辨力，以 30 帧 / 秒以上的速度进行拍摄。另外，在左心室造影中，因对比剂的量为 25 ~ 30ml，比较多，因此，最好用能够在一次造影中同时拍摄左前斜（LAO）、右前斜（RAO）两个方向的双平板探测器装置进行检查。

- **呼吸**：原则上在吸气末屏气状态下拍摄。但是，由于心脏也会随着呼吸引起的横膈的移动而移动，所以必须在透视下进行呼吸屏气训练后进行拍摄（另外，在单板、双板的情况下，通过使左心室正确位于 C 臂同等中心位置，可以提高左心室分析软件的分析结果精度）。

- **体位**：与冠状动脉检查一样采用卧位，双手贴于躯干进行检查。

- **方向**：沿心脏的长轴，以大约 LAO 60°、RAO 30° 拍摄（图 13、14）。

- **对比剂：**用注射器从猪尾导管以 8 ~ 10ml/ 秒左右的速度注入总量 25 ~ 30ml。当左心室的内部压力异常高时，通过降低注射速度来防止早搏。

■ **诊断目的**

- 用造影动态成像观察并评价左心室的形态、心室功能、心室壁运动、瓣膜关闭不全等。
- 利用 LVG 分析软件进行定量评价。从 RAO 方向由 LVG 选择舒张期和收缩期的图像，分别绘制左心室壁，并将其输入到分析软件中。可以算出作为左心室容量和心功能指标的心输出量、射血分数（ejection fraction：EF），另外，还可以客观评价心壁运动（图 15）。
- 与冠状动脉相同，通过 AHA 分类（图 16）评价左心室壁运动。

| 图 13 | LVG 左前斜和右前斜两个方向 |

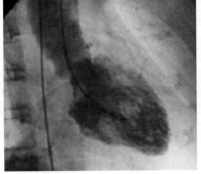 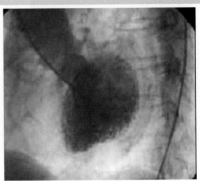

a 右前斜 30°   b 左前斜 60°

| 图 14 | 右前斜 30° 舒张期和收缩期 |

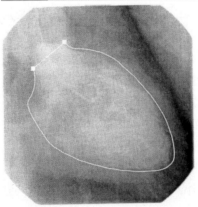 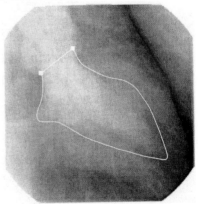

a 舒张期   b 收缩期

舒张期、收缩期是这样显示的。

图 15 | 图 16 LVG AHA 分类

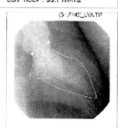

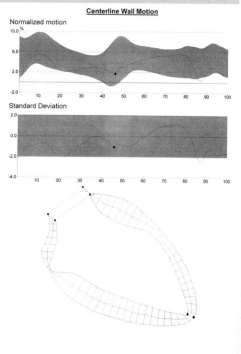

（经西门子公司授权刊登）

图 16 | LVG AHA 分类

主动脉

主动脉

1

2

右前斜

左前斜

5

6

7

4

3

缺血性心脏病和检查模式

小
知识

- 急性缺血性心脏病是介入治疗 (PCI) 的优选对象。
- 引起缺血的原因与冠状动脉的支配区域和其部分的心壁运动当然有相关关系。
- 在心壁运动的观察中，超声检查比较简便。在缺血性心脏病中，可以通过心电图推测病变血管。缺血性心脏病导管检查前必须进行 B 超和心电图检查。
- 但是，即使进行介入治疗 (PCI) 解除缺血，心肌也不一定能恢复运动能力。心肌的活力（生存可能性）不能通过导管检查进行确诊。在非紧急性的情况下，也可以通过核医学检查诊断心肌活力，然后制定治疗方案 [参考 P.328（心肌核素显像）]。

介入：PCI

- 冠状动脉的介入治疗称为 PCI（Percutaneous Coronary Intervention）。在 PCI 中，使用了在其他血管中不能进行的各种血流再通的技术。由于治疗策略不同，使用的器材也是各种各样的，实际上会使用很多的医疗器材。
- PCI 大致可分为①球囊成形术；②支架置入术；③旋切术。

①球囊成形术（图17）

- 将尖端带有球囊（气球）的导管引导至冠状动脉狭窄部，扩张球囊，推动血管扩张，使其再开通。根据血管状态可多次扩张或与其他器材组合治疗。

②支架置入术（图18）

- 它以类似于球囊成形术的方式进行。支架以折叠状态安装在球囊导管上，通过扩张球囊同时扩张支架，球囊从冠状动脉拉出后，支架仍以扩张状态留在冠状动脉狭窄部。它通过机械地支撑血管内腔来重新打开血流通道。

TOPIC 药物涂层支架

- 现在，在缺血性心脏病的治疗中，药物涂层支架（DES：Drug Eluting Stent）已成为主流。在 DES 上涂抹的药剂有免疫抑制剂和抗癌剂两种，通过这些药剂在冠状动脉内慢慢溶解，抑制了再狭窄的最大原因血管平滑肌细胞的增殖，成功地使治疗效果得到了飞跃性的提高。与传统支架（金属裸支架 Bare Metal Sten，BMS）相比，DES 可以使再狭窄率明显降低，但另一方面，有报告指出，它会引起迟发性支架内血栓症，因此，患者应长期服用抗血小板药物。但某些情况下，置入 BMS 的患者不能使用抗血小板药物，例如准备进行外科手术的患者和担心会出现出血性并发症的患者等。

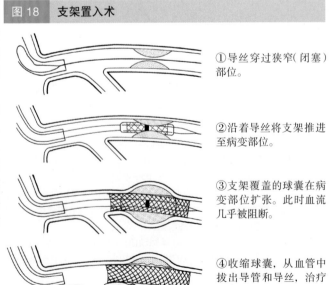

图17　球囊血管成形术（plain old balloon angioplasty：POBA）

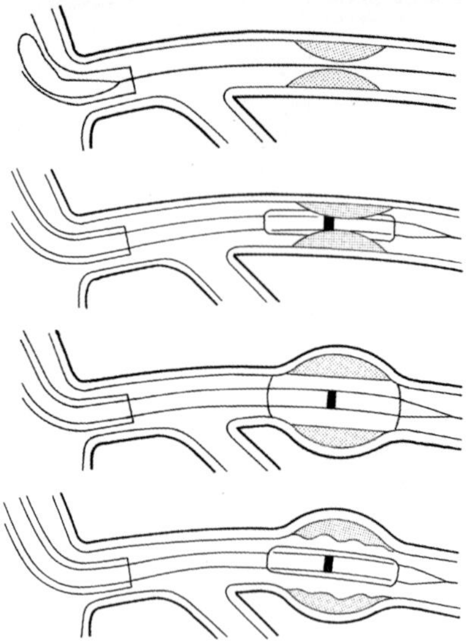

①导丝穿过狭窄（闭塞）部位。

②球囊导管沿导丝推进至病变部位。

③在病变部分扩张球囊。此时血流几乎被阻断。

④收缩球囊，从血管中拔出导管和导丝，治疗结束。

图18　支架置入术

①导丝穿过狭窄（闭塞）部位。

②沿着导丝将支架推进至病变部位。

③支架覆盖的球囊在病变部位扩张。此时血流几乎被阻断。

④收缩球囊，从血管中拔出导管和导丝，治疗结束。

③经皮腔内斑块旋切术

- 一种通过切除、粉碎和抽吸血管中的斑块占位物质（动脉粥样硬化组织和钙化斑块）来扩大狭窄的方法。
- 经皮腔内动脉粥样硬化旋切术（percutaneous transluminal coronary rotational atherectomy：PTCRA，图 19）简称为旋切术，是用一种高速旋转并被金刚石尖端包覆的椭圆形头部旋切器，精细研磨斑块并将其随血流清除的技术。对伴有钙化的硬斑块有效。
- 血栓捕捉导管可通过留置在病变部末梢侧来捕捉飞散的斑块和血栓，避免末梢栓塞的装置。

| 图 19 | PTCRA 原理 |

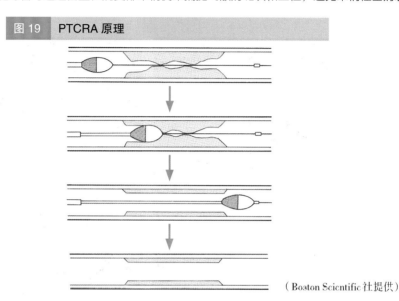

（Boston Scientific 社提供）

介入治疗：心律失常的心肌导管消融治疗（myocardiac catheter ablation）

- 所谓消融，是指通过专用电极导管插入心脏，通入高频电流，对靶组织进行热破坏的治疗方法。需对心电图进行描记并详细检查，用电刺激找出诱发心律失常的病因组织，进行消融治疗。特别是在 WPW 症候群、房室结折返性心动过速、心房扑动、阵发性心房颤动等心动过速性心律失常的治疗中取得了出色的效果，并取代了外科手术。

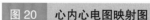

| 图 20 | 心内心电图映射图 |

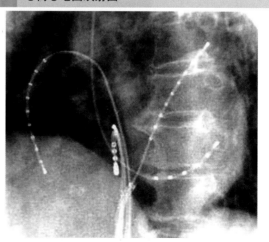

光学相干断层扫描（OCT）

● 为了有效地发挥 DES 的性能，备受瞩目的新型层析成像技术出现了。光学相干断层扫描（OCT：Optical Coherence Tomography）是利用近红外线（波长约 1300nm）和光学低相干反射仪获得血管内断层图像的诊断技术。该系统最大的特点是分辨力约为 10μm，这是现有血管内影像诊断技术中分辨力最高的一种，能够将迄今无法观察到的血管内微小组织结构成像。通过该图像装置，可以正确诊断支架是否与血管内壁紧密接触，从而有助于提高 DES 的治疗效果。

图 21	OCT

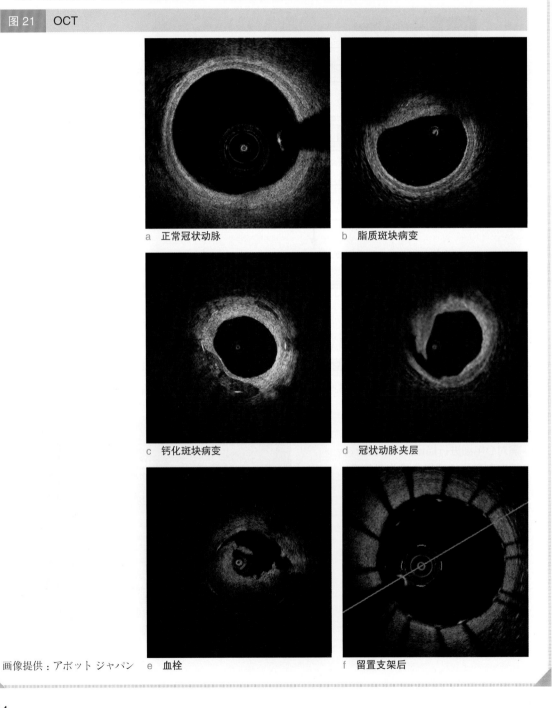

a　正常冠状动脉　　　　　　　　　　b　脂质斑块病变

c　钙化斑块病变　　　　　　　　　　d　冠状动脉夹层

画像提供：アボット ジャパン　　e　血栓　　　　　　f　留置支架后

MDCT

● 多排探测器 CT（multidetector-row CT，MDCT）作为缺血性心脏病的筛查和 PCI 治疗后的病程判定的检查已经得到肯定。随着 CT 技术的不断进步，探测器的多列化、高速化，在时间分辨力、空间分辨力方面已越来越适应心脏区域的检查。与血管造影相比，其优点是具有低创伤性、能够从任意方向观察三维立体图像等。但其缺点是，由于空间分辨力有局限性，在狭窄部位的实质性诊断方面，不及其他检查。

图 22　MDCT

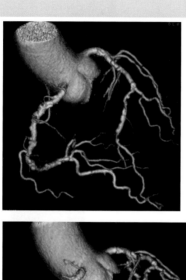
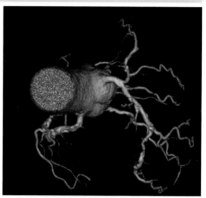
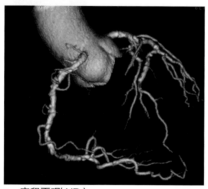
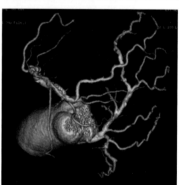

a　容积再现（VR）

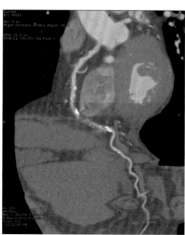

b　曲面重建（Curved Planar Reconstruction，CPR）

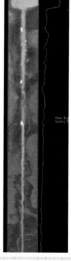

c　伸展图

CABG

- 在不适合介入治疗的情况下，选择冠状动脉旁路移植术（coronary artery bypass graft，CABG）。CABG 是在狭窄的冠状动脉的远端连接从主动脉（或者从胸内动脉）的移植血管，通过绕过狭窄部来谋求血流量恢复的外科手术。如大隐静脉等的静脉移植（venous graft）和锁骨下动脉、桡动脉、胃网膜动脉的动脉移植（arterial graft）也属于旁路移植术。

图 23	CABG 示例（示意图）

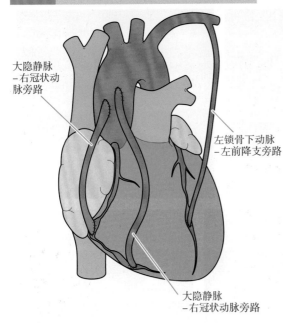

大隐静脉
－右冠状动脉旁路

左锁骨下动脉
－左前降支旁路

大隐静脉
－右冠状动脉旁路

图 24	左锁骨下动脉左前降支旁路造影

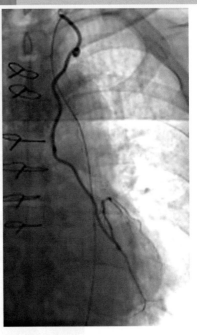

06 肺灌注显像

▶ 放射性药物和剂量

- ^{99m}Tc–MAA（^{99m}Tc–macroaggreated albumin）
- 剂量：111 ～ 222MBq

▶ 适应证

①肺栓塞的诊断、疗效判定、病程观察。
②评估肺癌中的肺血流变化（包括术前检查）。
③弥漫性肺疾病如阻塞性肺病的血流评价。
④主动脉炎综合征的肺血流评价。
⑤肺动脉高压评估。
⑥左右分流型疾病的评价（先天性心脏病、肺动静脉瘘等）。

> **CHECK!**
> 小贴士
> ● 肺叶（参考第 242 页"胸部 X 线成像"）

图 1　肺灌注显像

右侧（R-lateral） 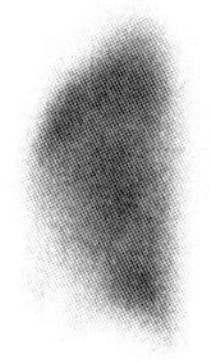　　左侧（L-lateral） 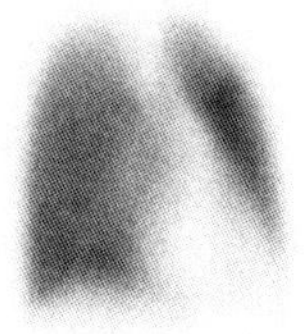　　右前斜（RAO） 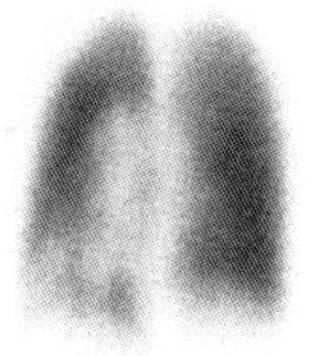　　右后斜（RPO）

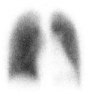 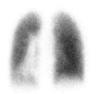 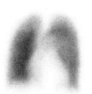 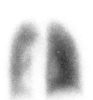

前面观（anterior）　　后面观（posterior）　　左前斜（LAO）　　左后斜（LPO）

图2　肺叶（前后像，侧叶像）

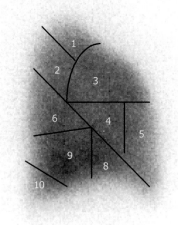

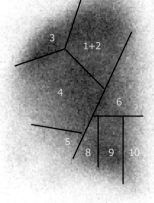

右侧（R-lateral）　　　　　　　　　　左侧（L-lateral）

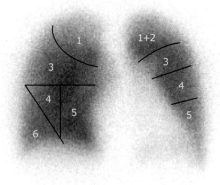

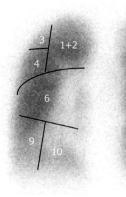

前面观（anterior）　　　　　　　　　　后面观（posterior）

*关于肺叶，参见"胸部X线成像"（第242页）

术语

▶ 1 肺血流分布比

- 在肺野（左右，上中下）的血流分布测定中，将左右肺，上下肺的血流分布设定为感兴趣区域进行定量。
- 正常情况下，由于重力效应，下肺野的血流比上肺野多，但肺动脉高压病例的情况下，上肺及肺尖部的血流增加。

▶ 2 分流

- 右心系统和左心系统的血液不经过毛细血管的转运被称为分流（分流：shunt），从右心系统到左心系统的分流被称为右左分流（RL 分流），另外，从左心系统到右心系统的分流被称为左右分流（LR 分流）。

图3　肺血流分布比 [1]

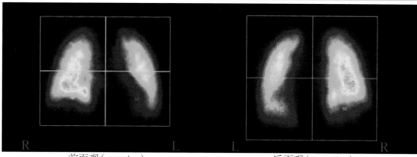

前面观（anterior）　　　　　后面观（posterior）

	前面观(anterior)				后面观(posterior)			
	左		右		左		右	
	数值	%	数值	%	数值	%	数值	%
上	285 420	22.6	324 460	25.7	256 130	23.0	331 030	29.7
下	236 360	18.7	418 510	33.1	212 220	19.0	314 970	28.3
全部	521 780	41.3	742 970	58.7	468 350	42.0	646 000	58.0

肺血流分布比分析结果

图4　左 / 右分流（RL shunt [2]）影像

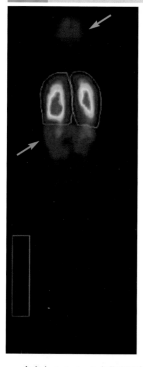

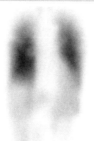

前面观（anterior）　　　后面观（posterior）

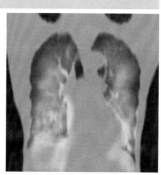

冠状位（coronal）

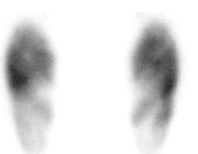

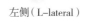

右侧（R-lateral）　　　左侧（L-lateral）

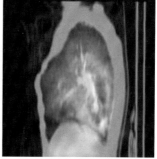

矢状位（sagittal）

a　全身（whole body）灌注图像

发现脑、腹部显影（→）。

b　平面（Planar）图像

c　SPECT-CT 融合（fusion）图像

图5　分流率

全身总计数(A)，两肺计数(B，C)，背景计数(D)
计算公式为：

分流率=[(A–D)-(B+C)(A–D)]

*如果有15%以上的分流(shunt)，血流多的脑、甲状
　腺、肾等就会显影。

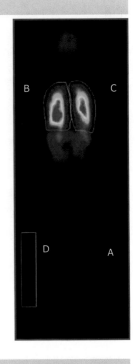

图6　肺灌注显像

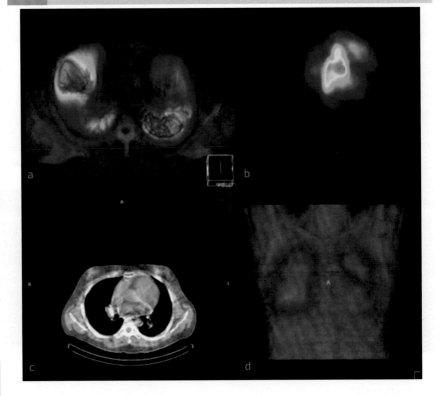

a　融合图像（横断位）	b　SPECT图像（矢状位）
c　CT图像（横断位）	d　3D 融合图像

07 肺通气显像

放射性药物和剂量

- ^{81m}Kr 气体，^{133}Xe 气体：185 ～ 370MBq
- ^{99m}Tc 气体：250 ～ 370MBq/0.1ml

^{99m}TCO$_4^-$ 放入专用发生装置中，在 2000 ～ 2500℃的温度下加热，形成气溶胶颗粒（0.08 ～ 0.2μm），以吸入肺部。

※ 使用 ^{99m}Tc 气体的肺通气显像，仅在日本约 2% ～ 3% 的医院中进行。

引自：第 7 回全国核医学诊疗实态调查报告书　日本アイソトープ協会医学・薬学部会全国核医学诊疗实态调查专门医委员会，RADIOISOTOPES 62：548–608，2013.

适应证

①评估弥漫性肺病，如阻塞性肺病。
②肺栓塞症的诊断：与肺灌注显像相结合，可提高诊断能力。
③呼吸道狭窄、阻塞性病变的评估、疗效判定、病程观察。

注意事项

- 惰性气体 ^{81m}Kr、^{133}Xe 约 95% 可以被呼出，因此适用于换气能力（ventilation）检查。
- 正常人的 ^{99m}Tc 图像与 ^{81m}Kr、^{133}Xe 气体的换气分布图像基本相同。另外，可以用来评价换气的分布和呼吸道的通畅性。

- ^{81m}Kr 气体：不需要闭合回路，儿童、老人、重症患者也容易检查。
- ^{133}Xe 气体：在换气能力以及呼出量的检查方面很出色。需要闭合回路，排气管理繁杂。
- ^{99m}Tc 气体：吸入后沉积在肺泡，肺内分布基本没有变化，因此可以进行 SPECT 成像。

CHECK!　　常见的疾病
- 慢性阻塞性肺疾病（chronic obstructive pulmonary disease，COPD）
- 肺气肿（pulmonary emphysema）

图 1　¹³³Xe 气体装置

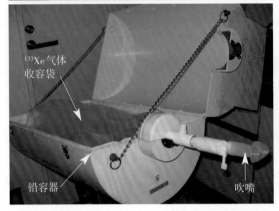
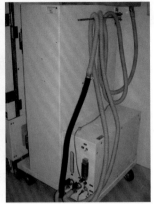

Xe气体收集装置

图 2　^{81m}Kr 气体装置

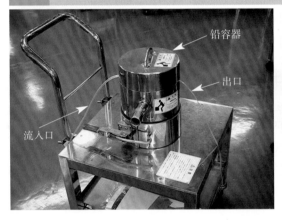
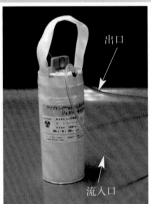

^{81m}Kr 发生器

图 3　^{99m}Tc 气体装置

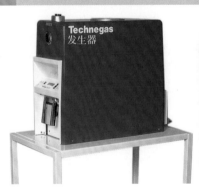
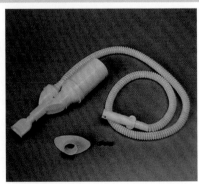

患者吸入器

图 4　基于 ^{81m}Kr 的肺通气显像

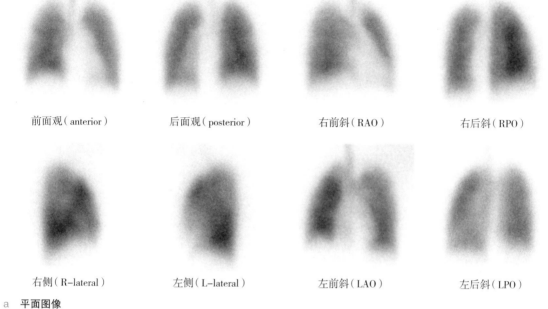

前面观（anterior）　　后面观（posterior）　　右前斜（RAO）　　右后斜（RPO）

右侧（R-lateral）　　左侧（L-lateral）　　左前斜（LAO）　　左后斜（LPO）

a　平面图像

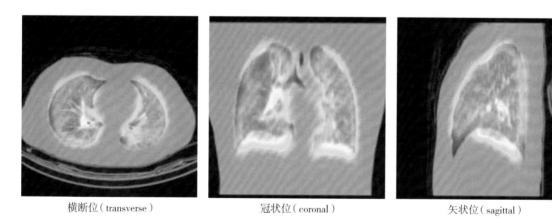

横断位（transverse）　　冠状位（coronal）　　矢状位（sagittal）

b　SPECT-CT 融合图像

图 5　肺通气显像

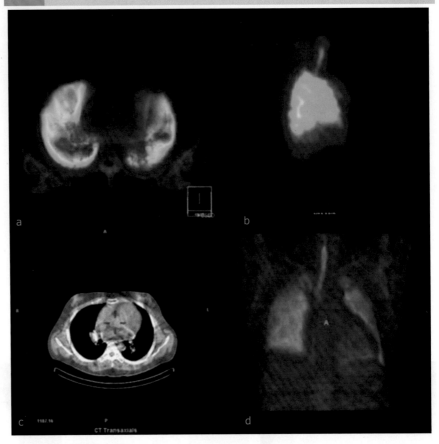

a	融合图像(横断位)	b	SPECT图像(矢状位)
c	CT图像(横断位)	d	3D融合图像

图6 病例 1：肺血栓栓塞

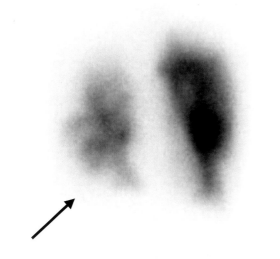

a 肺灌注图像（前面观）

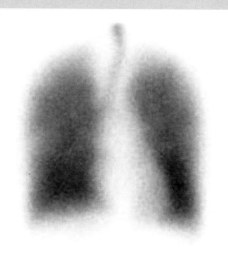

b 肺通气图像（前面观）

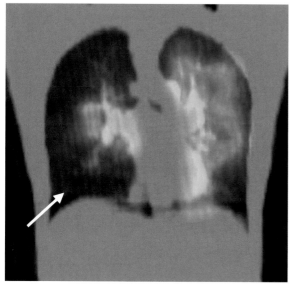

c SPECT-CT 融合图像

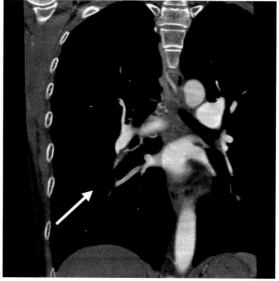

d CT图像

右侧占优势的两肺多发斑块状、楔状灌注缺损区（→），肺通气显像未发现明显缺损区。由于肺通气-血流灌注不匹配，因而怀疑是肺血栓栓塞症。

图7　病例2- 肺动脉高压

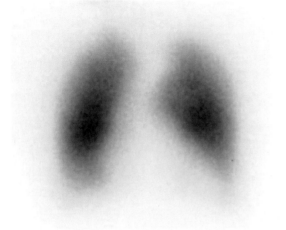 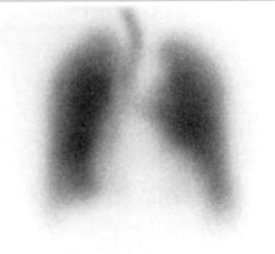

a　肺灌注图像（前面观）　　　　　　　　　b　肺通气图像（前面观）

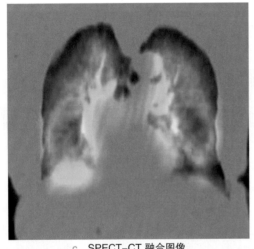 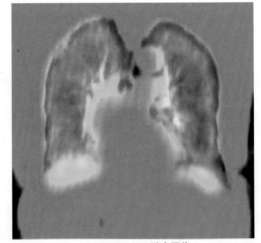

c　SPECT-CT 融合图像　　　　　　　　　d　SPECT-CT 融合图像

坐位给药。
在肺灌注显像中，头尾侧的生理聚集差异较小，提示相对来说头侧的血流较多，怀疑是肺动脉高压症。此外，没有发现明显的通气血流灌注不匹配。

08 肺吸入显像

▶ 放射性药物和剂量

- ^{99m}Tc 气溶胶（^{99m}Tc–HSA，^{99m}Tc 植酸盐，^{99m}Tc–DTPA）：185 ~ 370MBq

▶ 适应证

①评估弥漫性肺病，如阻塞性肺病；
②肺栓塞症的诊断：结合肺灌注显像，提高特异性。
③呼吸道狭窄、阻塞性病变的评估、疗效判定、病程观察。

▶ 注意事项

- 在正常的图像中，^{99m}Tc–MAA 的血流分布与 ^{81m}Kr 气体、^{133}Xe 气体引起的换气分布的图像基本相同，肺内的沉积效率约为 5% ~ 20% 左右。
- 通过对沉积在呼吸道、支气管系统末梢的气溶胶的运动进行长时间成像，可以评价黏液纤毛功能。
- 使气溶胶沉积在肺泡上，通过测定从肺中消失的时间，可以评价肺泡上皮的通透性。

▶ 图像所见

- 由于狭窄或分泌物而导致气道变窄的区域
  ⇒湍流使气溶胶的沉积增加，形成过剩沉积（hot spot）。
- 不换气的地方，以及呼吸道主干中气溶胶沉积较多
  ⇒到达末梢的气溶胶较少，呈现相对缺损的图像。

小贴示

- 液体或固体的微粒子漂浮在气体中的状态称为"气溶胶"。在这种气溶胶中加入了 RI（^{99m}Tc）让患者吸入，使其沉积在支气管、肺泡上。粒子直径约为 0.5 ~ 5μm。

图 1　气溶胶沉积模式

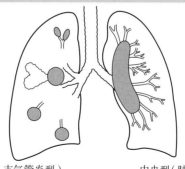

外周型（支气管炎型）　　　中央型（肺气肿型）

病变存在于支气管时，气溶胶无法到达末梢肺泡，不能显示正常换气分布。
中央型沉积模式：肺气肿或肺门部肺癌时，由于主支气管的内部变化，容易产生湍流，导致中央部发生沉积。
末梢型沉积模式：慢性支气管炎时，气溶胶可以到达肺泡，但是分布不均一，发生房状沉积。

09 心肌核素显像

概要

▶ 心肌核素显像的目的

● 心肌显像可用于心肌梗死等缺血性心脏病和心肌病的诊断，以及判读缺血性心肌细胞是否存活（viability）和治疗前后的评价，再狭窄的检测等。

▶ 显像的信息和主要使用的核素

1. 血流（心肌灌注显像）	^{201}TlCl（氯化铊）
	^{99m}Tc-TF（^{99m}Tc-tetrofosmin）
	^{99m}Tc-MIBI（sestamibi）
2. 代谢（心肌脂肪酸代谢显像）	^{123}I-BMIPP（beta-methyl-p-iodophenyl pentadecanoic acid）
3. 神经支配（心肌交感神经功能显像）	^{123}I-MIBG（metaiodobenzyl guanidine）
4. 损伤部位（急性心肌梗死显像）	^{99m}Tc-PYP（pyrophosphate：焦磷酸）

● 也有将这两种核素组合投用，用同一断面像比较不同心功能图像的方法（双核素显像）。

● 对于同样的缺血性心脏病的核医学检查，也需要根据检查目的选择放射性药品和检查方法。

1. 心肌血流灌注显像

- 心肌血流 SPECT 检查，在静息时、负荷时（运动负荷和药物负荷）分别进行检查。

- 以 SPECT（断层）显像的重建图像为基础，显示并分析极坐标靶心图（Polar map，别称：牛眼图 Bull's eye）和 QGS（Quantitative Gated SPECT：心肌壁运动分析）、QPS（Quantitative Perfusion SPECT：心肌血流分析）等。

  - 静息时检查
  - 负荷时检查：运动负荷法……自行车测力计法、跑步机法、腺苷药物负荷……双嘧达莫、多巴酚丁胺、ATP

    ※ 腺苷注入速度：以 0.12ml/kg/min 静脉持续注射 6 分钟。在给药开始 3 分钟后注入同位素。

① 基于 ^{201}TlCl 的心肌血流 / 负荷心肌血流灌注显像

▶ 放射性药物和剂量

- ^{201}TlCl（氯化铊）：74 ~ 111MBq

▶ 检查前注意事项

- 检查前禁食

▶ 显像方法

▉ 静息时检查

- 静息时给药，5 ~ 10 分钟后开始显像。

- 进行门控采集时，将 R–R 间隔分为 8 ~ 16 段，采集 20 ~ 30 分钟。

- 根据情况，在 3 ~ 4 小时后或者 24 小时后，或者再采用静脉注射法显像（静脉注射时，初次追加 74MBq，再静脉注射时追加 37MBq）。

▉ 负荷时检查

- 在最大负荷时给药，负荷后的症状稳定后约 10 分钟开始显像（负荷时图像）。

- 此外，在 3 ~ 4 小时之后，对后期图像（静息图像）进行显像。

- 根据需要行门控采集。

▶ 平面图像的各方向和心肌部位的划分

图 1　平面图像的各方向和心肌部位的划分

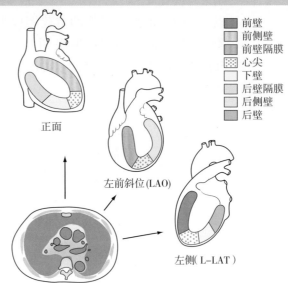

前壁
前侧壁
前壁隔膜
心尖
下壁
后壁隔膜
后侧壁
后壁

正面

左前斜位(LAO)

左侧(L-LAT)

▶ SPECT 的各断面图像和冠状动脉支配区域

图 2　SPECT 的各断面图像和冠状动脉支配区域

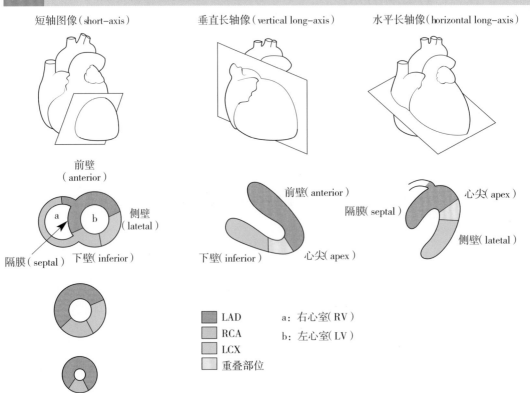

短轴图像（short-axis）

垂直长轴像（vertical long-axis）

水平长轴像（horizontal long-axis）

前壁
（ anterior ）

侧壁
（ latetal ）

隔膜（ septal ）　下壁(inferior)

前壁(anterior)
隔膜（ septal)
下壁(inferior)　心尖(apex)

心尖(apex)
隔膜（ septal)
侧壁(latetal)

LAD
RCA
LCX
重叠部位

a：右心室(RV)
b：左心室(LV)

330

图3 　²⁰¹TICI 正常显像

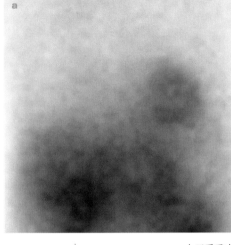

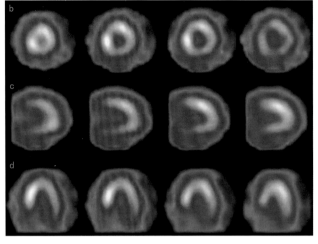

a	平面图像	b	短轴断层像
		c	垂直长轴像
		d	水平长轴像

· 由于受重力的影响，身体深部的下后壁、中壁可以观察到低浓聚以及乳头肌的高浓聚。
· 在静脉注射后和肺的弥漫性炎症中，肺显影显著，即使在正常病例中，在运动负荷后或用多排探测器检测时，在SPECT图像中也可见淡淡的右心室壁显影。

▶ 特征

■ 再分布现象

● 使用 ²⁰¹Tl SPECT 检查时，比较负荷时的早期图像和后期图像。

● 早期图像的放射性分布减低，在后期图像中得到改善的情况称为"再分布"，这表示存在心肌缺血。

● 使用再静脉注射法等方法可以进行更准确的评价。

图4 　双嘧达莫负荷时 ²⁰¹Tl SPECT 再分布图像

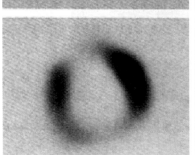

早期像

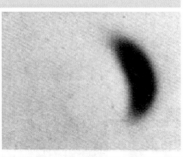

后期像

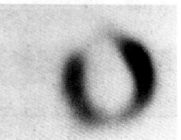

在前、中、下壁可见再分布。

- 与 ^{201}Tl 不同的是，^{99m}Tc-MIBI 没有明显的再分布，诊断心肌缺血时，必须将负荷显像和静息显像分两次进行。而 ^{201}Tl 静脉注射后在心肌的最初分布为初始分布，3～4 小时后呈现再分布，可一次性完成负荷试验和延迟显像检查。

图 5　极坐标显示靶心图（Polar map，Bull's eye）

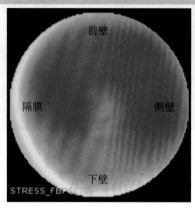

作为心肌表面展开显示的方法，使用极坐标的显示方法。

以短轴断层为基础制作而成，容易理解前壁，隔膜，下壁，侧壁，能很好地在一张图像上显示整个心肌的方法，也被称为牛眼图（Bull's eye）。

■ **两种核素同时采集法**

- 注入不同核素标识的两种放射性药物，同时采集各核素的光电峰值数据的方法。
- 同一部位的检查能同时使用两种核素，可以在同一断面上使用不同的心脏功能图像进行诊断，但必须修正不同核素间产生的干扰。

图 6　利用 ^{201}TlCl 和 ^{123}I-BMIPP 两种核素同时显像

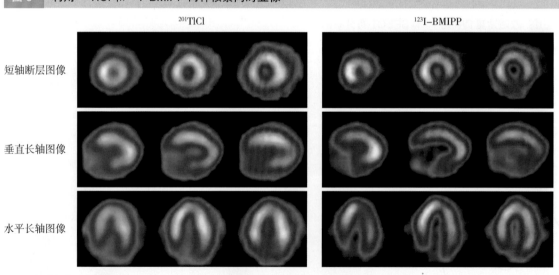

^{201}TlCl 在引起的血流灌注 SPECT 中，没有发现明显的血流降低，但是，^{123}I-BMIPP 的脂肪酸代谢 SPECT 显示下壁～心尖轻度浓聚降低。

② ^{99m}Tc 制剂的心肌血流 / 负荷心肌血流显像

放射性药物和剂量

- ^{99m}Tc-MIBI（sestamibi，商品名：Cardiolite）：370 ~ 740 MBq
- ^{99m}Tc-TF（tetrofosmin，商品名：mioview）：370 ~ 740 MBq

检查前注意事项

*1 ^{99m}Tc 在给药后立即在肝脏、胆囊中高度浓聚。30 ~ 60 分钟后流出消化道，由于在胆囊中的高浓聚是造成伪影的原因，为了收缩胆囊降低计数，让其摄取牛奶等含脂肪食物。

- 检查前可以饮食。但是，为了使诱发缺血的条件保持稳定，也有禁食的情况。
- 给药 20 ~ 30 分钟后，可以摄入牛奶等含脂肪食物[*1]。
- 虽然 ^{99m}Tc-MIBI 的给药时间很短，但有时仍会感到口腔内有金属味或苦味。
- 根据检查目的，有时也会停用心脏药物。

显像方法

静息时检查

*2 在静脉注射后 ^{99m}Tc-TF 迅速进入心肌并可保留一段时间，因此可以根据检查时间表，从给药后的早期到几小时进行心肌显像。

- 使用 ^{99m}Tc-MIBI 时，给药 30 分钟后可以显像。
- 使用 ^{99m}Tc-TF 时，可在给药 15 分钟后显像[*2]。

负荷时检查

- 负荷的方式与 ^{201}TlCl 相同，检查方法有几种（图 11）。
- 注射后的运动持续时间至少为 90 秒，必要时进行门控采集。

1 日法：在同一天进行静息时检查和负荷时检查的方法。

　　　　负荷 – 静息法：首先进行负荷时检查，然后进行静息时检查。出现缺血症状和变化时，需要考虑恢复所需的时间（通常为 3 ~ 4 小时），需要给予静息时检查的 ^{99m}Tc 制剂。

　　　　静息 – 负荷法：先进行静息时检查，然后进行负荷时检查。静息时检查后，可以立即进行负荷检查。

2 日法：采用在不同日期进行静息时检查和负荷时检查的方法，任意先进行哪一种都可以。

　　　　负荷时检查时，在最大负荷时给药，30 ~ 60 分钟后开始显像。

图 7　使用 99mTc-MIBI 和 201TlCl 两种核素同时显像的正常影像

201TlCl（静息时图像）　　　　　　　99m Tc-MIBI（负荷时图像）

短轴断层图像

垂直长轴图像

水平长轴图像

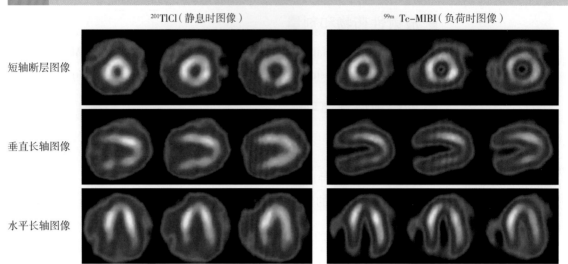

静息时、负荷时均未发现血流灌注下降。

图 7　使用 99mTc-MIBI 和 201Tl 两种核素同时显像的临床病例

201Tl（静息时图像）　　　　　　　　99m Tc-MIBI（负荷时图像）

短轴断层图像

垂直长轴图像

水平长轴图像

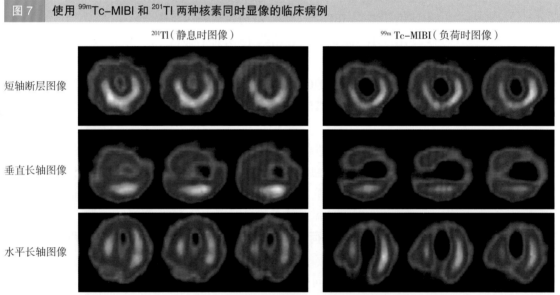

静息时、负荷时均发现前壁间隔~心尖部血流灌注下降

图 9　使用 ^{99m}Tc-MIBI 的负荷：静息 1 天法正常影像

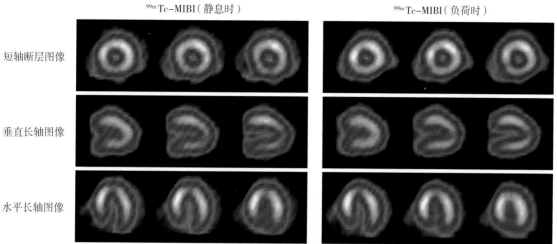

^{99m}Tc–MIBI（静息时）　　　　　　　^{99m}Tc–MIBI（负荷时）

短轴断层图像

垂直长轴图像

水平长轴图像

静息时、负荷时均未见灌注下降

图 10　使用 ^{99m}Tc-MIBI 负荷：静息 1 天法临床病例影像

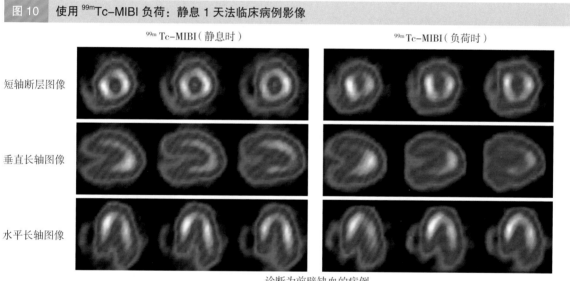

^{99m}Tc–MIBI（静息时）　　　　　　　^{99m}Tc–MIBI（负荷时）

短轴断层图像

垂直长轴图像

水平长轴图像

诊断为前壁缺血的病例

图 11　负荷心肌显像的检查方法

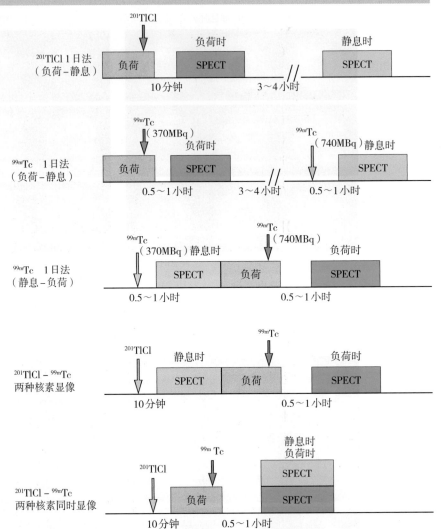

▶ 使用分析软件显示

QGS（Quantitative Gated SPECT）

- Cedars–Sinai 医疗中心开发的 QGS 可自动提取搏动的左心室内壁值、定量计算出左心室射血分数和左心室容量等心脏功能值。QGS 分析图像可以得到极坐标表示心肌的靶心图（牛眼图，Bull's eye），还可以算出舒张期（EDV：end–diastolic volume）和收缩期（ESV：end–systolic volume）容积等，从而进行心功能评价。

- 通过在采集心肌 SPECT 数据时并采集同步心电图，不仅有助于缺血的诊断，而且也有助于对吸收衰减引起的伪影和梗死进行鉴别。

QPS（Quantitative Perfusion SPECT）

- QPS 是在 QGS 分析的基础上，通过心室壁提取的心肌血流 SPECT 和牛眼图（Bull's eye）图像进行负荷 / 静息（Stress/Rest）比较，以及通过与健康者数据库的比较进行程度 / 严重程度（Extent/Severity）图像分析。

QGScardio REPO

- 是富士胶片富山化学株式会社在 EXINI Diagnostics AB（Sweden）以及金泽大学的技术协助下开发的心肌血流灌注 SPECT 综合解析软件。根据心电图同步心肌血流灌注 SPECT 的数据，可以自动进行心肌血流异常的量化和各种心功能指标的分析。另外，利用人工智能之一的 Artificial Neural Network 技术进行异常部位判定。

图 12	使用 QGS（Quantitative Gated SPECT）分析显像

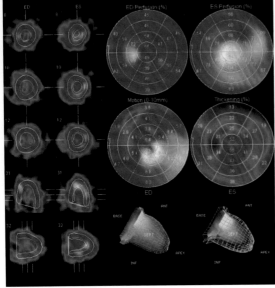

图 13	使用 QPS（Quantitative Perfusion SPECT）分析显像

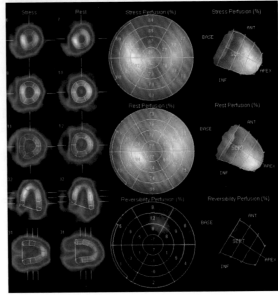

与图 10 为相同的病例
EDV:56ml
ESV:26ml
EF:54%
负荷：下后壁灌注下降（inferoposterior hypocount）
静息：几乎是完全灌注（complete fill-in）的一部分

与图 10 为相同的病例

图 14	三维图像

上排：负荷时，下排：静息时

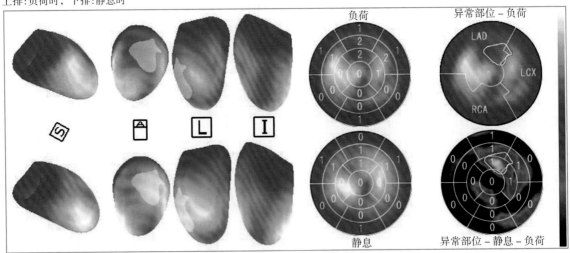

与图 10 为相同的病例

EDV:71 ml
ESV:32 ml
EF:55%

2. 心肌脂肪酸代谢显像

▶ **放射性药物和剂量**

- ^{123}I-BMIPP：74 ～ 148MBq

▶ **检查前注意事项**

- 检查前禁食

▶ **显像方法**

- 给药 20 分钟后开始显像。
- 通常，只采集早期影像，但根据目的，可以在 3 ～ 4 小时后延迟显像。以同时评价心肌血流灌注和心肌脂肪酸代谢状态，也有同时使用 ^{201}TlCl 及 ^{99m}Tc 两种核素显像的情况。

图 15 ^{123}I-BMIPP 正常图像

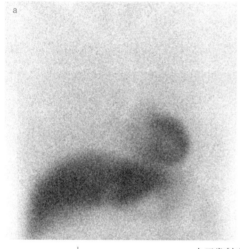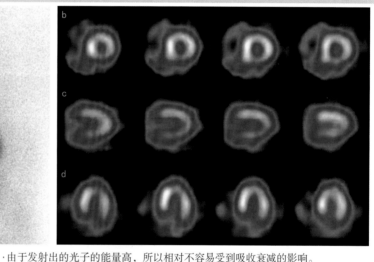

a	平面图像	b	短轴断层图像
		c	垂直长轴图像
		d	水平长轴图像

·由于发射出的光子的能量高，所以相对不容易受到吸收衰减的影响。
·有的病例即使在临床上没有明显的冠状动脉疾病症状，也完全看不到心肌浓聚。

▶ **^{201}TlCl 和 ^{123}I-BMIPP 中的不匹配**

- ^{201}TlCl 和 ^{123}I-BMIPP 中不匹配的定义是血流灌注显像中 ^{201}TlCl 相对于 ^{123}I-BMIPP 的浓聚减少的部位。由于脂肪酸代谢的改善比血流灌注图像的改善要晚，因此会出现不匹配现象，这有助于心肌活力（viability）的评价。
- ^{123}I-BMIPP 用于诊断不稳定心绞痛、冠状动脉痉挛性心绞痛、心肌病、心力衰竭等。不匹配图像显示风险部位。在心肌梗死后的评估中，可以预测心功能恢复的可能性，如果再狭窄，范围有多大，有助于治疗效果的判定、心脏活动预测、决定风险分层的治疗方针。

3. 心肌交感神经功能显像

放射性药物和剂量

- ^{123}I-MIBG：74 ~ 111MBq

检查前注意事项

- 检查前无需空腹。
- 服用利血平和三环类抗抑郁药会导致浓聚降低，因此在检查前应停止服用。
- 为了防止甲状腺被照射，必须使用高氯酸钾来封闭甲状腺。

显像方法

- 给药 20 分钟后进行早期显像，3 ~ 4 小时后进行延迟显像。
- 由于有 ^{123}I-MIBG 低浓聚的病例，因此前面的平面像是不可缺少的。
- 在平面正面图像中，计算 HM 比（心脏 / 纵隔比）[1] 和 WR 率（washout rate，清除率）[2]，作为评价的指标。

术语

▶ **1 HM 比（heart-tome-diastinum ratio，心脏与纵隔之比）**

- 显示与纵隔相比心肌浓聚程度的指标。
- 正常值：早期图像 2.0 ~ 2.7
  延迟图像 2.1 ~ 2.9

▶ **2 WR（washout rate，清除率）**

- 表示从早期图像到延迟图像清除了多少（百分之几）的指标。
- 正常值：21% ~ 30%

图 16 ^{123}I-MIBG 正常图像

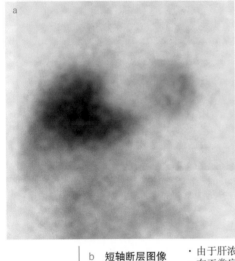

a	平面图像
b	短轴断层图像
c	垂直长轴图像
d	水平长轴图像

- 由于肝浓聚高，心肌摄取率低，有时无法获得清晰的图像，因此读片需要考虑。
- 在正常病例中下壁分布较少，在高龄者中明显降低。

▶ 心脏/纵隔比（heart–to–mediastinum ratio）

- 心脏/纵隔比有助于评估心力衰竭的严重程度及预后评价和治疗效果。进行正面平面图像，根据心肌和上纵隔的计数比以及心肌的早期图像和延迟图像的计数，算出清除率（washout rate）。心脏纵隔比越低，病情越严重。另外，清除率可反映交感神经活性，用于评价伴有心力衰竭的交感神经活动亢进。

| 图 17 | 心脏/纵隔比分析的正常影像 |

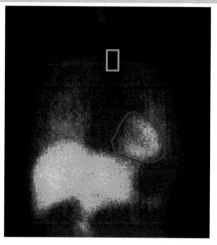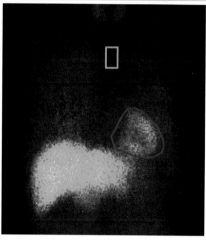

	兴趣区早期状态		延迟兴趣区状态	
	纵隔	心脏	纵隔	心脏
总计	4327	102 691	3033	73 318
平均[计数/像素]	5960	20 355	3996	14 385
H/M	3415		3600	
WR	29.3			

图 18　^{123}I–MIBG 临床病例

a　帕金森病

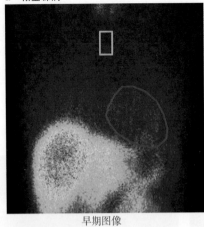

早期图像　　　　　　　　　　延迟图像

早期图像 H/ M 1.51
延迟图像 H/M 1.24
WR 47.1%

b　扩张型心肌病

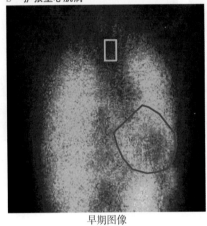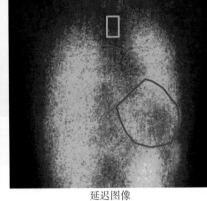

早期图像　　　　　　　　　　延迟图像

早期图像 H/ M 1.78
延迟图像 H/M 1.38
WR 47.3%

a、b的HM比较低，WR亢进

▶ 心肌 SPECT 图像中伪影的原因

表 1	心肌 SPECT 图像中的伪影

数据采集问题	・软组织吸收因素 　乳房(在乳房较大的女性病例中明显) 　膈肌(在膈肌发达的男性中明显) 　左侧胸壁的脂肪(在肥胖者中明显) ・腹部器官的浓聚(胃、肠道、肝脏、胆囊等的浓聚) ・心肌高浓聚(前后乳头肌:左心室肥大时更明显) ・心尖部低浓聚 ・心脏的运动(包括伴随呼吸的膈肌运动) ・受试者的身体运动 ・手臂的位置(放下时显像)
成像设备问题	・探测器灵敏度不均匀 ・旋转中心偏移 ・检查台吸收衰减
数据处理问题	・不正确的滤过器选择 ・轴设置不正确 ・不正确的吸收衰减校正 ・不正确的截止级别设置

参考文献

1) 久保敦司编: 臨床放射線別冊シンチグラムアトラス, 金原出版, 1997.
2) 山崎純一ほか: 症例からはいる心臓核医学マニュアル, メディカルレビュー一社, 2001.
3) 中嶋憲一ほか: 核医学画像診断ハンドブック, エルゼビア・ジャパン, 2003.
4) 玉木長良: 心臓核医学の基礎と臨床, 改訂版, メジカルセンス, 2003.

▶ 依据为检查目的选择核素

图 19	依据检查目的选择核素

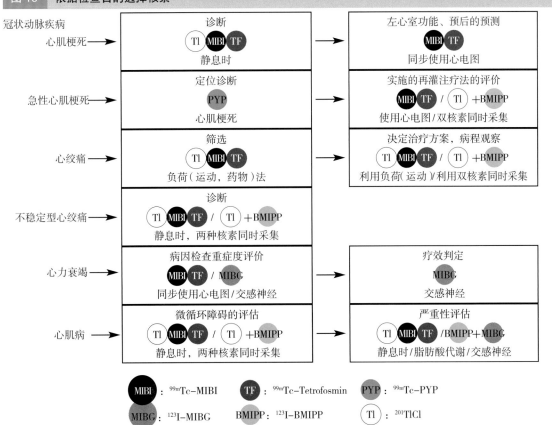

343

4. 心肌损伤、急性心肌梗死显像

▶ 放射性药物和剂量

- ^{99m}Tc-PYP（焦磷酸盐）：740MBq

▶ 检查前注意事项

- 无特殊

▶ 显像方法

- 给药 2 ~ 4 小时后，进行平面显像以及 SPECT 显像。
- 与 ^{201}TlCl 双核素同时采集 SPECT 成像也是有效的（在这种情况下，^{99m}Tc PYP 给药 3 ~ 4 小时后静脉注射 ^{201}TlCl，双核素同时采集）。

图 20　^{99m}Tc–PYP 心肌梗死病例

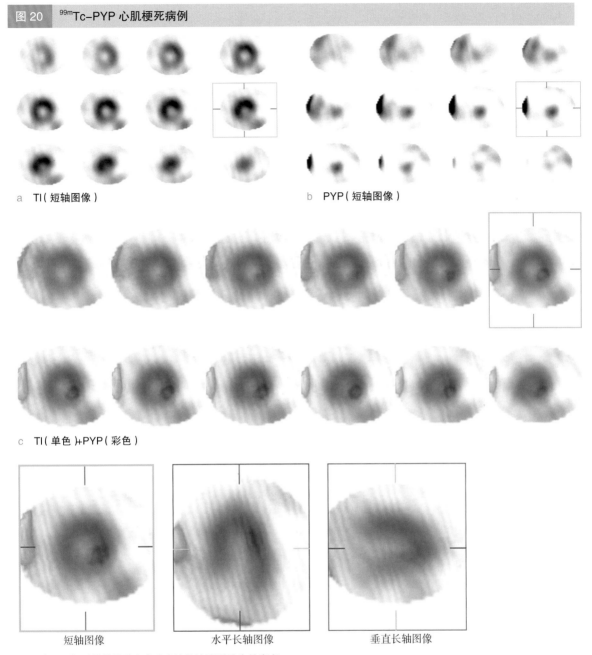

a　TI（短轴图像）

b　PYP（短轴图像）

c　TI（单色）+PYP（彩色）

短轴图像　　　　水平长轴图像　　　　垂直长轴图像

●注意不要把肋骨等骨骼和内腔血液的浓聚误认为是病变。
●注意，梗死病灶是在发病 12～48 小时后显影的，一周后几乎没有显影。

第6章

腹部

01 腹部 X 线影像

导言… 解剖生理学

▶ 腹部全貌（图 1）

图 1　腹部的全貌

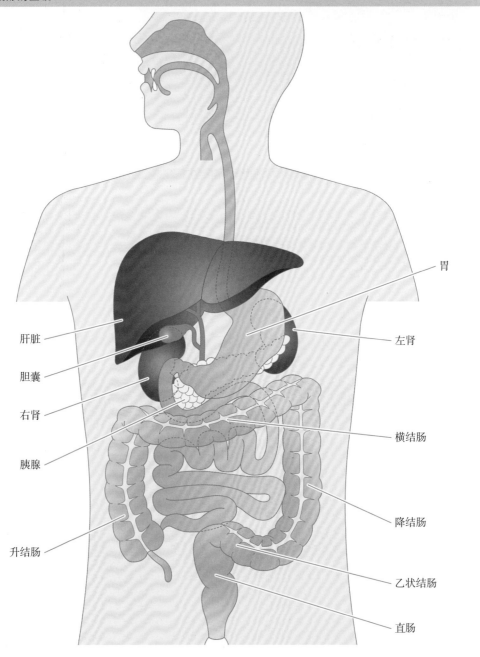

肝脏

胆囊

右肾

胰腺

升结肠

胃

左肾

横结肠

降结肠

乙状结肠

直肠

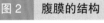

腹膜（peritoneum，图2）

- 人体最大的浆膜。腹壁内侧面和腹腔内器官表面的一系列薄膜。腹壁和覆盖脏器的膜之间有缝隙，存在于其中的浆液起到润滑的作用，腹腔脏器可以相互错位移动。
  - 脏层腹膜：包裹脏器表面
  - 壁层腹膜：覆盖腹壁内面
  - 系膜：连接脏层腹膜和壁层腹膜
  - 腹（膜）腔：被腹膜包围的内腔

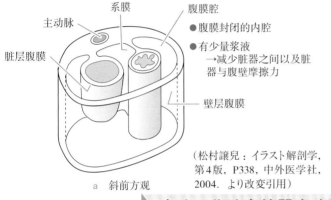

图2 腹膜的结构

主动脉 系膜 腹膜腔
脏层腹膜
壁层腹膜
●腹膜封闭的内腔
●有少量浆液
　→减少脏器之间以及脏器与腹壁摩擦力
壁层腹膜

a 斜前方观

（松村讓兒：イラスト解剖学，第4版，P338，中外医学社，2004．より改変引用）

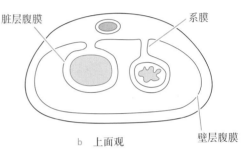

脏层腹膜 系膜
壁层腹膜

b 上面观

腹腔、盆腔内的器官（图3）

- 腹腔、盆腔内的器官根据被腹膜覆盖的情况，大致可分为3种。
  - 腹膜内位器官：几乎整个器官表面被脏层腹膜覆盖的器官（胃、十二指肠上部、空回肠、盲肠、阑尾、横结肠、乙状结肠、脾脏、卵巢、输卵管等）
  - 腹膜间位器官：表面的大部分被脏层腹膜覆盖，一部分脏层腹膜缺失，与其他器官相连（肝脏、胆囊、盲肠、升结肠、降结肠、直肠、卵巢、子宫、膀胱等）
  - 腹膜外位器官：位于腹膜腔外（后侧），表面的一部分被壁层腹膜覆盖的器官（肾脏、肾上腺、输尿管、腹主动脉、下腔静脉、胰腺、十二指肠降部及水平部等）

图3 腹腔和盆腔内的器官

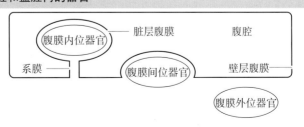

腹膜内位器官 脏层腹膜 腹腔
系膜 腹膜间位器官 壁层腹膜
腹膜外位器官

▶ 腹腔的解剖

- 腹腔被壁层腹膜包围，通过脏层腹膜和系膜（韧带）连接。因此，腹腔被系膜（韧带）分隔。
- 根据横穿腹部中央的横结肠系膜，大致可分为结肠上区和结肠下区。

结肠系膜上腔

■ 右结肠系膜上腔
- **右结肠系膜上腔**：由镰状系膜（韧带）在正中线附近分为左右两部分，右结肠系膜上腔再由肝冠状系膜（韧带）分为右膈下腔和右肝下腔，右肝下腔又分为前后两部分（图4）。

图4	右膈下腔、右肝下腔（矢状位像）

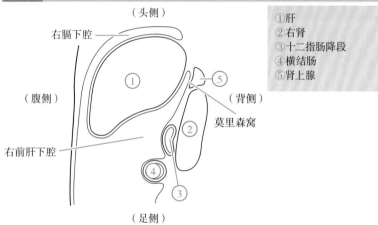

①肝
②右肾
③十二指肠降段
④横结肠
⑤肾上腺

（头侧）

右膈下腔

（腹侧）　　　　　　　　　（背侧）

莫里森窝

右前肝下腔

（足侧）

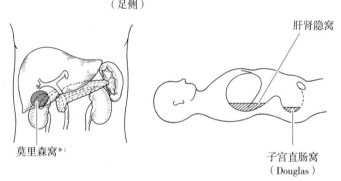

肝肾隐窝

莫里森窝 ▶1

子宫直肠窝（Douglas）

术语

▶ 1 莫里森（Morrison）窝
- 右肝后下表面，右肾上极前方，右下肝冠状系膜（韧带）包围的凹陷。又称肝肾隐窝。
- 仰卧位最低的部分→液体容易积存。

术语

▶2 网膜囊

- 是腹膜腔的一个不规则的大隐窝，位于胃的背面，上方延伸至肝脏及横膈，下方延伸至大网膜内。
- 通过网囊孔（Winslow孔）与右肝下腔连通。

图6

肝冠状韧带和肝镰状韧带

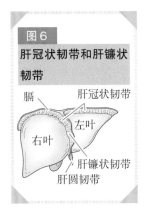

■ 左结肠系膜上腔

- 左结肠系膜上腔包括左膈下腔和网膜囊[2]（图5）。

图5　左结肠系膜上腔

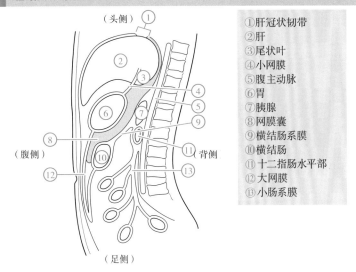

①肝冠状韧带
②肝
③尾状叶
④小网膜
⑤腹主动脉
⑥胃
⑦胰腺
⑧网膜囊
⑨横结肠系膜
⑩横结肠
⑪十二指肠水平部
⑫大网膜
⑬小肠系膜

结肠系膜下腔

- 由小肠系膜分隔成左右结肠下腔（inflacolic space），并且由上行及下行结肠在其外侧分隔出左右结肠旁腔（paracolic space）。
- 结肠旁腔连接膈下腔和盆腔，容易积存腹水。
- 结肠旁腔又称结肠旁沟（paracolic gutter）。

▶ 腹膜外腔

- 腹膜外腔包裹着整个腹膜（壁层腹膜）。
- 腹膜外腔中最大的是腹膜后腔（后腹膜腔）。
- **后腹膜腔**
  - 上方与横膈膜下腹膜外腔、下方与骨盆部腹膜外腔、侧方及前方与腹膜外腔相连。
  - 这些腔隙中存在脂肪，根据其部位不同，名称也不同，统称为腹膜外脂肪。
- **骨盆部腹膜外腔**
  - 膀胱在腹膜外，膀胱上部的一部分向腹腔内突出。
  - 膀胱的上缘和壁层腹膜之间有腹膜外腔，存在膀胱周围脂肪（图7）。
  - 沿着膀胱的两侧存在左右一对膀胱旁部脂肪，在腹部X线图像上被显示出来。这些结构被显示位于闭孔内肌和肛提肌的内表面（图7）。

| 图 7 | 膀胱周围脂肪和膀胱旁部脂肪 |

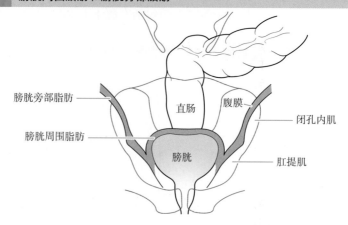

膀胱旁部脂肪　膀胱周围脂肪　直肠　腹膜　闭孔内肌　膀胱　肛提肌

[McCort JJ(ed)：Abdominal Radiology. Williams & Wilkins, 1981. より改变引用]

CHECK!　小贴士
● 关于腹腔、腹膜外腔的详细解剖，请根据相关著作进行知识的整理吧！！

腹部 X 线影像

| 图 8 | 腹部 X 线摄影的分类 |

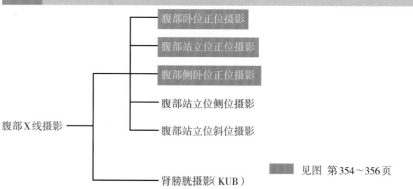

腹部 X 线摄影

- 腹部卧位正位摄影
- 腹部站立位正位摄影
- 腹部侧卧位正位摄影
- 腹部站立位侧位摄影
- 腹部站立位斜位摄影

见图 第354～356页

肾膀胱摄影（KUB）

▶ 腹部 X 线摄影的优点和缺点

■ 优点

- 与 CT、MRI 等相比，可以方便地进行检查，在紧急情况下可以立即拍摄。
- 不以特定的内脏器官为对象，可以得到腹部整体的信息。

■ 缺点

- 与胸部、骨骼的 X 线图像相比，<u>由于缺乏对比度</u>，对于部分结构的影像识别存在困难。

↓

为什么？
- 因为腹部结构的大部分都是均匀的类似水样密度。
  *不包括骨性器官（脊柱、肋骨、骨盆）和消化道气体（见下页"资料"）

352

腹部器官的 X 线吸收

强	↑	骨组织（脊柱、肋骨、骨盆）
X 线吸收		软组织（肝脏、肾脏、脾脏、肌肉等）
弱	↓	脂肪组织（存在于网膜和消化道周围以及腹膜后腔、盆腔、膈下等）

腹部 X 线图像中各结构的密度

高（黑色）	↑	气体密度	消化道内气体、由于消化道穿孔等进入的气体等
		脂肪密度	腹膜外脂肪（腹膜后腔、侧腹部等）、脂肪性肿瘤等
影像密度		水密度	腹部器官（肝脏、肾脏、脾脏、肌肉等）、液体（血液、囊肿等）
		骨密度	肋骨、椎体、骨盆等
低（白色）	↓	金属密度	钙化、结石、阳性对比剂、异物、手术器械等

■ 摄片目的

- 尿路结石的观察
- 肾脏、输尿管、膀胱的形态或功能性异常的诊断
- 炎症性病变的动态观察
- 腹腔内游离气体和肠道内气液平面（niveau，air-fluid level）的观察

影像解剖

正常影像

▶ 仰卧正位影像

图 9	腹部 X 线片，仰卧正位影像

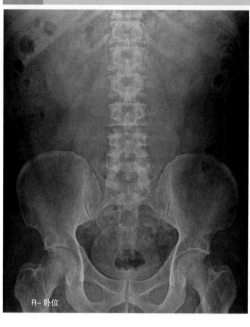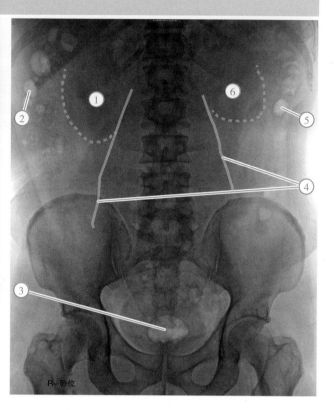

①右肾 　　　④腰大肌的边缘
②升结肠气体 　⑤降结肠气体
③直肠气体 　　⑥左肾

CHECK! 记住！

- 卧位正位摄影得到的信息量较多。因此，腹部 X 线摄影的基本体位可以考虑为仰卧正位。
- 立位正位像适合于观察腹腔内的游离气体（free air）和气液平面（niveau），但由于消化道移行到下腹部，因此不适合于腹部整体的观察。
- 为了观察游离气体（free air）和气液平面（niveau），在进行立位正位摄影或侧卧正位摄影时，最好与仰卧正位像相结合进行摄影。

▶ 立位正位影像

图 10　腹部 X 线片，立位正位影像

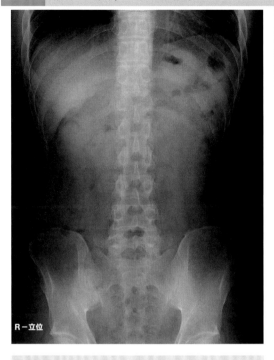

R－立位

①丌结肠气体　③降结肠气体
②腰大肌的边缘　④胃内气体

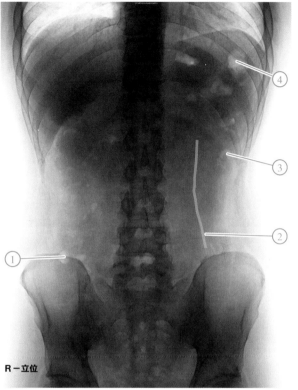

R－立位

CHECK!

小贴士

● 少量的游离气体（free air）在立位胸部正位像或左侧卧位正位像中容易显示出来。
● 胸部摄影之所以有用，是因为摄影条件适合检测游离气体（free air）。
● 另外，在腹部立位像中，由于 X 线管球位于比横膈低的位置，因此，X 线从下方斜入横膈下，很难显示游离气体（free air）。但是，在胸部立位像中，由于 X 线束与游离气体（free air）平行，因此容易显示游离气体（free air）。

侧卧正位影像

腹部 X 线片，左侧卧位正位影像

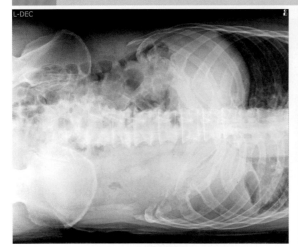

a 正常图像

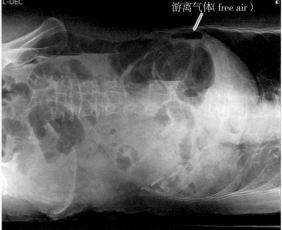

游离气体(free air)

b 异常像(肠梗阻，游离气体)

CHECK!

小贴士

- 在不可能进行立位摄影的情况下，为了证明有无游离气体（free air）以及气液平面（niveau，air-fluid level）而进行的摄影。
- 肠管外的游离气体（free air）为异常所见，其原因多为胃、十二指肠、大肠穿孔所致。
- 在右侧卧位拍摄时，有可能将胃泡和结肠内的气体误认为是游离气体，肠道内容物也容易流出来（图 12a）。
- 在左侧卧位拍摄时，气体容易进入腹腔，游离气体（free air）容易在右腹壁下观察到（图 12b）。
- 要观察有无游离气体（free air），最好是左侧卧位，为了让游离气体（free air）漂浮在右腹壁下，最好让患者侧卧 5 ~ 10 分钟左右后再拍片。

图 12 腹部侧卧位

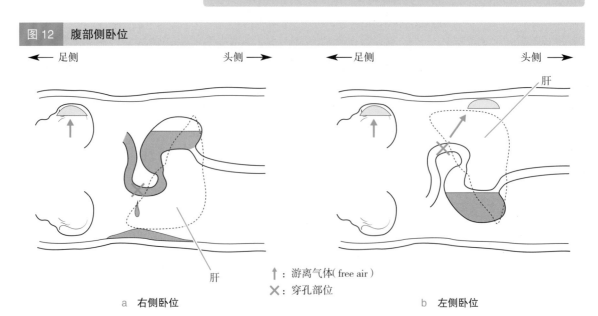

←── 足侧　　　　　头侧 ──→　　　　←── 足侧　　　　　头侧 ──→

肝

肝

↑ ：游离气体(free air)
✕ ：穿孔部位

a 右侧卧位

b 左侧卧位

356

异常影像

▶ 腹腔积液

● 腹腔内的液体容易积存在盆腔、结肠旁沟、肝脏侧方等腹腔内脏器的外部。

■ 腹腔积液的典型征象（sign）

（1）肝侧缘征（lateral hepatic border sign）：腹水大量积存时，肝被压向内侧，肝右叶的边缘通过与腹水的对比差被显示出来（图13a）。

（2）肝角征（hepatic angle sign）： 肝右叶后外侧下缘轮廓模糊（图13b）。

图 13　肝侧缘征（a）和肝角征（b）

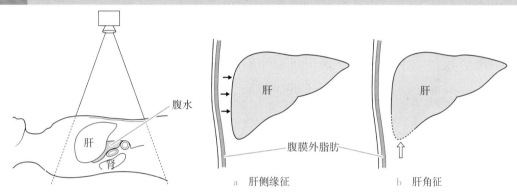

a　肝侧缘征　　　　b　肝角征

（3）胁腹线征（flank stripe sign）：如果结肠旁沟有腹水积存，结肠就会被挤压到腹腔内侧（图14b：→），如果腹水的量进一步增加，胁腹线就会被挤压到外侧（图14b：→）。以胁腹线与结肠的间隔超过3mm为阳性。

图 14　胁腹部解剖

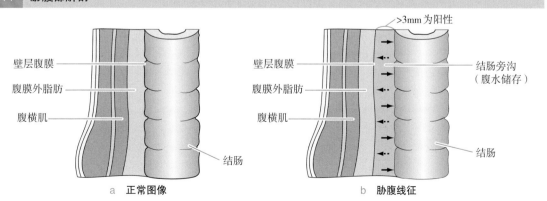

a　正常图像　　　　b　胁腹线征

（4）狗耳征（dog's ear sign）（膀胱是狗的脸，耳由积存的液体产生的阴影所构成）：在仰卧位摄影中，盆腔内积存的液体被显示为隔着膀胱和膀胱周围脂肪层，在乙状结肠和直肠附近分离的阴影。

图 15　狗耳征（dog's ear sign）

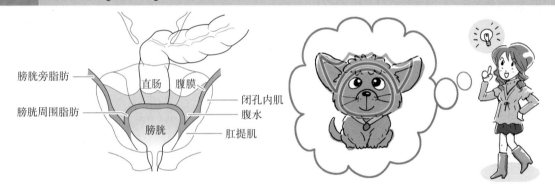

气体影像（1）　消化道内气体

- 消化道内气体的位置和量因人而异，根据进食时间和年龄等因素而变化。
- 2 岁以下的婴儿、新生儿和长期卧床的人，消化道内含有大量气体，包括小肠。
- 正常成人的胃体部、十二指肠球部、横结肠、乙状结肠通常有气体，盆腔回肠也有气体。
- 在正常情况下，即使在小肠气体较多的情况下，也几乎不会在站立位置形成气液平面影像。

气液平面影像

- air-fluid level（英文），niveau（法文），在日本除了气体液面像以外，还称为镜面像和气液平面（niveau）等。
- 从盲肠到升结肠可能存在 3 ~ 5 个气体液面图像，但液面高度在 2 ~ 2.5 cm 以下是正常的。

图 16	气液平面影像（niveau）的形成机理

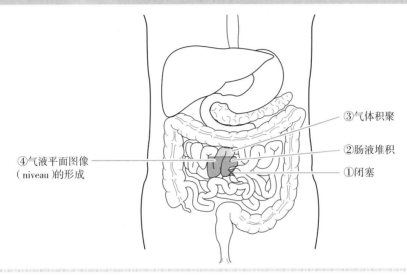

④气液平面图像（niveau）的形成

③气体积聚
②肠液堆积
①闭塞

小肠气体和大肠气体的鉴别

- 小肠气体和大肠气体皱襞结构不同（表 1），可以通过气钡双对比影像进行判别，但有时回肠缺乏环状皱襞，难以与大肠进行鉴别。

表 1	小肠和大肠的结构和作用	
	小肠	**大肠**
分区	十二指肠，空肠，回肠	盲肠，结肠（升结肠、横结肠、降结肠、乙状结肠），直肠
结构	环状皱襞 · 环状皱襞在空肠(a)特别发达。 · 回肠(b)的环状皱襞较少。 克尔克林皱襞 （Kerckring folds， 小肠黏膜环状皱襞） 克尔克林皱襞 （Kerckring folds， 小肠黏膜环状皱襞） a 空肠 b 回肠 · 下排是上排的简化图。	结肠半月襞、结肠袋、结肠带 结肠袋（haustra coli） 结肠半月襞 c 大肠 结肠带 结肠半月襞 ·肌层（外纵层） （外面） （内面） 结肠袋（haustra coli） 肠脂垂 脂肪组织的突起
功能	· 通过蠕动、分节、钟摆运动进行机械消化 · 通过消化酶等进行化学消化 · 水分、营养素的吸收	· 通过吸收水分等形成和排泄粪便 · 肠道菌发酵

异常气体图像

（1）无气腹（gasless abdomen）

- 肠道中的气体影像消失的状态。
- 在消化道上部闭塞、肠道麻痹、严重的腹泻、肠梗阻时出现。
- 小肠腔内积存大量渗出液，气体影像缺乏时出现。
- 严重肠梗阻的表现。

（2）气液平影像

- 由于肠内容物通过障碍，小肠气体从液体中分离出来，小肠扩张，形成气液平影像（参照消化道内气体内容）。
- 在气液平影像中，可以看到液面高度不同的倒 U 字型气体像和液面高度相同的拱形气体像等（图 17），可作为肠梗阻的鉴别要点。

图 17	气液平影像（立位）

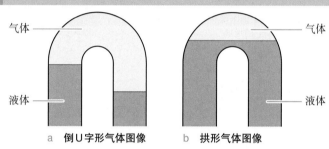

a　倒 U 字形气体图像　　b　拱形气体图像

（大場　覚 著：腹部单纯 X 線読影テキスト，文光堂，2003. より改変引用）

术语

▶ 3 肠梗阻

● 肠梗阻（ileus）
　肠梗阻的语源是希腊语 eileos，意思是"肠剧烈疼痛"，还有希腊语 illein，意思是"扭动、卷起"。

肠梗阻（ileus）▶3

- 由于肠管内容物向肛门侧通过障碍，引起腹胀、呕吐，停止排便、排气等症状。
- 除了临床症状外，肠梗阻还可以通过腹部 X 线、CT、超声检查等影像诊断方法，以及血液生化检查等进行综合性诊断。在腹部 X 线图像中，有时会发现气液平面（niveau），这有助于诊断。
- 分类

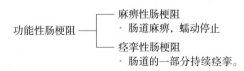

机械性肠梗阻
- 单纯性肠梗阻
  - 无肠系膜血液循环障碍。
  - 肠狭窄和粘连。
- 绞窄性肠梗阻
  - 有血液循环障碍。
  - 需要紧急手术。
  - 肠套叠症[肠的一部分相互重叠，然后进入肠管中，大部分发生在婴幼儿（6 个月左右），高压灌肠（医用硫酸钡或空气）是一种进行复位的方法]，肠管扭转症等。

功能性肠梗阻
- 麻痹性肠梗阻
  - 肠道麻痹，蠕动停止
- 痉挛性肠梗阻
  - 肠道的一部分持续痉挛。

图 18　肠梗阻影像

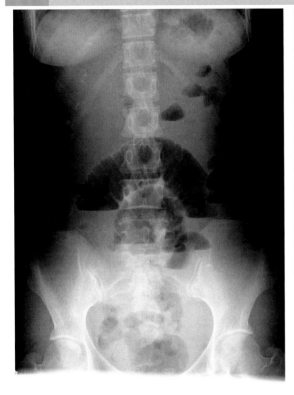

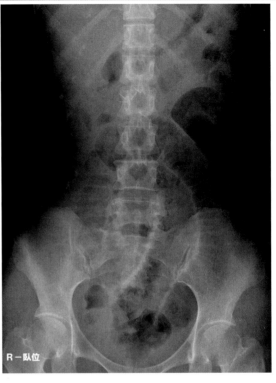

a　站立正位图像　　　　　　　　　　　　b　卧位正位图像

▶ 异常气体图像（2）　消化道外气体

- 肠管外出现的游离气体为异常，由胃、十二指肠或大肠的消化道穿孔引起的占 90% 以上。
- 消化道穿孔需要紧急手术，肠管外的游离气体不能漏诊。
- 即使有消化道穿孔，也可能看不到肠道外的游离气体（例如阑尾穿孔）。因此，即使没有发现肠道外的游离气体，也不能排除消化道穿孔。

腹腔游离气体的 X 线征象

（1）膈下游离气体（立位）
- 立位胸部 X 线片比立位腹部 X 线片更容易检出（参照腹部站立正位摄影图像一节）。

（2）侧腹壁正下方的游离气体（左侧卧位）
- 在侧卧正位摄影中可见。
- 通常以左侧卧位拍摄（参照侧卧正位摄影内容）。
- 腹腔内游离气体容易出现在右侧腹壁和肝右缘之间以及右髂窝侧腹壁正下方。

图 19　腹腔游离气体的 X 线征象

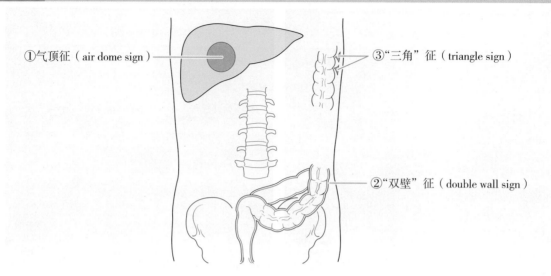

①气顶征（air dome sign）

③"三角"征（triangle sign）

②"双壁"征（double wall sign）

（3）气顶征（air dome sign）（仰卧位）

- 在仰卧位时，腹腔内的游离气体容易聚集在前腹壁和肝前方（图19①）。
- 与侧卧位相比，站立位时对比度较小，因此要注意观察。
- 新生儿和婴儿腹腔体积小，一般腹腔内游离气体的量较少。因此，如果在前腹壁的正下方发现了大的气体征，由于该气体的出现，勾勒出肝镰状韧带的外观，表现为一个长的模糊线状影位于右上腹，被称为"橄榄球"征（"football sign"）。

（4）"双壁"征（double wall sign）（仰卧位）

- 如果肠管存在气体，该肠管外侧存在游离气体，则被两侧的气体夹住的肠道壁可被显示出来（图19②）。

（5）"三角"征（triangle sign）（仰卧位）

- 当肠道气体大量存在时，有时会在侧腹部显示出被腹壁和两边肠道壁包围的三角形游离气体（图19③）。

 小贴士
- 关于其他的腹腔内游离气体和后腹膜腔气体等的 X 线征象，根据相关著作进行总结吧！！

▶ 腹部肿块（腹腔内肿块）

- 腹腔内肿块时多会出现消化道气体减少，但无气腹（gasless abdomen）的腹腔肿块，有时很难在 X 线片上发现。
- 腹部肿块除了真性肿瘤以外，还包括脓肿等炎症性肿瘤、肾积水等。
- 图 20 显示的是巨大肿瘤的病例。

腹部肿块的典型 X 线表现

（1）腹部脏器移位
- 由于软组织肿块，腹部脏器移位。

（2）腹部脏器边缘模糊
- 腹部器官（腰大肌、肾脏等）的一部分边缘由于软组织肿而变得不清晰。

（3）消化道气体的挤压
- 消化道气体被软组织肿块挤压，变形为凹状。

（4）软组织肿瘤的钙化等
- 软组织肿瘤的边缘钙化。
- 钙化呈肿块状。

（5）软组织肿块内的脂肪性透亮影
- 在软组织肿块内可以显示局限性的脂肪性透亮影。

图 20　腹部巨大的肿瘤图像

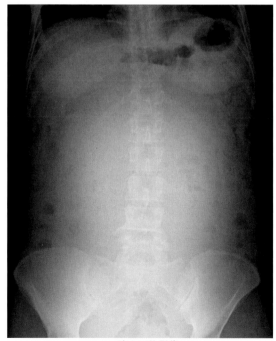 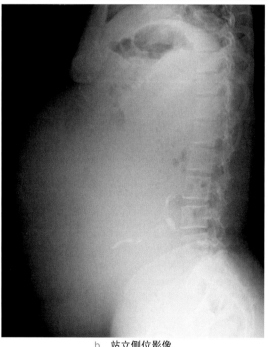

a　站立正位影像　　　　　　　　　　b　站立侧位影像

▶ 腹部钙化影

- 在钙化的情况下，可以在腹部 X 线片上看到金属密度的阴影。
- 腹部钙化也有不少是偶然发现的。

腹部钙化影的种类

（1）结石
- 胆结石、尿路结石、胰结石等。

（2）导管壁钙化
- 动脉壁和输精管壁的钙化，彼此平行走行。

（3）囊性肿瘤壁的钙化
- 环状钙化。

（4）实体性肿瘤内的钙化
- 多为肿瘤内出血、坏死、炎症等所致。
- 见于神经母细胞瘤、子宫肌瘤、肾癌、畸胎瘤等。

（5）淋巴结钙化

（6）脂肪的钙化
- 坏死的脂肪，腹腔内游离的脂肪钙化（肠脂垂）。

（7）骨化
- 韧带骨化，术后骨化等。

 小贴士
- 关于软组织肿瘤、腹部钙化病例，请参考相关专著学习！！

02 腹部 CT 影像

导言… 解剖生理学

▶ 肝脏

位置： 主要位于右上腹部，与结肠肝曲、右肾上腺、右肾、脾脏、胃等多个脏器相邻。

重量： 1.2 ~ 1.5 kg（成年男性）。

从肝门进出的结构： 门静脉、肝固有动脉、胆管、淋巴管、神经（注：肝静脉从肝背面汇入下腔静脉）。

内部结构： 约 50 万个肝小叶。

功能： ①中间代谢（糖代谢、脂质代谢、蛋白质代谢），②胆汁合成、分泌，③药物代谢、解毒等。

图 1　肝脏的概观

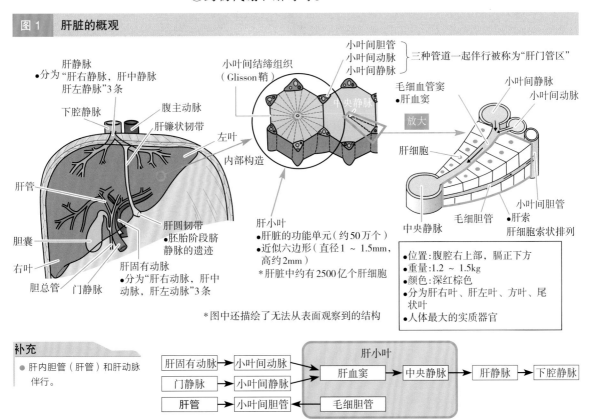

- 在肝小叶的中心部位纵贯着中央静脉，肝细胞围绕着它呈放射状排列（肝索）。肝索间有毛细血管窦（血窦），来自门静脉的血液通过小叶间静脉，来自固有肝动脉的血液通过小叶间动脉进入该毛细血管，注入中央静脉⇒肝静脉⇒下腔静脉。在肝细胞索的细胞间有一根叫做毛细胆管的细管呈放射状走行，将肝细胞生成的胆汁注入小叶间胆管⇒肝管。
- 肝的血管有门静脉（功能血管）、肝固有动脉（营养血管）以及肝静脉 3 种。肝从门静脉接受血流的 70% ~ 75%，从肝动脉接受血流的 20% ~ 30%。
- 进入肝内的血液聚集到肝静脉引流入下腔静脉。

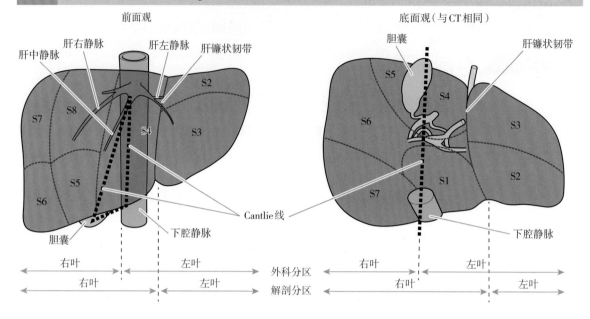

图 2　肝脏分段（Couinaud's segmentation）

S1：尾状叶	S5：右前叶下段
S2：肝左外叶上段	S6：右后叶下段
S3：肝左外叶下段	S7：右后叶上段
S4：左内叶	S8：右前叶上段

- **奎诺氏分段（Couinaud's segmentation）**

  肝脏在连接下腔静脉（IVC）和胆囊窝的假想线（Cantlie线）上大致分为右叶和左叶[在这个分界线上实际上有肝中静脉（MHV）走行]。进而，右叶根据门静脉分叉、肝右静脉(RHV)分为4段(S5 ~ S8)，左叶根据肝圆状韧带、镰状韧带、门静脉分叉、肝左静脉(LHV)分为4段(S1 ~ S4)。在本图中，可见尾状叶作为S1，以下按逆时针方向编号。

- **右叶和左叶的边界**

  解剖学：肝镰状韧带

  外科学：Cantlie线

- **Cantlie线**

  Cantlie线是指连接胆囊窝和下腔静脉（腔静脉沟）的连线。与肝中静脉（MHV）大致平行走行。

资料 1：肝脏基于奎诺氏（Couinaud）分段解剖

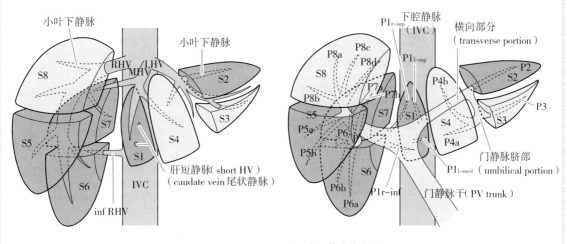

a　与肝静脉的关系　　　　　　　　b　与门静脉的关系

RHV：肝右静脉；LHV：肝左静脉；MHV：肝中静脉；IVC：下腔静脉；inf RHV：肝右下静脉

·肝静脉形成分区边界。此外，门静脉在分区中心走行。

　　肝脏分段由法国 Claude Couinaud 提出，分为 8 段，目前临床上普遍采用 Couinaud 分段（资料 1）。S1 对应尾状叶，S2、3 对应左叶外侧区，S4 对应左叶内侧区，S5、6、7、8 对应右叶。肝静脉形成分区边界，门静脉在分区中心走行。

　　第 1 段：尾状叶

　　第 2 段：在外叶肝左静脉主干后侧的区域

　　第 3 段：在外叶肝左静脉主干腹侧的区域

　　第 4 段：内叶

　　第 5 段：在右前叶 Glisson 系统更靠下的区域

　　第 6 段：在右后叶 Glisson 系统更靠下的区域

　　第 7 段：在右后叶 Glisson 系统更靠上的区域

　　第 8 段：在右前叶 Glisson 系统更靠上的区域

肝表面裂隙、肝静脉和门静脉是肝分段的标志。肝分段的认识在显示肝病变的局部存在上非常重要，在外科手术时的肝亚区域切除术中也有用。广泛用于肝细胞癌的局部诊断等。

▶ **胆囊**

位置： 位于肝脏下方。

大小： 长约 10cm，宽 3 ~ 4cm，体积 30 ~ 50ml。

内部结构： 分为胆囊底、胆囊体、胆囊颈。

功能： 储存胆汁[1]（10 ~ 20 倍浓缩）。

▶ **胆管**

位置： 毛细胆管→小叶间胆管→肝管→肝总管→胆总管→瓦特乳头（十二指肠大乳头，Vater 乳头）

→胆囊管→胆囊

大小： 肝总管长约 2cm

胆囊管长约 2.5 cm

胆总管长约 8cm，直径约 6mm

功能： 胆汁输送通道

图3 胆囊、胆管的概观

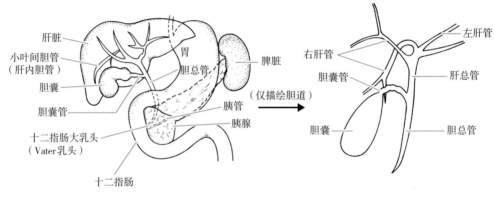

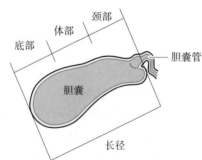

· 上部1/3为胆囊颈部，胆囊中央为胆囊体部，距离胆囊管最远侧的1/3为底部。

▶ 胰腺

位置： 位于胃后方，粘连于后腹壁。

尺寸： 长约 15cm，宽 3 ~ 5cm，厚 2cm

胰管的粗细→直径 2mm 以下为正常

重量： 约 60g

结构： 分为头部（head）、体部（body）、尾部（tail）。

从腹腔干和肠系膜上动脉接收血流。

胰管和胆总管在胰内合并，形成十二指肠大乳头（Vater 乳头）。

有主胰管（Wirsung duct，main pancreatic duct）和副胰管（Santorini duct）。

被称为胰岛的细胞块散在分布在胰腺内。

功能： 外分泌腺作用（通过消化酶分解营养素）。

内分泌腺作用（通过胰岛素和胰高血糖素等调节血糖）。

胰高血糖素： 提高血糖水平，由胰岛 α 细胞分泌。

胰岛素： 降低血糖水平，由胰岛 β 细胞分泌。

图4 胰腺概观

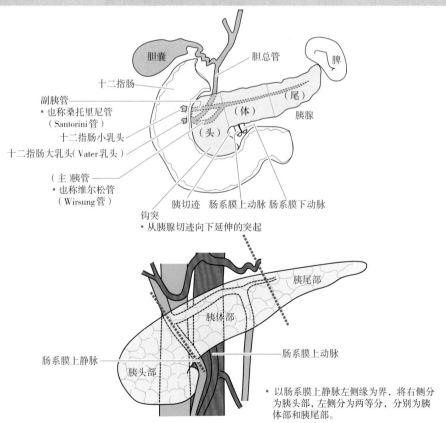

▶ 肾脏

位置： 左右成对，形状像蚕豆。在背侧，是腹膜外位器官。由于肝脏在身体的右侧，所以右肾的位置比左肾稍低。

大小： 长约 12cm，宽约 5cm，厚约 3.5cm，重约 120 ~ 160g。

分区： 由外部皮质和内部髓质组成。

功能： 产生肾素、促红细胞生成素。肾脏的作用是过滤血液，将代谢废物和盐分以尿液的形式排出体外。此外，身体所需的物质会被重新吸收并留在体内。

图 5　肾脏

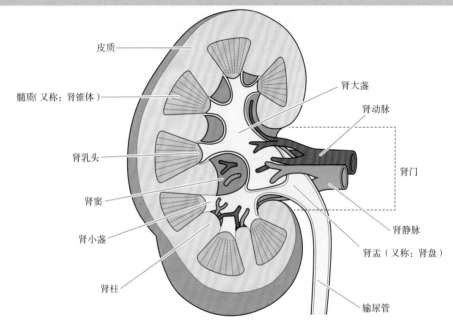

皮质

髓质（又称：肾锥体）

肾乳头

肾窦

肾小盏

肾柱

肾大盏

肾动脉

肾门

肾静脉

肾盂（又称：肾盘）

输尿管

▶ 肾上腺

位置： 与左右肾上缘相接。

大小： 重量约 3.5~5g

分区： 由外部皮质和内部髓质组成。

功能： 释放多种激素

- 肾上腺皮质：
  - 盐皮质激素（醛固酮、脱氧皮质酮）：水、电解质代谢、Na^+ 再吸收，K^+ 排泄
  - 糖皮质激素（可的松、皮质酮）：蛋白质和糖类的代谢，抗炎作用
  - 性激素（雄激素和睾酮是男性荷尔蒙）
- 肾上腺髓质：
  - 肾上腺素：血压升高（全身），心跳加速
  - 去甲肾上腺素：外周血管收缩

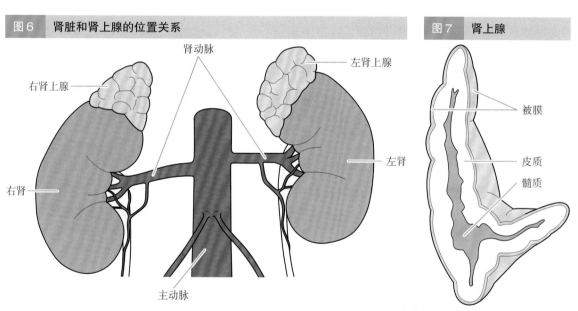

| 图 6 | 肾脏和肾上腺的位置关系 |

右肾上腺
肾动脉
左肾上腺
右肾
左肾
右肾
主动脉

| 图 7 | 肾上腺 |

被膜
皮质
髓质

· 皮质分为三层。
· 从外侧向内依次为球状带、束状带、网状带。
· 球状带分泌盐皮质激素，束状带分泌糖皮质激素，网状带分泌糖皮质激素和性激素。

CT检查

重要器官和部位

- **肝脏**：肝脏是腹部脏器中检查最多的脏器。其特征是血液通过肝动脉和门静脉这两条血管流入，经肝静脉流向肝外。肝动脉从主动脉分支的腹腔干分支的肝总动脉延续为肝固有动脉，继而分为肝右动脉和肝左动脉进入肝内。门静脉是肠系膜上静脉和脾静脉合流，朝向肝脏部分的血管（图8）。该血管接受来自消化道、胰腺以及脾脏的血液，将消化道吸收的营养成分输送到肝脏。因此，在造影检查中，根据时相的不同，图像也不同（资料2）。从资料2中可知，在动脉相中显示从腹腔干分支的肝固有动脉，在门静脉相中显示门静脉右支，在平衡相中显示前两者未显示的肝右静脉。

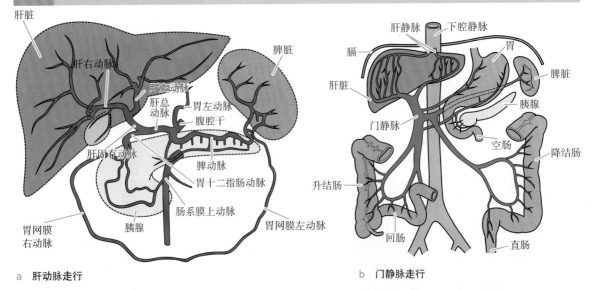

图8　肝动脉和门静脉的走行

a　肝动脉走行

b　门静脉走行

常见的疾病

- 肝（liver）：脂肪肝（fatty liver）、急性肝炎（acute hepatitis）、肝硬化（liver cirrhosis，hepatic cirrhosis）、肝囊肿（hepatic cyst）、肝脓肿（hepatic abscess）、海绵状血管瘤（cavernous hemangioma）
- 胆（gallbladder）：胆囊炎（cholecystitis）、胆囊结石（cholecystolithiasis）、胆囊癌（gallbladder cancer）、先天性胆道扩张症（congenital biliary dilatation：CBD）、胆总管囊肿（choledochal cysts）
- 胰腺（pancreas）：急性胰腺炎（acute pancreatitis），慢性胰腺炎（chronic pancreatitis），胰管内乳头粘液性肿瘤（intraductal papillary mucinous neoplasm，IPMN），胰腺癌（pancreatic carcinoma）
- 肾上腺（adrenal gland）：肾上腺皮质肿瘤（adrenal cortical tumor），嗜铬细胞瘤（pheochromocytoma）
- 肾（kidney）：尿路结石（urinary stone），肾积水（hydronephrosis），肾囊肿（renal cyst），肾细胞癌（renal cell carcinoma），肾盂癌（renal pelvic carcinoma）

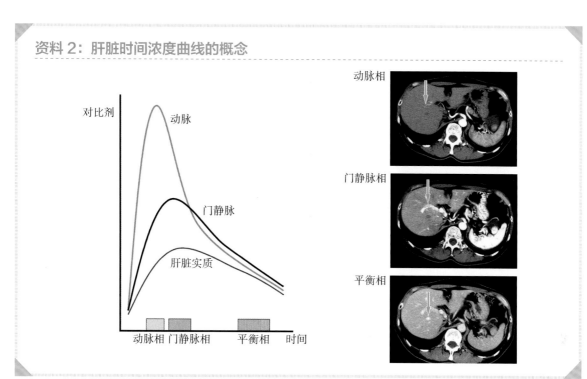

资料 2：肝脏时间浓度曲线的概念

对比剂

动脉

门静脉

肝脏实质

动脉相　门静脉相　平衡相　时间

动脉相

门静脉相

平衡相

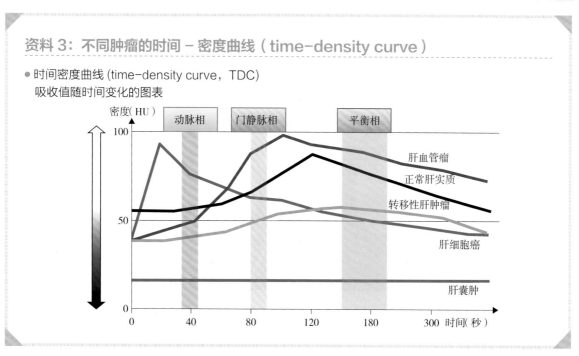

资料 3：不同肿瘤的时间 – 密度曲线（time-density curve）

● 时间密度曲线 (time-density curve，TDC)
　吸收值随时间变化的图表

密度（HU）

动脉相　　门静脉相　　平衡相

肝血管瘤

正常肝实质

转移性肝肿瘤

肝细胞癌

肝囊肿

0　　40　　80　　120　　180　　300　时间（秒）

● **肾上腺**：任何肿瘤（特别是肺癌）的易转移器官。特别是疑似肺癌的肺 CT 检查，一定要拍肾上腺。肾上腺位于左右肾脏上缘，如果是 5mm 以上的层厚，由于部分容积效应，几乎无法显示。换句话说，显示肾上腺时，要求 3mm 以下的层厚。根据资料 4，务必记住肾上腺和其他脏器的关系！

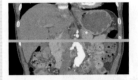

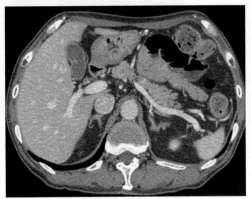
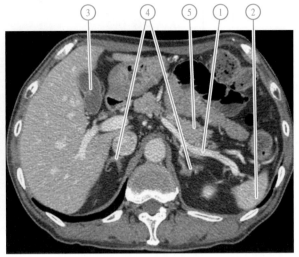

a　肝门水平

①脾静脉（splenic v.）　　　③胆囊（gallbladder）　　　⑤胰腺（pancreas）
②脾脏（spleen）　　　　　　④肾上腺（adrenal gland）

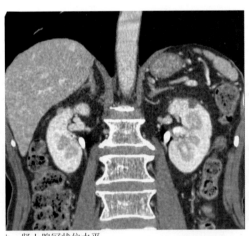

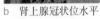

b　肾上腺冠状位水平

①腹主动脉（aorta）　　　　④肾脏（kidney）　　　　　⑦降结肠（descending colon）
②肝脏（liver）　　　　　　⑤输尿管（ureter）　　　　⑧腰大肌（psoas major m.）
③肾上腺（adrenal gland）　⑥升结肠（ascending colon）

图9 增强 CT 横断面像（第 11 胸椎水平）

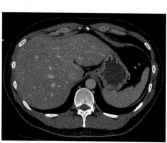

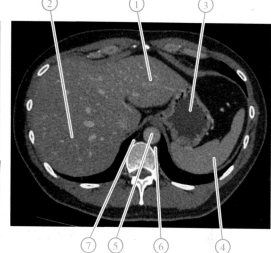

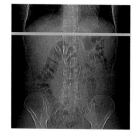

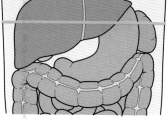

6 章

02

腹部 C T 影像

①肝左叶（lt. lobe of liver） ④脾脏（spleen） ⑦奇静脉（azygos v.）

②肝右叶（rt. lobe of liver） ⑤腹主动脉（abdominal aorta）

③胃（stomach） ⑥半奇静脉（hemiazygos v.）

图10 增强 CT 横断面影像（第 12 胸椎水平）

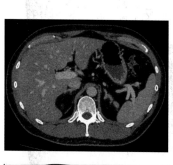

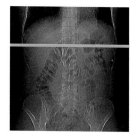

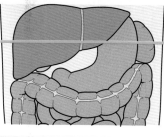

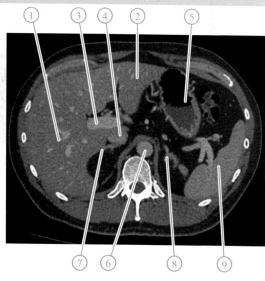

①肝右叶（rt. lobe of liver） ④下腔静脉（inferior vena cava） ⑦右肾上腺（rt. adrenal gland）

②肝左叶（lt. lobe of liver） ⑤胃（stomach） ⑧左肾上腺（lt. adrenal gland）

③门静脉（portal v.） ⑥腹主动脉（abdominal aorta） ⑨脾脏（spleen）

图 11　增强 CT 横断面像（第 1 腰椎下缘水平）

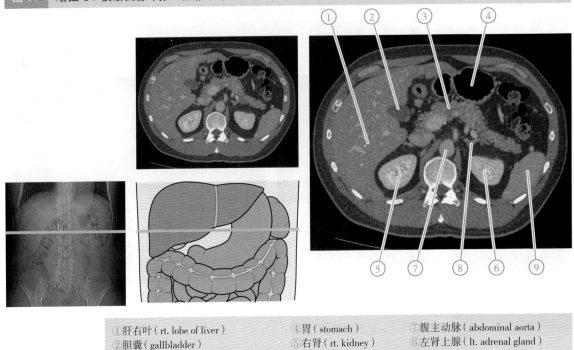

①肝右叶（rt. lobe of liver）　　④胃（stomach）　　　　　⑦腹主动脉（abdominal aorta）
②胆囊（gallbladder）　　　　　⑤右肾（rt. kidney）　　　　⑧左肾上腺（lt. adrenal gland）
③胰腺体部（body of pancreas）　⑥左肾（lt. kidney）　　　　⑨脾脏（spleen）

图 12　增强 CT 横断面像（第 3 腰椎水平）

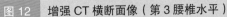

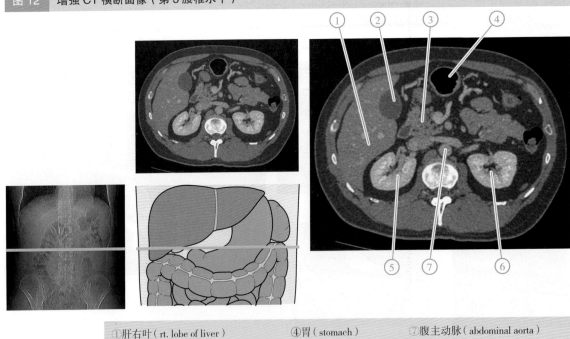

①肝右叶（rt. lobe of liver）　　④胃（stomach）　　　　　⑦腹主动脉（abdominal aorta）
②胆囊（gallbladder）　　　　　⑤右肾（rt. kidney）
③胰腺体部（body of pancreas）　⑥左肾（lt. kidney）

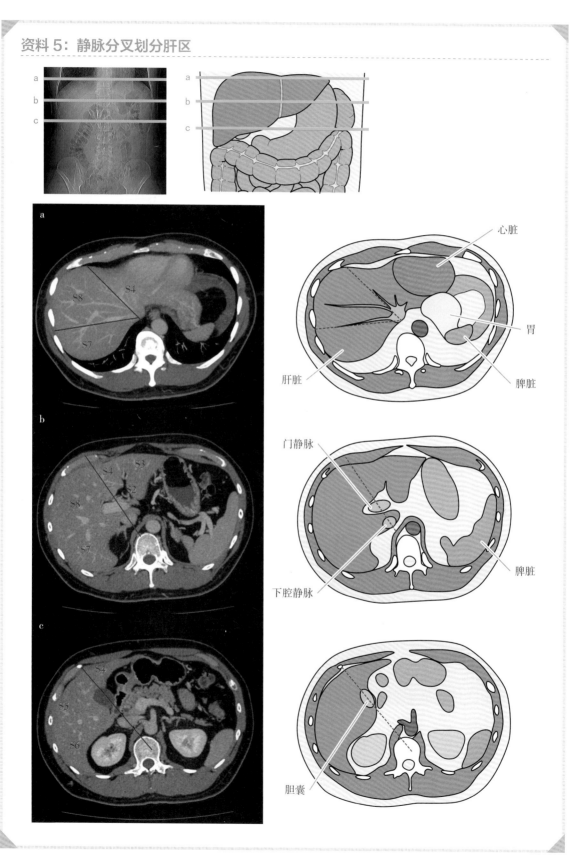

资料 6：门静脉分叉划分肝区

A 断面　　　　B 断面

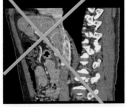

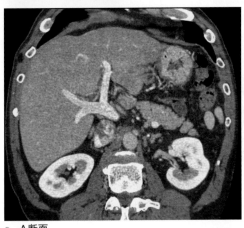

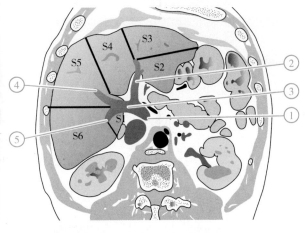

a　A 断面

①门静脉主干（portal v.）　　　④门静脉前支（anterior portal v.）
②门静脉左支（lt. branch of portal v.）　　　⑤门静脉后支（posterior portal v.）
③门静脉右支（rt. branch of portal v.）

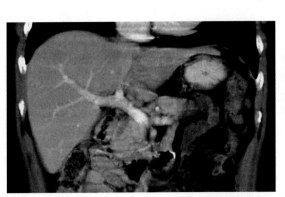

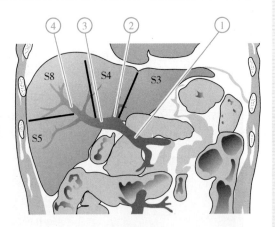

b　B 断面

①门静脉主干（portal v.）　　　③门静脉右支（rt. branch of portal v.）
②门静脉左支（lt. branch of portal v.）　　　④门静脉前支（anterior portal v.）

图 13　增强 CT 横断面像（胰腺，放大）

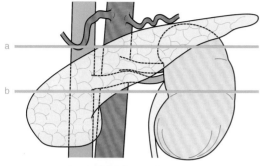

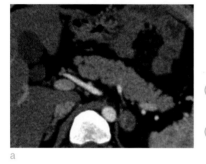

a

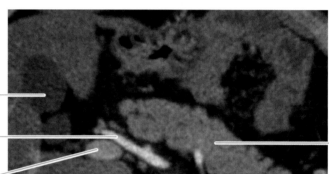

①胆囊（gallbladder） ③肝总动脉（common hepatic artery）
②门静脉主干（portal vein） ④胰腺体部（body of pancreas）

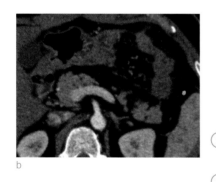

b

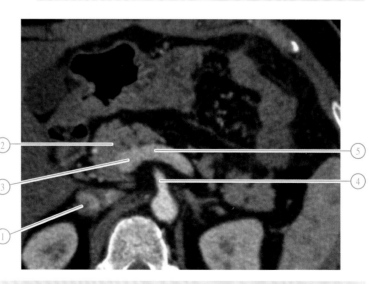

①下腔静脉（inferior vena cava） ③肠系膜上静脉（superior mesenteric vein） ⑤脾静脉（splenic vein）
②胰腺头部（head of pancreas） ④肠系膜上动脉（superior mesenteric artery）

图 14　结肠走行

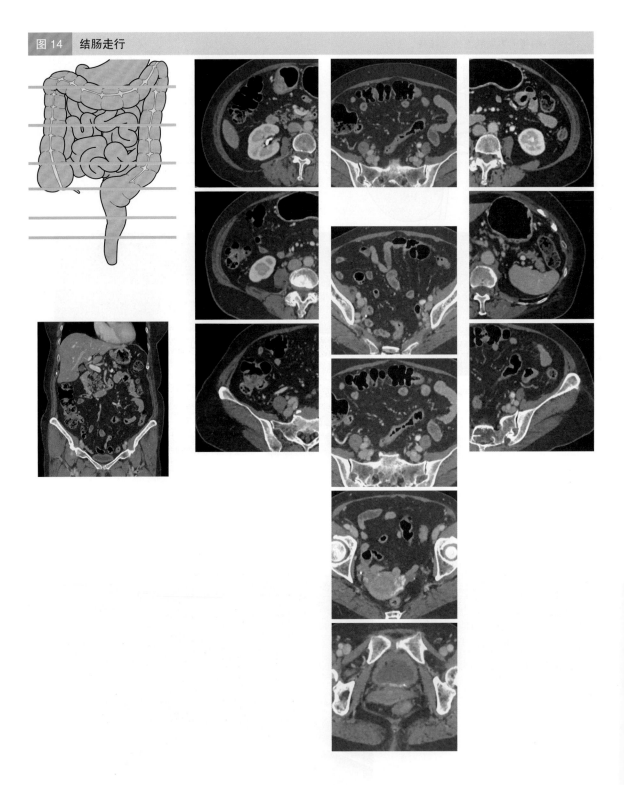

图 15　结肠走行（VR）

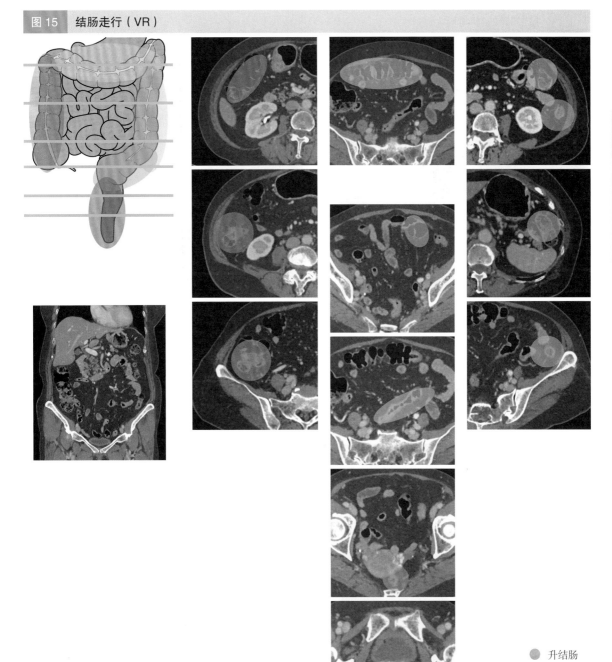

● 升结肠
● 横结肠
● 降结肠
● 乙状结肠
● 直肠

图 15　　腹主动脉容积再现（VR）

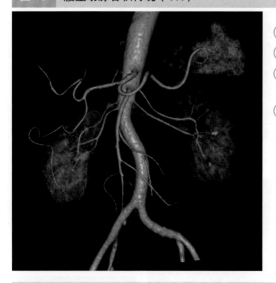

①腹腔干（celiac artery）
②胃左动脉（lt.gastric artery）
③肝总动脉（common hepatic artery）
④脾动脉（splenic artery）

⑤肠系膜上动脉（superior mesenteric artery）
⑥左肾动脉（lt.renal artery）
⑦肠系膜下动脉（inferior mesenteric artery）

图 16　　腹主动脉最大密度投影（MIP）

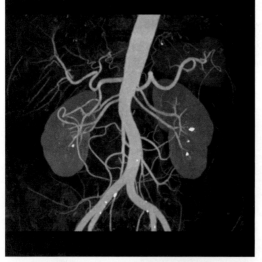

①腹主动脉（abdominal aorta）
②腹腔干（celiac artery）
③肝总动脉（common hepatic artery）
④脾动脉（splenic artery）

⑤右肾动脉（rt.renal artery）
⑥左肾动脉（lt.renal artery）
⑦肠系膜上动脉（superior mesenteric artery）
⑧肠系膜下动脉（inferior mesenteric artery）

结肠 CT（CT-colonography：CTC）

经过预处理、扩张、扫描以及图像处理这几个阶段就可以得到图像。

- 预处理：
  - 在 Brown 法（用于灌肠 X 线检查）和 PEG（polyethylene glycol）法（内窥镜检查中使用）的基础上，口服少量的对比剂（医用硫酸钡和碘对比剂）。
  - 残渣、残液的 X 线吸收（CT 值）上升，被标记（tagging），有助于与病变的区别。另外，还可以通过图像处理（CT 值的阈值设定）去除标记的残渣、残液，这被称为电子清洁（electronic cleansing：EC）。
- 扩张：用气体扩张大肠。使用的气体是空气和二氧化碳。
  - 空气：容易获得，但由于吸收较慢，检查后会出现腹胀的问题。
  - 二氧化碳：由于吸收快（是空气的 100 倍以上），检查后腹胀的问题很少，但很难在检查中维持大肠的适度扩张。通常，通过自动碳酸气体送气装置，持续注入二氧化碳实施检查。
- 扫描：
  - 重建层厚：需要 1mm 以下（用于检测平坦型病变）。
  - 体位：通过体位变换使被残渣、残液遮住的部分和扩张不良部分得到充分显示，采用俯卧位（或左侧卧位）和仰卧位两种体位进行扫描。
- 图像处理（读片）：
  - 腔内病变的观察：虚拟内窥镜图像（virtual endoscopy：VE），虚拟灌肠图像（容积再现：volume rendering，VR）
  - 腔外病变的观察：横断面图像、多平面重组（MPR）图像

图 17　正常影像

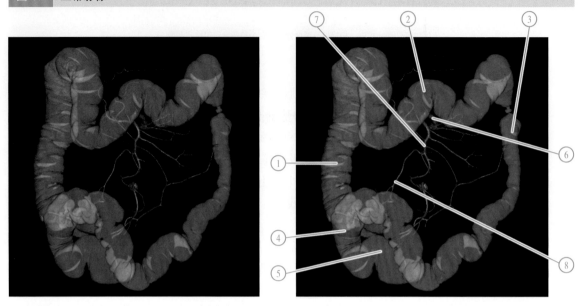

①升结肠（ascending colon）　④乙状结肠（sigmoid colon）　⑦右结肠动脉（rt. colic artery）
②横结肠（transverse colon）　⑤直肠（rectum）　⑧回结肠动脉（ileocolic artery）
③降结肠（descending colon）　⑥肠系膜上动脉（superior mesenteric artery）

图 18　病例

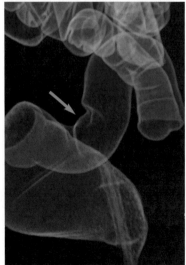

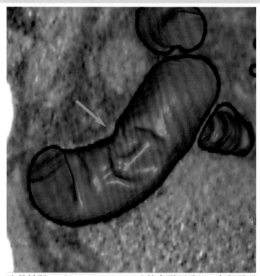

结肠CT(CT—colonography)显示的灌肠样图像。显示肿瘤引起的狭窄部位(→)。

（亀田総合病院附属幕張クリニック　藤原正則氏　提供）

这是结肠CT(CT-colonography)的多平面重组+容积再现（MPR+VR）图像。通过MPR显示周围的内脏器官和血管。显示因肿瘤而塌陷的肠管(→)。

（亀田総合病院附属幕張クリニック　藤原正則氏　提供）

图 19　病例（虚拟漫游，fly–through）

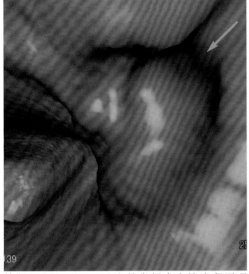

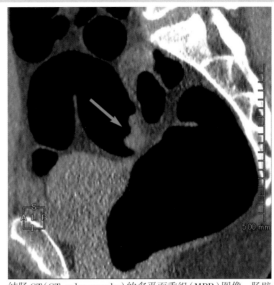

结肠CT（CT–colonography）的虚拟内窥镜容积再现（VR）图像。→为肿瘤。

（龟田総合病院附属幕張クリニック　藤原正則氏　提供）

结肠CT（CT–colonography）的多平面重组（MPR）图像。肠壁增厚，（→）为肿瘤。

（龟田総合病院附属幕張クリニック　藤原正則氏　提供）

口服低浓度阳性对比剂

● 知识

● 在腹部CT中，为将实质脏器和消化道、病变轮廓区分显示，有时会口服稀释30～100倍（浓度高时会产生伪影（artifact）的泛影葡胺（200～400ml）进行扫描。特别是用于难以识别十二指肠和胰腺（头部）的病例。但是，最近已很少采用。

● 为什么？

→例如胰腺癌的诊断，大部分都是通过静脉注射水溶性碘对比剂进行检查。此时，由于胰腺实质增强，因此，胰腺头部和十二指肠容易区分。

● 水

● 对于十二指肠大乳头（Vater乳头）肿瘤和胰头癌，在对十二指肠腔内和膀胱壁的浸润进行评价时，有时会让患者饮水（水流入十二指肠）并进行扫描。

03 腹部 MR 影像

术语

▶ **1 动态（dynamic）MRI**

● 快速静脉注射 Gd 对比剂，延迟进行扫描的方法。可以获得肿瘤的血流信息等，对肝细胞癌等的诊断有用。

▶ **2 EOB-MRI**

● 肝特异性对比剂（Gd—EOB-DTPA）。一种名为 Gd—DTPA 的传统细胞外液对比剂，其侧链带有显示脂溶性的乙氧基苄基（EOB：ethoxybenzyl）。EOB—MRI 与 SPIO 一样，不仅能检测出微小的肝肿瘤，而且显示出早期的细胞外液性对比剂相同的动态。因此，可以通过动态检查来评价肿瘤的血流动力学。注射后 20 分钟左右，肝细胞进入对比剂的肝特异性时相（肝细胞造影相），在肝细胞功能缺失或降低的病变部位和正常肝实质之间，对比剂的摄取有差异，可以更细致地检测病变部位。

▶ **3 SPIO-MRI**

● superparamagnetic iron oxide 的缩写。对比剂被肝的枯否细胞摄取以获得增强效果。用于微小转移性肝癌和源自枯否细胞的假肿瘤的详细检查等。

▶ **4 快速 FE 法**

● 每个制造商具有不同的名称。快速 SPGR（GE），快速 FE（Philips），Turbo 快速 FLASH（Siemens），快速 FE（东芝）。

▶ **5 高速 SE 法**

● 每个制造商具有不同的名称。fast SE（GE、东芝），turbo SE（Philips、Siemens）。

肝 MRI 检查流程

基本
T2WI
T1WI（IP，OP）
DWI

├─ 没有阳性发现，结束检查
│
├─ 进行良恶性诊断时
│　├─ 基于 Gd 的动态 MRI[1]+延迟 T1WI（均使用脂肪抑制）
│　├─ EOB-MRI[2] 的动态 MRI
│
├─ 用于检测肿瘤等的 SPIO-MRI[3]
└─ EOB-MRI（肝细胞造影相）

● **IP，OP**：是同相位（in phase），反相位（opposed phase）的缩写。在梯度回波脉冲序列（gradient echo sequence）中，由于水和脂肪的共振频率的不同，水和脂肪的磁化矢量呈相同方向（in phase）或相反方向（opposed phase）。反相位中存在于同一体素内的水和脂肪的信号被抵消（图 1）。脂肪肝等可以通过这两张图像进行诊断（图 2）。

● 血管在 SE 系列序列中呈黑色，在 GRE 系列序列中呈白色。

● 通常，T1 加权图像（T1WI）采用快速 FE 法[4]，T2 加权图像（T2WI）采用快速 SE 法[5]。

图 1　T2 加权图像和 T1 加权图像（IP，OP）

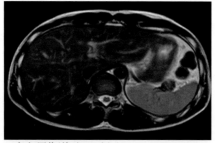

T2 加权图像（快速 SE 法）

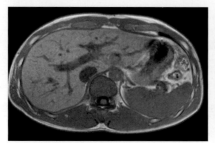

T1 加权图像 IP（快速 FE 法）

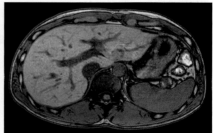

T1 加权图像 OP（快速 FE 法）

图2 脂肪肝的同相位和反相位

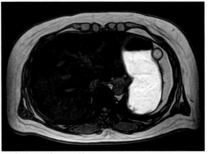

T1加权图像IP（快速FE法）　　　　　　T1加权图像OP（快速FE法）

与IP相比，OP中肝脏呈弥漫性低信号。

CHECK! **常见的疾病**
- 肝细胞癌（hepatocellular carcinoma：HCC），转移性肝癌（metastatic cancer of liver），肝硬化（liver cirrhosis, hepatic cirrhosis），脂肪肝（fatty liver），肝血管瘤（hemangioma of the liver），局限性结节性增生（focal nodular hyperplasia：FNH），腺瘤样增生（adenomatous hyperplasia）

▶ 成像要点

- 由于包括肝脏在内的上腹部器官容易受到呼吸的影响，因此必须使用呼吸同步法、呼吸修正法、呼吸屏气法等进行扫描。
- 一般使用腹部的相控阵列线圈（phased array coil）进行扫描。
- 为了减轻血管的流动伪影（flow artifact），流速校正方法是有效的。
- 在腹部呼吸屏气法的 FSE T2 加权图像中，由于需要大的回波链长度（echo train length：ETL），因此磁化传递（MT）效应▶6的对比度降低。
- 在胰腺和胆管、胆囊、膀胱的成像中，为了减轻蠕动的影响，使用解痉剂是有效的。
- 在病变性质、浸润程度的诊断中，使用 Gd 对比剂的动态 CT 检查是有用的。

▶ 腹部 MRI 各内脏器官的信号强度

▓ 肝脏

- T1 及 T2 加权图像与肌肉相比呈轻度高信号。
- 用肝静脉划分各自的区域。

▓ 胆、胰腺

- 胆囊、胆管、胰腺的 MRI 检查，MRCP▶7 是主流。
- 胆囊正常时，T1 加权图像为低信号，T2 加权图像为高信号。
- 浓缩胆汁在 T1 加权图像中呈高信号。
- 胰腺在 T1 加权图像中与肝脏的信号基本相同。

术语

▶ 6 磁化传递（MT）效应
- magnetization transfer 的缩写。构成蛋白质或磷脂等大分子 ^{1}H（氢原子核）和这些高分子结合的 ^{1}H（它们对 M R 信号没有贡献）在自由水中影响 ^{1}H（这产生 MR 信号），导致信号下降的现象。在回波链长度（ETL）较大的快速自旋回波（FSE）法中发生 MT 效应，因此在肝实质和肌肉比囊肿和胆汁等的 MT 效应作用强，因此，实质脏器的对比度降低。

▶ 7 MRCP
- 是磁共振胰胆管成像 magnetic resonancecholangio pancreatography 的缩写。MR hydrography(MRH) 之一。使用 MRI 显示胆管、胆囊、胰管的成像方法。利用胆汁、胰液为水这一事实，通过重 T2 加权图像（heavy T2WI）扫描，水得以显示。

■ 脾脏

- 与肝脏相比，脾脏的 T1 加权图像为低信号，T2 加权图像为高信号。

■ 泌尿系统

- 与肝脏相比，肾脏 T1 加权图像显示低信号，T2 加权图像显示高信号。在 T1 加权图像中，髓质的信号比皮质低。
- 肾脏被脂肪包绕。
- 肾盂、输尿管在 T1 加权图像中显示低信号，在 T2 加权图像中显示高信号。

表1	肝、胆、胰、脾的信号强度	
	T1加权图像	T2加权图像
肝脏	与肌肉相比轻度高信号	与肌肉相比轻度高信号
胆囊、胆管	低信号（浓缩胆汁为高信号）	高信号
胰腺	与肝脏几乎相等的信号	与肝脏几乎相等的信号
脾脏	与肝相比低信号	与肝相比高信号

表2	肾、输尿管和膀胱的信号强度	
	T1加权图像	T2加权图像
肾脏（皮质）	比肝脏低	比肝脏高
肾脏（髓质）	比皮质低	比肝脏高
肾盂、输尿管	低信号	高信号
膀胱	低信号	高信号

胆胰部位的影像诊断近况

小
知识

- 在很久以前，静脉滴注胆囊造影（DIC）和逆行胰胆管造影（ERCP）等（参照 p.458 "胆道系统的造影图像"）是主流，但存在对比剂的不良反应和创伤大等问题。由于 MRCP 的出现，可以获得无创性、诊断价值高的图像，现在磁共振胰胆管成像（MRCP）已经成为金标准（gold standard）。

图3	上腹部横断面图像1

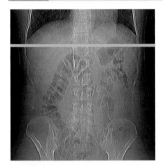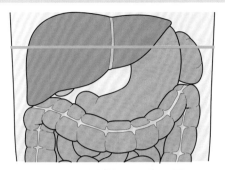

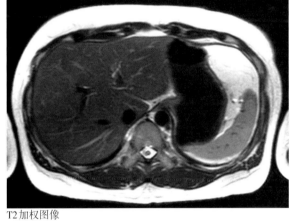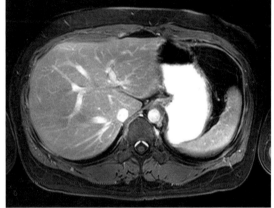

T2加权图像

脂肪抑制T1加权图像快速场回波（turbo field echo）增强图像
※胃内充满口服对比剂

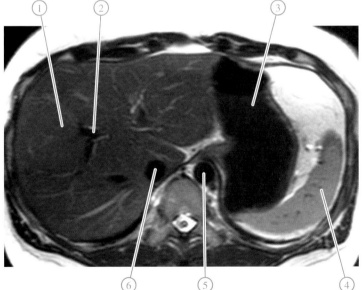

①肝脏（liver）
②门静脉右支（rt. branch of portal vein）
③胃（stomach）
④脾脏（spleen）
⑤主动脉（aorta）
⑥下腔静脉（inferior vena cava）

图 4　上腹部横断面图像 2

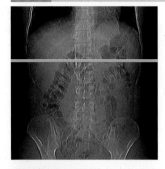
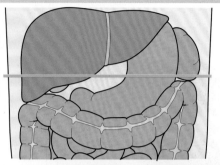

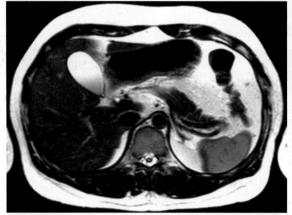

T2加权图像　　　　　　　　　　　　　　　脂肪抑制T1加权图像快速场回波（turbo field echo）增强图像

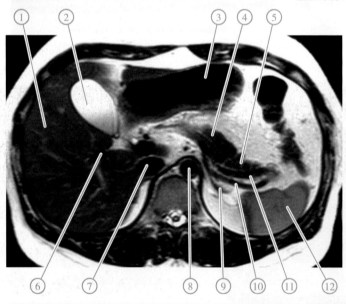

①肝脏（liver）　　　　　　　　　　　　　⑦下腔静脉（inferior vena cava）
②胆囊（gallbladder）　　　　　　　　　　⑧主动脉（aorta）
③胃（stomach）　　　　　　　　　　　　⑨左肾上腺（lt.adrenal gland）
④胰体部（pancreatic body）　　　　　　　⑩脾动脉（splenic artery）
⑤胰尾部（pancreatic tail）　　　　　　　　⑪脾静脉（splenic vein）
⑥门静脉（portal vein）　　　　　　　　　⑫脾（spleen）

| 图 5 | 上腹部横断面图像 3 |

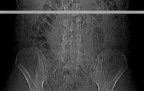

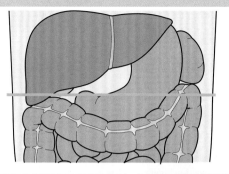

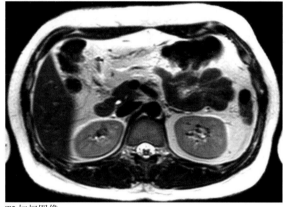

T2 加权图像

脂肪抑制 T1 加权快速场回波（turbo figeld echo）增强图像

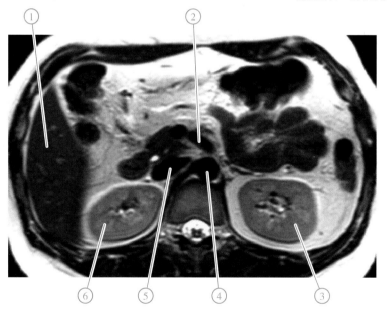

①肝脏（liver）
②肠系膜上动脉（superior mesenteric artery）
③左肾（lt.kidney）
④主动脉（aorta）
⑤肾静脉（renal vein）
⑥右肾（rt.kidney）

图 6　盆腔横断面图像（膀胱水平）

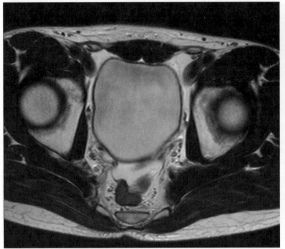
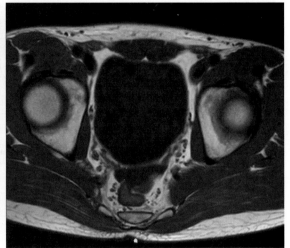

T2加权图像（快速SE法）　　　　　　　　T1加权图像（快速SE法）

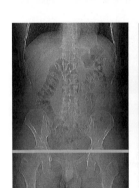
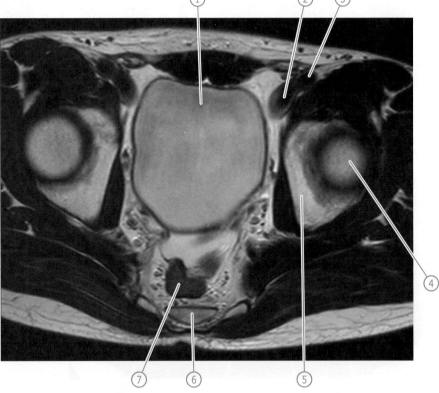

①膀胱（bladder，urinary bladder）
②髂外静脉（external iliac vein）
③髂外动脉（external iliac artery）
④股骨头（head of femur）
⑤坐骨（ischium）
⑥骶骨（sacrum）
⑦直肠（rectum）

图7　上腹部冠状面图像1

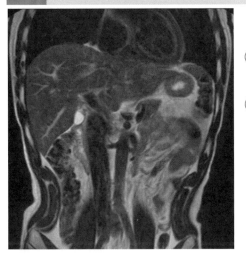

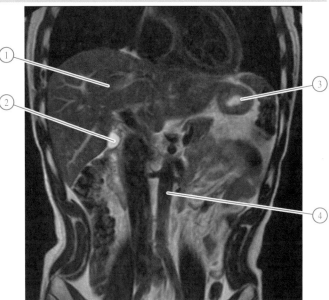

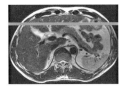

①肝脏（liver）　　　　③胃（stomach）
②胆囊（gallbladder）　④腹主动脉（aorta）

图8　上腹部冠状面图像2

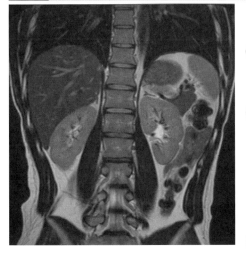

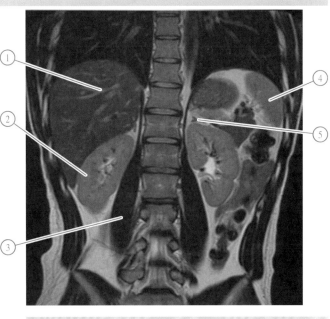

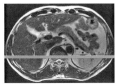

①肝脏（liver）
②右肾（rt.kidney）
③右腰大肌（rt.psoas major muscle）
④脾脏（spleen）
⑤左肾上腺（lt.adrenal gland）

图 9　胰腺（T2 加权图像）

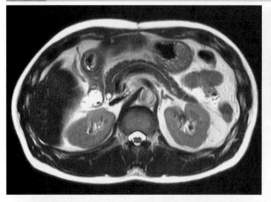

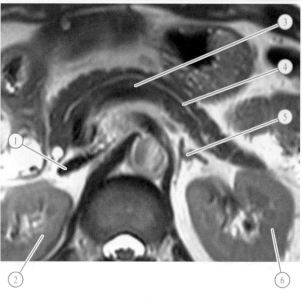

①右肾静脉（rt.renal vein）
②右肾（rt.kidney）
③胰腺（pancreas）
④胰管（pancreatic duct）
⑤左肾上腺（lt.adrenal gland）
⑥左肾（lt.kidney）

图 10　肾上腺（T2 加权图像）

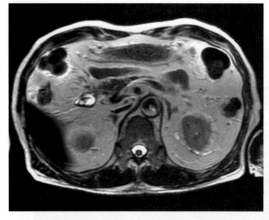

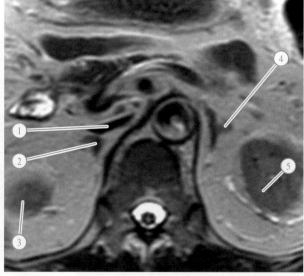

①右肾静脉（rt.renal vein）
②右肾上腺（rt.adrenal gland）
③右肾（rt.kidney）
④左肾上腺（lt.adrenal gland）
⑤左肾（lt.kidney）

图 11　三维磁共振胰胆管最大密度投影像（3D MRCP MIP）

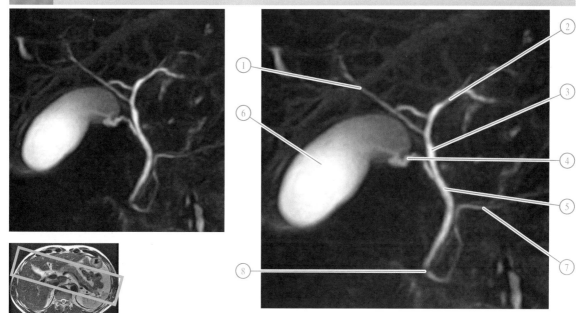

①右肝管（rt.hepatic duct）
②左肝管（lt.hepatic duct）
③肝总管（common hepatic duct）
④胆囊管（cystic duct）
⑤胆总管（common bile duct）
⑥胆囊（gallbladder）
⑦胰管（pancreatic duct）
⑧瓦特壶腹（Vater壶腹或肝胰壶腹）
（ampulla of Vater）

图 12　磁共振尿路成像（MR urography，MRU）

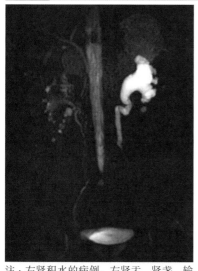

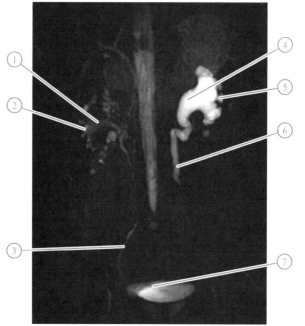

注：左肾积水的病例。左肾盂、肾盏、输尿管扩张。

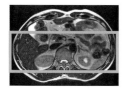

①右肾盂（rt. renal pelvis）
②右肾盏（rt. calyx）
③右输尿管（rt. ureter）
④左肾盂（lt. renal pelvis）
⑤左肾盏（lt. calyx）
⑥左输尿管（lt. ureter）
⑦膀胱（bladder, urinary bladder）

图 13　磁共振门静脉造影（MR portography）冠状面最大密度投影（MIP 图像）

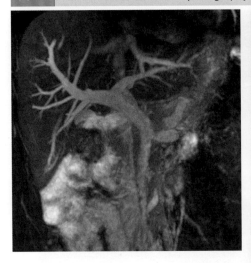
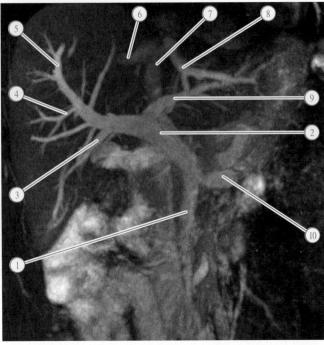

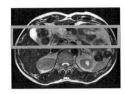

①肠系膜上静脉（superior mesenteric vein）　　⑥肝右静脉（rt. hepatic vein）
②门静脉主干（portal vein）　　　　　　　　　　⑦下腔静脉（inferior vena cava）
③门静脉右后下支（P6）　　　　　　　　　　　　⑧肝左静脉（lt. hepatic vein）
④门静脉右前下支（P5）　　　　　　　　　　　　⑨门静脉左支（lt. branch of portal vein）
⑤门静脉右前上支（P8）　　　　　　　　　　　　⑩脾静脉（splenic vein）

图 14　腹部磁共振血管（MRA）冠状面最大密度投影（MIP）图像

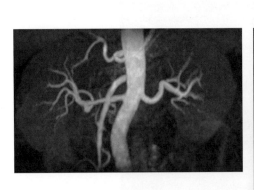
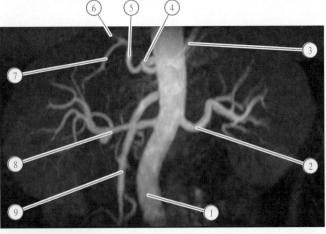

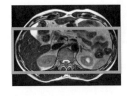

①主动脉（aorta）　　　　　　　　　　　　　　　⑥肝右动脉（rt.hepatic artery）
②左肾动脉（lt.renal artery）　　　　　　　　　　⑦胃右动脉（rt.gastric artery）
③脾动脉（splenic artery）　　　　　　　　　　　⑧右肾动脉（rt.renal artery）
④腹腔干（celiac artery）　　　　　　　　　　　　⑨肠系膜上动脉（superior mesenteric artery）
⑤肝总动脉（common hepatic artery）

04 腹部血管造影

导言… 解剖生理学（肝、脾、肾）

▶ 概述

图1 腹部动脉

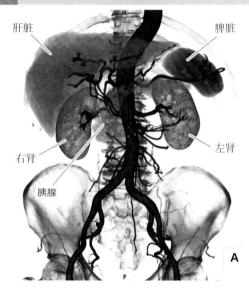

肝脏
脾脏
右肾
左肾
胰腺

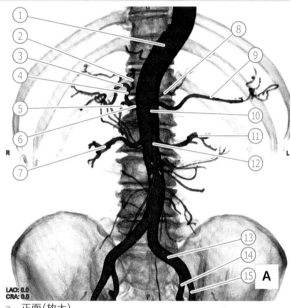

a 正面(放大)

①腹主动脉（abdominal aorta）
②肝左动脉（lt.hepatic artery：LHA）
③肝右动脉（rt.hepatic artery：RHA）
④肝固有动脉（proper hepatic artery：PHA）
⑤胃十二指肠动脉（gastroduodenal artery：GDA）
⑥肝总动脉（common hepatic artery：CHA）
⑦右肾动脉（rt.renal artery：RRA）
⑧胃左动脉（lt.gastric artery：LGA）
⑨脾动脉（splenic artery：SPA）
⑩腹腔干（celiac artery，CEA）
⑪左肾动脉（lt.renal artery：LRA）
⑫肠系膜上动脉（superior mesenteric artery：SMA）
⑬髂总动脉（common iliac artery：CIA）
⑭髂内动脉（internal iliac artery：IIA）
⑮髂外动脉（external iliac artery：EIA）

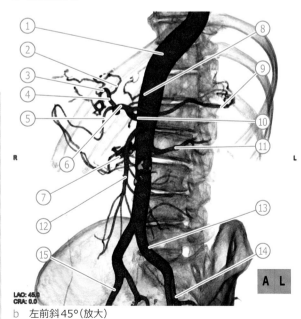

b 左前斜45°(放大)

- 腹腔干（celiac artery：CA）位于第 12 胸椎至第 1 腰椎水平。有正常变异。
- 有胃左动脉（LGA）、脾动脉（SPA）、肝总动脉（CHA）三个分叉。
- 肝总动脉（CHA）在发出胃十二指肠动脉（GDA）后，更名为肝固有动脉（PHA）。
- 肝固有动脉（PHA）分为肝左动脉（LHA）（背外侧支、腹外侧支）、肝中动脉 (MHA)（内侧支）、肝右动脉（RHA）（前支、后支）。
- 作为正常变异，有肝左动脉（LHA）从胃左动脉（LGA）分出的类型，肝右动脉（RHA）从肠系膜上动脉（SMA）分叉的类型等（图 2）。
- 通常从动脉以外部位的分支称为补充动脉（supplementary artery）。营养一个区域以上区域的称为置换动脉（replaced artery），营养区域一部分的称为副动脉（accessory artery）。
- 近几年来，血管造影检查不再仅仅是以诊断为目的，以介入血管治疗（IVR）为目的的情况也很多。
- 肠系膜上动脉（SMA）位于第 12 胸椎至第 2 腰椎水平（腹腔干下方）。
- 肾动脉位于第 1 腰椎至第 2 腰椎水平。
- 肠系膜下动脉（IMA）位于第 2 腰椎至第 3 腰椎水平。

图 2　腹腔干的变化

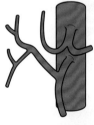

a　肝右动脉（right hepatic artery）从肠系膜上动脉分支

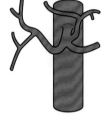

b　肝左动脉（left hepatic artery）从胃动脉分支

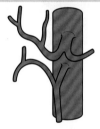

c　右后支从肠系膜上动脉分支（accesory left hepatic artery）

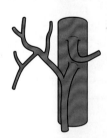

d　肝总动脉从肠系膜上动脉分支（hepato-mesenteric trunk）

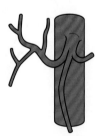

e　腹腔干 - 肠系膜上动脉共干（celiaco-mesenteric trunk）

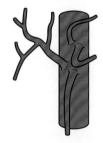

f　4 分支及各自零零散散的分支

（栗林幸夫ほか編：IVRマニュアル. 第 2 版，医学書院，2011. を元に作成）

检查概要

▶ **肝细胞癌（hepatocellular carcinoma：HCC）（诊断）检查流程**

肠系膜上动脉造影： 门静脉的观察（图 4）

⬇

腹腔动脉造影： 动脉的观察（图 3）

⬇

肝动脉造影： 肝脏血管走向及供血血管的把握

将导管推进肝固有动脉 (PHA) 或肝总动脉 (CHA) 进行造影，各血管的造影条件见表 1（第 403 页）

▶ **肝细胞癌（HCC）的 IVR 流程**

● 诊断检查后，鉴定供血血管，将微导管推进供血血管进行造影，确认后，注入抗癌剂、栓塞物质。

影像解剖

▶ **腹腔动脉造影（图3）**

- 在治疗肝内病变（肝细胞癌等）时，以明确显示供血血管（feeding artery）以及病变为目的，在肝固有动脉水平上进行造影。另外，为了显示供血血管的起始部，有时也会进行斜位造影。
- 经导管动脉内化疗栓塞术（transcatheter arterial chemoembolization：TACE）是从腹腔干将导管（4F 或 5F 导管）推进至供血血管，选择性地注入抗癌剂、栓塞物质。

| 图3 | 腹腔动脉造影 |

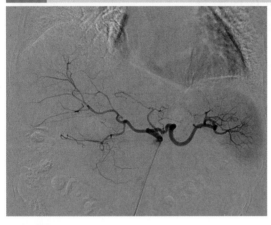

①脾动脉（splenic artery）
②胃左动脉（left gastric artery）
③肝总动脉（common hepatic artery）
④胃十二指肠动脉（gastroduodenal artery）
⑤肝固有动脉（proper hepatic artery）

 小贴士

- 主动脉→腹腔动脉→肝总动脉→胃十二指肠动脉→肝固有动脉→肝右、中、左动脉
- 肠系膜上动脉→肠系膜上静脉→门静脉

肠系膜上动脉造影（图4）

- 以掌握肠系膜上动脉区域的血流动力学和识别出血部位为目的进行造影。
- 对于肝内病变，以显示门静脉为目的进行造影。
- 帧频 2 帧 / 秒静脉相（门静脉相）。
- 在这种状态下进行 CT 造影的方法称为 CT 动脉门静脉造影（CT during arterial portography，CTAP）。

6 章

04

腹部血管造影

| 图4 | 肠系膜上动脉造影 |

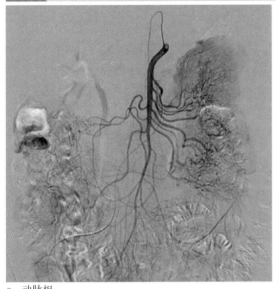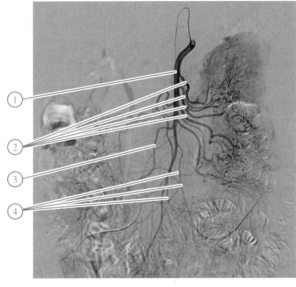

a　动脉相

①肠系膜上动脉（superior mesenteric artery）　　③回结肠动脉（ileocoliac artery）
②空肠动脉（jejunal artery）　　④回肠动脉（ileal artery）

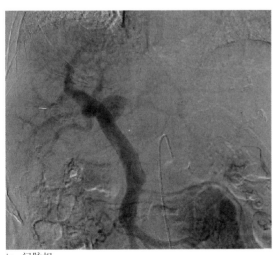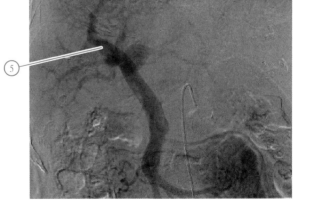

b　门脉相

⑤门静脉（portal vein）

401

肠系膜下动脉造影（图5）

- 它供应降结肠、乙状结肠和直肠。

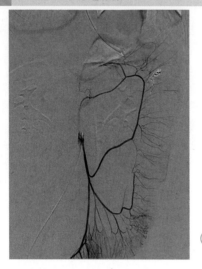

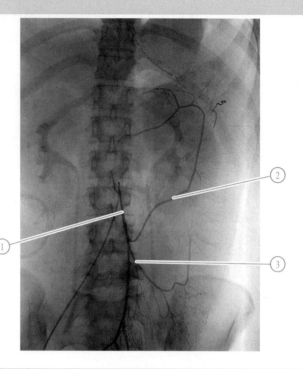

①肠系膜下动脉（inferior mesen-
　teric artery）
②左结肠动脉（left colic artery）
③乙状结肠动脉（sigmoid artery）

肾动脉造影（图6）

- 为诊断肾、肾上腺疾病，肾血管性高血压，掌握术前的血管走行情况，以及肾动脉血管瘤的栓塞术（IVR）等而实施。
- 肾动脉的血流速度很快。

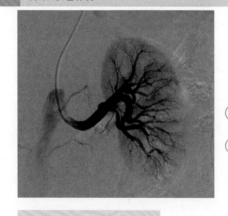

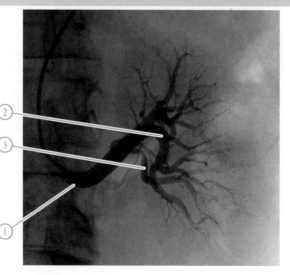

①肾动脉（renal artery）
②腹侧支（ventral branch）
③背侧支（dorsal branch）

脾动脉造影要点

● 与以诊断为目的的其他造影相比，脾动脉造影主要是针对特发性血小板减少性紫癜（idiopathic thrombocytopenic purpura；ITP）的部分脾栓塞术（partial splenic embolization；PSE）和针对脾动脉瘤的弹簧圈栓塞术。

表 1　各血管的造影条件

目的血管	对比剂		摄影条件
	注入速度（ml/s）	注入量（ml）	帧频（帧/秒）
腹腔动脉	4~5	20~25	4 或 3→2→1 的可变帧频
肠系膜上动脉	5~6	20~25	动脉相：4 或 3→2→1 的可变帧频 门脉相：2 的可变帧频
肠系膜下动脉	3~4	18~24	4 或 3→2→1 的可变帧频
肾动脉	3~4	15~18	6~3→3→2→1 的可变帧频
脾动脉	2~3	10~15	4 或 3→2→1 的可变帧频
盆腔动脉	5	20~25	4 或 3→2→1 的可变帧频

*对比剂使用非离子型，碘量 300mg/L。
*要注意摄影帧频过高，会导致辐射剂量的增加。

造影要点!

● 最好在呼气后屏气（为了提高横膈，使内脏实质器官伸展，获得大范围的腹部信息）。
● 在呼气后屏气困难的情况下，在吸气下进行（但是要注意膈附近的伪影）。
● 在 DSA 造影的情况下，最重要的一点是减少由运动引起的伪影（考虑使用更多的蒙片进行造影）。

小贴士

● 发出屏气的提示时，一边看患者的呼吸状态一边进行。（你说"吸气"，病人可能并没有吸气。）
● 在发出屏气提示几秒后开始造影。（虽然对患者说"屏气"，但有时患者并没有马上屏气。）

肝脏中的血液流动

● 肝脏从肝动脉（富含氧气的血液）和门静脉（富含营养的血液）两方面接受血液供给。肝血流为每分钟 1500ml（约占心输出量的 25%）。
● 肝血流约 30% 是来自肝动脉的富含氧气的动脉血，剩下的约 70% 是富含营养的门静脉血。
● 双方的末梢支在肝内汇合，通过肝血窦，经肝静脉流入下腔静脉。

血管造影 CT（IVR-CT）系统的临床应用

- 与经静脉 CT（动态 CT）相比，经动脉门静脉造影 CT（CTAP）在肝实质的造影能力方面优越，对微小肝细胞癌的显示有效（即使动态 CT 诊断为 1 个 HCC，CTAP 也会确认为 2 个以上）。
- IVR—CT 系统是将血管造影装置和 CT 装置配置在同一室的系统，患者不需要从血管造影室移动到CT 室，就可以进行 CTAP、CT 动脉造影（CT during arteriography，CTA）。
- 近年来，随着锥形束 CT（cone beam CT，CBCT）在血管造影方面的应用，能够进行 CTAP、CTA 扫描的装置正在普及。
- 在 IVR 时，通过 3D 显示来自 CTA 的图像，很容易显示供血血管。另外，通过进行选择性 CT 造影，可以掌握正确的治疗范围。

图 7	肝细胞癌血管 CT 图像

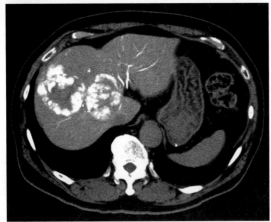 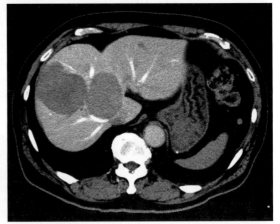

a HCC CTA（PHA 造影）   b HCC CTAP

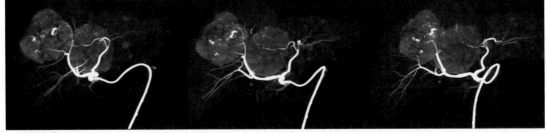

c MIP 图像

- 用最大密度投影（MIP）像识别供血血管（feeding artery）

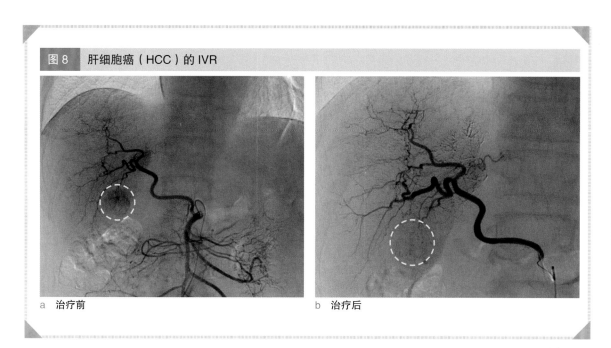

图 8   肝细胞癌（HCC）的 IVR

a　治疗前　　　　　　　　　　　　b　治疗后

05 腹部超声影像

导言…

▶ Couinaud 肝分区（图中标记 S1 ~ S8）

S1：尾状叶　　　　　S2：左外叶上段　　　　S3：左外叶下段

S4：内叶　　　　　　S5：右前叶下段　　　　S6：右后叶下段

S7：右后叶上段　　　S8：右前叶上段

▶ 腹部扫查

①**剑突下纵向扫查**：适用于观察肝左叶、胰腺、腹部血管等。

②**剑突下横向扫查**：适用于观察肝左叶、胰腺、腹部血管等。

③**右肋弓下扫查**：适用于观察肝右叶、肝门部、胆囊、右肾等。

④**右肋间扫查**：适用于观察肝右叶、胆囊、肝门部、右肾等。

⑤**右侧腹部扫查**：适用于观察右肾、肝右叶等。

⑥**右季肋部纵扫查**：适用于观察胆囊、胆总管、肝门部等。

⑦**左肋间扫查**：适用于观察脾脏、左肾、胰尾部等。

⑧**左侧腹部扫查**：适用于观察左肾、脾脏等。

影像解剖

▶ 剑突下纵向扫查（腹主动脉）

● 在剑突下正中纵向放置探头，在吸气位显示肝左叶。左叶大小测量使用该切面，也可用于评估肝缘和肝表面。

图 1	剑突下纵向扫查（腹主动脉）

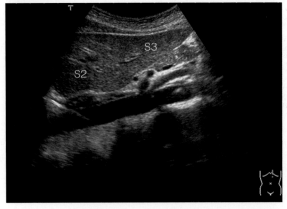 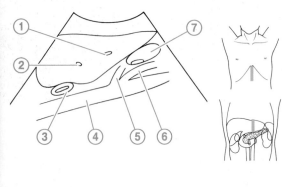

①门静脉左支外侧下支　②门静脉左支外侧上支　③食管　④腹主动脉　⑤腹腔干　⑥肠系膜上动脉　⑦胰腺

▶ 剑突下纵向扫查（下腔静脉）

● 将探头从剑突下纵向扫查的腹主动脉稍微移动到被检者的右侧进行扫查。观察肝尾状叶的肿大和下腔静脉等。

| 图2 | 剑突下纵向扫查（下腔静脉） |

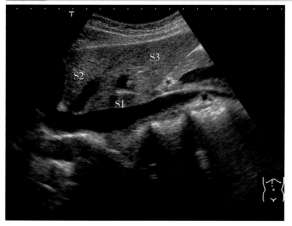 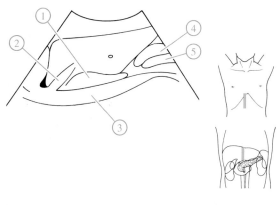

①尾状叶　②肝左静脉　③下腔静脉　④胰腺　⑤肝门静脉汇合处(门静脉、脾静脉、肠系膜上静脉)

▶ 剑突下横向扫查

● 将探头放在剑突下正中，在吸气位观察肝左叶。从门静脉左支矢状部观察到外侧支和内侧支分支的情况。左肝内胆管有无扩张也通过该切面进行观察。

| 图3 | 剑突下横向扫查 |

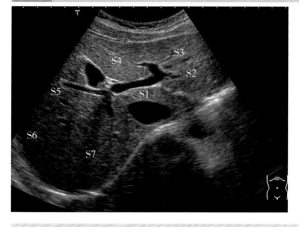

①门静脉左支内侧支　③门静脉左支外侧上支　⑤静脉导管索　⑦下腔静脉　⑨门静脉前支
②门静脉左支外侧下支　④门静脉左支矢状部　⑥门静脉左支水平部　⑧门静脉后支　⑩胆囊

▶ 右肋弓下扫查

- 沿着右肋弓放置探头，在吸气位观察肝右叶及胆囊的短轴像等，可得到肝静脉、门静脉右支、胆囊的短轴切面等。
- 还将探头充分放倒，进行肝膈顶下的观察。

图 4　右肋弓下扫查

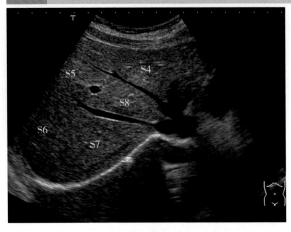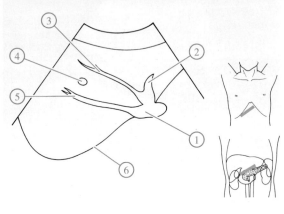

①下腔静脉　②肝左静脉　③肝中静脉　④门静脉　⑤肝右静脉　⑥横膈

▶ 右肋间扫查①

- 沿着右肋间（间隙）放置探头，观察肝右叶和胆囊等。通过对每个肋间进行扇形扫查，可以观察到门静脉右支和门静脉主干、胆囊等。

图 5　右肋间扫查

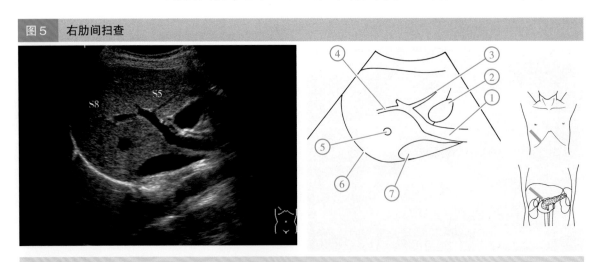

①门静脉主干　②胆囊　③门静脉右支前下支　④门静脉右支前上支　⑤肝静脉　⑥膈肌　⑦下腔静脉

▶ 右肋间扫查②

- 一边降低肋间一边进行扫查，可以在同一切面上观察肝右叶和右肾。此时，通过观察肝和右肾的亮度差（肝肾对比度）来判断脂肪肝的有无等。
- 肝右叶下方和右肾的间隙称为莫里森窝，在检查是否有腹水积存时使用。

图6　右肋间扫查

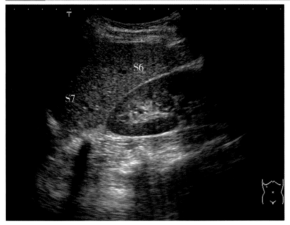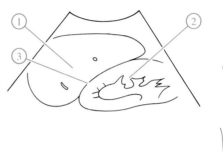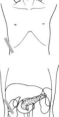

①肝右叶　　②右肾　　③莫里森窝

▶ 右腹部纵-斜扫查

- 在右侧腹部纵向~稍微倾斜放置探头，在吸气位观察右肾的长轴切面。肾大小的测量使用该切面。
- 不仅可观察肾实质（皮质、髓质），还可观察肾盂的状态。

图7　右腹部纵-斜扫查

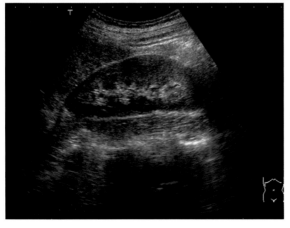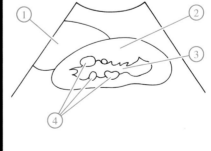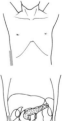

①肝右叶　　②右肾皮质　　③右肾盂　　④右肾髓质(锥体)

▶ 右季肋部纵向扫查（胆囊长轴）

- 在右肋弓下纵向～稍微倾斜放置探头，观察胆囊的长轴图像。
- 胆囊尺寸的测量使用该切面。但是，由于肠道气体和在从肋弓下显示胆囊不良的情况下，通过肋间扫查进行观察。
- 图 9 是饭后 1 小时的胆囊长轴图像。由于进餐后导致胆汁排出，胆囊内空虚，显示困难。因此，最好在检查前 4～5 小时左右进餐。特别是在摄取油分多的食物和乳制品后，由于胆汁积存到可以进行囊腔观察的水平需要时间，因此要注意。

图 8	右季肋部纵向扫查（胆囊长轴）

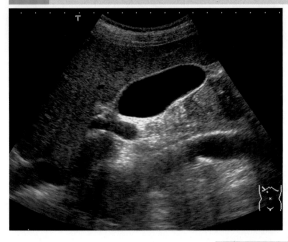
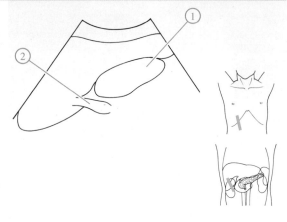

①胆囊 　②门静脉主干

图 9	饭后 1 小时的胆囊长轴像

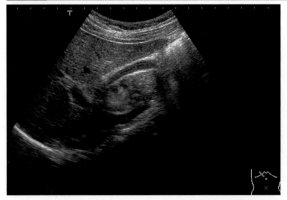
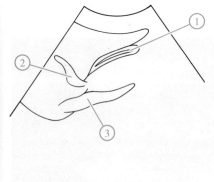
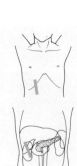

①胆囊空虚 　②门静脉 　③下腔静脉

▶ 右季肋部纵向扫查（胆总管）

- 将探头从胆囊长轴切面稍微移动到正中侧，进行胆总管等肝外胆管的观察。由于胆总管在下部呈倒 V 形走行的情况较多，因此有必要根据其走行进行扫查。

| 图 10 | 右季肋部纵向扫查（胆总管） |

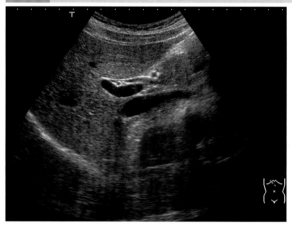 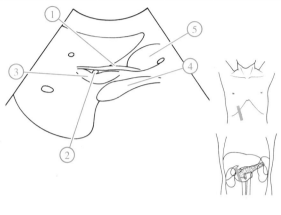

①胆总管(肝外胆管) ②肝右动脉 ③门静脉 ④下腔静脉 ⑤胰腺(胰头部)

▶ 剑突下横向扫查（胰腺）

- 将探头从剑突下横向稍微倾斜放置，观察胰头部到尾部。由于胃的气体等导致显示欠佳时，在吸气位将肝左叶作为声窗显示。
- 还可以观察胰的厚度和胰管有无扩张等。

| 图 11 | 剑突下横向扫查（胰腺） |

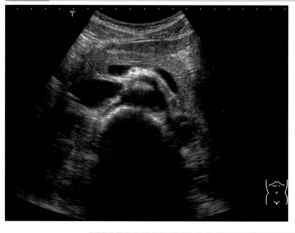 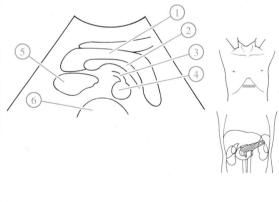

①胰腺 ②脾静脉 ③肠系膜上动脉 ④腹主动脉 ⑤下腔静脉 ⑥椎体

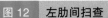
- 吸气位时在肺吸入气体的情况下，用左肋间或左侧腹部斜扫查显示脾脏。在呼气位进行观察。
- 脾大小的测量通常使用该切面。指数（index）有时用于测量脾大小。脾脏指数（spleen index）有多种测量方法。千叶大学第一内科的公式为：从脾门部到下极的距离（a）cm 和脾门部的厚度（b）cm 相乘的值为大小 20cm² 时，判定为脾肿大（参照图 13）。顺便说一下，在笔者的实际操作过程中，通过左肋间扫查或左侧腹部斜扫查显示脾的最大切面，成人的情况下，长径 100mm 以上且短径 50mm 以上，判定为脾肿大。

| 图 12 | 左肋间扫查 |

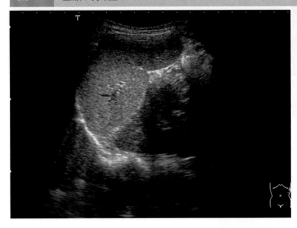
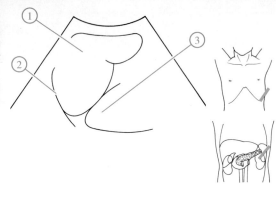

①脾脏　②横膈　③左肾

| 图 13 | 左肋间扫查（spleen index 的测量方法） |

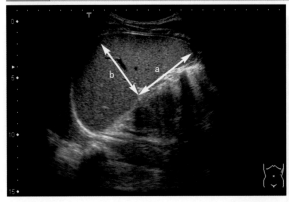
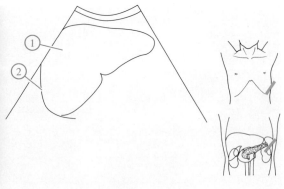

①脾脏　②横膈

▶ **左肋间扫查（胰尾部）**

- 从脾门部扫查脾静脉时，可以观察到与脾静脉相接的胰尾部，但也有因胃和结肠气体的影响而无法显示的情况。

图 14	左肋间扫查（胰尾部）

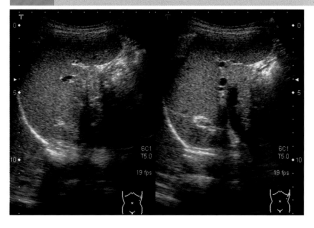
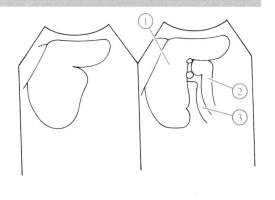

①脾脏　　②胰腺(胰尾部)　　③脾静脉

▶ **左侧腹部纵 – 斜扫查**

- 在左侧腹部纵向 ~ 稍微倾斜放置探头，在吸气位观察左肾的长轴切面。肾大小的测量使用该切面。
- 不仅观察肾实质（皮质、髓质），还观察肾盂的状态。

图 15	左侧腹部纵 – 斜扫查

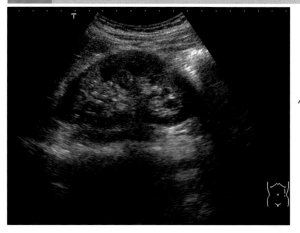
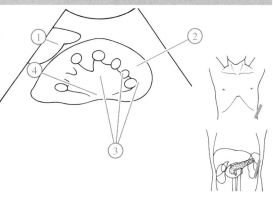

①脾脏　　②左肾皮质　　③左肾髓质(锥体)　　④左肾盂

①脂肪肝

- 这是通过右肋间~季肋部纵向扫查得到的超声波图像。虽然可在同一切面上显示肝右叶和右肾，但与肾皮质相比，肝实质的回声亮度有所增强（表现为肝肾对比度的上升）。这是由于蓄积在肝细胞中的脂肪滴反射、散射了超声波。另外，与肝浅部（探头接触面近场）相比，肝深部的亮度略有下降，这是由于脂肪滴的散射导致超声波随着向深部的推进而衰减。

图 16	脂肪肝

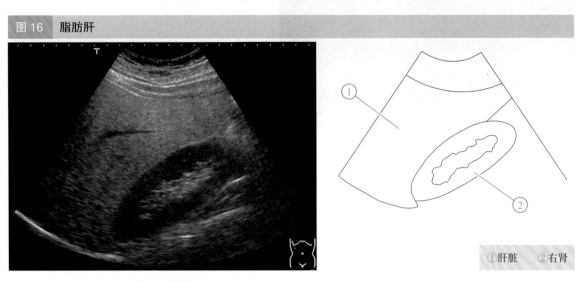

①肝脏　②右肾

②肝细胞癌

- 这是右肋弓下扫查得到的超声波图像。在 S8 发现了等回声和高回声混合的肿瘤（→）。肿瘤边缘存在薄的低回声带（→）。将肿瘤内不同回声水平的部分混在一起的情况称为马赛克图形，是肝细胞癌的典型表现。边缘低回声带是相当于被膜的显像。

图 17	肝细胞癌

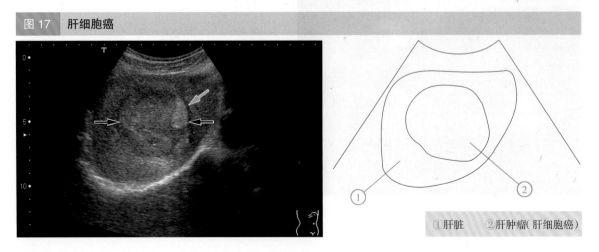

①肝脏　②肝肿瘤(肝细胞癌)

414

③胆囊结石

- 这是右季肋部纵向扫查得到的超声波图像。胆囊内可见高亮度回声图像（→），其后方回声减弱（声影）。胆囊结石根据其组成的不同，回声也会发生变化，在超声波检查中也可以推测出大致的组成。
- 如果进行体位变换，就容易观察其移动性。

图 18　胆囊结石

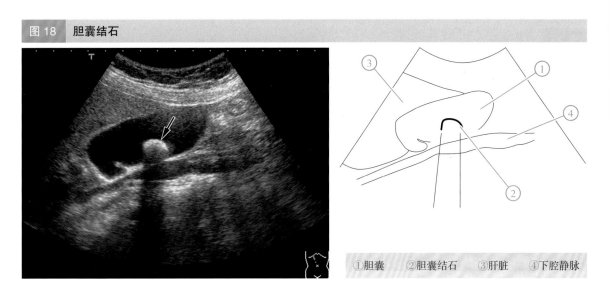

①胆囊　②胆囊结石　③肝脏　④下腔静脉

④胆囊癌

- 这是右季肋部纵向扫查得到的超声波图像。在胆囊体部发现隆起性的实性肿瘤（→）。另外，胆囊肿瘤与肝的分界不清晰，肝实质回声也不均匀（→），怀疑是肿瘤直接浸润到肝。

图 19　胆囊癌

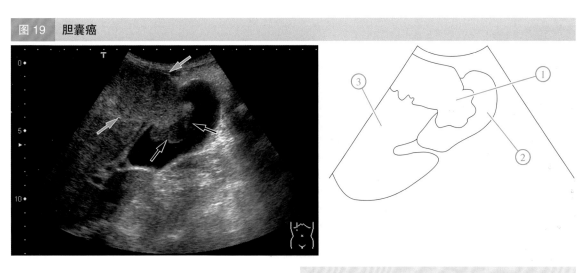

①胆囊肿瘤（直接浸润肝脏）　②胆囊　③肝脏

⑤胰头癌

● 这是通过剑突下横向扫查得到的超声波图像。在胰头部发现低回声肿瘤（→），其尾侧的胰管扩张。肿瘤相接的十二指肠壁增厚（→）疑似浸润。另外，还与肠系膜上静脉相接，怀疑有浸润。如图所示，胰腺癌的特征是肿瘤的尾侧胰管扩张，但是，当肿瘤存在于尾部和钩部时，有时不伴随胰管扩张，需要注意。

图 20　胰头部癌

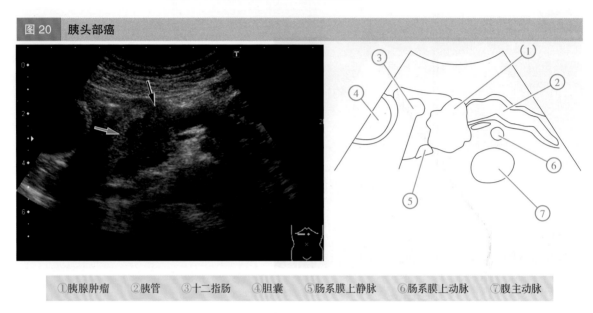

①胰腺肿瘤　②胰管　③十二指肠　④胆囊　⑤肠系膜上静脉　⑥肠系膜上动脉　⑦腹主动脉

⑥肾囊肿

● 左侧腹部斜扫查得到的超声波图像。在左肾的中央部，可见大的无回声（→），边缘光整。囊肿后方回声增强。

图 21　肾囊肿

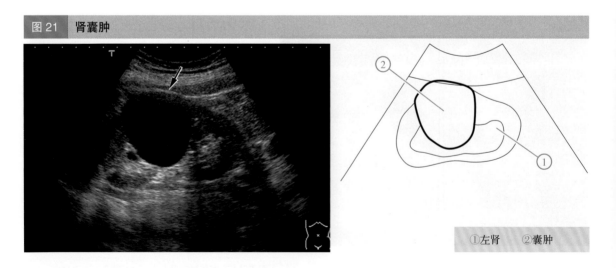

①左肾　②囊肿

416

⑦肾细胞癌

● 左侧腹部斜扫查得到的超声波图像。观察到从左肾上极到中央向外突出的实性肿瘤（→）。肿瘤内部还可见几个囊性部分，认为内部伴有出血和坏死。另外，肾盂被肿瘤挤压。

图 22　肾细胞癌

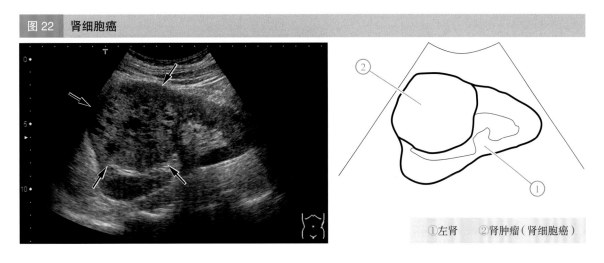

①左肾　　②肾肿瘤（肾细胞癌）

⑧腹水及右侧胸腔积液

● 右肋弓下扫查得到的超声波图像。肝周围的无回声区是腹水（→）。另外，在膈的深部（实际上是斜上方入射超声波的膈的上方）可见液体积存（→），显示为右侧胸腔积液。

图 23　腹水和右侧胸腔积液

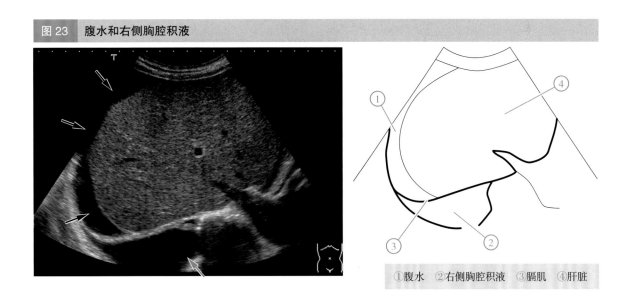

①腹水　②右侧胸腔积液　③膈肌　④肝脏

417

06 消化道和腹主动脉的超声影像

消化道超声检查

- 消化道的气体较多，使超声显示范围受限，但是在疾病导致管壁增厚，或者充满液体成分的情况下，可以清晰地显示。
- 消化道的检查，可以用腹部 3 ~ 5MHz 探头进行诊断，但为了获得高质量的诊断，也需要用 7.5 MHz 以上的高频探头观察肠管壁层结构。
- 消化道的食管、十二指肠、升结肠、降结肠、直肠固定在腹后壁上，很容易鉴定（图 1）。胃、空肠、回肠、横结肠、乙状结肠位置不固定。
- 由于消化道是连续的空腔脏器，所以在扫查时，通过短轴扫查一边确认走行一边检查病变，通过长轴扫查再次确认比较好。除空肠和回肠外，可以进行系统扫查。
- 消化道有难以探察到的死角，存在于左膈下的胃底、左胸廓下的结肠脾曲、骨盆内的乙状结肠、难以扫查到的空肠和回肠，以及消化道所有的后壁（图 2）。直肠可以用膀胱作为声像窗显示。

| 图 1 | 消化道的固定部位 | 图 2 | 消化道的死角 |

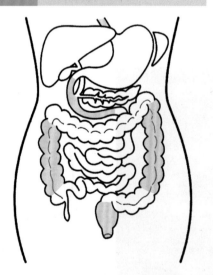

食道、十二指肠、升结肠、降结肠、直肠

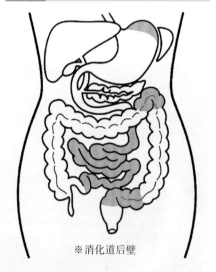

※消化道后壁

胃底，结肠脾曲，小肠，乙状结肠，所有消化道后壁

▶ 消化道的主要扫查方式

①腹部食查、胃贲门部（左肋弓下扫查）

②胃体部（剑突下横向扫查）

③胃幽门部（右上腹部斜扫查）

④十二指肠（剑突下横向扫查）

⑤小肠（长轴、短轴扫查）

⑥回盲部（右下腹横向扫查）

⑦阑尾（长轴扫查）

⑧结肠（长轴扫查）

⑨直肠（见下腹部纵向和横向扫查）

▶ 腹主动脉超声检查

- 腹主动脉有弯曲的情况时，提示主要疾病有可能是动脉瘤和周围淋巴结肿大。
- 用横向滑动扫查，观察血管的走向、血管直径的变化、血管周围淋巴结，用纵向扫查再次确认即可。
- 腹主动脉管径越到末梢越细。
- 腹部主动脉直径超过 5cm，或者髂总动脉直径超过 4cm，破裂的可能性就会变高，需要手术治疗。

▶ 腹主动脉扫查

①腹主动脉垂直扫查（参见上腹部剑突下垂直扫查）

②腹主动脉纵向扫查

③腹主动脉横向扫查

▶ **腹部食管、胃贲门部（左肋弓下扫查）**

- 以肝脏为声像窗，可以观察腹部食管、贲门部、胃体部。
- 腹部食管在肝脏和腹主动脉之间走行。

图 3	腹部食管、贲门部（左肋弓下扫查）

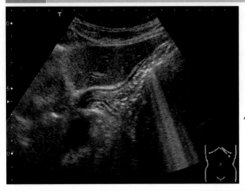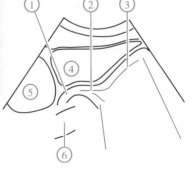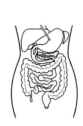

①腹部食管（abdominal esophagus）　③胃体部（gastric corpus）　⑤心脏（heart）
②贲门部（cardiac region）　④肝脏（liver）　⑥腹主动脉（abdominal aorta）

▶ **胃体部（剑突下横向扫查）**

- 如果使用高频探头，消化道壁的 5 层结构可清楚显示出来。
- 根据内腔，第 1 层高回声相当于边界及黏膜，第 2 层低回声相当于黏膜层，第 3 层高回声相当于黏膜下层，第 4 层低回声相当于肌层，第 5 层高回声相当于浆膜边界的回声。
- 如果使用饮水法▶1，后壁也能很容易地观察到。

术语

▶ 1 饮水法

- 取 300 ~ 500ml 除气水饮用，将除气水作为声像窗进行观察的方法。

图 4	胃体（剑突下横向扫查）

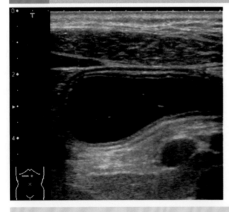

①边界回波（boundary echo）　⑤浆膜（serosa）　⑨腹主动脉（abdominal aorta）
②黏膜（mucosa）　⑥腹直肌（abdominal rectus muscle）　⑩前壁（anterior wall）
③黏膜下层（submucosa）　⑦胃内腔（gastric lumen）　⑪后壁（posterior wall）
④肌层（muscular layer）　⑧下腔静脉（inferior vena cava）

▶ 胃幽门部（右上腹部斜扫查）

- 胃壁厚，十二指肠壁薄。
- 十二指肠球部显影在胆囊内侧。
- 右侧卧位时，消化道气体向胃体部移动，胃液向胃幽门部移动，幽门部容易显示。

图5　胃幽门部（右上腹部斜扫查）

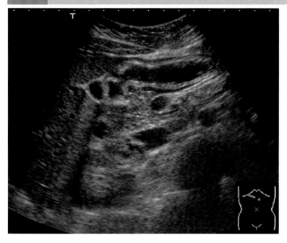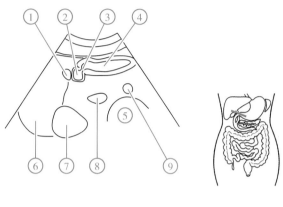

①胆囊（gallbladder）　　　　　④胃体部（antrum）　　　　　　⑦右肾（right kidney）
②十二指肠球部（bulbus duodeni）　⑤椎体（vertebral body）　　　　⑧下腔静脉（inferior vena cava）
③幽门（pylorus）　　　　　　　⑥肝脏（liver）　　　　　　　　⑨腹主动脉（abdominal aorta）

▶ 十二指肠（剑突下横向扫查）

- 十二指肠水平部在腹主动脉和肠系膜上动脉之间行走。

图6　十二指肠（剑突下横向扫查）

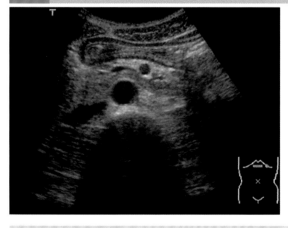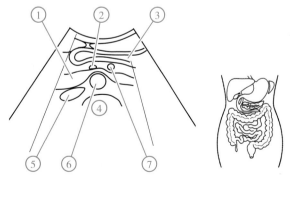

①十二指肠水平部（horizontal part of duodenum）　④椎体（vertebral body）　　　　⑦肠系膜上动脉（superior mesenteric
②肠系膜上静脉（superior mesenteric vein）　　　⑤下腔静脉（inferior vena cava）　　　artery）
③胃体部（antrum）　　　　　　　　　　　　　⑥腹主动脉（abdominal aorta）

▶ **小肠（长轴、短轴扫查）**

- 小肠分为十二指肠、空肠和回肠。
- 十二指肠固定于腹后壁，但空肠、回肠不固定，难以追踪走行。
- 空肠存在于左上腹部，克尔克林皱襞（kerckring folds，小肠黏膜环状皱襞）较密，高度也较高，因此有时会出现肠壁增厚的情况，需要注意（图 7）。
- 回肠位于右下腹部，克尔克林皱襞（kerckring folds，小肠黏膜环状皱襞）疏松，高度低，壁薄（图 8）。
- 通过实时观察可以确认小肠蠕动情况。

图 7	空肠（长轴扫查）

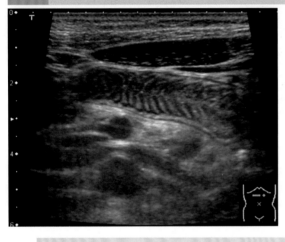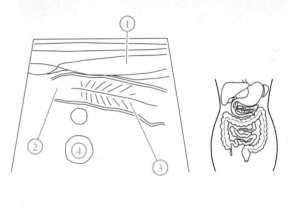

①腹直肌（rectus abdominis muscle）　③克尔克林皱襞（Kerckring folds，小肠黏膜环状皱襞）
②空肠（jejunum）　④腹主动脉（abdominal aorta）

图 8	回肠（短轴扫查）

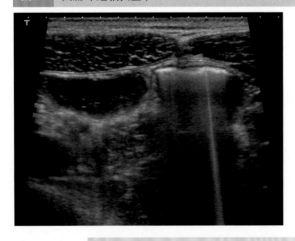

①腹直肌（rectus abdominis muscle）　④椎体（vertebral body）
②回肠（ileum）　⑤腹主动脉（abdominal aorta）
③消化道内气体（gastrointestinal gas）

▶ 回盲部（右下腹横向扫查）

- 回肠末端在髂腰肌的腹侧走行，与盲肠汇合。
- 在消化道气体少的情况下，回盲瓣（又名：鲍欣瓣，Bauhin 瓣）就像蟹爪一样显示。

图 9　回盲部（右下腹横向扫查）

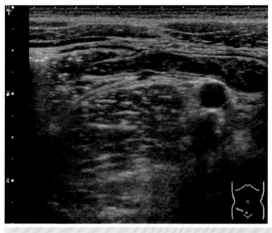 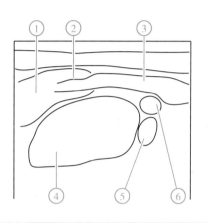 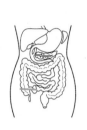

①盲肠（cecum）
②回盲瓣（ileocecal valve）
③回肠末端（ileum terminal）
④髂腰肌（iliopsoas muscle）
⑤髂外静脉（external iliac vein）
⑥髂外动脉（external iliac artery）

▶ 阑尾（长轴扫查）

- 如果使用高频率的探头，也可以扫查出正常的阑尾。
- 位于盲肠末端，并与盲肠相连续，不蠕动。
- 阑尾直径 7mm 以上为肿大。

图 10　阑尾（长轴扫查）

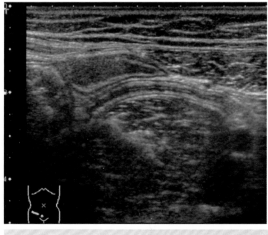 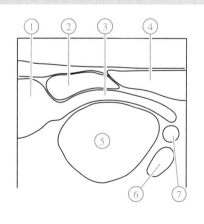 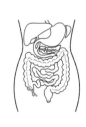

①盲肠（cecum）
②回肠（ileum）
③阑尾（appendix）
④腹直肌（rectus abdominis muscle）
⑤髂腰肌（iliopsoas muscle）
⑥髂外静脉（external iliac vein）
⑦髂外动脉（external iliac artery）

▶ 结肠（长轴扫查）

- 升结肠、降结肠、直肠固定在腹后壁上，可以确定位置。
- 横结肠、乙状结肠位置不固定，活动度大，根据与上述固定结肠的位置关系进行确定。
- 其特征是结肠呈膨起的串珠状图像。

图 11	结肠（长轴扫查）

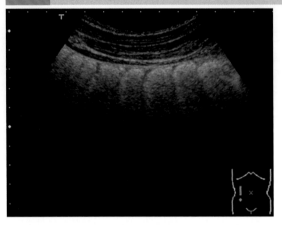 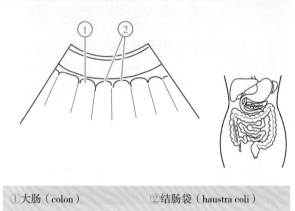

①大肠（colon） ②结肠袋（haustra coli）

▶ 腹主动脉纵向扫查

- 通过纵向扫查，可以在同一切面显示从腹主动脉分出的左右肾动脉、左右髂总动脉。
- 该扫查适用于腹主动脉瘤位置的确认、腹主动脉周围淋巴结（No.16）的显示。

图 12	腹主动脉纵向扫查

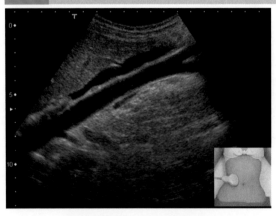 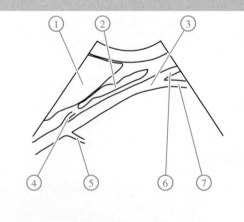

①肝脏（liver）　　　　　　　　　⑤左肾动脉（left renal artery）
②下腔静脉（inferior vena cava）　⑥右髂总动脉（right common iliac artery）
③腹主动脉（abdominal aorta）　　⑦左髂总动脉（left common iliac artery）
④右肾动脉（right renal artery）

▶ 腹主动脉横向扫查（肾动静脉水平）

- 左肾静脉在腹主动脉和肠系膜上动脉之间行走。
- 右肾动脉走行于下腔静脉背侧。

| 图 13 | 腹主动脉横向扫查（肾动静脉水平） |

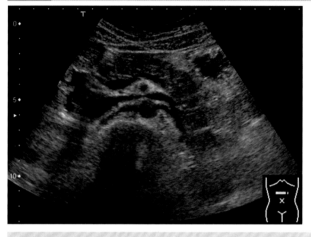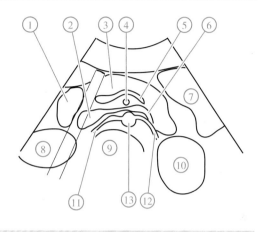

①十二指肠（duodenum）
②下腔静脉（inferior vena cava）
③胰（pancreas）
④肠系膜上动脉（superior mesenteric artery）
⑤脾静脉（splenic vein）

⑥左肾静脉（lt.renal vein）
⑦胃（stomach）
⑧右肾（rt.kidney）
⑨椎体（vertebral body）
⑩左肾（lt. kidney）

⑪右肾动脉（rt.renal artery）
⑫左肾动脉（lt. renal artery）
⑬腹主动脉（abdominal aorta）

▶ **临床要点**

● 消化道的疾病，大致可以分为管腔的扩张和管壁的增厚。

肠梗阻（ileus）

● 由于肠道内食物和水通过障碍，小肠扩张，其形状呈键盘征（keyboard sign），被称为克尔克林希达征（Kerklinghida 征）（图 14：→）。另外，在单纯性肠梗阻中，能观察到肠内容物来回浮动的情况（to and fro）。

图 14	肠梗阻

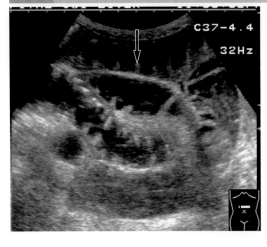
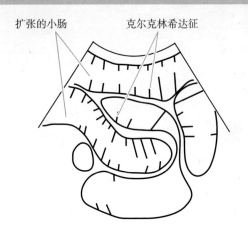

扩张的小肠　　克尔克林希达征

肠炎（enteritis）

● 如果炎症使肠管壁变厚，就能比较清楚地显示肠壁的各层不同结构。肠炎根据壁增厚的程度和范围以及临床症状进行诊断。

● 病例为细菌性肠炎（弯曲杆菌肠炎），结肠的第 3 层黏膜下层（图 15：→）明显增厚。

图 15	细菌性肠炎（弯曲菌肠炎）

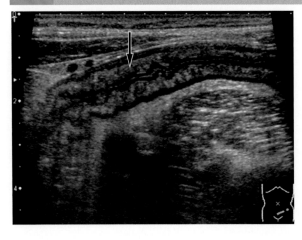
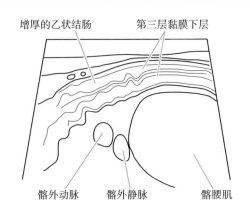

增厚的乙状结肠　　第三层黏膜下层

髂外动脉　　髂外静脉　　髂腰肌

癌症（cancer）

- 在消化道的各种晚期癌中，管壁有局限性的明显增厚（图16：→）。由于该图像与肾像相似，因此被称为假肾征（pseudokidney sign）。
- 病例为升结肠癌。

图16　升结肠癌

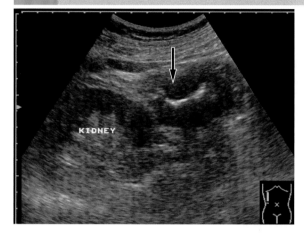
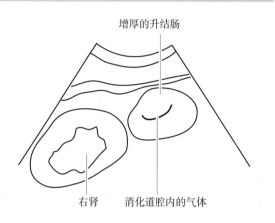

增厚的升结肠

右肾　　消化道腔内的气体

肠套叠（invagination）

- 在婴幼儿中，回肠末端嵌入结肠内的回肠结肠型肠套叠较多，也好发于结肠肝曲。
- 重叠肠管的横断切面的肠管壁呈三重同心圆状，被称为多重同心环征（multiple concentric ring sign）（图17）。
- 引起该病的病因，包括肠系膜淋巴结肿大和肿瘤。

图17　肠套叠

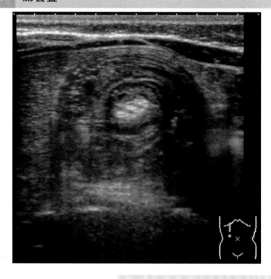
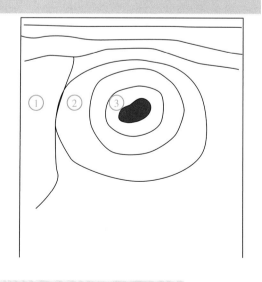

①肝脏（liver）　②外圆（external cylinder）　③内圆（internal cylinder）

胡桃夹现象（nutcracker phenomenon）

- 左肾静脉夹在肠系膜上动脉和腹主动脉之间，由于肠系膜上动脉压迫，左肾静脉压增高，肾毛细血管破裂导致血尿的状态。
- 被夹的左肾静脉的左肾侧内血压增高，血管扩张，下腔静脉侧血压差变大、血流变快（Vmax 1m/s 以上），用彩色多普勒法可观察到马赛克血流（图18）。

图 18　胡桃夹现象

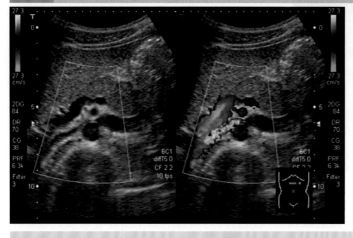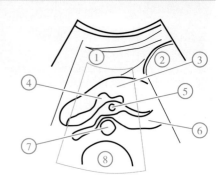

①肝脏（liver）
②胃（stomach）
③胰腺（pancreas）

④脾静脉（splenic vein）
⑤肠系膜上动脉
　　（superior mesenteric artery）

⑥左肾静脉（lt.renal vein）
⑦腹主动脉（abdominal aorta）
⑧椎体（vertebral body）

07 消化道影像（食管、胃、小肠和大肠）

导言… 解剖生理学

▶ 消化道

- 食物直接通过的管道。具有消化、吸收食物中的营养成分的作用。
- **消化道的构成：**口腔、咽、食管、胃、小肠（十二指肠、空肠、回肠）、大肠（盲肠、阑尾、升结肠、横结肠、降结肠、乙状结肠、直肠）、肛门

图1　消化道的全貌

食管：esophagus
- 作用：通过蠕动将食物送入胃。
- 管壁：黏膜层，黏膜下层，肌层，外膜。
- 位置：
  - 从咽部（第6颈椎的高度）开始。
  - 在气管、心脏后面、椎体前面下行。
  - 止于贲门（第11胸椎高度）。
- 长度：约25～30cm
- 生理狭窄部位（图中①～③）
  ①食管起始处
  ②左支气管交叉处
  ③穿食管裂孔处

十二指肠：duodenum
- 长度：约25cm
- 包围胰腺头部的C形。
- 管壁：黏膜层，黏膜下层，肌层，外膜。
- 位置：
  - 从第1腰椎右侧的幽门开始。
  - 以第2腰椎左侧的十二指肠空肠曲结束，与空肠连接。
- 腹膜后器官

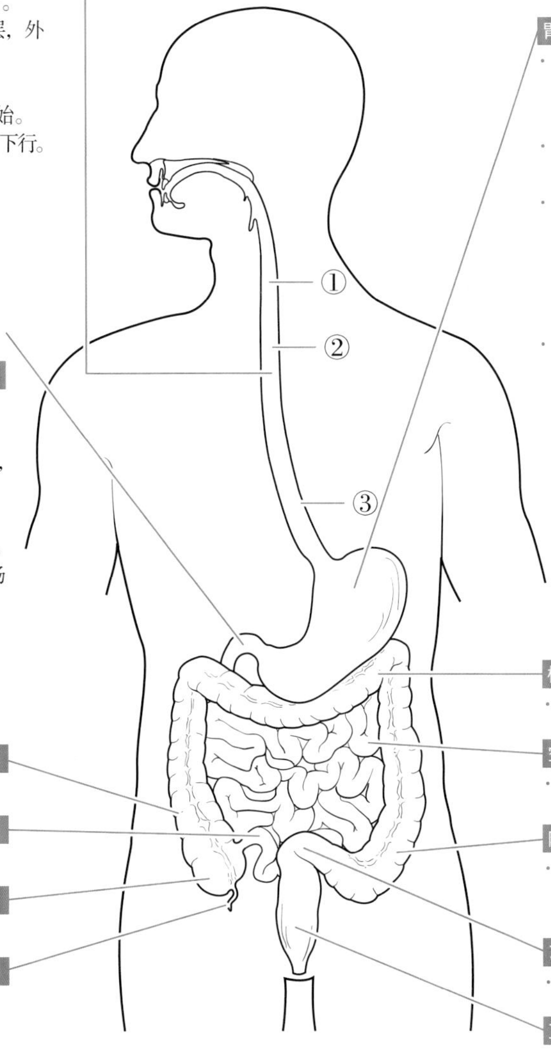

胃：stomach（英），Magen（德）
- 作用：将食物切碎，一点一点地送入十二指肠，消化蛋白质和脂肪，吸收酒精等。
- 管壁：黏膜层，黏膜下层，肌层，浆膜。
- 位置：
  - 腹腔内左上部。
  - 从食管胃结合部（第11胸椎的高度）开始。
  - 终止于幽门（第一腰椎的高度）。
- 相邻器官：
  - 上方：膈肌
  - 左方：脾脏，结肠脾曲
  - 右侧：肝脏，十二指肠
  - 前方：肝左叶，腹壁
  - 后方：胰腺，左肾
  - 下方：横结肠

升结肠：ascending colon
- 长度：约20cm

回肠：ileum
- 小肠下部3/5

盲肠：cecum
- 长度：约5cm

阑尾：appendix
- 长度：约6.5cm
- 直径：约0.6cm

横结肠：transverse colon
- 长度：约50cm

空肠：jejunum
- 小肠上部2/5

降结肠：descending colon
- 长度：约25cm

乙状结肠：sigmoid colon
- 长度：约30cm

直肠：rectum
- 长度：约20cm

食管：esophagus

图2　食管的全貌

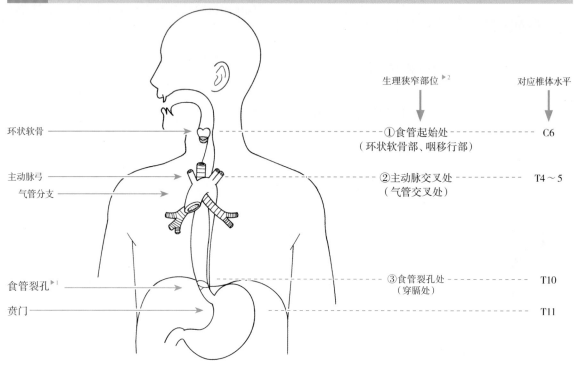

生理狭窄部位 [2]　　　　对应椎体水平

环状软骨 —— ①食管起始处 ------- C6
（环状软骨部、咽移行部）

主动脉弓 ——
气管分支 —— ②主动脉交叉处 ------- T4～5
（气管交叉处）

食管裂孔 [1] —— ③食管裂孔处 ------- T10
（穿膈处）

贲门 —— ------- T11

术语

▶ 1 **食管裂孔**

● 膈孔。除了食管外，胃左动脉、迷走神经、左膈神经的分支也会通过。

▶ 2 生理狭窄部位

● 生理上变细的部分，是食管癌的易发部位。

图3　食管的 X 线解剖名称

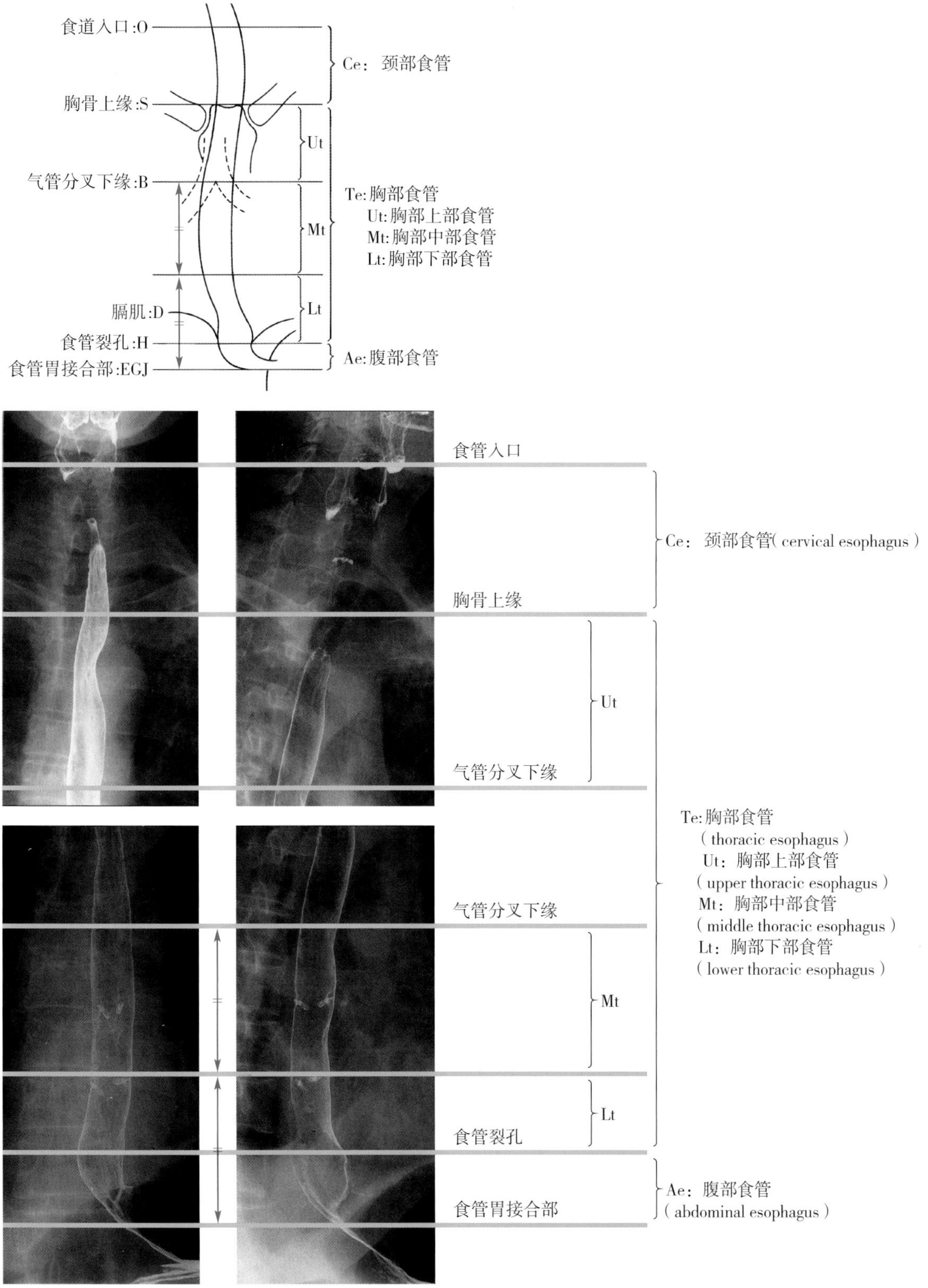

食道入口:O
Ce：颈部食管

胸骨上缘:S
Ut

气管分叉下缘:B
Te:胸部食管
Ut:胸部上部食管
Mt:胸部中部食管
Lt:胸部下部食管

Mt

膈肌:D
Lt

食管裂孔:H
Ae:腹部食管

食管胃接合部:EGJ

食管入口

Ce：颈部食管(cervical esophagus)

胸骨上缘

Ut

气管分叉下缘

Te:胸部食管
（ thoracic esophagus ）
Ut：胸部上部食管
（ upper thoracic esophagus ）
Mt：胸部中部食管
（ middle thoracic esophagus ）
Lt：胸部下部食管
（ lower thoracic esophagus ）

气管分叉下缘

Mt

食管裂孔

Lt

食管胃接合部

Ae：腹部食管
（ abdominal esophagus ）

a　正位　　　　b　斜位

（日本食道学会 编：食道癌取扱い規約 第11版，8–9，金原出版，2015.より引用・改変）

图 4　食管壁结构

肌层
- 上部：横纹肌
- 下部：平滑肌
- 有助于吞咽和运输食物。

黏膜层
- 黏膜上皮：多层鳞状上皮
　　　　　　→抗机械刺激能力强
- 黏膜固有层：结缔组织的薄层
- 黏膜肌层：
　·发达良好的螺旋状肌束。
　·食管收缩时，黏膜聚集在一起
　　形成纵行皱襞。
- 黏膜下组织（黏膜下层）：
　·松散结缔组织层
　·血管丰富

外膜
- 移行到周围的结缔组织，没有明显的边界。
- 食管没有浆膜。

食管腺
- 在黏膜下组织。
- 上部较少，向下增加。

（越智淳三 訳：解剖学アトラス，316，文光堂，1984．より改変引用）

图 5　食管癌的 X 线影像分型

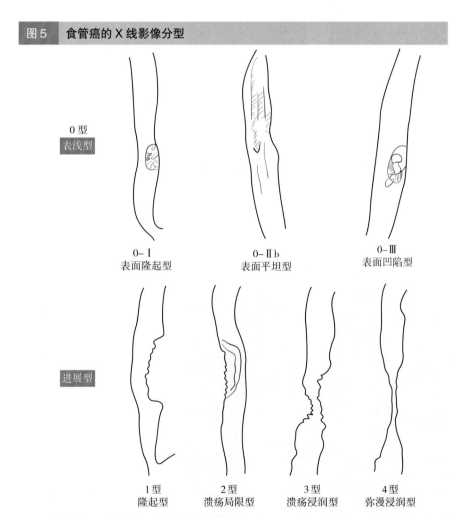

0 型
表浅型

0-Ⅰ
表面隆起型

0-Ⅱb
表面平坦型

0-Ⅲ
表面凹陷型

进展型

1 型
隆起型

2 型
溃疡局限型

3 型
溃疡浸润型

4 型
弥漫浸润型

（日本食道疾患研究会 編：食道癌取扱い規約 第 11 版，8-9，金原出版，2015．より引用・改変）

胃：stomach（英），Magen（德）

● 胃体部也可分为胃体上部、胃体中部、胃体下部三部分。

图6 胃的X线分区

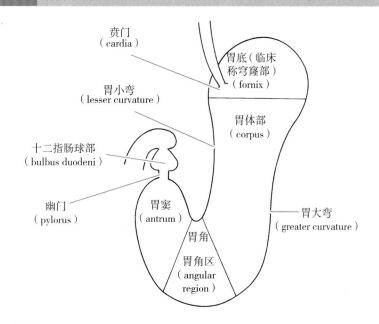

贲门（cardia）
胃底（临床称穹窿部）（fornix）
胃小弯（lesser curvature）
胃体部（corpus）
十二指肠球部（bulbus duodeni）
幽门（pylorus）
胃窦（antrum）
胃角
胃角区（angular region）
胃大弯（greater curvature）

图7 胃壁的构造

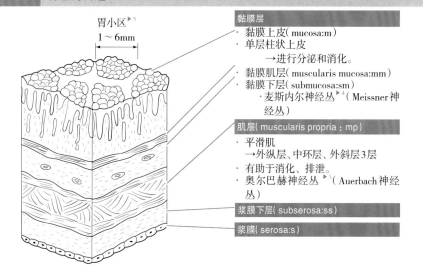

胃小区[5]
1～6mm

黏膜层
· 黏膜上皮（mucosa:m）
· 单层柱状上皮
  →进行分泌和消化。
· 黏膜肌层（muscularis mucosa:mm）
· 黏膜下层（submucosa:sm）
  · 麦斯内尔神经丛[4]（Meissner神经丛）

肌层（muscularis propria；mp）
· 平滑肌
  →外纵层、中环层、外斜层3层
· 有助于消化、排泄。
· 奥尔巴赫神经丛[5]（Auerbach神经丛）

浆膜下层（subserosa:ss）
浆膜（serosa:s）

术语

▶ 3 胃小区

● gastric area。一种直径为1～6mm的多角形半球形结构，由胃黏膜表面的浅沟（胃小区间沟）分隔。在胃造影检查的双重造影法中，最好能显示胃小区。

▶ 4 麦斯内尔神经丛

● Meissner神经丛存在于消化道的黏膜下层，支配着黏膜肌层和腺体。

▶ 5 奥尔巴赫神经丛

● Auerbach神经丛存在于外纵层和内环层之间，支配着消化道的肌肉层。

消化道癌的壁浸润深度

● 表示癌向消化道壁的浸润程度，根据浸润深度来定义早期癌和晚期癌。
● 在临床上，例示为"浸润深度为m的Ⅱc型早期癌""浸润到mp的晚期癌"等。
● 记住图7所示的胃壁各层的英文符号。

图8　正常胃的X线形态

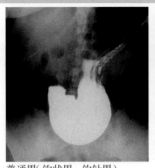
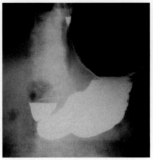
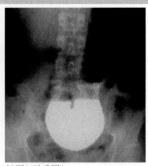

普通胃(钩状胃、钩针胃)
· 胃下极低于Jacoby线(两侧髂嵴连线),胃角高于Jacoby线。

短胃(牛角胃)
· 胃的下极高于Jacoby线。
· 垂直方向短。
· 多见于肌肉型体质的人。

长胃(下垂胃)
· 胃角低于Jacoby线。
· 垂直方向长。
· 多见于瘦体形的人。

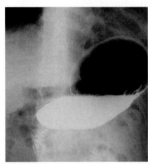

瀑布状胃
· 穹窿部向背侧弯曲。
· 通过仰卧位双重造影第1斜位像,可以很好地显示。

图9　早期胃癌肉眼分型及发现病例和占总体比例

		发现病例	百分比(%)
Type I 隆起型		91	4.5
Type IIa 表面隆起型		410	20.1
Type IIb 表面平坦型		46	2.3
Type IIc 表面凹陷型		1077	52.8
Tyre III 凹陷型		12	0.6

*早期胃癌的发现病例以IIc型最多,占总数的一半以上。

(日本消化器がん検診学会:平成27年度消化器がん検診全国集計報告,
2015.より許可を得て引用)

CHECK!

小贴士
● 胃癌的分类,在临床实践中经常听到。下面就来整理一下各个分类的知识吧!

图10　进展性胃癌的肉眼型分类
(Borrmann分类)

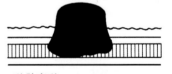

1型 肿瘤型

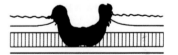

2型 溃疡局限型

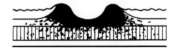

3型 溃疡浸润型

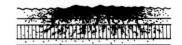

4型 弥漫浸润型

▶ 小肠：small intestine

分类：十二指肠、空肠和回肠

长度：约 6 ~ 7m

运动：机械消化→通过蠕动、分节、摆动使食物混合，向下输送。

化学消化→通过消化酶分解食物。

吸收→通过肠绒毛吸收水分、营养素等。

图 11	十二指肠全貌

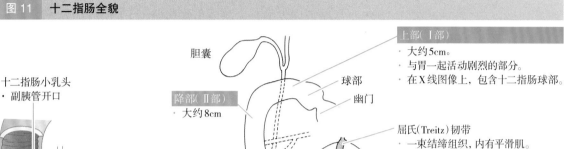

胆囊

十二指肠小乳头
· 副胰管开口

降部（Ⅱ部）
· 大约8cm

十二指肠大乳头（Vater乳头）
· 6~25mm的隆起。
· 胆总管和胰管的开口。
· Oddi括约肌包围。

上部（Ⅰ部）
· 大约5cm。
· 与胃一起活动剧烈的部分。
· 在X线图像上，包含十二指肠球部。

球部

幽门

屈氏（Treitz）韧带
· 一束结缔组织，内有平滑肌。
· 与右膈脚连接支撑十二指肠。

十二指肠空肠曲

升部（Ⅳ部）
· 大约5cm

水平部分（Ⅲ部）
· 大约8cm

图 12	小肠黏膜结构

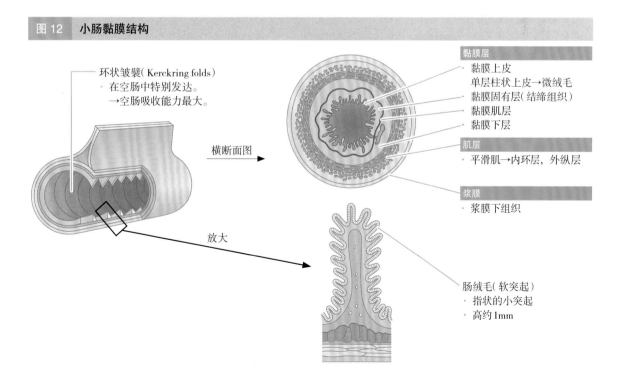

环状皱襞（Kerckring folds）
· 在空肠中特别发达。
→空肠吸收能力最大。

横断面图

放大

黏膜层
· 黏膜上皮
单层柱状上皮→微绒毛
· 黏膜固有层（结缔组织）
· 黏膜肌层
· 黏膜下层

肌层
· 平滑肌→内环层，外纵层

浆膜
· 浆膜下组织

肠绒毛（软突起）
· 指状的小突起
· 高约1mm

▶ 大肠：large intestine

分类：盲肠、阑尾、结肠（升结肠、横结肠、降结肠、乙状结肠）、直肠。

全长：约 1.5m

粗细：最粗的部分为 5 ~ 7cm。

作用：粪便的形成和排泄→小肠消化吸收后的残余物、水分、电解质（Ca^{2+}除外）进入大肠，大肠吸收维生素、氨基酸后生成粪便排出体外。

肠内正常功群的发酵→大肠内正常功群（大肠菌等）分解小肠未完全消化的维生素等。

术语

▶ 6 阑尾

● 它是免疫系统的一部分，黏膜内充满淋巴小结，形成集合淋巴小结。特别是在青年期，由于其经常产生淋巴细胞和抗体，容易受到细菌的感染而引起炎症（阑尾炎，俗称盲肠炎）。

图 13　大肠的全貌

回盲瓣（Bauhin 瓣）
· 防止大肠内容物回流回肠。

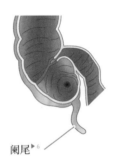

阑尾▶6

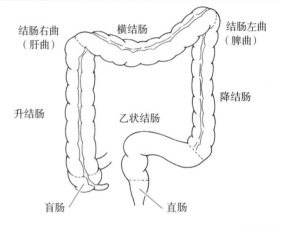

结肠右曲（肝曲）　横结肠　结肠左曲（脾曲）

升结肠　　乙状结肠　　降结肠

盲肠　　直肠

图 14　大肠的 X 线分区

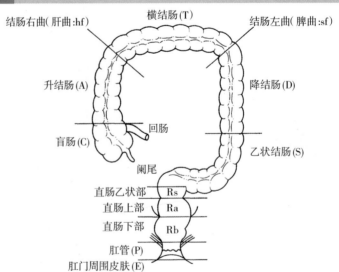

结肠右曲（肝曲 :hf）　　横结肠(T)　　结肠左曲（脾曲 :sf）

升结肠 (A)　　　　　　　　　　　降结肠 (D)

盲肠 (C)　　　回肠　　　　　　乙状结肠 (S)

阑尾

直肠乙状部　Rs
直肠上部　　Ra
直肠下部　　Rb

肛管 (P)
肛门周围皮肤 (E)

（大腸癌研究会 編：大腸癌取扱い規約 改訂第 9 版, 8, 金原出版, 2018. より引用）

| 图 15 | 大肠壁的结构 |

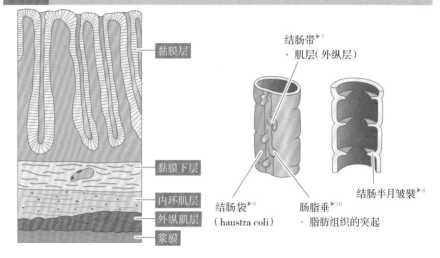

术语

▶ 7 结肠带

▶ 8 结肠半月皱襞

▶ 9 结肠袋

▶ 10 肠脂垂

● 大肠壁在 3 处外纵平滑肌层发达，形成被称为"结肠带"的皮条状肌束。在结肠腔通过结肠带，被称为"结肠半月皱襞"的横向皱襞，在外面形成"结肠袋（houstra）"的膨胀。另外，该结肠带上有被称为"肠脂垂"的脂肪组织突起。

黏膜层

黏膜下层

内环肌层

外纵肌层

浆膜

结肠带[7]
· 肌层（外纵层）

结肠半月皱襞[8]

结肠袋[9]
（haustra coli）

肠脂垂[10]
· 脂肪组织的突起

| 图 16 | 大肠生理收缩环[11] |

术语

▶ 11 生理收缩环

● 大肠有 7 处生理上变窄的部位，并以发现者的名字命名。在大肠造影检查中，这些易被误认为异常所见，容易混淆，因此有必要对其位置进行充分的理解。

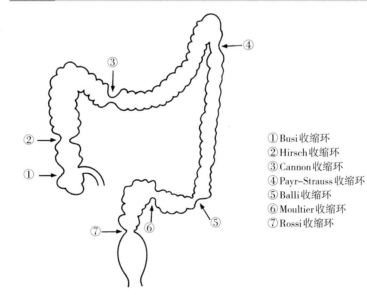

① Busi 收缩环
② Hirsch 收缩环
③ Cannon 收缩环
④ Payr–Strauss 收缩环
⑤ Balli 收缩环
⑥ Moultier 收缩环
⑦ Rossi 收缩环

| 表 1 | Dukes 分期 |

* Dukes 分期广泛用于大肠癌的进展程度分类，比较简单，与预后密切相关。根据 Dukes 分类，进展程度不是根据癌症的大小，而是根据癌症对大肠壁的浸润程度（浸润深度）以及淋巴结和远处转移的存在，如下所示。

分期	定义
Dukes A	癌浸润深度局限于大肠壁（仅至固有肌层）
Dukes B	癌浸润穿透大肠壁但没有淋巴结转移
Dukes C	癌浸润穿透大肠壁并扩散到周围淋巴结
Dukes D	癌远端扩散到腹膜、肝或肺

消化道造影检查

- 消化道的外观和内腔不能通过单纯的摄影进行检查，必须进行造影检查。
- 摄影法有黏膜法、充盈法、双重造影法和压迫法。
- 在以上这些方法中，主要采用双重造影法，即同时使用不同 X 线吸收的阴性对比剂（空气、二氧化碳等）和阳性对比剂（医用硫酸钡、加斯特罗芬等）。

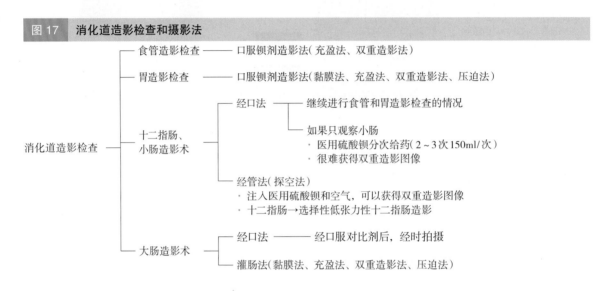

图 17　消化道造影检查和摄影法

消化道造影检查
- 食管造影检查 —— 口服钡剂造影法（充盈法、双重造影法）
- 胃造影检查 —— 口服钡剂造影法（黏膜法、充盈法、双重造影法、压迫法）
- 十二指肠、小肠造影术
  - 经口法
    - 继续进行食管和胃造影检查的情况
    - 如果只观察小肠
      - 医用硫酸钡分次给药（2~3次150ml/次）
      - 很难获得双重造影图像
  - 经管法（探空法）
    - 注入医用硫酸钡和空气，可以获得双重造影图像
    - 十二指肠→选择性低张力性十二指肠造影
- 大肠造影术
  - 经口法 —— 经口服对比剂后，经时拍摄
  - 灌肠法（黏膜法、充盈法、双重造影法、压迫法）

每种摄影方法的特征

双重造影法

- 在因气体而扩张的消化道黏膜面上附着薄薄的钡层，显示黏膜面的细微凹凸结构。这是目前的主流。

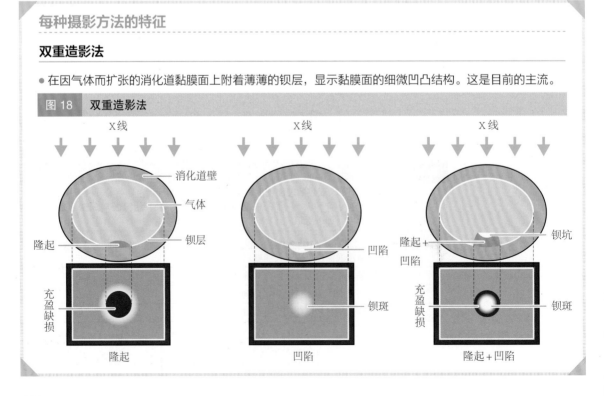

图 18　双重造影法

加压法

● 从外部压迫填充有对比剂的消化道，使钡层变薄，由此显示隆起、凹陷和细微结构。有立位时采用摄影装置所配备的机械臂压迫的方法，以及俯卧位时在检查台和腹部之间加压的方法。

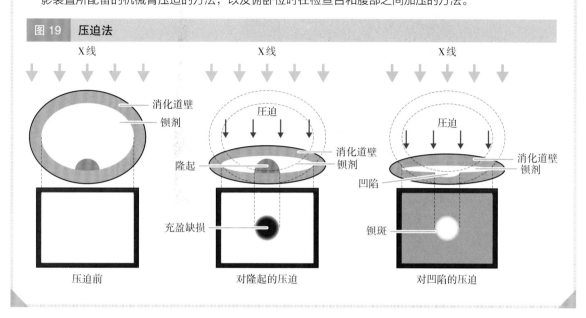

图 19　压迫法

充盈法

● 在消化道内充满钡剂，主要显示消化道边缘。隆起和凹陷相对于 X 线处于切线方向时，显示充盈缺损和壁龛。

图 20　充盈法

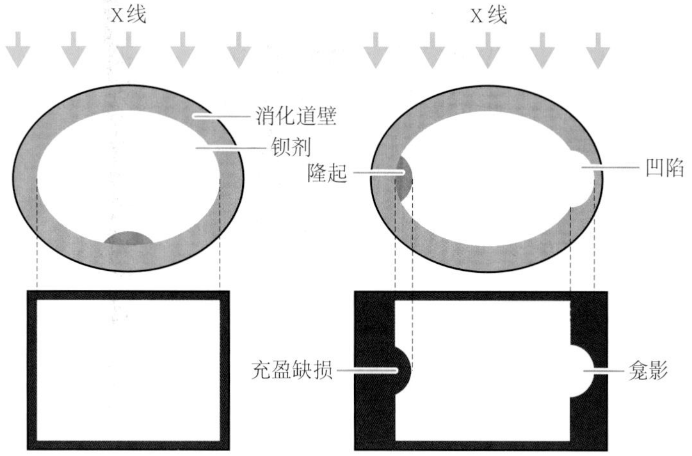

黏膜法、薄层法、浮雕法

● 使钡剂像水一样在黏膜和病变周围扩散。通过调节钡剂的量，可以获得病变的高度或深度的信息。

图 21　黏膜法、薄层法、浮雕法

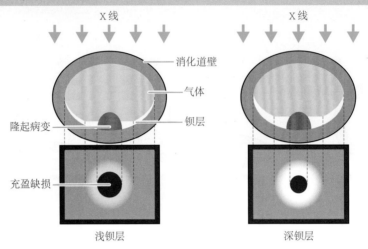

浅钡层　　　　　　　　　深钡层

斯特图

● 将胃纵横分别分成 8 个部分，沿着大弯从贲门到幽门切开，使大弯位于前壁侧，呈平面展开。
● 在胃造影检查中，为了防止漏诊，需要显示整个胃部。
● 要充分掌握各摄影体位的显示范围，需要注意不漏检。

图 22　斯特图

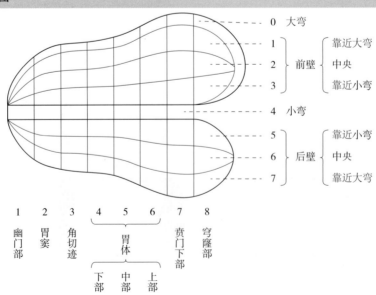

影像解剖

▶ 食管造影

■ 关于检查

流程： 解痉剂[12] 肌注→服用发泡剂[13]→服用医用硫酸钡一口→相继服用医用硫酸钡→在透视下，确认食管整体很好地膨胀，形成双重造影，在呼吸停止下进行摄影。分上部和下部拍摄双重造影图像。

体位： 食管不与椎体重叠程度的第一斜位。显示 Holzknecht 间隙（椎前及心后间隙）[14]。根据需要添加正面图像和第二倾斜图像。

■ 诊断目的

⦿ 癌症、溃疡、狭窄和扩张的诊断。

⦿ 黏膜炎症、糜烂的诊断。

⦿ 位置和医用硫酸钡通过时间等异常。

▶ 胃造影

■ 关于检查

流程： 接续于食管造影检查。

摄影时滚动体位[15]，使整个胃壁附着医用硫酸钡液，显示黏膜的微观结构。

体位： 胃是一个筒状的器官，为了防止漏诊，要将不同的摄影体位组合起来，从多个方向进行摄影。

■ 诊断目的

⦿ 癌症、溃疡、息肉等隆起性病变、凹陷性病变的诊断。

⦿ 黏膜炎性改变。

⦿ 来自邻近器官的压迫。

▶ 新胃 X 线摄影法指南（2011 年修订版）

⦿ 在本指南中，建立了对策型检查（居民体检，传统的间接摄影法）和自愿型检查（全面体检型，传统的直接摄影法）两种标准。可将这两种摄影方法结合起来，用于医学检查中。

图 23　根据新胃 X 线摄影法指南的任意型健康检查摄影法（加方框者为对策型健康检查摄影法）

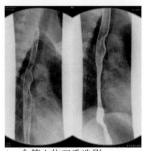

1．食管立位双重造影
（第1斜位）

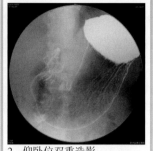

2．仰卧位双重造影
正位 / 正面像

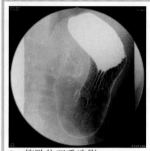

3．仰卧位双重造影
（第1斜位）

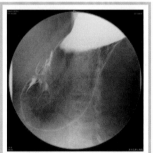

4．卧位双重造影
（第2斜位，头低位）

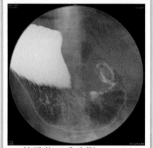

5．俯卧位双重造影
（正位，头低位）

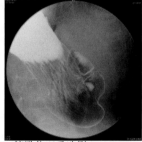

6．俯卧位双重造影
（第2斜位，头低位）

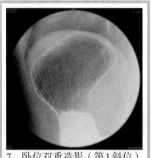

7．卧位双重造影（第1斜位）

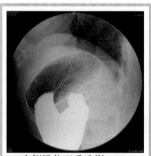

8．右侧卧位双重造影

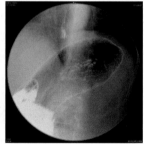

9．半卧位双重造影
（第二斜位）

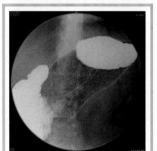

10．仰卧位双重造影
（第2斜位）

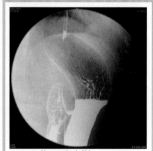

11．立位双重造影
（第1斜位）

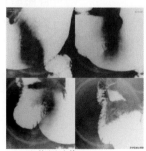

12．立位压迫像

图 24　食管　立位双重造影　第 1 斜位

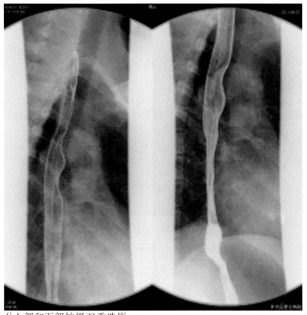

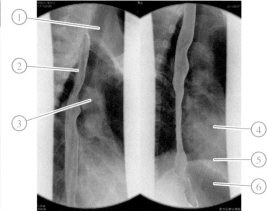

①气管
②食管
③主动脉弓
④心脏
⑤膈肌
⑥胃底

分上部和下部拍摄双重造影。

图 25　仰卧位双重造影　正位 / 正面像

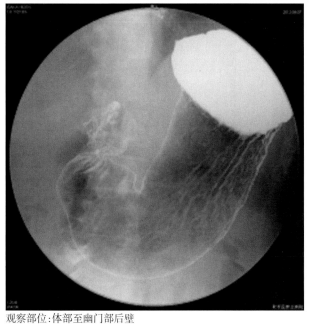

观察部位：体部至幽门部后壁

图为使胃小弯边缘不重叠的胃正面像，也可以是身体正位。

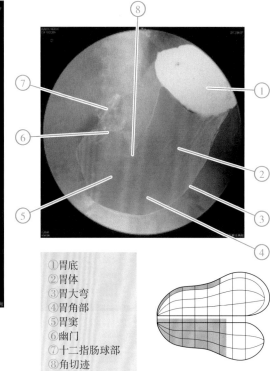

①胃底
②胃体
③胃大弯
④胃角部
⑤胃窦
⑥幽门
⑦十二指肠球部
⑧角切迹

图 26　仰卧位双重造影　第 1 斜位

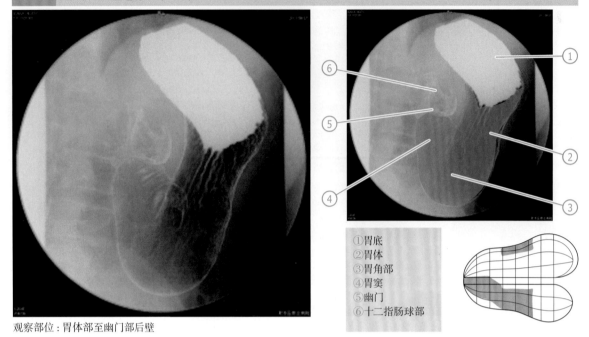

①胃底
②胃体
③胃角部
④胃窦
⑤幽门
⑥十二指肠球部

观察部位：胃体部至幽门部后壁

图 27　仰卧位双重造影　第 2 斜位（头低位）

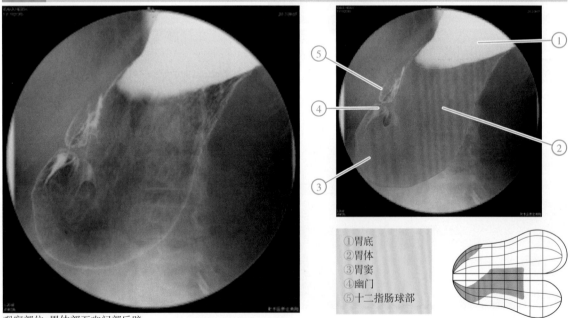

①胃底
②胃体
③胃窦
④幽门
⑤十二指肠球部

观察部位：胃体部至幽门部后壁

图 28　俯卧位双重造影　正位（头低位）

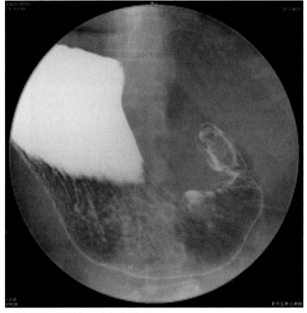

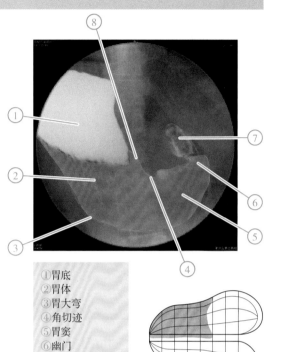

观察部位：胃体部至幽门部前壁

①胃底
②胃体
③胃大弯
④角切迹
⑤胃窦
⑥幽门
⑦十二指肠球部
⑧胃小弯

图 29　俯卧位双重造影　第 2 斜位（头低位）

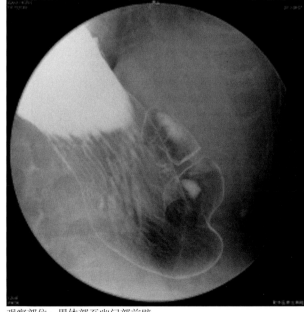

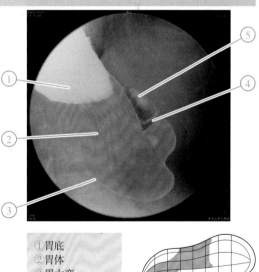

观察部位：胃体部至幽门部前壁

①胃底
②胃体
③胃大弯
④幽门
⑤十二指肠球部

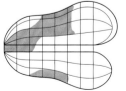

6 章

07

消化道影像（食管、胃、小肠和大肠）

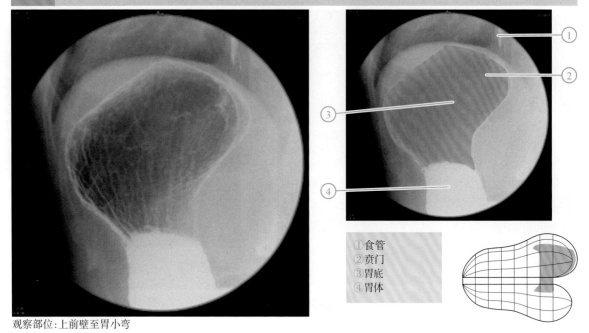

图 30　　俯卧位双重造影　第 1 斜位

①食管
②贲门
③胃底
④胃体

观察部位:上前壁至胃小弯

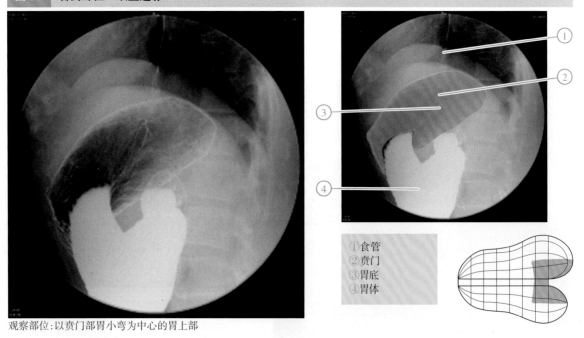

图 31　　右侧卧位　双重造影

①食管
②贲门
③胃底
④胃体

观察部位:以贲门部胃小弯为中心的胃上部

图 32　半卧位双重造影　第 2 斜位

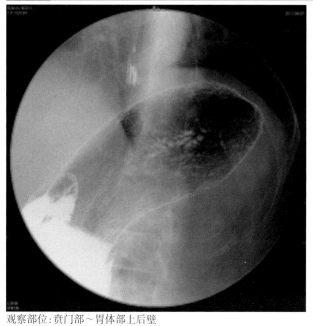

①食管
②胃底
③胃体
④胃窦

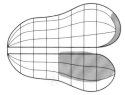

观察部位:贲门部~胃体部上后壁

图 33　仰卧位双重造影　第 2 斜位

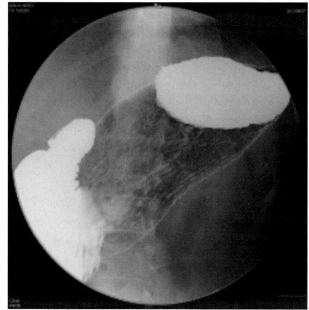

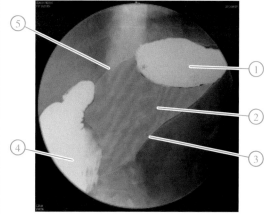

①胃底
②胃体
③胃大弯
④胃窦
⑤胃小弯

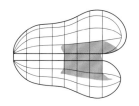

观察部位:胃体部后壁

图 34　站立位双重造影　第 1 斜位

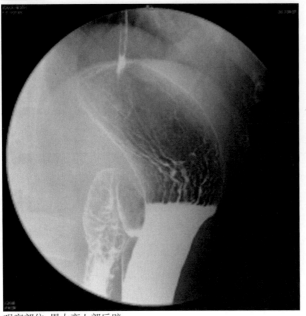

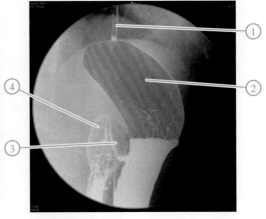

①食管
②胃底
③十二指肠球部
④十二指肠

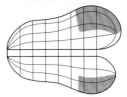

观察部位：胃大弯上部后壁

图 35　立位片　压迫像

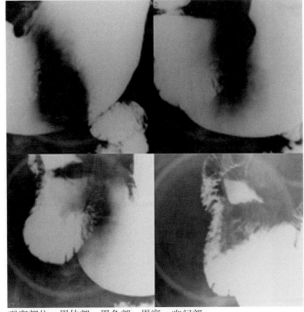

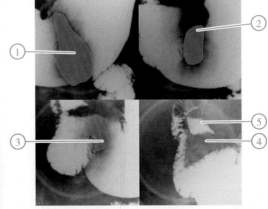

①胃体
②胃角部
③胃窦
④幽门部
⑤十二指肠球部

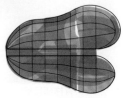

观察部位：胃体部、胃角部、胃窦、幽门部

如果将至今为止的斯特图重叠，可以发现几乎囊括了整个胃区域。

图 36	站立位充盈像

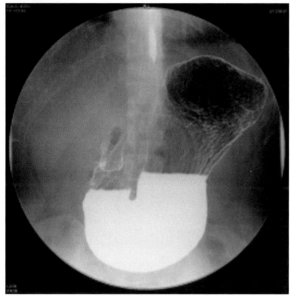

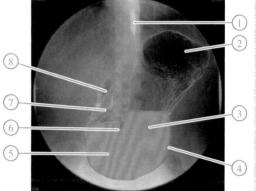

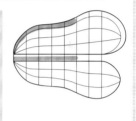

①食管
②胃底
③胃体
④胃大弯
⑤胃窦
⑥角切迹
⑦幽门
⑧十二指肠球部

观察部位：全胃的形状，胃大弯、胃小弯的边缘

图 37	俯卧位充盈像

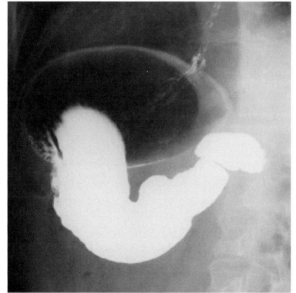

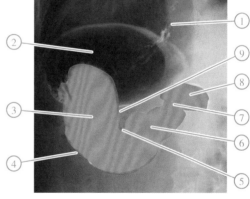

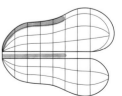

①食管
②胃底
③胃体
④胃大弯
⑤角切迹
⑥胃窦
⑦幽门
⑧十二指肠球部
⑨胃小弯

观察部位：胃整体的形状，胃大弯、胃小弯的边缘

6 章
07

消化道影像（食管、胃、小肠和大肠）

449

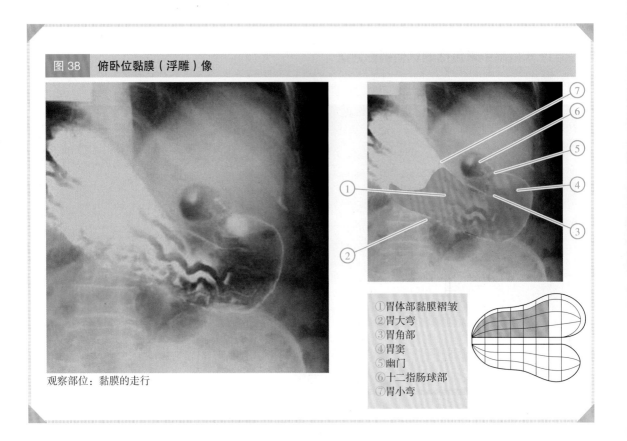

图 38　俯卧位黏膜（浮雕）像

观察部位：黏膜的走行

①胃体部黏膜褶皱
②胃大弯
③胃角部
④胃窦
⑤幽门
⑥十二指肠球部
⑦胃小弯

▶十二指肠、小肠造影

■ 关于检查

流程： 经鼻插入带球囊导管→分次给予医用硫酸钡→将医用硫酸钡输送至回肠末端→肌肉注射解痉剂→分次注入空气→小肠整体双重造影。

■ 诊断目的

● 小肠畸形、外伤、溃疡、肠梗阻。

● 炎性疾病及其粘连的诊断。

● 小肠扩张症、小肠低张状态等功能性疾病。

图 39	十二指肠造影像

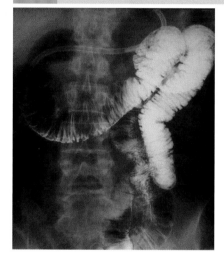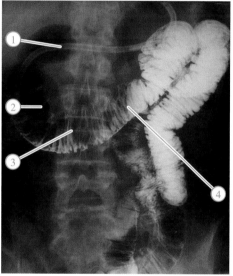

①十二指肠球囊导管
②十二指肠降部
③十二指肠水平部
④十二指肠升部

图 40	小肠（空肠）造影像

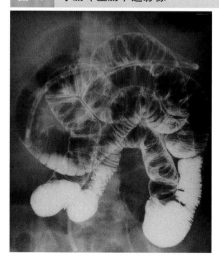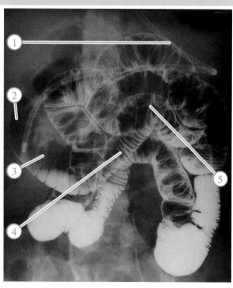

①十二指肠球囊导管
②十二指肠降部
③十二指肠水平部
④十二指肠升部
⑤空肠

451

图 41　小肠（空肠、回肠）造影

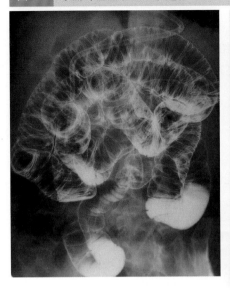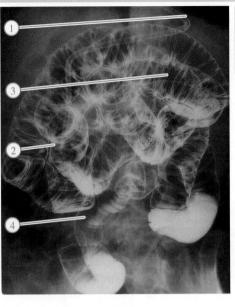

①十二指肠球囊导管
②十二指肠
③空肠
④回肠

CHECK! 小贴士
- 十二指肠溃疡（duodenal ulcer：DU）
- 十二指肠憩室（duodenal diverticulum）
- 梅克尔憩室（Meckel diverticulum）
- 肠梗阻症（intestinal obstruction，ileus，bowel obstruction）

大肠造影（灌肠法）

■ 关于检查

流程： 肌肉注射解痉剂→将导管插入肛管进行灌肠→注入医用硫酸钡→在透视下变换体位，使医用硫酸钡移动到肝曲后注入空气→盲肠部适当伸展后开始拍摄。

体位： 由于大肠是很长的管腔脏器，所以要组合各种体位，按照顺序拍摄整个肠道。

■ 诊断目的

- 癌症、息肉等肿瘤性病变和炎症性病变的诊断。
- 走行，位置，功能异常。

参考文献
1）白壁彦夫：腹部Ｘ線読影テキストⅠ，文光堂，1984.
2）市川平三郎，吉田裕司：胃Ｘ線診断の考え方と進め方，医学書院，1992.
3）高橋正治 編：図解 診療放射線技術実践ガイド 第一線で必ず役立つ知識・実践のすべて，文光堂，2003.

CHECK! 小贴士
- 大肠癌（colorectal cancer）
- 大肠息肉（polyp of the colon）
- 溃疡性结肠炎（ulcerative colitis，UC）
- 克罗恩病（Crohn disease）

大肠的解剖分区

图 42　大肠的解剖划分

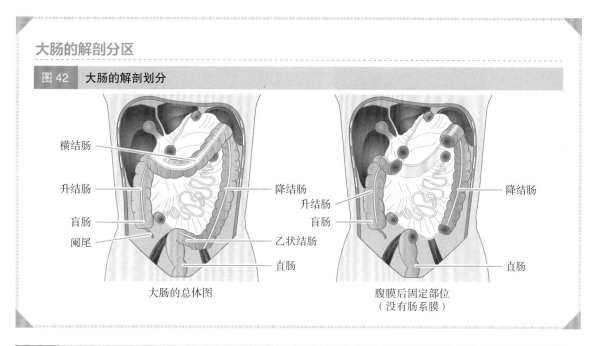

横结肠
升结肠
盲肠
阑尾

降结肠
乙状结肠
直肠

降结肠
升结肠
盲肠
直肠

大肠的总体图

腹膜后固定部位
（没有肠系膜）

图 43　盲肠仰卧正位图像

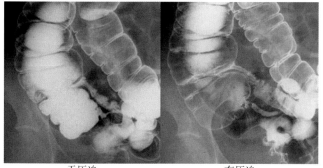

无压迫　　　　　　有压迫

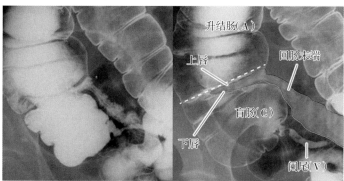

无压迫　　　　　　有压迫

升结肠（A）
上唇
下唇
回肠末端
盲肠（C）
阑尾（V）

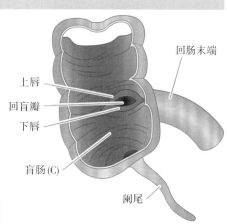

回肠末端
上唇
回盲瓣
下唇
盲肠（C）
阑尾

回盲瓣（ileocecal valve，Bauhin's valve）
　回肠进入盲肠和升结肠之间的区域。
　它由上唇和下唇两片黏膜皱襞组成。
盲肠（C:Cecum）
　回盲瓣上唇以下囊状部。
阑尾（V:Vermiform appendix）
　是附着于盲肠内后侧壁的管状结构。
　活动度大，位置变化丰富。

图 44　升结肠仰卧位第 1 斜位图像

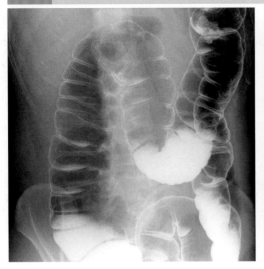
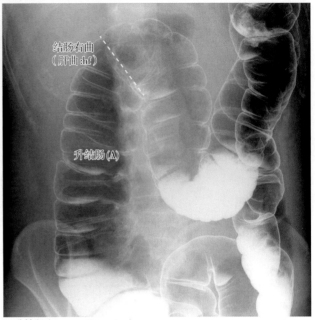

结肠右曲
（肝曲 :hf）

升结肠(A)

升结肠（A:ascending colon）
　　从回盲瓣到结肠右曲的部分。
　　由于前壁及侧壁被腹膜覆盖，后壁与后腹膜粘着，因此活动度小。
结肠右曲（肝曲，hf:hepatic flexure）
　　肝脏下方向左侧弯曲的部分。

图 45　横结肠仰卧正位图像

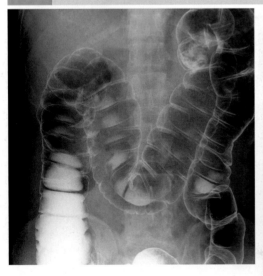
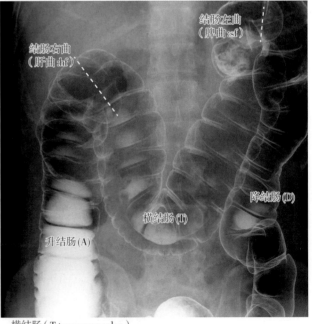

结肠左曲
（脾曲 :sf）

结肠右曲
（肝曲 :hf）

降结肠(D)

横结肠 (T)

升结肠 (A)

横结肠（T:transverse colon）
　　夹在结肠左右曲之间的部分。
　　具有横结肠系膜，活动度大。
结肠左曲（脾曲，sf:splenic flexure）
　　结肠在脾前下方向下弯曲的部分。

图 46　降结肠仰卧第 2 斜位图像

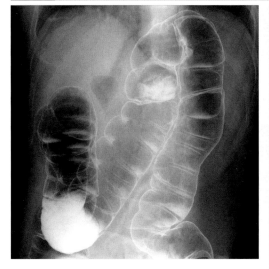

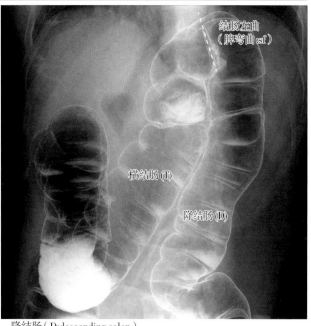

结肠左曲（脾弯曲:sf）

横结肠 (T)

降结肠 (D)

降结肠（D:descending colon）
从结肠左曲到乙状结肠起始部。
由于与升结肠相同的原因，活动度小。

图 47　乙状结肠 / 直肠仰卧正位图像

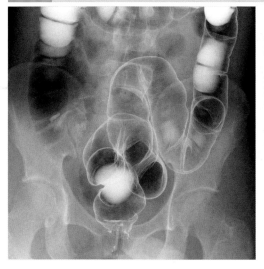

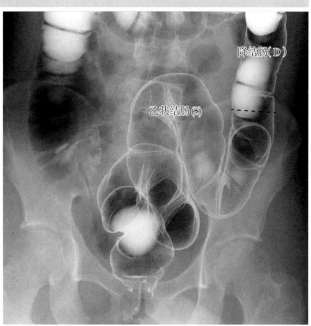

降结肠（D）

乙状结肠 (S)

图 48　乙状结肠、直肠右侧卧位图像

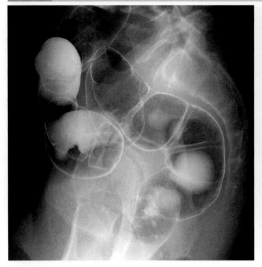
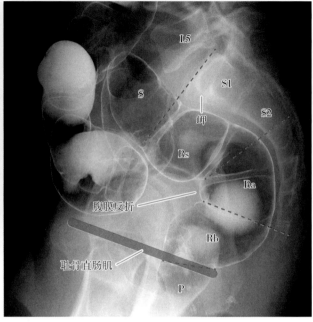

图 49　耻骨直肠肌和直肠的位置关系

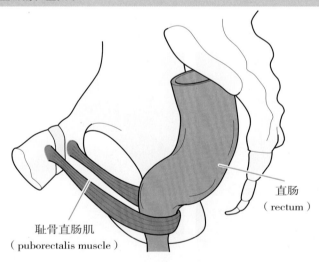

耻骨直肠肌
（puborectalis muscle）

直肠
（rectum）

乙状结肠（S：sigmoid colon）

　　它与降结肠相连，髂嵴附近以下具有肠系膜的部分活动度大。

直肠乙状部（Rs：rectosigmoid）

　　从骶骨岬到第二骶椎高度的乙状结肠。

直肠（R：rectum）

　　第二骶椎高度以下没有肠系膜的部分。

直肠上部（Ra：rectum above the peritoneal reflection）

　　第2骶椎的高度到腹膜反折的部分。

直肠下部（Rb：rectum below the peritoneal reflection）

　　从腹膜反折到耻骨直肠肌附着部上缘的部分。

肛管（P：proctos）

　　耻骨直肠肌附着部上缘至肛门的管状部。

上述是解剖学上的划分，外科上的划分与此不同。
　　解剖学上是根据肠系膜的存在和不存在来划分的：
　　　乙状结肠 (S)：S+Rs
　　　直肠（R）：　Ra+Rb
　　外科学上以骶骨岬高度为界：
　　　乙状结肠 (S)：S
　　　直肠（R）：　Rs+Ra+Rb

08 胆系造影

位置和大小

胆囊

- 胆囊颈位于 1、2 腰椎水平，位于椎体前方的腹侧。
- 但是，由于体位和体形的不同，胆囊颈的位置也不同。肥胖的人胆囊呈"卧位"（图 1a）。
- 在瘦弱的人站立时，胆囊底有时会到达髂嵴以下（图 1b）。
- 从正面看，胆总管邻近脊椎椎体前方（图 4c）。
- 胆总管管径大小在进食前后发生变化，由于管腔狭窄、炎症等引起异常扩张。

胆管

- 根据呼吸状态，胆管位置会发生变化。胆管的直径在直接造影时会受到注入量、压力的影响。

胰管

- 可以用 ERCP（endoscopic retrograde cholangiopancreatography，内镜逆行性胆管胰管造影）进行观察。胰管为横在腰椎前方的细管。直径通常为 1 ~ 2mm，3mm 以上为扩张。Santorini 管（副胰管）的行程很难显示。

胆管、胰管的走行有各种各样的模式。

CHECK!

- 脊椎和胆总管的位置，肝内胆管的走向和粗细，解剖学名称见图 5（p.461）。
- 另见腹部 CT 图像（第 365 页）中的解剖生理学。

图 1　体形和位置

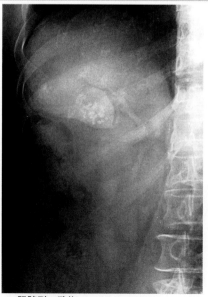

a　肥胖型，卧位

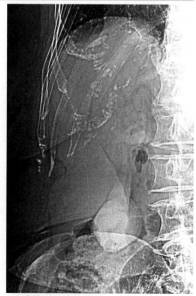

b　瘦体型，站立位

胆系成像

▶ 胆系成像的种类和流程

- 在腹部 X 线图像中，可以观察到一部分胆结石，以及罕见的胰结石。
- 超声波、CT、MR 作为首选筛查使用。
- 次选进行造影检查。因为与前者相比，患者和手术者的负担更大。
- 虽然造影检查的频率在减少，但这是重要的手段。
- ERCP、PTC（percutaneous transhepatic cholangiography，经皮经肝胆管造影）是以治疗为目的的定性诊断，常用于介入放射（IVR）中。

术语

▶ 1 EUS

● endoscopic ultrasonography 的缩写。内镜超声检查

图2 胆系成像诊断的流程

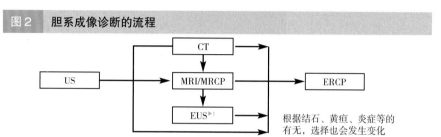

根据结石、黄疸、炎症等的有无，选择也会发生变化

CHECK! 小贴示
- 黄疸（jaundice）
- 胰腺炎（pancreatitis）

▶ 肝、胆、胰造影检查

■ 造影法

·在静脉注射对比剂聚集的时候成像（排泄性）	⇒ DIC
·在内窥镜下从十二指肠乳头直接注射（从出口注入）	⇒ ERCP
·出口附近结石嵌顿，胆管狭窄时，从体外穿刺	⇒ PTC

*因为都是对腔内积存的含有对比剂的液体进行成像，所以注入液体的内脏器官本身不会被拍到。

■ 使用的对比剂

DIC： 必利显胆（Billi scopin）静脉滴注 50ml（碘托葡胺 iotroxate，离子性二聚体型）

ERCP： 威视派克（Vispark）浓度为 270mgI/ml（碘克沙醇 iodixanol，非离子性二聚体型）

PTC
术中胆道造影 ── 60% 泛影葡胺（泛影酸 amidotrizoic acid，离子性单体型）

静脉滴注胆囊造影（drip infusion cholecystography： DIC）（图3）

图3　静脉滴注胆囊造影

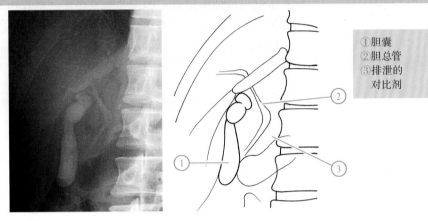

①胆囊
②胆总管
③排泄的
　对比剂

■ **造影方法**

● **门诊患者，禁食，多在早上第 1 个进行检查。**

　流程： 用 30 ~ 60 分钟左右的时间静脉滴注→CT 检查（3D 后处理）
　　　　　→结束

　　　　　立位和卧位摄影＊→向医生确认→（如果造影不良，30 ~ 60 分
　　　　　钟后再次拍摄）→必要的话进行胆囊收缩功能试验→立位和卧位
　　　　　拍摄→结束

　　　　　＊也有透视下摄影，取决于现场摄影的设施。

　体位： 俯卧位第 2 斜位（20° ~ 30°），站立位第 2 斜位。

　　　　　对于瘦弱的人，在仰卧位抬起左侧时，胆总管和脊椎分离，另外，
　　　　　胆囊管也能被广泛地显示。

　呼吸： 屏气。

　收缩功能试验： 口服蛋黄或高蛋白携带食品，约 30 分钟后拍摄。

　　　　　【注意】有胆结石时也会出现疼痛。

■ **诊断目的**

· 胆囊、胆管内结石的大小、数量、性状，胆管狭窄、走行的确认。

· 胆石症、胆囊癌、胆管癌等的诊断。

小
知识

关于检查

● 单独实施的情况很少。虽然在 MR 的设施中很少见，但在心脏起搏器等无法进行 MR
　检查的情况下实施。

● 与 CT 并用时称为 DIC—CT 或胆红素 CT。

Billiscopin 是离子性二聚体型对比剂。因为不良反应的出现频率高，所以给药后的
患者观察很重要。

CHECK!

● 选择哪种检查受设备、
　医生的技能等的影响。

术语

▶ 2 胆管支架植入术

- 胆管支架插入时很细，但从导管出来后会变宽的金属性管架。在 X 线摄影中，在胆总管的位置可以看到网状的细管。当胆管狭窄或闭塞等导致胆汁无法排泄时，使用内镜从乏特（Vater）乳头插入。经皮肝穿的胆管引流（PTCD）的管从上腹部引出，需要随身携带储存胆汁的容器。而胆管支架治疗是不需要的。对于胆管癌等患者来说，生活质量提高。

- 作为以同样的目的进行的介入放射治疗（IVR），也有在实施 PTCD 数日造成的内瘘。因为这种技术要使用导管。

ERCP（图 4a，c）

住院治疗，需要前期处理。会引起胰腺炎。

如果对胰管进行造影，则为 ERCP（图 4a、c）。

- **目的：** 怀疑胆汁通过障碍、胆管炎并发症、急性胰腺炎的原因待查。其他检查诊断困难，术前、活检等。

- **方法：** 内镜探测到十二指肠乳头部，将细导丝从乏特（Vater）乳头插入。胰管比胆管细，需要高超的技术。

  在注射对比剂的同时改变体位进行快速拍摄。因为胆管易与脊柱、肠内气体重叠，所以要注意摄像条件。

- 以此为进展的新技术：内窥镜胆道结石摘除术、内镜下乳头括约肌切开术（endoscopic sphincterotomy：EST）、内镜下乳头球囊扩张术（endoscopic papillary balloon dilatation：EPBD）、内镜下经鼻胆管引流术（endoscopic nasobiliary drainage：ENBD）、胆管支架植入术[2]。

图 4	ERCP 和 MRCP 图像

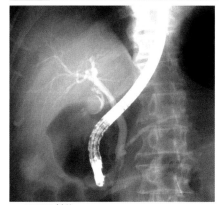

a ERCP 斜位
胃里充满了气体。

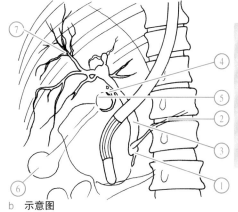

b 示意图

①肝胰壶腹
②胰管
③胆总管
④胆囊管
⑤胆结石引起的充盈缺损像
⑥胆囊底部
⑦肝右管
⑧内镜

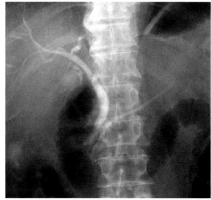

c ERCP 正位（内镜拔除后）图像
胆总管重叠在腰椎上。胃内气体影缩小。胆囊底部有少许对比剂。胆结石嵌顿于胆囊内，对比剂流入困难。

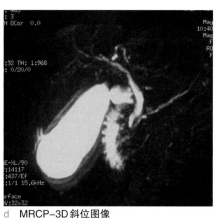

d MRCP-3D 斜位图像
无法观察胆结石。可以观察到胆囊、肝管、胆总管、胰管。显示了对比剂流入到十二指肠降部。

PTC（图5）

图 5　　经皮肝穿胆管造影术

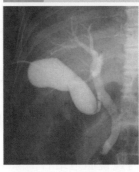
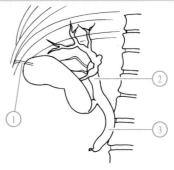

①引流管
②肝总管
③胆总管

- **目的：**单独用于检查较少，主要用来治疗梗阻性黄疸、并发化脓性胆管炎的胆管扩张。
- **方法：**在透视下进行，或在超声波引导下进行。

  从第 7 ~ 8 肋间使用 21G 左右的长 PTC 穿刺针瞄准胆管穿刺引流。
- **从检查到治疗：**留置引流管排泄（drainage）胆汁和经皮肝穿的胆管引流（percutaneous transhepatic cholangiographic drainage，PTCD）。

  如果进行胆囊穿刺，则为经皮肝穿的胆囊穿刺引流术（percutaneous transhepatic gallbladder drainage，PTGBD）。

术中胆管造影（operative cholangiography）

图 6　　术中胆管造影术

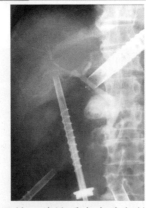
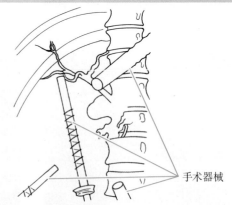

手术器械

- **目的：**确认手术中残留的胆管结石和胆管渗漏。
- **方法：**改变对比剂注入量，用便携式摄影装置拍摄数张。摄影时请麻醉科医生配合使患者暂停呼吸。

  图 6 是腹腔镜下胆囊切除后的复查照片。

  图中显示用于手术的器械。

CHECK!

- 需要总结一下各种拍摄方法的优点和缺点。

462

泽田晃一、矶边智子

09 泌尿系统造影

导言··· 解剖生理学

▶ 泌尿系统的全貌

图1 泌尿系统的全貌图像

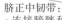

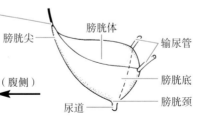

结肠右曲
（肝曲）

肾上腺

结肠左曲
（脾曲）

肾脏（kidney）
- 产尿
- 位置：
  · 紧贴腹后壁（腹膜外位器官）
  · 第11胸椎~第3腰椎的高度
  · 位于脊柱两侧
  · 左肾比右肾高1/2~1椎体
  （右边肾上腺较高）
- 长：约10cm，宽：约5cm，
  厚：约3cm
- 重量：130~150g（150g×2=心脏）
- 形状：蚕豆状
- 颜色：深褐色

肝脏

脾脏

输尿管（ureter）
- 连于肾和膀胱的管道。
- 管壁：黏膜、肌层（内纵、外环）、
  外膜
- 输送尿液：肌层可节律性蠕动（1
  ~4次/min）
- 起始于肾盂，出肾门后沿腹后壁下
  降（腹膜外位器官）进入盆腔，左右
  输尿管穿膀胱底，开口于膀胱
- 生理狭窄部位（图中①~③）
① 肾盂输尿管移行部（uretero pelvic
  junction：UPJ）
② 髂血管交叉处
③ 穿膀胱壁处

腹主动脉

下腔静脉

膀胱（urinary bladder）
- 储存尿液的袋状器官
- 膀胱壁内有厚肌肉，用来排尿
- 壁厚：通常为1cm，尿满后可
  拉伸至3mm左右
- 容许量：约600ml（成人）
  ※儿童200ml左右
- 位置：♂耻骨后方，直肠前方
  ♀耻骨后方，子宫、阴道前方

尿道（urethra）
- 排出尿液的器官
- 长度
  ♂：大约20cm
  ♀：约4cm
- 因为女性的尿道短、
  宽、直，尿道口易逆行
  性感染，造成尿路感染

R   L

脐正中韧带：
- 连接膀胱和肚脐
  的结缔组织（纤
  维状索）
- 胚胎期尿膜管的
  残留

膀胱体

膀胱尖

输尿管

（腹侧）

膀胱底

（背面）

尿道

膀胱颈

- 泌尿系统是与尿的产生和排泄有关的器官的集合。
- 泌尿系统由生成尿液的肾脏（左右各一）、输送尿液的输尿管（左右
  各一）、储存尿液的膀胱和排出体外的尿道构成。

泌尿系统造影检查

- 肾、肾盂和其后的输尿管、膀胱等与其他腹部脏器一样，单纯 X 线摄影不能显示出明确的轮廓（有时结石的情况可以通过单纯 X 线摄影证实）。
- 泌尿系统的造影大致可分为肾盂输尿管造影、膀胱造影、尿道造影（表1）。

表1	泌尿系统造影检查	
检查名称	**概要**
肾盂输尿管造影术 （pyelography）	对肾实质、肾盂、肾盏、输尿管的功能、形态进行评价。
膀胱造影检查 （cystography:CG）	诊断膀胱病变及外伤、肿瘤。对有无向输尿管的逆流和靠近膀胱的内脏器官（前列腺、子宫、直肠）的疾病有诊断价值。
尿道造影检查 （urethrography:UG）	可以评估尿道和膀胱是否有狭窄以及形态异常。

图2	泌尿系统造影检查的分类

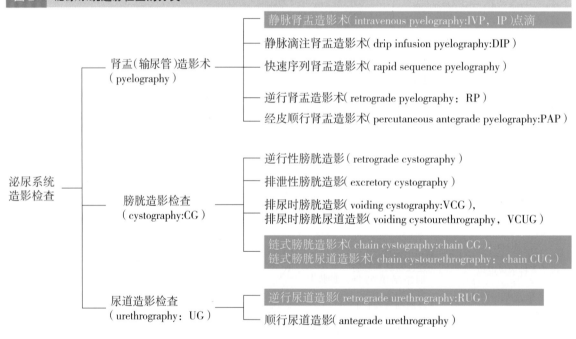

泌尿系统造影检查

肾盂（输尿管）造影术（pyelography）
- 静脉肾盂造影术（intravenous pyelography:IVP，IP）点滴
- 静脉滴注肾盂造影术（drip infusion pyelography:DIP）
- 快速序列肾盂造影术（rapid sequence pyelography）
- 逆行肾盂造影术（retrograde pyelography：RP）
- 经皮顺行肾盂造影术（percutaneous antegrade pyelography:PAP）

膀胱造影检查（cystography:CG）
- 逆行性膀胱造影（retrograde cystography）
- 排泄性膀胱造影（excretory cystography）
- 排尿时膀胱造影（voiding cystography:VCG），排尿时膀胱尿道造影（voiding cystourethrography，VCUG）
- 链式膀胱造影术（chain cystography:chain CG），链式膀胱尿道造影术（chain cystourethrography：chain CUG）

尿道造影检查（urethrography：UG）
- 逆行尿道造影（retrograde urethrography:RUG）
- 顺行尿道造影（antegrade urethrography）

■详见466～471页影像所示

CHECK! 小贴士

- 排尿时膀胱尿道造影（voiding cystourethrography：VCUG）适用于膀胱输尿管反流症（vesicoureteral reflux：VUR）的诊断。
- VUR 是尿液从膀胱回流到输尿管，然后回流到肾脏的疾病，容易发生肾盂肾炎。婴儿、小儿多见。
- 以肾脏的瘢痕化，形成异常的诊断为目的的肾静态显像术（^{99m}Tc-DMSA）。

KUB 平片

- 在泌尿科领域，从肾（kidney）到输尿管（ureter）、膀胱（bladder）部的尿路的 X 线摄影，引用各自的英文首字母，称为 KUB 平片。
- 尿路的异常阴影（钙化、结石等）自不必说，椎体和骨盆的形状、肠内气体的状态、肾阴影和腰大肌阴影等也可同时显影。

IVU

- 经静脉性肾盂造影法（intravenous pyelography：IVP，IP），静脉点滴肾盂造影法（drip infusion pyelography：DIP）以及快速序列肾盂造影法（rapid sequence pyelography），因为可以得到从肾到尿道的全尿路图像，所以包括排泄性膀胱造影法（excretory cystography）在内，都称为经静脉性尿路造影（intravenous urography：IVU），排泄性尿路造影法（excretory urography）的叫法也很普遍。

结石 X 线图像

- 尿路结石是尿的一部分成分凝集（结晶化）在尿路内堆积而成。在 X 线图像中，大部分都是清晰的阴影。这是因为结石成分的 X 线吸收较高（与水的 X 线吸收相比，草酸钙结石约为 10 倍，磷酸钙结石约为 20 倍）。但是，由于尿酸结石和胱氨酸结石是可以透过 X 线的，所以用 X 线摄影无法检出。按成分分类及其特征如下。
  - 草酸钙结石（占总数的 80% ~ 90%）
    - 射线透射性：不透射（在图像中显示白色）
    - 高钙尿症、甲状旁腺功能亢进症、长期卧床等是主要原因
  - 磷酸钙结石
    - 射线透射性：不透射（在图像中显示白色）
    - 尿液碱化是诱因（远端肾小管酸中毒通常是基础疾病）
  - 磷酸铵镁结石
    - 射线透射性：中等（在图像中显示很淡）
    - 尿路感染是形成结石的基础疾病
    - 老年人多见
  - 尿酸结石
    - 射线透射性：透射（在图像中不显示）
    - 尿液酸化是诱因（高尿酸血症是基础疾病）
    - 男性多见
  - 胱氨酸结石
    - 射线透射性：透射（在图像中不显示）
    - 尿液酸化是诱因（胱氨酸尿症是基础疾病）
    - 与遗传有关
    - 是日本人中比较罕见的结石
- ※ 顺便说一句，由于胆结石的主要成分是 X 线透过性的胆固醇和胆红素（与水的 X 线吸收程度相当），因此用 X 线摄影无法检出。

▶ 静脉肾盂造影（IVP，IP）

| 图3 | IVP 图像（15 分钟） |

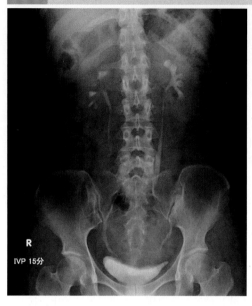

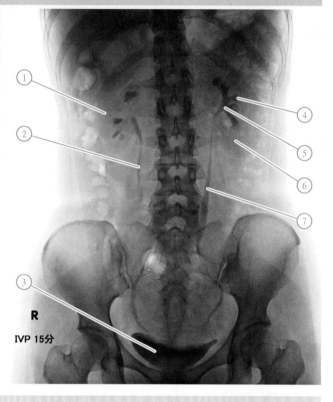

①右肾（rt.kidney）　　③膀胱（urinary bladder）　　⑤肾盂（renal pelvis）　　⑦左输尿管（lt.ureter）
②右输尿管（rt.ureter）　④肾盏（calyx，calix）　　　⑥左肾（lt.kidney）

CHECK!

小贴士

- 按照拍摄 KUB →注入对比剂（IVP 静脉注射，DIP 静脉点滴）→按序列拍摄（5，10，20 分钟后等）的。
- 当肾和输尿管显示不佳时，在注射对比剂后 1 小时左右拍摄。
- 拍摄 IVP 和 DIP 的目的是诊断有无尿路结石，有无尿路通过障碍，以及肾脏、输尿管和膀胱的形态或功能有无异常。
- IVP 和 DIP 的区别在于对比剂的注入时间和注入量 ※。DIP 需要较长的时间来注射对比剂，因此检查时间应顺延。

※IVP 和 DIP 的区别

	对比剂注射时间	对比剂使用量
IVP	1～2 分钟	50ml
DIP	5～10 分钟	100ml

■ 注入对比剂后各时间点的摄影结果。

- 5分钟
  - 肾脏造影动态影像[1]显示，在肾盂肾盏内，对比剂逐渐聚集。
  - 输尿管也经常被显影。
  - 确认肾影的大小、形状、浓淡、左右肾的密度差等。
- 15 ～ 30分钟
  - 与5分钟后拍摄时相比，造影效果进一步提高，几乎所有尿路系统的器官都可以显影。
  - 有助于观察肾、肾盂、肾盏等形态变化，输尿管的走行，有无弯曲、扩张、狭窄，与结石的关系，膀胱形态等。
- 排尿后立位像
  - 根据残尿的程度评价膀胱的排出功能。
  - 显示与膀胱内对比剂重叠的穿膀胱壁的输尿管。
  - 适用于观察膀胱的小病变、膀胱憩室。
  - 游走肾[2]的确认。

| 图4 | DIP 图像随时间的变化 |

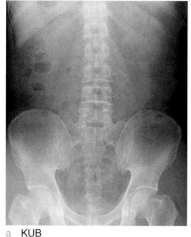

a　KUB

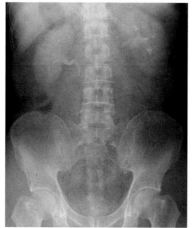

b　5分钟

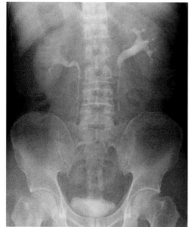

c　10分钟

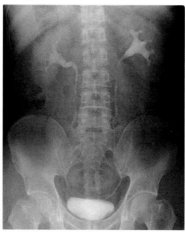

d　20分钟

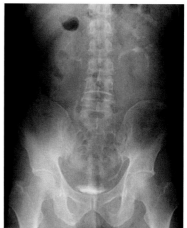

e　排尿后立位图像

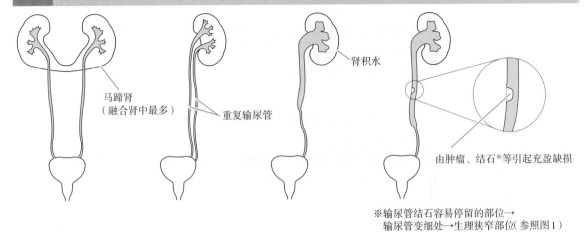

图 5 　静脉点滴肾盂造影

马蹄肾
（融合肾中最多）

重复输尿管

肾积水

由肿瘤、结石※等引起充盈缺损

※输尿管结石容易停留的部位→
　输尿管变细处→生理狭窄部位(参照图 1)

▶ 经膀胱尿道造影术（chain CUG）

图 6 　链式 CUG 正位图像

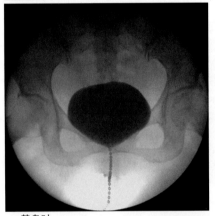

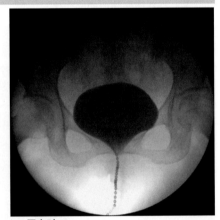

a 　静息时

b 　压力时

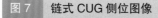
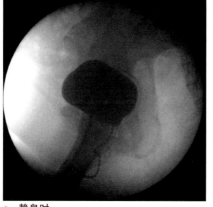

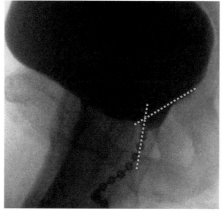

a 静息时

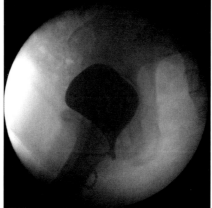

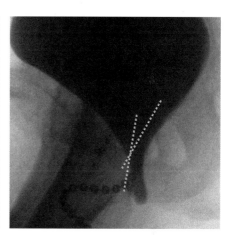

b 压力时

图 7 链式 CUG 侧位图像

后尿道膀胱角

图 8 后尿道膀胱角（尿道与膀胱底部边缘形成的角）

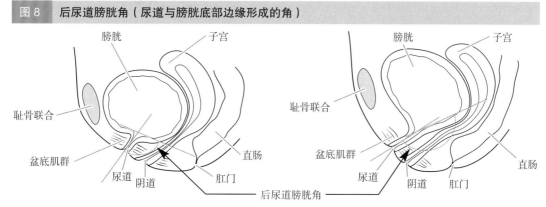

a 正常膀胱和尿道的位置
　后尿道膀胱角（约90° ～110° ）

b 压力性尿失禁患者膀胱和尿道的位置
　后尿道膀胱角（110° 以上）

- 造成压力性尿失禁的原因：盆底肌群松弛，后尿道支撑不充分，膀胱和尿道下垂，不能很好地收紧尿道。

图 9　　Blaivas（1988）对压力性尿失禁的分类

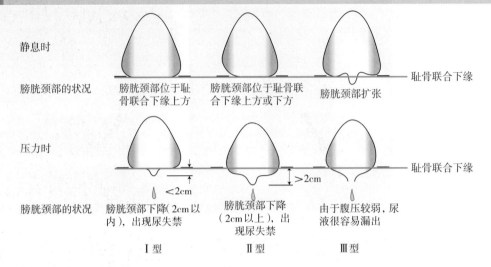

尿失禁（incontinence of urine）的分类

- ●压力性尿失禁
  - ●咳嗽、打喷嚏、大笑时、抬行李时等腹部用力时漏尿的疾病，在尿失禁中最多见。
  - ●主要原因是盆底肌群变弱，无法支撑膀胱和尿道。
- ●急迫性尿失禁
  - ●这是一种毫无征兆地突然感到剧烈的尿意，来不及到卫生间而尿出来的疾病。
- ●溢流性尿失禁
  - ●在有大量残尿的时候可见，在很多情况下，尿失禁是小量连续发生的。
  - ●很多时候不知道是什么时候泄露的。
- ●功能性尿失禁
  - ●尽管排尿功能正常，但由于身体运动障碍和痴呆而引起的疾病。

小贴士

女性容易患压力性尿失禁的原因

（1）尿道短，没有前列腺
- ·与男性相比，女性尿道较短，不存在前列腺，因此收紧尿道的力量变弱。

（2）盆底肌群弱
- ·支撑尿道、阴道、直肠的肌肉统称为盆底肌群，女性有外尿道口、阴道口等张开结构，与男性相比，收紧肌肉的力量变弱。
- ·由于生育、肥胖、年龄增长等原因，变得更加容易松弛。

（3）阴道子宫的存在
- ·女性膀胱的后方为子宫和阴道，如果患上妇科疾病等，容易发生尿失禁。

▶ 逆行尿道造影（RUG）

图 10　逆行尿道造影图像

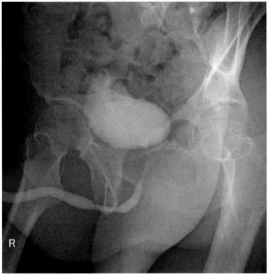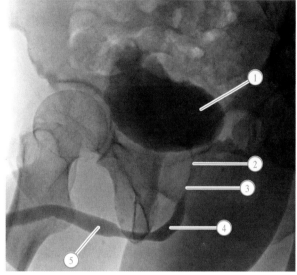

①膀胱（urinary bladder）　　③尿道括约肌（urethral sphincter）　　⑤海绵体
②精阜（seminal colliculus）　④尿道球部

CHECK!

小贴士

- 逆行性尿道造影的正常图像: 粗细大致相同,逐渐变宽,在球部显示得最宽。另外,向上向后进一步收缩成为后尿道,在中央部形成精阜,在膀胱颈部再次变细。
- 尿道狭窄影像: 尿道部狭窄像
- 前列腺肥大影像: 尿道前列腺部的延长、扩张、前倾
- 前列腺癌影像: 内腔狭窄,边缘不规则

CHECK!

常见的疾病

- 尿道狭窄（urethral stricture）, 前列腺肥大症（prostatic hypertrophy）, 前列腺癌（prostatic cancer）

10 肝核素显像

小贴士
- 肝区（S1 ~ S8）
  S1：尾状叶
  S2：左外叶上段
  S3：左外叶下段
  S4：左内叶下段
  S5：右前叶下段
  S6：右后叶下段
  S7：右后叶上段
  S8：右前叶上段
  * 关于肝的分区，参见"腹部CT图像"（第366页）。

▶ 放射性药物和剂量

- ^{99m}Tc-Sn 硫胶体：74 ~ 185MBq
- ^{99m}Tc- 植酸盐：74 ~ 185MBq

▶ 适应证

① 评估肝病的程度和进展
② 肝癌的鉴别

▶ 注意事项

- 在手术前需要了解每个肝区病灶的位置和范围的信息时，SPECT 成像是有帮助的。

  * 正常情况下，肝脏和脾脏可以显影。

图 1 肝核素显像平面图像和 CT 图像

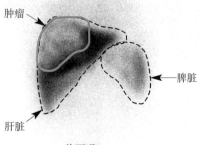

肿瘤
脾脏
肝脏
前面观

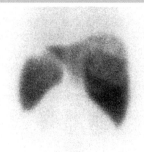

后面观

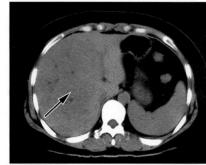

CT图像（平扫）

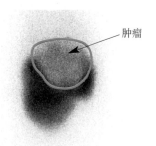

肿瘤
右侧

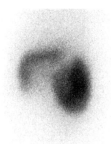

左侧

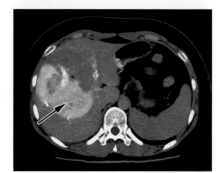

CT图像（增强）

发现S4、S5、S8区的巨大肿瘤。

图2 肝核素显像 SPECT 图像

横断位像

矢状位像

冠状位像

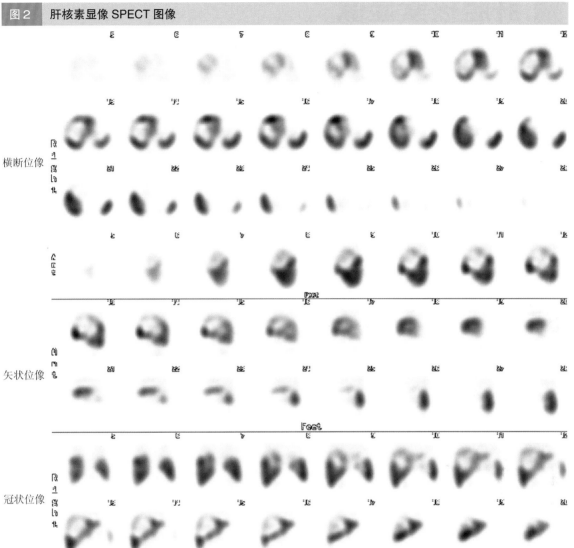

11 肝胆核素显像

▶ 放射性药物和剂量

- ^{99m}Tc-PMT（^{99m}Tc-Sn-N-pyridoxy-5-methyltryptophan）：185MBq

▶ 适应证

①急性胆囊炎的诊断
②新生儿黄疸的鉴别
③体质性黄疸的鉴别
④胆囊收缩功能异常
⑤胆管系统术后评估

▶ 注意事项

- 虽然存在个体差异，但正常情况下，放射性药物注入5分钟后向肝脏
  排出，10～20分钟向胆囊、胆总管排出，30～60分钟向肠道排出。

图 1	肝胆核素显像（正常图像）

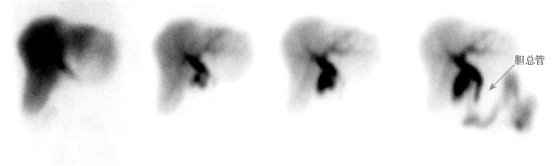

| 10分钟 | 20分钟 | 30分钟 | 45分钟 |

图 2	案例1：胆管闭锁症（2个月男孩）

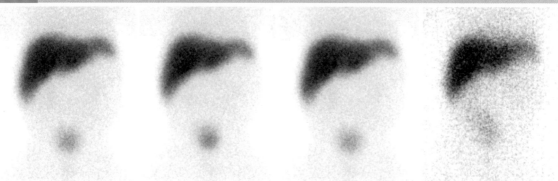

| 30分钟 | 45分钟 | 3小时 | 24小时 |

在给药24小时后的显像中，仍没有发现从肝脏向消化道的胆汁排泄，被诊断为胆管闭锁症。

12 肝受体核素显像

▶ 放射性药物和剂量

- ^{99m}Tc-GSA（^{99m}Tc-galactosyl human serum albumin，^{99m}Tc- 半乳糖人血清白蛋白）：185MBq

▶ 适应证

① 局部肝功能评估
② 肝切除前及术后残存肝功能预测
③ 肝移植后移植肝的评价
④ 肝储备能力评估
⑤ 肝肿瘤性病变的鉴别

▶ 注意事项

① 通过动态检查评价肝功能（肝清除率）。
② SPECT 成像有助于术前了解肝区病灶的位置和范围。

小贴士

- 为评价肝功能，取心脏（H）、肝脏（L）的感兴趣区域（ROI），制作时间 – 放射性曲线，求出血清清除指数（HH15）、肝受体指数（LHL15）的方法。
  *HH15=H_{15}/H_3：血清清除指数
  *LHL15=L_{15}/（H_{15}+L_{15}）：肝受体指数
  H3，H15……3，15 分钟后心脏放射性计数值
  L15……15 分钟后肝脏放射性数值
- 去唾液酸糖蛋白受体（asialoglycoprotein receptor：ASGP-R）存在于正常肝细胞表面，发生肝病时 ASGP-R 减少。检测 ^{99m}Tc-GSA 可显示肝功能的情况。

小贴士

- HH15 的正常值……：0.5 ~ 0.6
- LHL15 的正常值……：0.9 ~ 0.95

图 1 ^{99m}Tc–GSA 显像

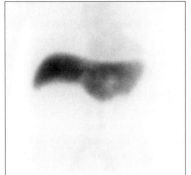

a 平面图像(前面观)

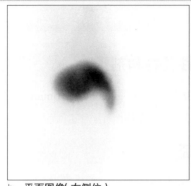

b 平面图像(右侧位)

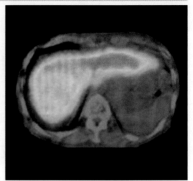

c SPECT–CT 融合图像

图 2 时间 – 放射性曲线

a 兴趣区(ROI)图像

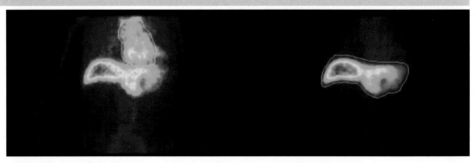

b 兴趣区(ROI)值
（ counts ）和
分析结果

＊＊＊＊＊＊＊ HH15 & LHL15 ＊＊＊＊＊＊＊

心脏 3 分钟时兴趣区值：95854

心脏 15 分钟时兴趣区值：63943

肝脏 15 分钟时兴趣区值：361390

HH15= H15/H3

HH15= 0.67

LHL15= L15/(H15+L15)

LHL15= 0.85

c 时间 – 放射性曲线

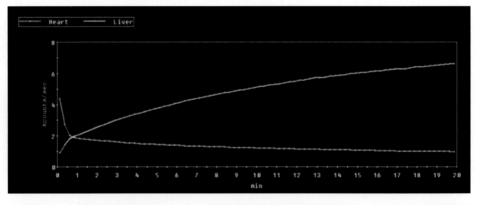

正常情况下，肝脏和脾脏可以显影。另外，肝脏疾病所致的功能障碍根据 ^{99m}Tc–GSA 放射性计数程度而定，用 H_{15}/H_3 表示血液清除指数，用 $L_{15}/（H_{15}+L_{15}）$ 表示肝受体指数。

图 3　去唾液酸显像

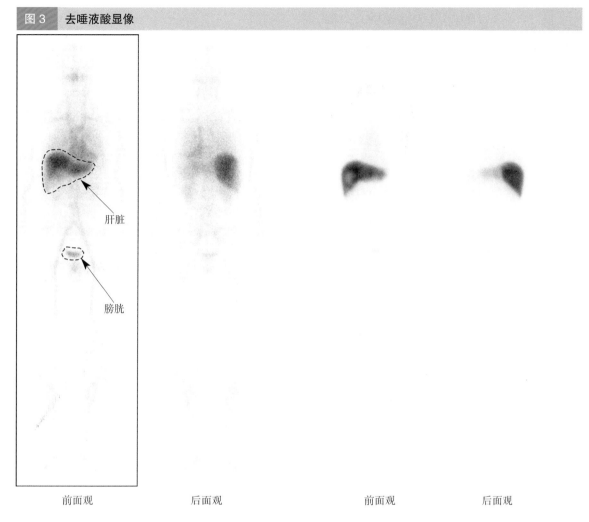

前面观　　　　　　　后面观　　　　　　　　　前面观　　　　　　　后面观

a　肝功能低下病例图像　　　　　　　　　b　肝功能正常病例图像

根据全身像的总计数值(T)、肝脏(L)以及膀胱(B)的计数值算出的全身肝脏比(L/T)、全身膀胱比(B/T)也是评价肝功能的指标。在正常人中，肝脏高度浓聚，但脾脏和骨髓中也有被称为网状内皮系统的吞噬细胞，因此同时被成像。如果肝功能下降，在肝脏以外的部位的聚集就会增高。

图 4 ⁹⁹ᵐTc-GSA 显像 SPECT 图像与 CT 融合图像

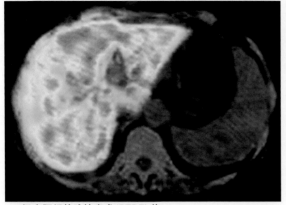 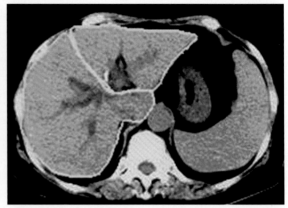

a 经皮肝门静脉栓塞术(PTPE)前

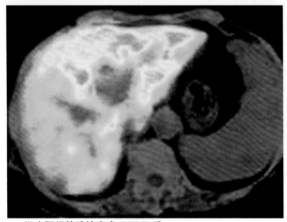 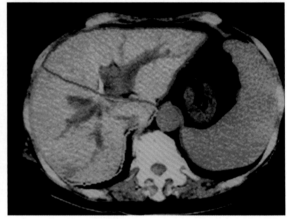

b 经皮肝门静脉栓塞术(PTPE)后

通过使基于荧光透视的 SPECT 肝功能储备和基于 CT 的形态体积融合，可以进行更精细的手术等治疗模拟。图 4 为肝门部胆管癌术前实施 PTPE 的病例。通过与 CT 融合显示，右叶 ⁹⁹ᵐTc-GSA 的摄取减少，左叶代偿性肥大。测量时也发现，SPECT 显示残存肝的体积比以前有所增加，可以推定 PTPE 后可以更安全地切除。

经皮肝门静脉栓塞术（PTPE: percutaneous transhepatic portal vein embolization）

● 门静脉栓塞术是通过对切除预定区域的门静脉进行栓塞，以使同部位的肝萎缩和残存预定区域的代偿性肥大，可扩大肝切除的适应证范围以及预防术后肝功能衰竭。

478

13 肾动态核素显像

▶ 放射性药物和剂量

- ^{99m}Tc–MAG（^{99m}Tc–mercapto–acetyltriglycine）：200 ~ 400MBq
- ^{99m}Tc–DTPA（^{99m}Tc–diethylene–triamine–pentaacetic acid）：200 ~ 400MBq

▶ 适应证

①肾功能损伤程度的评估　　　　　②尿路梗阻性肾病的评价

③肾血管性高血压的诊断　　　　　④移植肾的功能评估

⑤肾梗死的检测

CHECK! 小贴士
- 肾血管性高血压（renal vascular hypertension）

图 1　肾功能动态显像

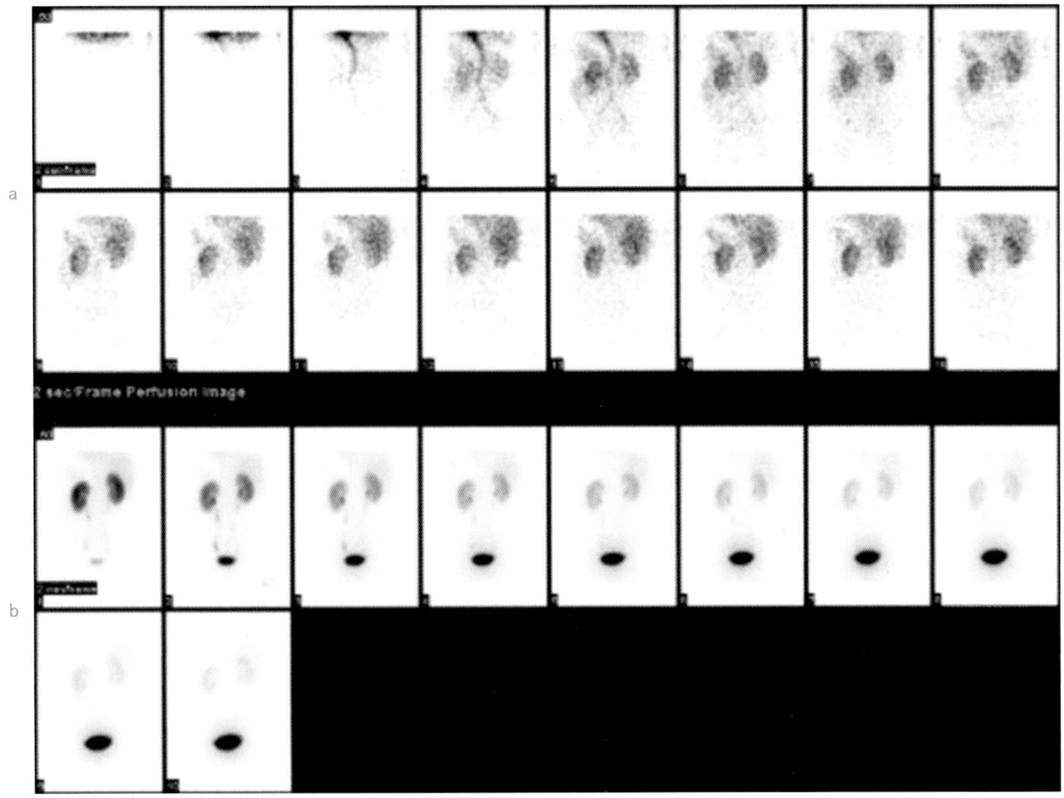

a　血流图像（2秒/帧）

b　肾实质图像（30秒/帧）

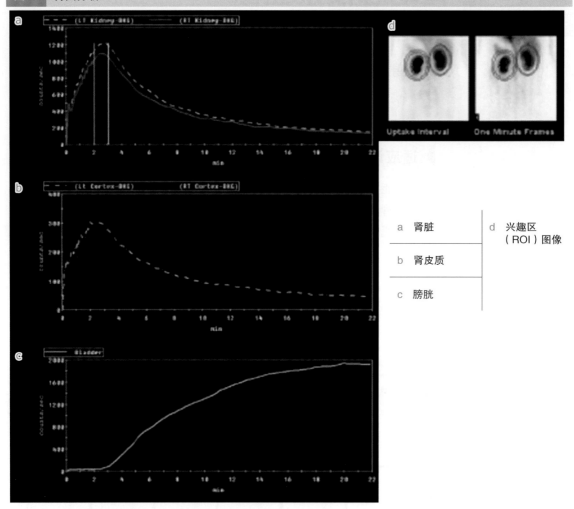

图 2　肾图分析

a 肾脏
b 肾皮质
c 膀胱
d 兴趣区（ROI）图像

e　解析值

MAG-CL(ml/min) 299.76
Expect MAG-CL(ml/min) 154.94
Equiv OIH-CL(ml/min) 508.07
Expect OIH-CL(ml/min) 262.62

Kidney	Left	Right
Kidney Area(cm^2)	51.73	53.09
Kidney depth(cm)	6.38	6.54
Perfusion %(int)	51.8	48.2
Perfusion %(Sio)	73.03	26.97
Uptake %(int)	53.66	46.34
MAG - CL	160.86	138.9
Time to peak	2.58	2.58
Peak to ½ peak	3.75	3.5
20min/peak ratio	0.14	0.14
20min/3min ratio	0.14	0.14

Cortex	Left	Right
Time to peak	1.94	1.67
Peak to ½ peak	4.64	3.91
20min/peak ratio	0.16	0.15
20min/3min ratio	0.17	0.16

▶ 负荷试验

▓ 利尿药［速尿（商品名：呋塞米）］负荷

- 检查时间约 30 ~ 40 分钟。
- RI 静注后 15 ~ 20 分钟给利尿药（呋塞米），评价输尿管通畅性，判断尿路系统的扩张是器质性的还是功能性的。

▓ ACE（angiotensin converting enzyme）抑制剂（卡托普利）负荷

- 肾性高血压的诊断，要在 1 小时前服用 25mg 卡托普利，然后再进行检查。
- 肾血管性高血压时，肾动脉狭窄会导致肾血流减少，从而刺激肾素分泌。肾素分泌的增加会导致血管紧张素 II 等物质的增加，从而使血压升高。卡托普利抑制血管紧张素 II 的生成，降低血压。服用卡托普利后的肾图显示，与对侧正常肾脏相比，患侧肾脏的排泄减少、延迟。

| 图 3 | 肾图曲线：利尿药（呋塞米）负荷 |

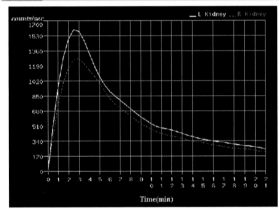 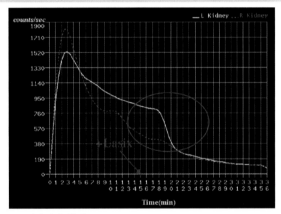

a　正常肾图

b　呋塞米负荷后

| 图 4 | 肾图曲线：ACE 抑制剂（卡托普利）负荷 |

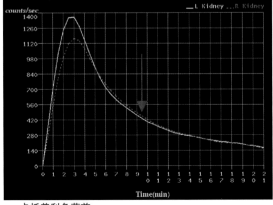 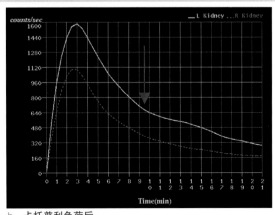

a　卡托普利负荷前

b　卡托普利负荷后

肾图曲线类型

- 肾图曲线分为 3 个阶段。

P1（1 相）：RI 从肾动脉进入肾脏的血流相（急剧上升）。

P2（2 相）：从 1 相到高峰（肾血流和肾实质中的肾小球滤过和肾小管分泌）。

P3（3 相）：肾盂肾盏至输尿管的排泄相。

T_{max}：达到峰值计数的时间。

$T_{1/2}$：辐射减少一半所需的时间⇒（半排时间）。

- 根据肾图曲线的类型可分为标准型、排泄延迟型、闭塞型、功能低下型、无功能型。

注意事项

- 婴幼儿中通过障碍的病例较多，为了使药物能从血液中较快地消除，所以会选择使用 $^{99m}Tc-MAG$。

图 5	标准肾图曲线

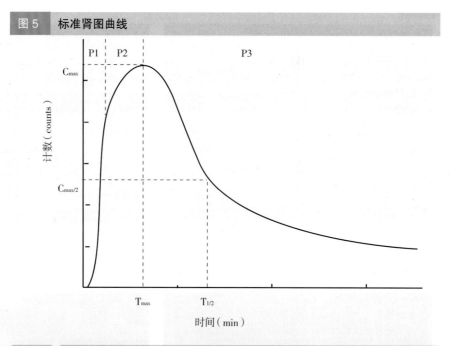

小贴士

- 标准值

  肾小球滤过率 (GFR)：>40ml/min

  有效肾血浆流量 (ERPF)>200ml/min

  DMSA 摄取率（2 小时）>20%

- 肾图曲线类型

  标准型、排泄延迟型、闭塞型、功能低下型、无功能型

14 肾静态核素显像

▶ 放射性药物和剂量

- ^{99m}Tc–DMSA（^{99m}Tc–dimercaptosuccinic acid）：185MBq

▶ 适应证

①尿路感染后疤痕的诊断　　②占位性病变的诊断

③肾肿瘤与假性肿瘤的鉴别　　④肾外伤后残余功能评估

⑤肾梗死的诊断　　　　　　　⑥肾小管再吸收障碍的诊断

⑦移植肾功能评估

▶ 注意事项

- 对于婴幼儿期的膀胱输尿管反流 (VUR)、尿路感染症（urinary tract in-fection:UTI）引起的肾疤痕的诊断，静态显像是非常有用的。

图 1 ┃ 肾静态显像和 CT 影像

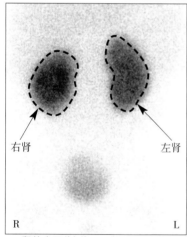 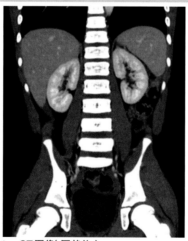 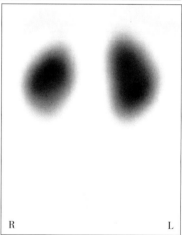

a　肾静态显像(前面观)　　　b　CT 图像(冠状位)　　　c　SPECT 图像

小贴士

- 膀胱输尿管反流（ vesicoureteral reflux：VUR ）

图 2　^{99m}Tc–DMSA 图像分析

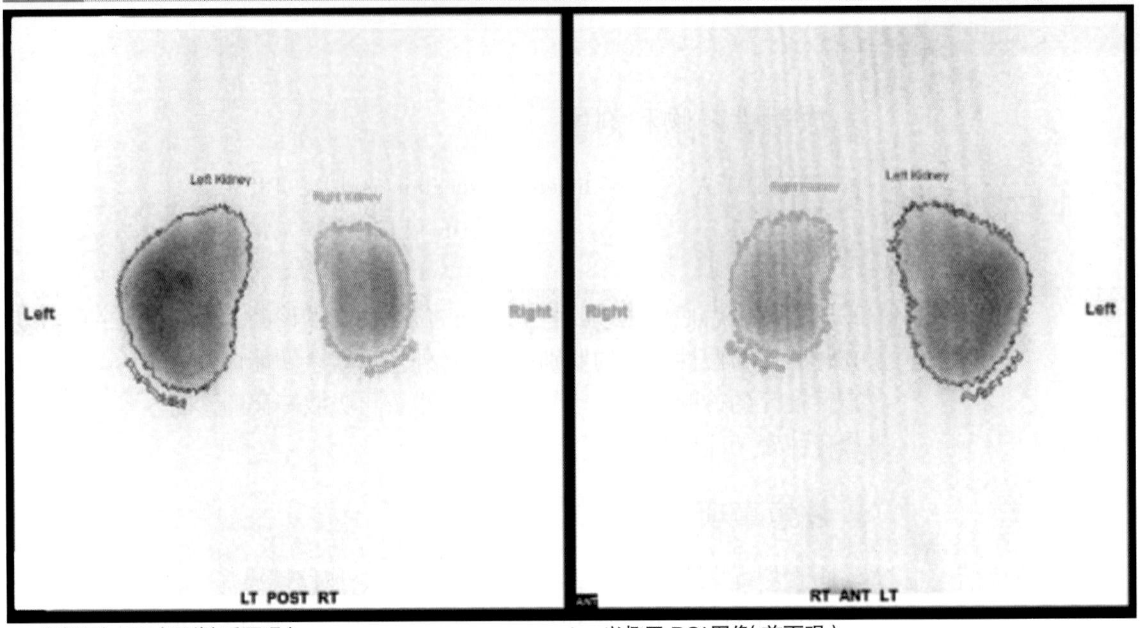

a　兴趣区(ROI)图像(后面观)

b　兴趣区 ROI 图像(前面观)

	Left	Right	
% Total Relative Uptake	73.34 %	26.66 %	
% Total Area	62.01 %	37.99 %	
Radiopharmaceutical	DMSA(Tc–99m)		
Height (cm)	123.00		
Weight (kg)	27.00		
Age (years)	6		
	L–Post	L–Ant	R–Post	R–Ant
Kidney Counts	452500	300941	178358	129305
Kidney Area(Pixels)	15114	15292	8748	9883
BKgd Counts	1467	1595	1278	1583
BKgd Area(Pixels)	372	381	311	374

c　分析值

15 肾上腺皮质核素显像

▶ 放射性药物和剂量

- $^{131}I-$ 阿多甾醇（$^{131}I-adosterol$）: 18.5 ~ 37MBq

▶ 适应证

①库欣综合征病变部位的诊断
②原发性醛固酮症的病因鉴别
③肾上腺综合征病变部位的诊断
④有助于诊断单侧性偶发肿瘤
⑤术后肿瘤残留及介入放射治疗（IVR）效果判定

▶ 注意事项

- 聚集模式有助于促肾上腺皮质激素（ACTH）非依赖性库欣综合征和原发性醛固酮症的鉴别诊断。
- 正常情况下，双侧肾上腺被显示出来，通常右侧比左侧显像更深。

图 1	肾上腺皮质显像和 CT、MRI 影像

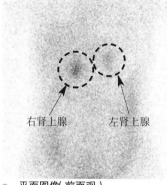 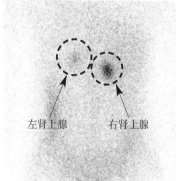

右肾上腺　左肾上腺　　　　　左肾上腺　右肾上腺

a 平面图像(前面观)　　　　　　b 平面图像(后面观)

CHECK!

小贴士
- 库欣综合征（Cushing syndrome）
- 原发性醛固酮症（primary aldos-teronism, PA）

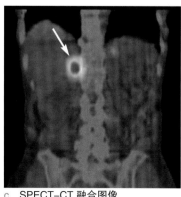 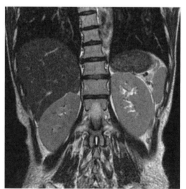

c SPECT-CT 融合图像　　　　　d MRI

图 2　病例 1：库欣综合征

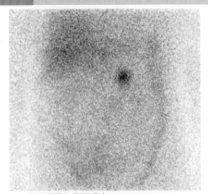
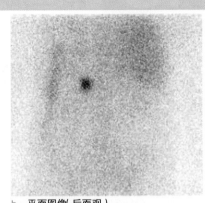

a　平面图像（前面观）　　　　　　　　　　b　平面图像（后面观）

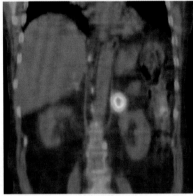
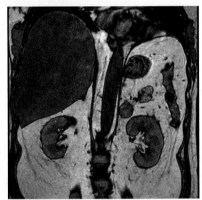

c　SPECT—CT 融合图像　　　　　　　　　d　MRI

在 MRI 反相位（MRI-opposed phase）中发现信号降低，提示含有脂肪，是皮质腺瘤的特征。

在肾上腺皮质显像中，发现左肾上腺结节性浓聚，未发现右肾上腺及结节以外的左肾上腺有明显的浓聚。

图3 病例2：醛固酮症

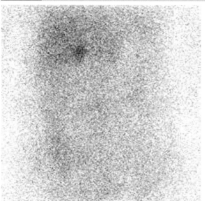

a 平面图像（前面观）

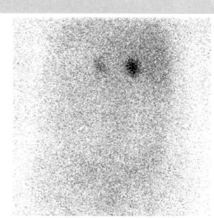

b 平面图像（后面观）

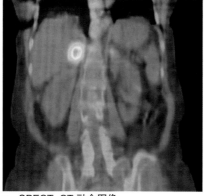

c SPECT-CT 融合图像

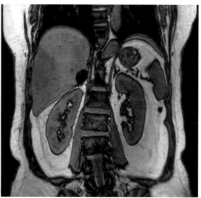

d MRI

在MRI反相位（MRI-opposed phase）中发现明显的信号下降，提示含有脂肪，是皮质腺瘤的特征。在肾上腺皮质显像中，右肾上腺结节明显浓聚，而对侧肾上腺保持正常浓聚。

地塞米松抑制试验 小知识

● 地塞米松抑制试验可用于原发性醛固酮症的鉴别诊断，由于用地塞米松抑制了 ACTH（促肾上腺皮质激素）的分泌，因此在正常和增生时浓聚降低，而在腺瘤中，由于在肿瘤中的浓聚没有变化，因此可以进行鉴别。

● 另外，腺瘤主要采用手术治疗，而增生则行内科治疗，因此鉴别两者很重要。

16 肾上腺髓质核素显像

※ 由于 ^{131}I—MIBG 现在不再销售，因此已基本不使用了，这里简单介绍一下，主要是为了让大家了解一下历史背景。

图 1　正常图像：^{131}I—MIBG（33 岁，女性）

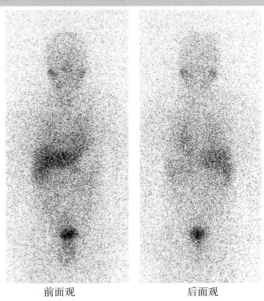

前面观　　　　　　　　后面观

图 2　正常案例：^{123}I—MIBG（65 岁，男性）

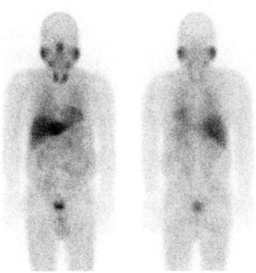 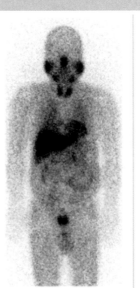

静脉注射：6 小时后图像　　　　　　　　静脉注射：24 小时后图像

参考文献

1）久田欣一 监修：最新臨床核
　　医学，改訂 3 版，金原出版，
　　1999.

2）鳥塚莞爾 监修：核医学ハン
　　ドブック，金芳堂，1996.

3）日本放射線技術学会 监修：
　　核医学検査技術学　改訂第
　　2 版，オーム社，2008.

▶ 正常图像

- 正常肾上腺髓质大多不显影。

- 正常情况下，唾液腺、鼻腔、肺、心、肝、脾、肠道、膀胱可显影。

▶ 放射性药物和剂量

- ^{123}I-MIBG（3- 碘苄基胍）：111 ～ 222MBq

- ^{131}I-MIBG（3- 碘苄基胍）：20MBq

▶ 临床意义（适应证）

- 产生儿茶酚胺的肿瘤包括嗜铬细胞瘤、神经母细胞瘤、甲状腺髓样癌。

- ^{123}I-MIBG 或 ^{131}I-MIBG 用于嗜铬细胞瘤的定位、转移灶的部位及范围的诊断。

- 嗜铬细胞瘤多发生在肾上腺髓质，但也有 10% ～ 20% 发生在颈部、胸部、腹部等肾上腺外组织，因此用 CT 等其他检查方法难以检出。通过 ^{123}I-MIBG 或 ^{131}I-MIBG 进行全身检查是有帮助的。

▶ 预处理

- 为了防止甲状腺被照射，在给药前一天口服甲状腺阻滞剂——复方碘溶液（碘：20 ～ 30mg）。

- 即使进行碘抑制，有时仍能使甲状腺显影。

 CHECK! **采集方法**

- ^{123}I：在给药 6 小时后，以及给药后第 2 天进行显像。
- ^{131}I：在给药后第 2 天，有时在 2 天后进行追加显像。
- 准直
  - ^{123}I：采用低中能量（Low-medium energy general purpose collimator：LMEGP）或中能量准直器（medium energy collimator：ME）。
  - ^{131}I：采用高能量准直器（high energy collimator：HE）。
- 全身像
  - ^{123}I
    - →扫描速度：10 ～ 15cm/min 矩阵 256×1024
  - ^{131}I
    - →扫描速度：3 ～ 5cm/min
      - 矩阵 256 x 1024（或 128 x 512）
- SPECT
  - ^{123}I
    - →矩阵 128x128 30 ～ 40 秒 / 幅 360° 采集 60 ～ 72 幅
  - ^{131}I
    - →矩阵 64 x 64 60 ～ 80 秒 / 幅 360° 采集 60 ～ 72 幅

图 3　嗜铬细胞瘤：^{123}I—MIBG（60 岁，男性）

全身像

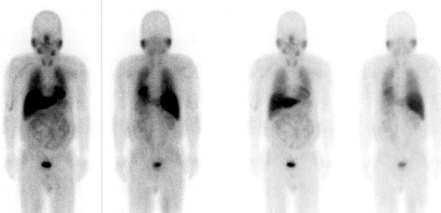

静脉注射：6小时后图像　　　　　　静脉注射：24小时后图像

SPECT/CT：冠状位图像（coronal image）　　　　SPECT/CT：横断位图像
（transaxial image）

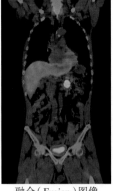　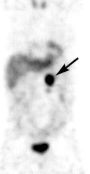

CT图像　　　融合（Fusion）图像　　SPECT图像

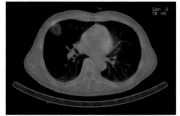

融合（Fusion）图像

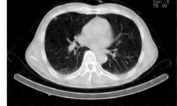

CT图像

通过SPECT/CT发现，RI在上腹部正中稍左侧的肾上腺区域附近和右胸部腹侧浓聚，被诊断为嗜铬细胞瘤的复发和转移。
在SPECT的异常浓聚部位，可以通过CT进行解剖学位置确定。
另外，通过制作CT的减弱校正图，可以对作为非均一吸收体的躯干部位进行高精度的减弱校正。

- ^{123}I-MIBG 常用作心交感神经功能显像剂，从 2011 年开始被用作神经母细胞瘤、嗜铬细胞瘤的肿瘤显像剂。与传统的 ^{131}I-MIBG 相比，^{123}I-MIBG 信噪（SN）比更好，可以得到分辨力更高的图像，而且用于至今为止较困难的 SPECT 显像也是可能的。
- 通过追加 SPECT，可以 3D 捕捉病灶的位置。另外，提高了深部的对比度分辨力，也提高了病变部位的检测能力。
- 通过 SPECT/CT 的融合（fusion）像，可以提高病变部位位置的确定能力。
- 从减少辐射剂量和提高图像质量的角度来看，其有效性高于 ^{131}I-MIBG。
- 当发现在肿瘤等浓聚时，因此时血中儿茶酚胺值较高，因此大多看不到心脏的显影。

图4　病例1：嗜铬细胞瘤（38岁，男性）

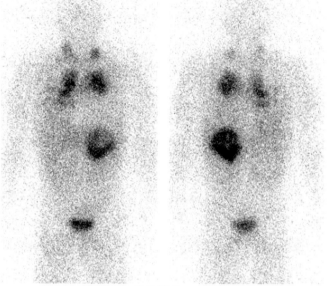

¹³¹I–MIBG：给予20MBq，2天后显像

左肾上腺以及自两侧颈部到两侧上纵隔发现RI异常浓聚，怀疑是左肾上腺原发的嗜铬细胞瘤以及转移灶。

图5　病例2：嗜铬细胞瘤（65岁，男性）

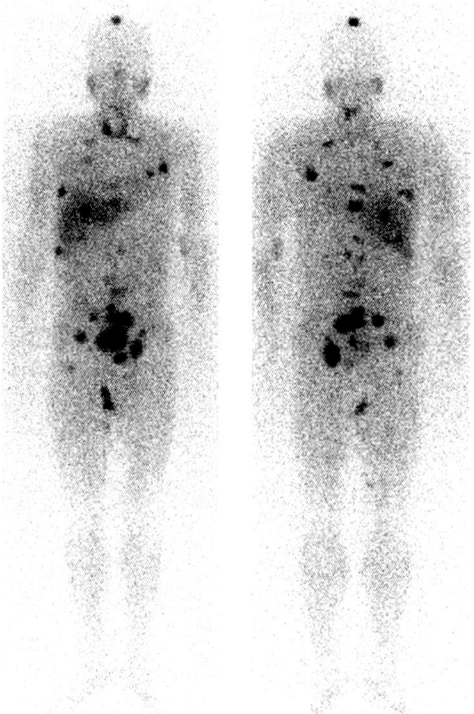

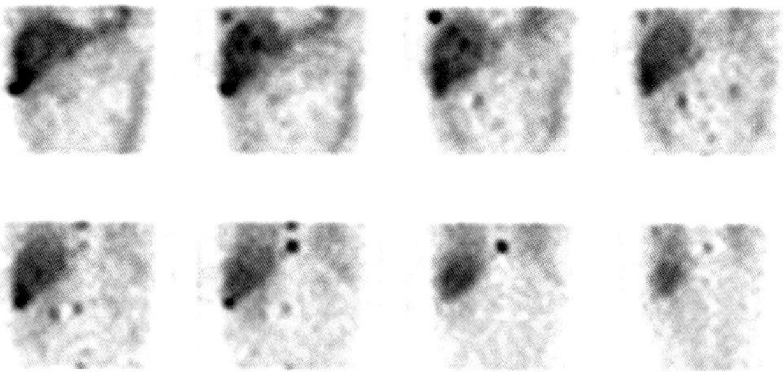

SPECT：冠状位图像

¹²³I–MIBG：111MBq，24小时后显像

在头顶部、胸部、左腋窝、肝内、主动脉旁淋巴结区域、骨盆内、右大腿部发现RI异常浓聚。在两侧肾上腺部没有发现RI的异常浓聚，怀疑是肾上腺外原发的嗜铬细胞瘤。

17 消化道出血核素显像

> ## 放射性药物和剂量

- ^{99m}Tc–HSA，^{99m}Tc–HAS–D：740MBq

> ## 适应证

- 有助于间歇性出血、少量出血、静脉性出血的诊断。

> ## 注意事项

- 检查前禁食。
- 从尿液中排泄，正常情况下血池丰富的心脏、肝脏、脾脏、血管可显影。
- 如果无法确认出血，则应追加 3、6、24 小时后显像。
- 可以检测出 0.05 ml/min 左右的少量出血。

| 图1 | 病例1：消化道出血 |

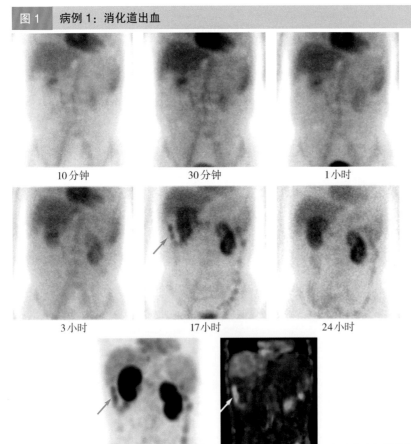

10分钟　　　30分钟　　　1小时

3小时　　　17小时　　　24小时

17小时后(MIP，SPECT 显像)

由于术后出现便血，因此实施了RI检查。根据SPECT—CT图像，在结肠肝曲附近的肠管显影，因此怀疑该部位出血。

18 蛋白漏出核素显像

▶ **放射性药物和剂量**

- ^{99m}Tc–HSA，^{99m}Tc–HAS–D：740MBq

▶ **适应证**

- 蛋白质漏出症

▶ **注意事项**

- 从尿液中排泄，正常情况下血池丰富的心脏、肝脏、脾脏、血管可显影。
- 如无法确认渗漏，则追加 3、6、24 小时后显像。

| 图 1 | 病例 1：蛋白漏出 |

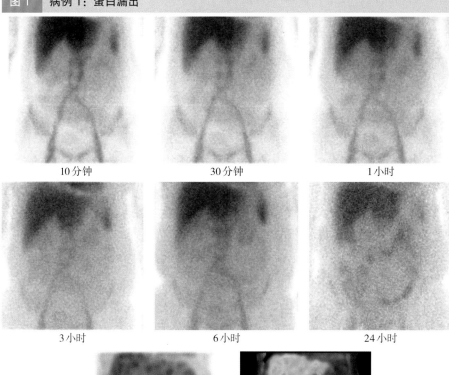

10分钟　　　　　　30分钟　　　　　　1小时

3小时　　　　　　6小时　　　　　　24小时

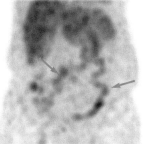

24小时后（MIP，SPECT图像）

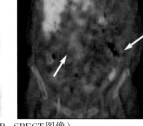

低白蛋白血症的病例。虽然进行了白蛋白的补充，但是由于恢复较慢，为此进行详细检查。在24小时后的显像中，发现以降结肠为中心的大肠有 RI 浓聚，因此怀疑是蛋白漏出性胃肠病。

19 异位胃黏膜（Meckel 憩室）核素显像

CHECK!

小贴士
Meckel 憩室

● 在胎儿早期，卵黄管是原始肠道与卵黄囊相连的通道，在完成阶段性任务后会褪去。当卵黄管未消失而残留时，就成了 Meckel 憩室。症状包括炎症、肠梗阻和便血。Meckel 憩室多被肠黏膜覆盖，但有时部分存在胃黏膜，有时会因胃黏膜分泌的胃酸而在小肠形成溃疡，由此出血。

▶ 放射性药物和剂量

● $^{99m}TcO_4^-$（高锝酸盐）：185 ~ 370MBq（儿童：37 ~ 74MBq）

▶ 适应证

● 异位胃黏膜的诊断
● 用于诊断伴有便血的小儿 Meckel 憩室

▶ 注意事项

● 检查前禁食。
● 为了防止胃液流入肠道和扩散，应留置胃导管，从而在检查中进行吸引。
● 给药后适时显像，直至发现憩室。

图 1 | 病例 1–Meckel 憩室（8 个月，男婴）

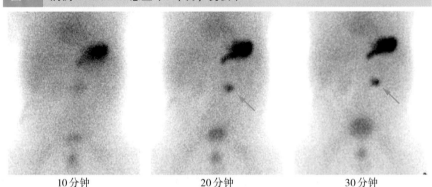

10分钟   20分钟   30分钟

45分钟   60分钟

因黑便、血便而就诊，目的是 Meckel 憩室的详细检查。
注射 20 分钟后的显像图显示，在肝下缘水平的正中左侧发现异位性浓聚（→）。

第 7 章

骨盆部

01 骨盆部 X 线影像

导言… 解剖生理学

▶ 概述

- 它由髋骨（髂骨、坐骨、耻骨）、骶骨和尾骨组成。
- 髋骨又称"无名骨"，在后方与骶骨通过骶髂关节连接，在前方与对侧髋骨连接（耻骨联合）。
- 它支撑体重（躯干），连接躯干和下肢，保护骨盆内器官（膀胱、卵巢、子宫等），并充当产道（仅限女性）。
- 年轻人的髋骨由 Y 形软骨连接，成人则是骨连接。
- 坐骨和耻骨之间形成闭孔。
- 两髋骨上缘最高点髂嵴的连线（intercristal line，在日本称为 Jacoby 线），与第四腰椎高度一致。

图 1	骨盆的概观

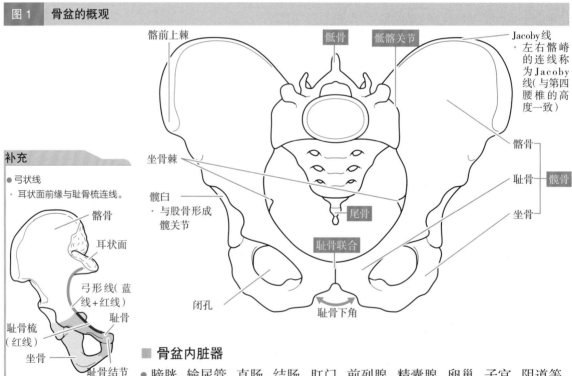

补充

- 弓状线
  · 耳状面前缘与耻骨梳连线。

（图中标注）髂前上棘、骶骨、骶髂关节、Jacoby 线（左右髂嵴的连线称为 Jacoby 线（与第四腰椎的高度一致））、坐骨棘、髋臼（与股骨形成髋关节）、髂骨、耻骨、髋骨、尾骨、坐骨、耻骨联合、闭孔、耻骨下角

（补充图标注）髂骨、耳状面、弓形线（蓝线+红线）、耻骨、耻骨梳（红线）、坐骨、耻骨结节

■ 骨盆内脏器

- 膀胱、输尿管、直肠、结肠、肛门、前列腺、精囊腺、卵巢、子宫、阴道等。

CHECK!   小贴士
- 骨盆是支撑脊柱的地基，骶髂关节错位等会引起腰痛。

▶ 骨盆的男女差别

- ♂：狭窄且深，耻骨下角 50° ～ 60°
- ♀：宽而浅，耻骨下角 70° ～ 90°
- 为了顺利进行分娩，女性骨盆具有"宽而浅"的特征，呈现出胎儿可以轻易通过的形态。
- 而且，临近分娩时，连接骨盆的韧带会松弛，这也有助于分娩的顺利进行。

图2　骨盆形状的男女差别

补充站

- 较为形象的比喻：男性的是水桶，女性的是菜盆

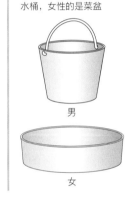

男

女

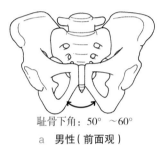

耻骨下角：50° ～60°

a　男性（前面观）

b　男性（前上面观）

后

前

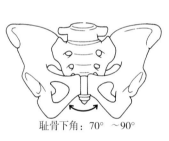

耻骨下角：70° ～90°

c　女性（前面观）

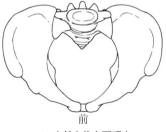

后

前

d　女性（前上面观）

表1　骨盆形状的男女差别

	男性	女性
整个骨盆的形状	高而窄	低而宽
骨盆体腔的形状	漏斗状	圆柱形
从顶部看盆腔的形状	心形	椭圆形

唇腭裂骨移植与髂骨，髋臼旋转截骨术（RAO）

小知识

唇腭裂骨移植与髂骨知识

- 作为唇腭裂的治疗方法，自体骨移植是治疗方法之一，因为容易确保骨量，所以选择髂骨。多选择使用髂骨嵴内的松质骨。另外，对于股骨头坏死症也有移植髂骨的情况。

髋臼旋转截骨术（RAO：rotational acetabular osteotomy）

- 髋臼形成不全和先天性髋关节脱臼容易引起 2 次性变形性髋关节症，需要纠正髋臼对股骨头覆盖不足，这时需要行髋臼旋转截骨术。因为不使用人工髋关节，所以具有能够保存自己的骨关节的优点。此时也要用髂骨进行自体骨移植。

骨盆部X线摄影

▶ 骨盆部X线摄影的意义

- 确认骨折、肿瘤、炎症、耻骨联合的错位、分离等状态。
- 作为跌倒、跌落、交通事故等受伤时的检查，把握骨折部位和骨折类型。
- 骨盆的形状和大小，骨盆前后径、横径、骨性产道等的测量，儿童骨盆不均衡的诊断。

▶ 临床常用的骨盆区X线摄影

- **骨盆部摄影：正位，斜位，侧面，骨盆入口位**（inlet）**、出口位**（outlet）摄影
- **髂骨摄影：正位，斜位**
- **骶髂关节摄影：正位，斜位**
- **骨盆测量摄影：**有 Martius，Guthmann，Colcher–Sussman 等摄影术

- 另外还有很多的摄影方法，在本节中，对上述粗体字的摄影像进行讲解（p499 ~ 502）。

表2　骨盆测量摄影的优缺点

摄影术	优点	缺点
侧面摄影术 （Guthmann法）	· 容易保持姿势 · 图像相对清晰 · 测量误差小 · 可测量产道前后直径	· 产道各部分的横向直径无法测量 · 不可能观察入口面的形状
入口摄影术 （Martius法）	· 可以观察入口表面的形状 · 可以比较胎儿头部和入口面	· 很难保持体位 · 图像模糊 · 观察位于较高位置的胎儿头部和入口面比较困难
仰卧位前后摄影术 （Colcher–Sussman法）	· 容易保持姿势 · 可测量产道各部分的横向直径	· 测量误差多

骨盆入口位（inlet）**、骨盆出口位**（outlet）**摄影的目的**

- **骨盆入口位**（inlet）**摄影：**有助于观察髂耻线、耻骨支、骶髂关节和骶骨。
  可显示耻骨、坐骨或大腿部外力引起的耻骨、坐骨、髋臼骨折，还可用于髂骨骨折和骨折片移位的诊断。
- **骨盆出口位**（outlet）**摄影：**该位置通过中心线的倾斜可完整显示前壁骨质结构、闭孔形态和耻骨联合。
  用于诊断骨盆部下方的外力引起的坐骨、耻骨、髂骨骨折和骨折片的移位。

影像解剖

图 3　骨盆正位像（♂）

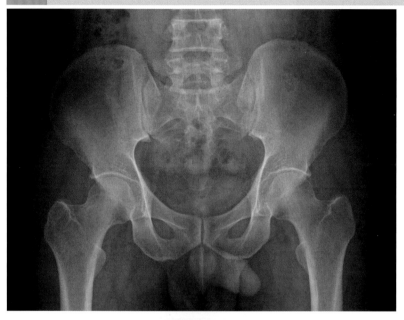

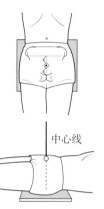

中心线

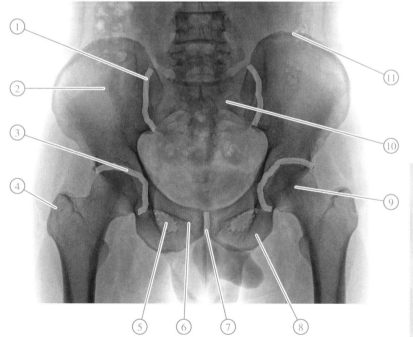

①骶髂关节（sacroiliac　joint）
②髂骨（iliac bone）
③髋臼（acetabulum）
④大转子（greater trochanter）
⑤闭孔（foramen obturatum）
⑥耻骨（pubic bone）
⑦耻骨联合（pubic symphysis）
⑧坐骨（ischium）
⑨股骨头（head of femur）
⑩骶骨（sacrum）
⑪髂嵴（iliac crest）

7章
01

骨盆部 X 线影像

髂骨正位像

图 4　髂骨正位像

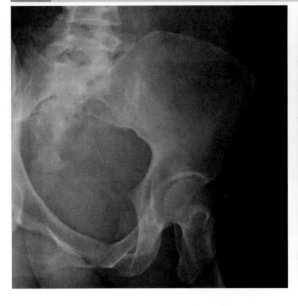
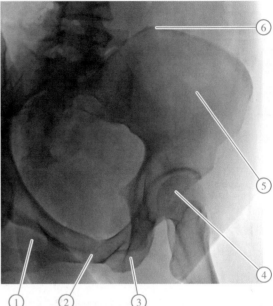

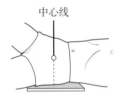
中心线

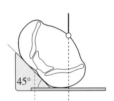
45°

①闭孔（foramen obturatum）
②耻骨联合（pubic symphysis）
③坐骨（ischium）
④股骨头（head of femur）
⑤髂骨（iliac bone）
⑥髂嵴（iliac crest）

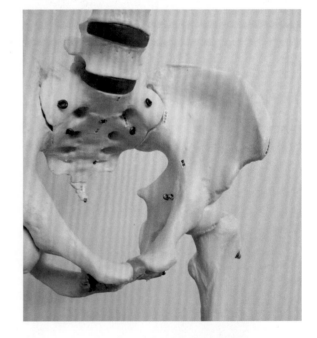

CHECK!　小贴士

● 髂骨正位图像被用作髂骨骨折的判定、唇腭裂和股骨头坏死的骨移植时的筛查。

骶髂关节斜位像

图5　骶髂关节斜位像

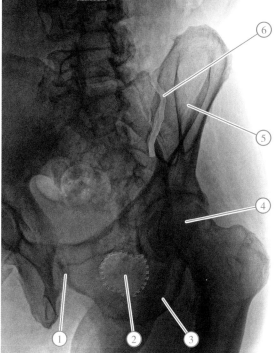

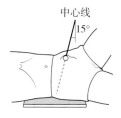
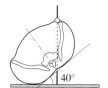

①耻骨联合（pubic symphysis）
②闭孔（foramen obturatum）
③坐骨（ischium）
④股骨头（head of femur）
⑤髂骨（iliac bone）
⑥骶髂关节（sacroiliac joint）

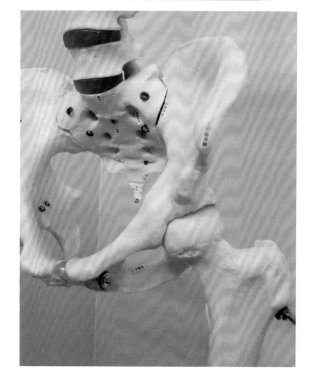

骨盆测量 X 线摄影

Martius 法

图6　Martius 法

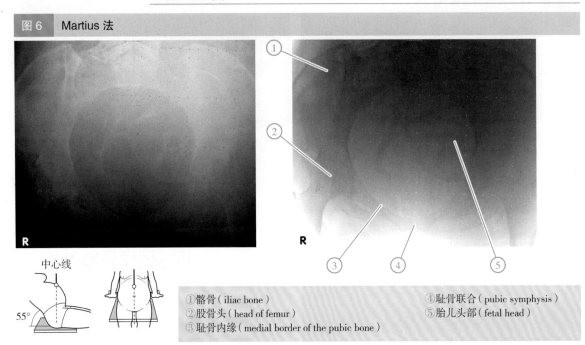

①髂骨（iliac bone）　　　　　　　　　　　　　　　④耻骨联合（pubic symphysis）
②股骨头（head of femur）　　　　　　　　　　　　⑤胎儿头部（fetal head）
③耻骨内缘（medial border of the pubic bone）

中心线
55°

Guthmann 法

图7　Guthmann 法

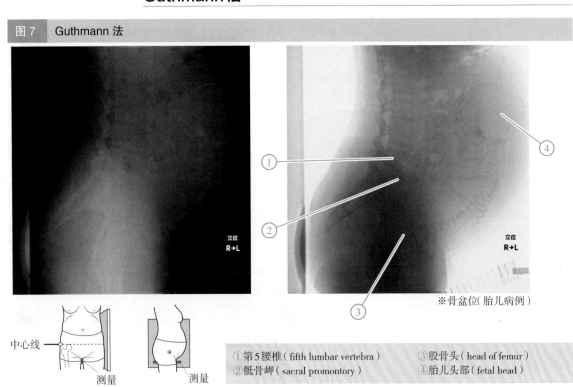

※骨盆位（胎儿病例）

中心线
测量　　测量

①第5腰椎（fifth lumbar vertebra）　　　③股骨头（head of femur）
②骶骨岬（sacral promontory）　　　　　④胎儿头部（fetal head）

▶ 骨盆测量 检查的意义和方法

- 怀孕 42 周以后，胎盘开始老化。胎盘是胎儿的生命线，胎盘老化可能会对胎儿产生不良影响。因此，最好能在此之前分娩。
- 如果没有发生阵痛，可以选择催产或剖腹产。只有可能经阴道分娩时才进行骨盆测量。如果胎儿的头部不能通过母体的骨盆（称为头盆不称），并且由于胎儿的姿势问题而不能经阴道分娩，则适合剖腹产。胎儿头部的大小和胎儿的姿势，通过超声大致可以进行评价，但由于超声"可视范围窄，不是直接测量，测量值有偏差，无法看到与骨盆的匹配程度"，为了进行骨盆测量，需要进行 X 线摄影。另外，剖腹产时，作为术前检查，也要进行 X 线摄影。
- 要尽量减少拍摄次数和剂量，并考虑胎儿和母体的暴露。

图8	骨盆测量基准线

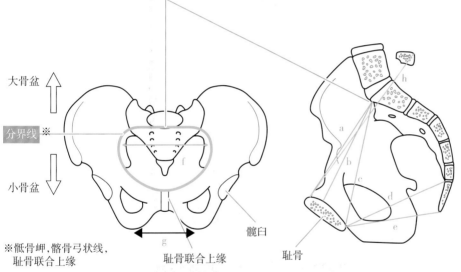

骶骨岬角 – 骶骨前面和第 5 腰椎的结合部。形成尖锐的突起。

大骨盆

分界线※

小骨盆

※骶骨岬，髂骨弓状线，耻骨联合上缘

髋臼

耻骨联合上缘

耻骨

a 解剖学真联合线
b 真联合线
c 对角线
d 骨盆狭窄部连线
e 骨盆下口连线
f 骨盆入口横径
g 骨盆出口横径
h 外连接线

名称	定义
解剖学真联合线（a）	连接骶岬和耻骨联合上缘的线
真联合线（b）	连接骶岬和耻骨联合的最后方突出点的线
对角线（c）	连接骶岬和耻骨联合下缘的线
骨盆狭窄部连线（d）	连接骶骨和耻骨联合下缘的线
骨盆下口连线（e）	连接尾骨尖端和耻骨联合下缘的线
骨盆入口横径（f）	左右弓状线之间的最大距离
骨盆出口横径（g）	左右坐骨结节之间的距离
外连接线（h）	连接第5腰椎棘突和耻骨联合上缘的线

02 骨盆 CT 影像

男性生殖器官的解剖生理学

▶ 前列腺

位置： 包围尿道后部的结构。

大小： 约 15g

分区： 分为前叶、后叶、右叶、左叶。

功能： 分泌腺。分泌液呈乳白色，有独特的刺激性气味。促进精子运动。

▶ 睾丸，附睾，输精管，精囊

位置： 参见图 1。

功能与结构： 睾丸左右各一，被白膜覆盖，分成多个小叶。小叶中存在精曲小管，生成精子。精曲小管交织成网，从睾丸网发出十几根输出小管，形成附睾管，通过附睾。之后，移行为输精管，经腹股沟管，两侧输精管膨大部汇合，与精囊的排泄管汇合成为射精管（参照图 1）。

图 1	男性生殖器官的结构

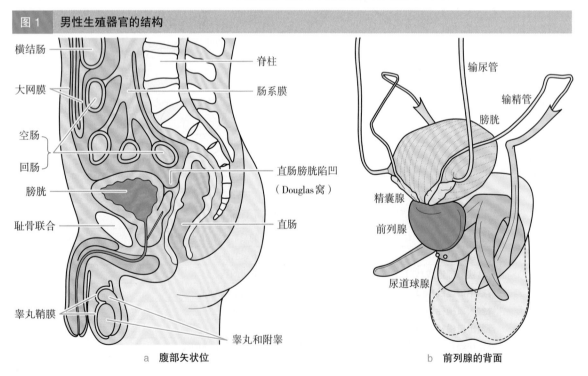

a　腹部矢状位　　　　　　b　前列腺的背面

图 2　前列腺的中心带、移行带和边缘带

前列腺，尿道通过的内侧称为内腺，内腺的外侧称为外腺。
最近，多将内腺进一步分为中心带和移行带，外腺为边缘带 3 个部分。前列腺癌容易发生在边缘带，前列腺肥大容易发生在移行带。

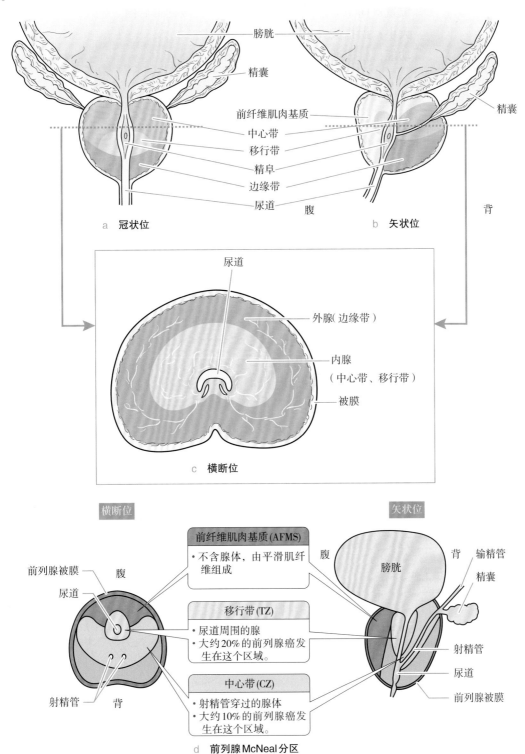

a　冠状位　　b　矢状位

c　横断位

横断位

前纤维肌肉基质 (AFMS)
· 不含腺体，由平滑肌纤维组织组成

移行带 (TZ)
· 尿道周围的腺
· 大约 20% 的前列腺癌发生在这个区域。

中心带 (CZ)
· 射精管穿过的腺体
· 大约 10% 的前列腺癌发生在这个区域。

矢状位

d　前列腺 McNeal 分区

女性生殖器官的解剖生理学

卵巢

位置： 向子宫两侧延伸，存在于子宫阔韧带后面。

大小： 拇指头大小的扁平椭圆体。

功能： 生成卵子，分泌女性激素。

输卵管

位置： 从子宫底横行至子宫阔韧带上缘。

大小： 约 10cm 长。

分区： 漏斗（输卵管伞部），输卵管壶腹部，峡部，间质部。

功能： 排卵后卵子在输卵管壶腹部进行受精。

子宫

位置： 存在于膀胱和直肠之间。子宫和膀胱之间的膀胱子宫陷凹以及子宫和直肠之间的直肠子宫陷凹（道格拉斯窝，Douglas 窝）[1]。通常为前倾前屈位。

大小： 长约 7cm，宽约 4cm，厚约 3cm。

分区： 划分为体部、峡部、颈部。子宫体上部凸起的部分称为子宫底。子宫壁分为内膜（黏膜）、肌层、外膜（浆膜）3 层。

功能： 受精卵发育的地方。子宫内膜随着月经周期的变化而变化，反复出现经期、修复期、增殖期、分泌期。

术语

▶ 1 Douglas 窝（Douglas cavum，Douglas' pouch）
● 腹腔内的腹水、血液、脓液等易积存于此
● 男性为直肠膀胱陷凹（参照 p.504），女性为直肠子宫陷凹

图 3	女性生殖器官的结构

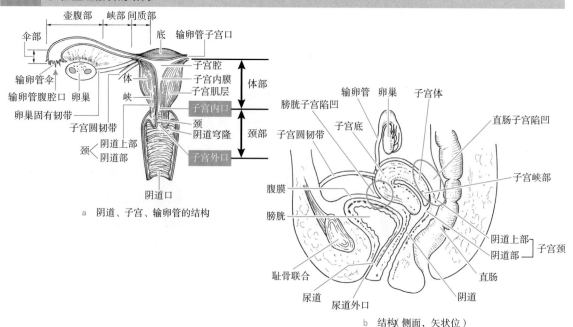

a 阴道、子宫、输卵管的结构

b 结构（侧面，矢状位）

图3　　女性生殖器官的结构（续）

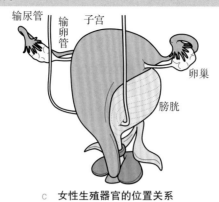

c　女性生殖器官的位置关系

输尿管　输卵管　子宫　卵巢　膀胱

泌尿器官解剖生理学

▶ 膀胱

位置： 位于盆腔最前方。空膀胱的形状像三面锥体。

机能： 成人约能储存 700ml 的尿。通常膀胱壁厚 1cm，但是尿液储存后膀胱壁会被拉伸到 3mm 左右。

蓄尿、排尿由排尿肌、尿道内括约肌、尿道外括约肌等肌肉控制。

▶ 输尿管

大小： 两根细管，长 25 ~ 30cm，直径 6mm。

功能： 将尿液从肾脏输送到膀胱。当尿液进入膀胱时，膀胱黏膜上的小瓣状褶皱会覆盖输尿管开口，防止尿液反流到输尿管。

图4　　膀胱结构

膀胱体　　尿道内括约肌

膀胱三角

前列腺

尿道外括约肌　　尿道外括约肌

a　男性　　　　　b　女性

骨盆CT检查

▶ 概述

- 骨盆区域由埋藏在腹腔脂肪中的消化道、腹膜后脏器等构成，男性和女性的生殖器官各不相同。
- 盆腔入口位（脐水平位置）的CT图像可用于评估内脏肥胖引起的代谢综合征。
- 用CT图像显示脂肪层的血管和消化道时，需要扩大窗宽（WW）观察。
- 由于血管走行复杂，增强检查对把握血管很有帮助。
- 卵巢和子宫不像一般的解剖图，尤其是卵巢，只要不存在病变，不肿大，就很难显示。

▶ 重要器官

- 膀胱：由于膀胱是空腔脏器，如果不储存尿液，就很难显示。CT检查应鼓励受检者一定程度的蓄尿。为了显示膀胱内腔，在彻底排尿后，逆行性将CT值为负（–100HU左右）的灭菌橄榄油注入膀胱内进行扫描（参照p.509 "小知识"）。此时，当怀疑膀胱前壁有病变时，采取仰卧位，怀疑膀胱后壁时，采取俯卧位进行扫描。

▶ 影像解剖的要点

- 骨盆部位可作为标志的脏器很少，所以最好使用对比剂。
- 使用对比剂对于沿着血管分布的淋巴结的显示特别有用，需要仔细观察血管周边的软组织。

骨盆部影像检查要点
- CT很少用于检查前列腺、膀胱、子宫和卵巢疾病。
- 在详细检查时多使用MRI。
- 由于CT可以在短时间内大范围扫描，因此需要远距离转运的伤员的骨盆部检查首选CT。
- 因此，对于急腹症，CT是第一选择，需要了解骨盆内脏器的位置关系等信息。

常见的疾病
- 子宫颈癌（cervical cancer, cancer of uterine cervix）
  子宫体癌（uterine cancer, cancer of uterine body）
  子宫肉瘤（uterine sarcoma）
  子宫肌瘤（uterine myoma, myoma of uterus）
  子宫内膜卵巢囊肿（endometrial cyst）
- 膀胱癌（bladder carcinoma）
  前列腺癌（prostatic cancer）
  前列腺肥大症（benign prostatic hyperplasia）
- 急性阑尾炎（acute appendicitis）
  肠梗阻（intestinal obstruction, ileus, bowel obstruction）
  直肠癌（rectal cancer）

利用对比剂显示膀胱壁

● 为了用 CT 诊断有无膀胱肿瘤，需要做以下两方面的准备。
　①伸展膀胱壁
　②使膀胱壁或肿瘤与内腔形成对比

● 为了达到上述目的，将稀释的橄榄油、水溶性碘对比剂、生理盐水等（一般是橄榄油）经导尿管逆行注入，然后再进行扫描的方法被广泛使用。

● 但是，现在正在被 MRI 的诊断所取代。
　＊水溶性对比剂易被尿液稀释，所以浓度调节很困难。而橄榄油不会与膀胱中的尿液混合。

图5　膀胱后壁肿瘤的图像

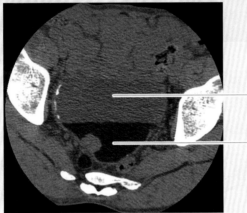

尿

橄榄油

a　俯卧横断位图像

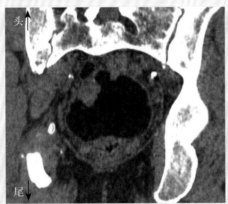

b　俯卧冠状位图像

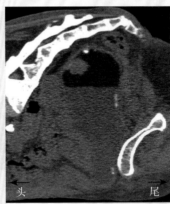

c　俯卧矢状位图像

图6 男性骨盆横断位图像

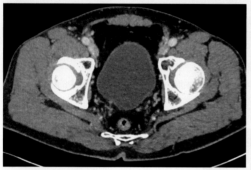

a

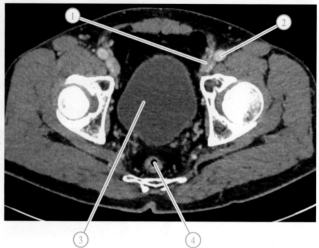

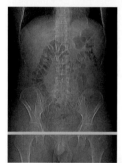
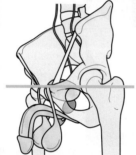

①髂外静脉（external iliac v.）
②髂外动脉（external iliac a.）
③膀胱（bladder, urinary bladder）
④直肠（rectum）

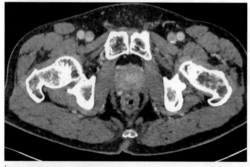

b

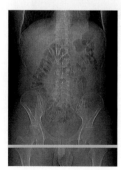
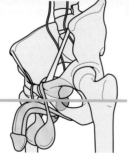

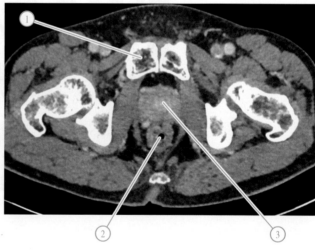

①耻骨（pubic bone）
②直肠（rectum）
③前列腺（prostate）

图 7 女性骨盆横断位图像

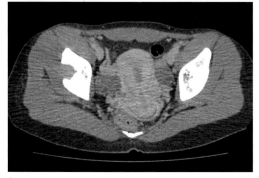

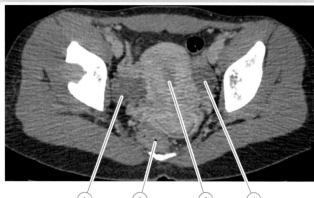

a

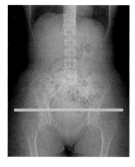

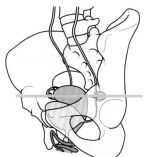

① 右侧卵巢（rt.ovary）
② 直肠（rectum）
③ 子宫（uterus）
④ 左侧卵巢（lt.ovary）

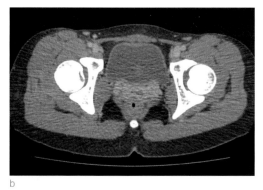

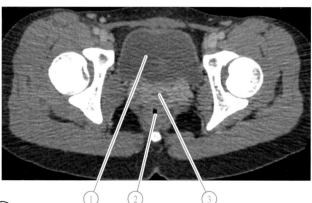

b

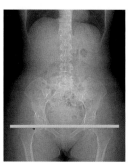

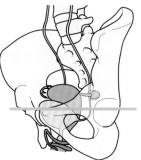

① 膀胱（bladder, urinary bladder）
② 直肠（rectum）
③ 子宫外口（external os of uterus）

03 骨盆 MR 影像

男性生殖器官MRI检查

▶ 成像要点

- 男性生殖器官的检查，主要以前列腺为对象。
- 一般使用腹部用的相控阵列线圈（phased array coil）进行成像。
- 骨盆部的 MRI 检查与上腹部的检查不同，不一定需要呼吸同步。在不使用呼吸同步法的情况下，如果用腹带等加强固定的话，也有可能取得良好的图像。
- 在前列腺癌的诊断中，使用 Gd 对比剂的动态扫描是有用的。

▶ 信号强度

- 前列腺在 T1 加强图像中与肌肉的信号基本相同。在 T2 加权图像中，可以显示内部结构，与肌肉相比轻度高信号。
- 精囊在 T1 加权图像中为低信号，在 T2 加权图像中为高信号。
- 睾丸、海绵体在 T1 加权图像中为低信号，在 T2 加权图像中为强高信号。

表 1	信号强度	
	T1 加权图像	**T2 加权图像**
前列腺	与肌肉几乎相等的信号	与肌肉相比轻度高信号（可显示内部结构）
精囊	低	高
睾丸	低	高
海绵体	低	高

 CHECK! 小贴士

- 前列腺增生（prostatic hypertrophy）
- 前列腺癌（prostatic cancer）

图1 男性骨盆脏器的信号强度（T1 加权图像和 T2 加权图像）

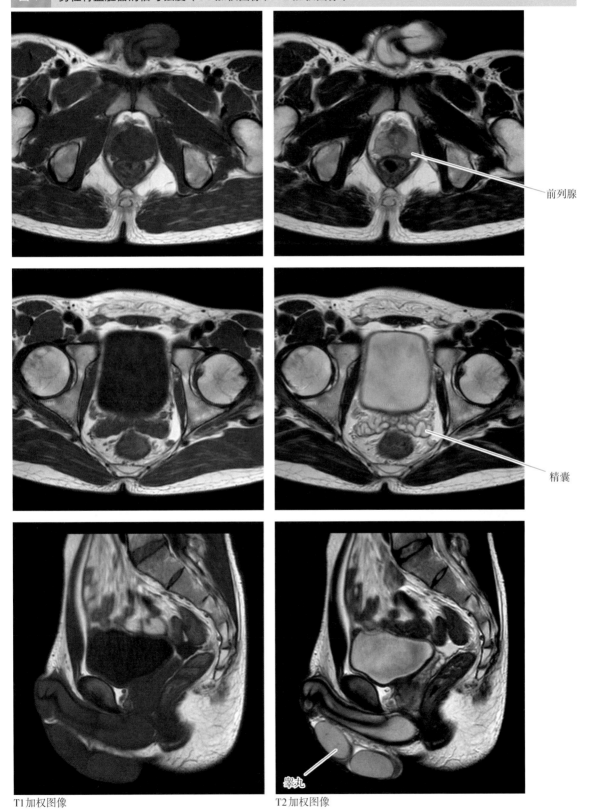

前列腺

精囊

睾丸

T1加权图像

T2加权图像

女性生殖器官MRI 检查

成像要点

- 女性生殖器官的检查，主要以子宫、卵巢为对象。
- 一般使用腹部用的相控阵列线圈（phased array coil）进行扫描。
- 骨盆部的 MRI 检查与上腹部的检查不同，不一定需要呼吸同步。在不使用呼吸同步法的情况下，如果用腹带等加强固定的话，也有可能取得良好的图像。
- 通过使用解痉剂抑制消化道的蠕动，可以得到对消化道和子宫的运动影响较小的图像。
- 基本上，扫描与子宫体和子宫颈的轴相对应的断面。
- T2 加权图像非常清晰地显示子宫的 3 层结构 [内膜、内膜 – 肌层结合带（junctional zone）、肌层]。
- 在子宫体癌的诊断中，使用 Gd 对比剂的动态检查是有用的。

信号强度

- 子宫在 T1 加权成像中呈均匀中等信号。在 T2 加权图像中，可以显示 3 层结构，内膜显示高信号，其周围的内膜 – 肌层结合带（junctional zone）显示低信号，肌层显示中等信号。
- 卵巢在 T1 加权图像中为中等信号，在 T2 加权图像中卵泡为高信号。绝经后，卵巢缩小，卵泡也无法确认。

表2　信号强度

	T1加权图像	T2加权图像
子宫内膜	中等	高
内膜–肌层结合带(junctional zone)	中等	低
子宫肌层	中等	中等
卵巢	中等	高

CHECK!

常见的疾病

- 子宫肌瘤（uterine myoma, myoma of uterus）
- 子宫颈癌（cervical cancer, cancer of uterine cervix）
- 子宫体癌（uterine cancer, cancer of uterine body）
- 子宫内膜异位症（endo-metriosis）
- 巧克力囊肿（cho-colate cyst）
- 卵巢囊肿（ovarian cy-stoma）
- 卵巢癌（ovarian cancer）

图 2　女性骨盆脏器的信号强度（T1 加权图像和 T2 加权图像）

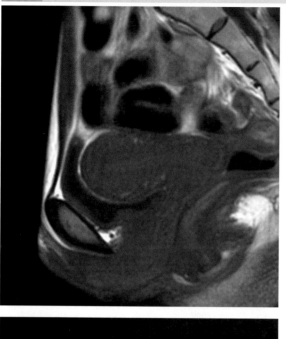

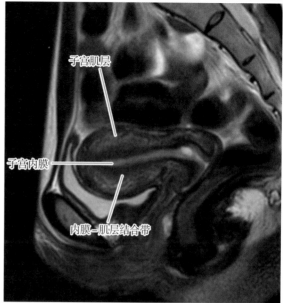

子宫肌层

子宫内膜

内膜-肌层结合带

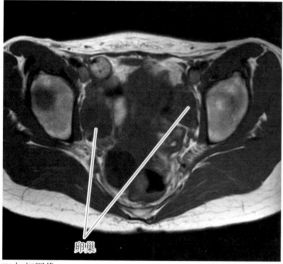

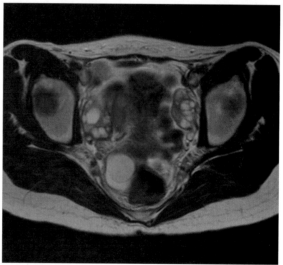

卵巢

T1加权图像

T2加权图像

图3　男性骨盆横断面图像（T2加权图像）

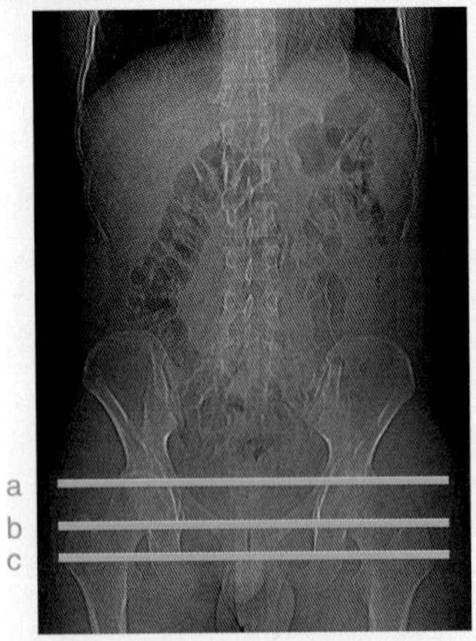

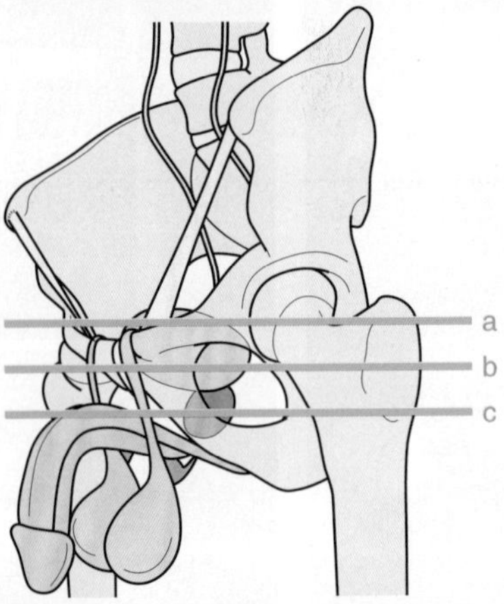

①髂外静脉（external iliac v. ）
②髂外动脉（external iliac a. ）
③膀胱（bladder, urinary bladder ）
④直肠（rectum ）
⑤股骨头（head of femur ）
⑥精囊（seminal vesicle ）

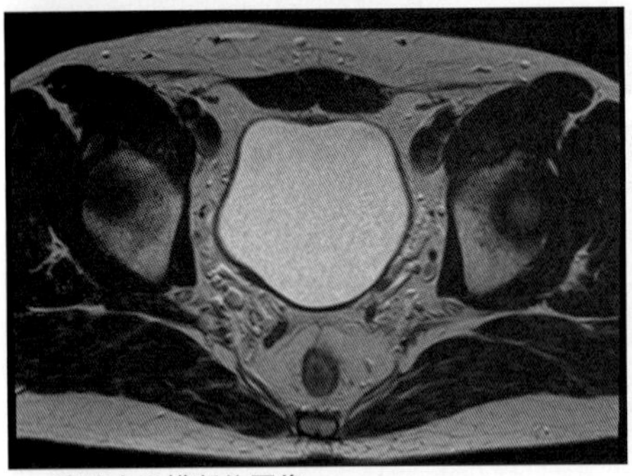

a　膀胱水平横断位图像

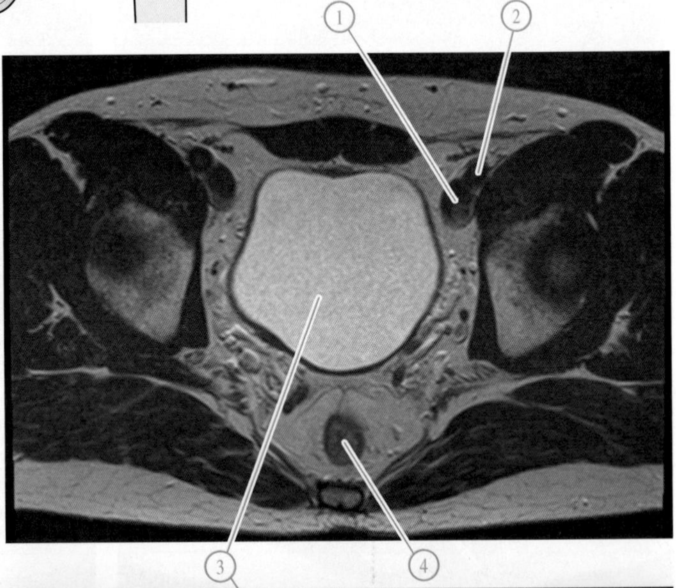

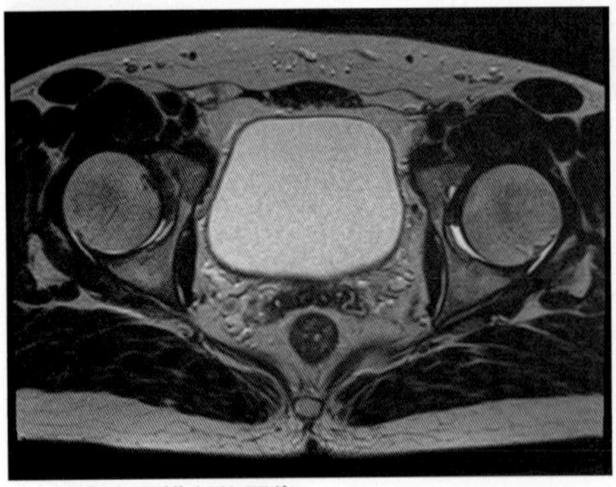

b　精囊水平横断位图像

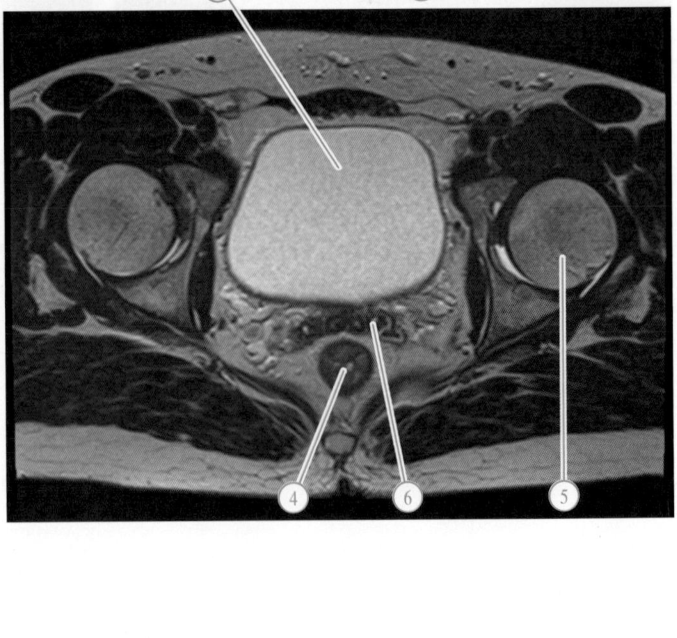

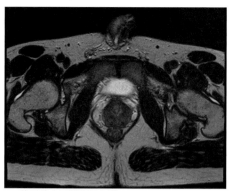

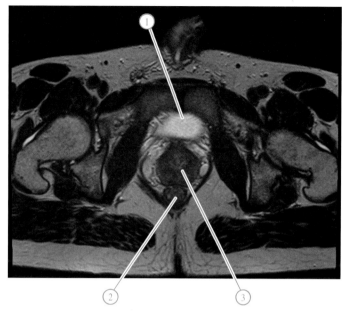

c 前列腺水平横断位图像

①膀胱（bladder，urinary bladder）
②直肠（rectum）
③前列腺（prostate）

图 4   正常前列腺、前列腺癌以及前列腺肥大（T2 加权图像）

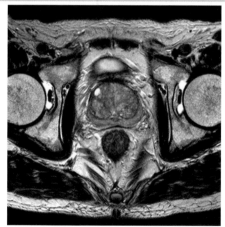

正常的前列腺

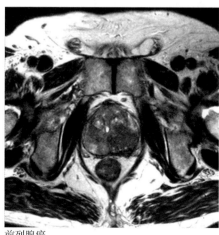

前列腺癌

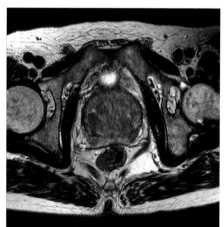

前列腺肥大

图 5　女性骨盆横断位图像（T2 加权图像）

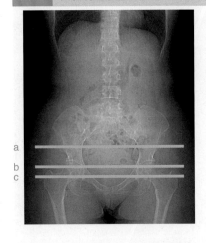
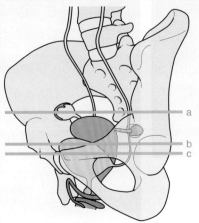

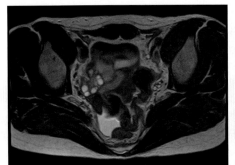
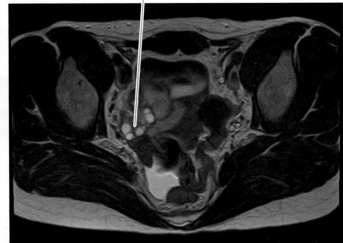

a　卵巢水平横断位图像

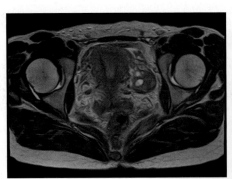
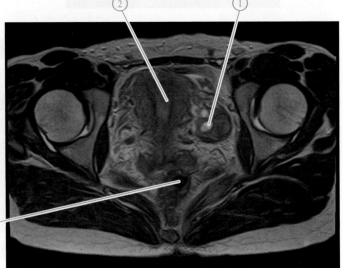

b　子宫水平横断位图像

①卵巢（ovary）
②子宫（uterus）
③直肠（rectum）

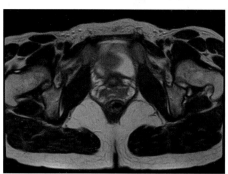

c　阴道水平横断位图像

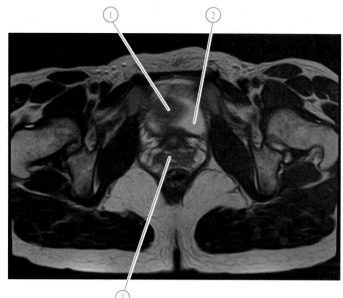

①子宫（uterus）
②膀胱（bladder, urinary bladder）
③阴道（vagina）

图6　女性骨盆矢状位图像（T2加权图像）

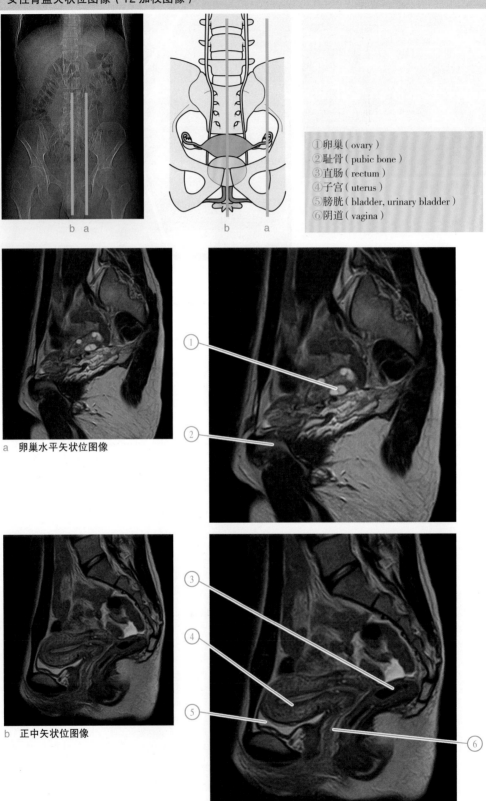

①卵巢（ovary）
②耻骨（pubic bone）
③直肠（rectum）
④子宫（uterus）
⑤膀胱（bladder, urinary bladder）
⑥阴道（vagina）

a　卵巢水平矢状位图像

b　正中矢状位图像

图 7　女性骨盆冠状位图像（垂直于子宫腔长轴的断面）（T2 加权图像）

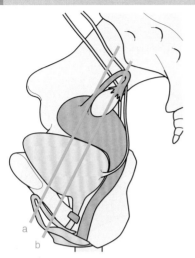

①子宫（uterus）
②膀胱（bladder, urinary bladder）
③卵巢（ovary）

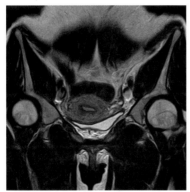

a　子宫体水平冠状位图像

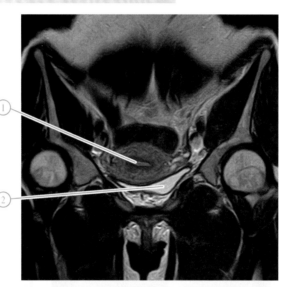

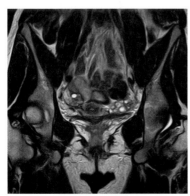

b　子宫颈水平冠状位图像

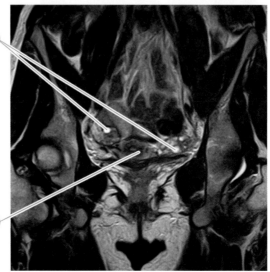

图 8   子宫内膜 – 肌层结合带 Junctional zone（JZ）

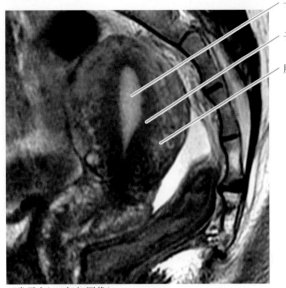

子宫内膜

子宫内膜–肌层结合带（junctional zone）

肌层

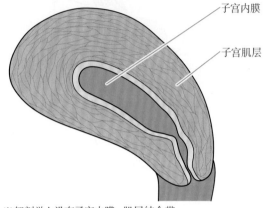

子宫内膜

子宫肌层

正常子宫（T2 加权图像）

※ 解剖学上没有子宫内膜–肌层结合带

图 9   子宫肌瘤和子宫腺肌病的 T2 加权图像

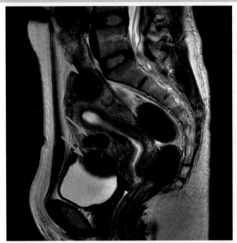

子宫肌瘤

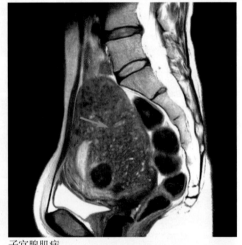

子宫腺肌病

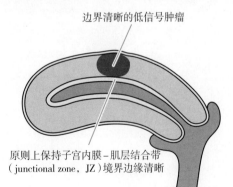

边界清晰的低信号肿瘤

边界不清的肌层肿大，内部
多伴有点状高信号

原则上保持子宫内膜–肌层结合带
（junctional zone，JZ）境界边缘清晰

子宫内膜–肌层结合带
（JZ）境界模糊

04 骨盆血管造影

导言… 解剖生理学

▶ 骨盆血管

图 1 骨盆血管

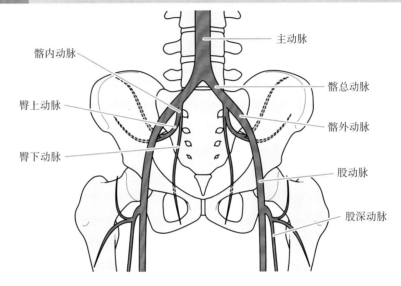

主动脉
髂内动脉
臀上动脉
臀下动脉
髂总动脉
髂外动脉
股动脉
股深动脉

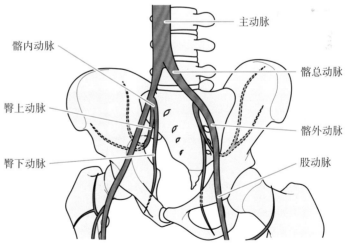

主动脉
髂内动脉
臀上动脉
臀下动脉
髂总动脉
髂外动脉
股动脉

CHECK!

想象一下血液的流动方向吧!

髂总动脉 → 髂外动脉 → 股动脉 → 股深动脉 → 旋股外侧动脉

股浅动脉

髂内动脉 → 臀上动脉

臀下动脉 → 闭孔动脉

影像解剖

▶ 盆腔动脉造影（图2）

- 盆腔动脉造影是针对盆腔病变进行的。对子宫肌瘤、胎盘粘连引起的产后出血进行栓塞术和抗癌剂动脉注射疗法，对伴随骨盆骨折的骨盆内出血进行栓塞术等。
- 对肿瘤性病变及出血部位进行介入放射学治疗（IVR）时，由于必须清晰地显示目标血管，因此要进行选择性的造影。此时，为了显示目标血管起始部，也考虑用斜位进行造影。
- 进行超选择性造影时，使用微导管将导管推进至供血血管，选择性地注入抗癌剂和栓塞物质。

图2　盆腔动脉造影

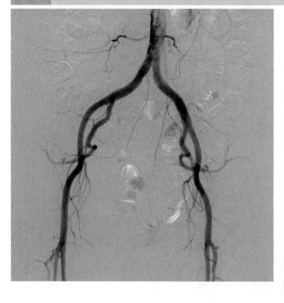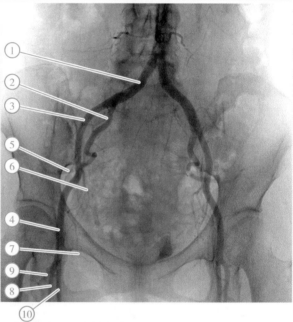

①髂总动脉（common iliac artery）　⑥臀下动脉（inferior gluteal artery）
②髂内动脉（internal iliac artery）　⑦闭孔动脉（obturator artery）
③髂外动脉（external iliac artery）　⑧股深动脉（deep femoral artery）
④股动脉（femoral artery）　⑨旋股外侧动脉（lateral femoral circumflex artery）
⑤臀上动脉（superior gluteal artery）　⑩股浅动脉（superficial femoral artery）

图 3   髂外动脉狭窄（闭塞性动脉硬化）

治疗前

治疗后

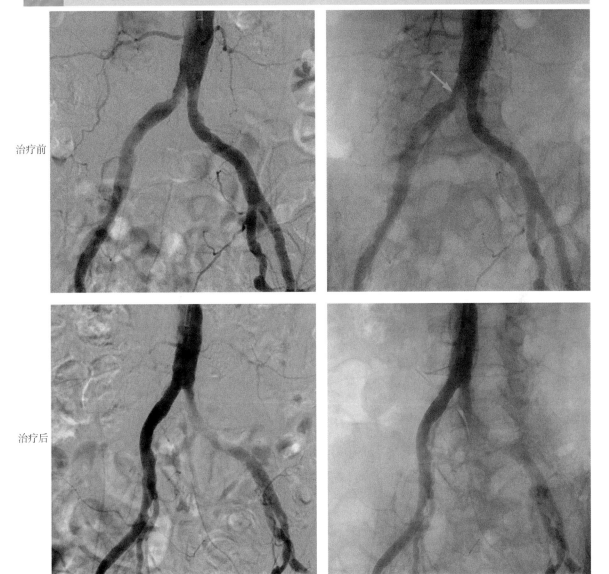

经皮血管成形术（percutaneous transluminal angioplasty:PTA）为闭塞性动脉硬化症的治疗方法，用球囊扩张狭窄部位后，留置支架。箭头表示狭窄部位。

图 4　针对胎盘粘连引起的产后出血的栓塞术

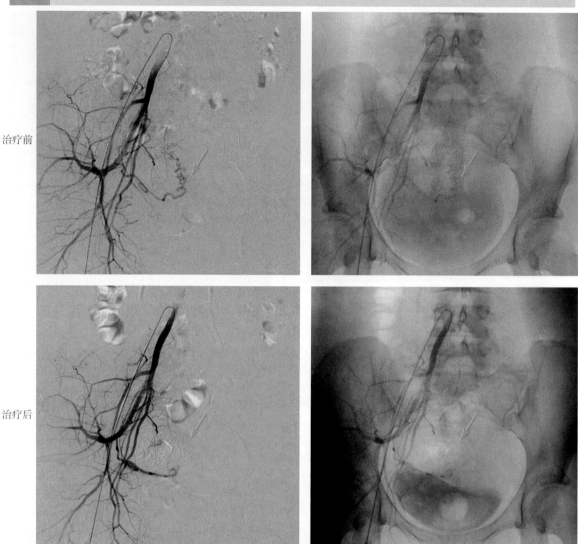

治疗前

治疗后

对子宫肌瘤和胎盘粘连的栓塞术称为子宫动脉栓塞术(uterine artery embolization，UAE)。选择为肌瘤供血的子宫动脉，注入栓塞剂。有时卵巢动脉也会成为栓塞的靶血管，但通常必须避免由于阴道动脉、膀胱动脉一起被栓塞而导致的缺血性并发症。因此，尽可能选择目标血管，在末梢进行栓塞是很重要的。

为了排除阴道动脉等的影响，有时进行选择性子宫动脉 CT。

子宫动脉栓塞术（UAE）与剖腹手术相比，其优点是创伤性小，但伴有辐射。在降低辐射的同时，还需要告知患者辐射的影响并证患者知情同意。

摄影要点！
- 可以不进行屏气（但是需要保持不动）。
- DSA 造影的最重要的一点是尽量减少运动引起的伪影。
- 在骨盆区域的 DSA 中，由于肠道运动引起的伪影，有时很难辨别出血，因此要注意。

05 腹部超声影像

导言···

▶ 下腹部超声检查

- 膀胱是囊性脏器，充盈条件下进行观察。
- 前列腺、子宫、卵巢需在膀胱充盈时进行观察，将膀胱作为声窗进行观察。

▶ 膀胱和前列腺的主要扫查

① 膀胱、前列腺纵向扫查
② 膀胱、前列腺横向扫查

▶ 子宫和卵巢的主要扫查

① 子宫和卵巢纵向扫查
② 子宫和卵巢横向扫查

影像解剖

▶ 膀胱和前列腺纵向扫查

- 膀胱根据尿量形状发生变化，内部呈无回声。
- 在膀胱的尾侧可显示耻骨。
- 前列腺的背侧为直肠，头侧为精囊。
- 注意前列腺有无向膀胱内突出。

图 1	膀胱和前列腺纵向扫查

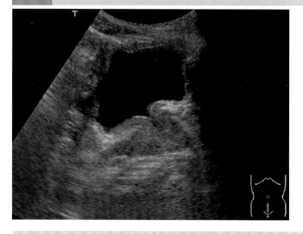
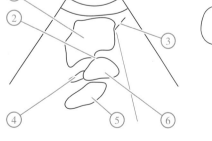

① 膀胱 (bladder)　　　　　③ 耻骨 (pubic bone)　　　　　⑤ 直肠 (rectum)
② 尿道内口 (internal urethral orifice)　　④ 精囊 (seminal vesicle)　　⑥ 前列腺 (prostate)

膀胱和前列腺横向扫查

- 膀胱根据尿量形状发生变化，内部呈无回声。
- 前列腺的形状在横向扫查时呈三角形。圆形时怀疑为前列腺肥大，左右不对称时怀疑为前列腺癌。
- 正常的前列腺大小为纵径约 3cm，横径约 4cm，上下径约 3cm，前列腺容积在 30ml 以上时为肥大。前列腺容积由纵径 × 横径 × 上下径 × $\pi/6$ 求出。
- 在前列腺的背侧为直肠，在输尿管口的背侧为精囊。

图2	膀胱和前列腺横向扫查

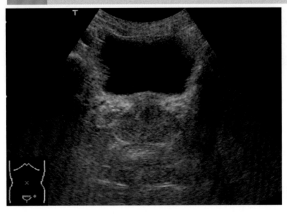 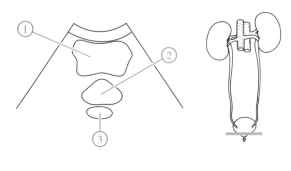

①膀胱（bladder）
②前列腺（prostate）
③直肠（rectum）

图3	膀胱横向扫查（输尿管口水平）

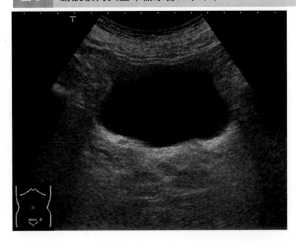 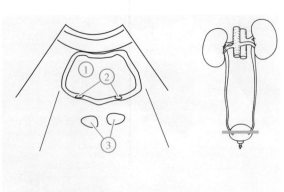

①膀胱（bladder）
②输尿管口（ureteral orifice）
③精囊（seminal vesicle）

▶ **临床要点**

喷尿

- 从输尿管口流入膀胱内的喷尿在 B 模式下可以显示，但是如果使用彩色多普勒法，则可以更清晰地显示。
- 喷尿用红色（靠近探头的方向）显示（图 4）。

图 4 喷尿

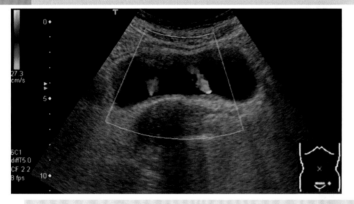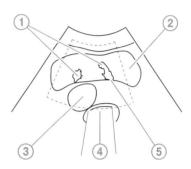

①喷尿（urinary flow） ②膀胱（bladder） ③子宫（uterus） ④直肠（rectum） ⑤尿道口（urethral orifice）

输尿管

- 追踪扫查显示正常的输尿管比较困难，但是如果存在输尿管结石等导致输尿管扩张的话，就可以很容易地显示。
- 输尿管下段的扫查是以膀胱为声窗，沿着输尿管走行的膀胱斜向扫查。
- 下图为输尿管下段结石案例（图 5）。

图 5 输尿管

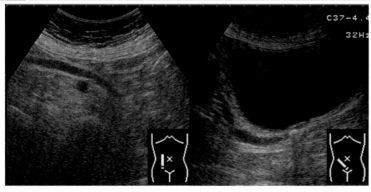

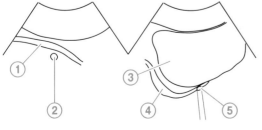

①输尿管中段（central ureter）
②髂总动脉（common iliac artery）
③膀胱（bladder）
④输尿管下段（lower ureter）
⑤输尿管结石（ureteral stone）

▶ 子宫纵向扫查

- 子宫内膜在经期较薄，增殖期呈被高亮度线状回声包围的细长低亮度舟状形态，排卵期呈树叶状形态，分泌期呈厚高回声（图7）。
- 也有子宫不是在正中，而是左右倾斜的情况。
- 子宫背侧有直肠，子宫直肠间有道格拉斯窝［Douglas窝（Douglas' pouch，Douglas cavum）］。
- 绝经后，子宫萎缩。
- 左右进行扇形扫查的话，靠近子宫处可显示卵巢。

图6　子宫纵向扫查

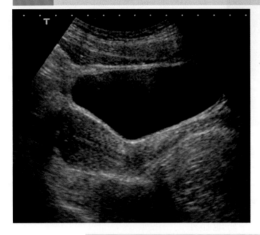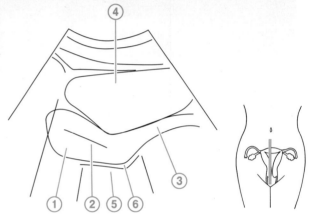

①子宫（uterus）	④膀胱（bladder）
②子宫内膜（endometrium）	⑤直肠（rectum）
③阴道（vagina）	⑥Douglas窝（Douglas' pouch）

图7　子宫内膜的变化

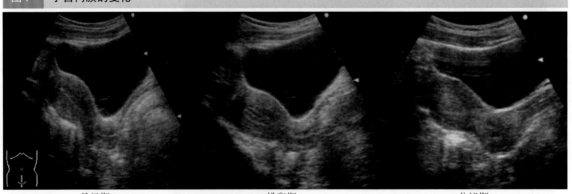

月经期　　　　　　　　　排卵期　　　　　　　　　分泌期

▶ 子宫横向扫查

- 卵巢显示在子宫两侧（图8）。
- 卵巢内有卵泡，排卵时的最大卵泡直径平均为23mm，有时可达30mm，因此要注意与卵巢囊肿区分。
- 卵巢也可能落入Douglas窝。

图8	子宫横向扫查

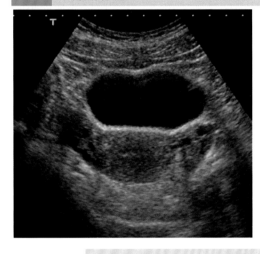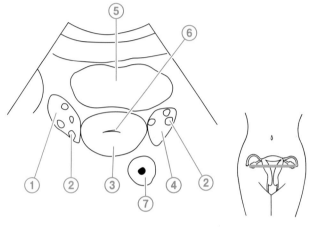

①右侧卵巢（rt.ovary）　④左侧卵巢（lt.ovary）　⑦直肠（rectum）
②卵泡（follicle）　⑤膀胱（bladder）
③子宫（uterus）　⑥子宫内膜（endometrium）

▶ **临床要点**

妊娠（pregnancy）

- 根据子宫内有无被称为"白戒指"（white ring）的胎囊（gestational sac：GS）来判断是否妊娠，可以从妊娠4周开始显示。
- 在妊娠5周左右，在孕囊内显示卵黄囊（yolk sac）。
- 妊娠6周左右，显示胎芽（embryo），还观察到胎心（图9）。
- 10周以后，胎芽的形态与完整的胎儿基本相同，从这以后就被称为胎儿（图10）。

图9	怀孕7周

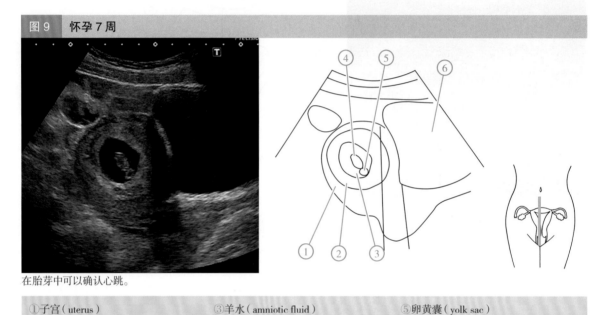

在胎芽中可以确认心跳。

①子宫（uterus）	③羊水（amniotic fluid）	⑤卵黄囊（yolk sac）
②孕囊（gestational sac）	④胎芽（embryo）	⑥膀胱（bladder）

图 10　妊娠 14 周

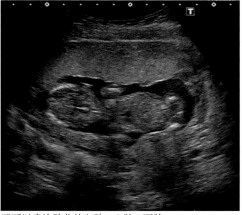
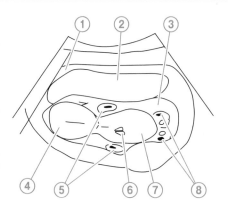
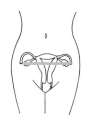

还可以确认胎儿的上肢、心脏、下肢。

①子宫（uterus）　　　　　④胎儿的头部（head of the fetus）　⑦躯干（body）
②胎盘（placenta）　　　　⑤上肢（arms）　　　　　　　　　⑧下肢（legs）
③羊水（amniotic fluid）　 ⑥心脏（heart）

腹水（ascites）

- 腹水是指积存在腹腔内的液体（漏出液、渗出液、血液等）。
- 健康者也存在 20 ~ 50ml 的腹水。
- 腹水容易积存在腹腔内最低位的 Douglas 窝。
- 漏出性腹水呈无回声，而渗出性腹水（混浊、血性、脓性）则伴有弱回声光点。
- 下图病例在 Douglas 窝（子宫直肠陷凹）与膀胱子宫陷凹可见腹水（图11）。

图 11　腹水

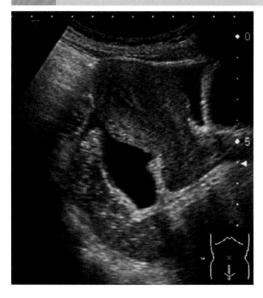
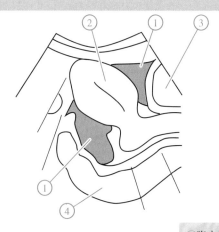

①腹水（ascites）
②子宫（uterus）
③膀胱（bladder）
④直肠（rectum）

06 生殖系统造影

- 其他器官系统中的性别差异仅仅是量的差异，只有生殖器官在男女之间存在质的差异，其形态、结构明显不同。

    →因此，摄影、造影法也因男女而异。
- 图 1 显示的是生殖系统造影检查的分类。
- 在图 1 的检查中，以子宫输卵管造影为代表进行生殖系统造影的详细描述。

图 1 生殖系统造影检查的分类

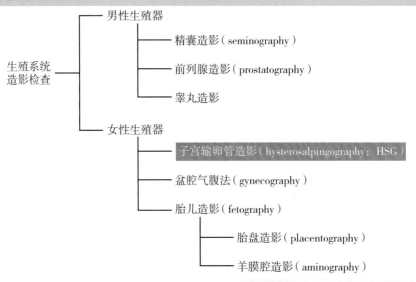

子宫输卵管造影术

· 作为女性不孕器性因素筛查的重要检查手段。
· 在输卵管通畅与否的诊断中，为了评价闭塞部位和输卵管内腔的异常，HSG 是现阶段检查的金标准（gold standard）。

目的

※1 受精卵不是通过自身的运动，而是通过输卵管的运动进入子宫。因此，如果输卵管与其他脏器等粘连，输卵管的活动就会变差，处于无法携带受精卵运动的状态。

- 输卵管的通畅性（有无闭塞及狭窄的部位），有无走行异常
- 子宫形态异常（单角子宫，双角子宫等）的有无，子宫内腔（子宫内膜息肉，黏膜下子宫肌瘤，内腔粘连等）的评价
- 输卵管周围粘连（输卵管外部是否粘在其他器官上）▶1 的评估

其他意义

- 据了解，子宫输卵管造影检查后的 6 个月（尤其是前 3 个月）内妊娠率较高。闭塞和高度粘连的情况另当别论，如果是输卵管狭窄和轻度粘连，通过注入对比剂可以提高通畅性。也就是说，检查具有治疗的作用。关于这种治疗效果，一般认为油性对比剂比水溶性对比剂更好。

图 2 HSG 中的摄影体位

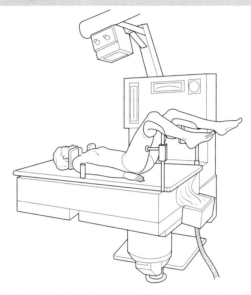

CHECK!

补充1
- 关于水溶性碘对比剂，现在适用且安全性好的只有非离子性二聚体型制剂——异维斯特（商品名）。也可以使用血管造影和尿路造影中使用的非离子性单体型制剂（商品名欧米培克、碘帕醇、碘美普尔、碘佛醇等），可根据医保情况选择。

补充2
- 检查时间，原则上在月经结束后 4 ~ 5 天左右进行。其理由如下：
  - 月经期间会使血液倒流。
  - 月经结束后马上用对比剂容易侵入血管内，发生不良反应的危险性增高。
  - 如果距离排卵日很近，如果是在排卵后，就会使卵子逆流。

CHECK!

水溶性对比剂和油性对比剂的区别？
- 各有优缺点，大致如下所示。
  油性对比剂：造影能力好（得到的图像清晰）。不容易被生物组织吸收［长时间留在腹腔内 / 可能引起异物性炎症 / 对比剂可能阻塞小血管（栓塞）］。因为对比剂向腹腔内的扩散速度慢，需要花费 2 天的时间进行检查。
  水溶性对比剂：造影能力低于油性对比剂。对比剂吸收快（扩散到腹腔内的对比剂在 3 ~ 6 小时内被腹膜吸收）。对比剂向腹腔内扩散时间仅需 5 ~ 15 分钟，检查也在 15 分钟左右结束。一般认为水溶性对比剂的局部刺激作用比油性对比剂强，但是随着水溶性对比剂的低渗透压化，刺激作用减轻了。

影像解剖

▶ 第一次 X 线摄影（子宫～输卵管）

图3　子宫腔图像

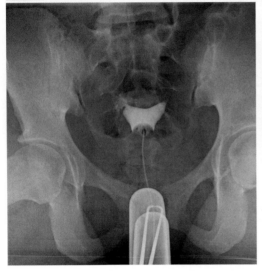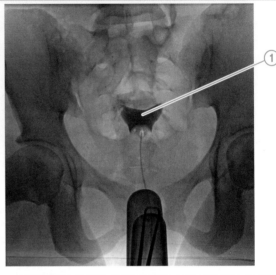

CHECK!　● 首先掌握输卵管粘连时输卵管的走向（狭窄、闭塞）。

①子宫腔（uterine cavity）

▶ 第二次 X 线摄影（子宫～腹腔）

图4　输卵管走行像

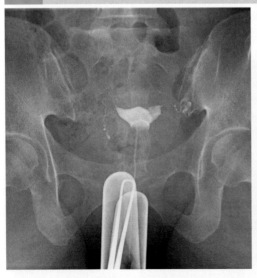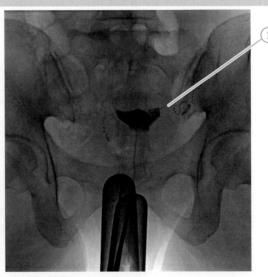

CHECK!　● 确认腹腔内输卵管与周围的粘连程度。

①输卵管（fallopian tube）

图5　腹腔内扩散像

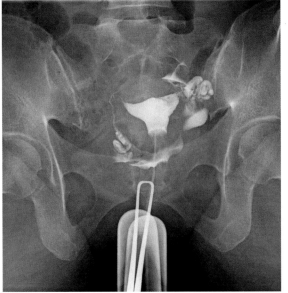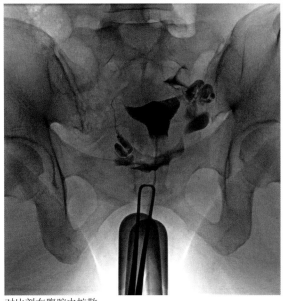

对比剂在腹腔内扩散。

　● 评估整个盆腔内的粘连程度。

　常见的疾病

- 不孕症（infertility）
- 子宫畸形（congential anomalies of uterus）[间隔子宫（septate uterus）、双子宫（duplex uterus）、双角子宫（uterus bicornis）、单角子宫（uterus unicornis），双颈子宫（uterus bicollis），双颈双角子宫（uterus bicornis bicollis）等]
- 子宫肌瘤（uterine myoma，myoma of uterus）
- 子宫颈癌（cervical cancer，cancer of uterine cervix）
- 子宫体癌（uterin cancer，cancer of uterine body）
- 卵巢肿瘤（ovarian tumor）
- 子宫内膜异位症（endometriosis）
- 异位妊娠（extra uterine pregnancy）
- 更年期障碍（climacteric disturbance）
- 无月经（amenorrhea）
- 痛经（dysmenorrhea）
- 子宫内膜炎（endometritis）
- 输卵管炎（salpingitis）
- 阴道炎（vaginitis）
- 卵巢囊肿（ovarian cyst）
- 葡萄胎（hydatidiform mole）
- 妊娠中毒症（gestational toxicosis）
- 宫颈息肉（cervical polyp）

生殖系统造影

第 **8** 章

乳房

01

乳房 X 线摄影

导言…

概述

图 1　乳房检查流程

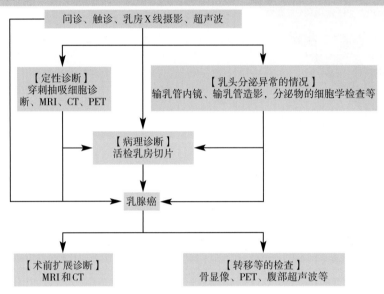

- 女性的乳房位于胸大肌筋膜上，上下大致位于第 3 ~ 第 7 肋间，左右大致位于胸骨和腋窝之间。
- 乳房内的乳腺是由汗腺分化而来的分泌乳汁的结构，每个乳房存在 15 ~ 20 个腺叶，这些腺叶又被分成小叶（lobule）这一细小的区域。
- 输乳管从各小叶一直延伸到乳头，分泌的乳汁从输乳管到输乳管窦（lactiferous sinus），经过乳头（nipple）流出到体外。另外，乳房由乳房悬韧带（库珀韧带，Cooper ligament）悬挂支撑（图 2）。

图 2　乳房的解剖

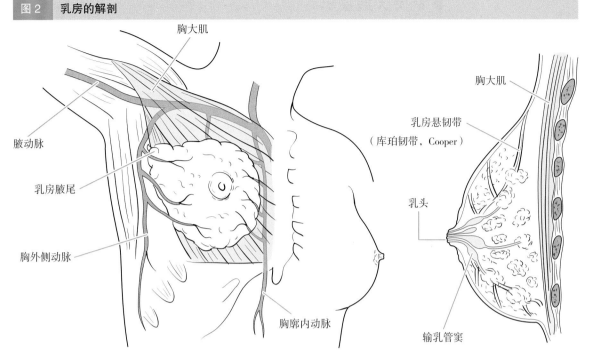

胸大肌

腋动脉

乳房腋尾

胸外侧动脉

胸廓内动脉

胸大肌

乳房悬韧带
（库珀韧带，Cooper）

乳头

输乳管窦

8 章

01

乳房 X 线摄影

（ Lawrence H, Mathers Jr., et al. : Clinical Anatomy Principles, Mosby–Year Book, 1996. より改变引用）

图 3　乳房的区域划分

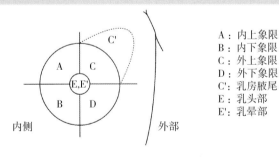

C'

A　C

E,E'

B　D

内侧　　　　　外部

A : 内上象限
B : 内下象限
C : 外上象限
D : 外下象限
C': 乳房腋尾
E : 乳头部
E': 乳晕部

（ 日本乳癌学会 編 : 乳癌取扱い規約 第 15 版，金原出版，2004. より改变引用）

小
知识

乳腺和乳腺癌知识

● 要知道，乳腺的状态就像是坐在胸大肌上一样。

● 在图 3 的分区中，癌症发生最多的是 C 区域。

▶ 乳房 X 线摄影

- 乳房 X 线摄影术（mammography）有各种各样的摄影方法。主要的拍摄方法如下（图 4）。

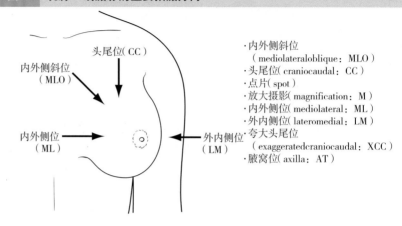

图 4 　乳房 X 线摄影的主要拍摄方向

头尾位（CC）

内外侧斜位
（MLO）

内外侧位
（ML）

外内侧位
（LM）

·内外侧斜位
　（mediolateraloblique：MLO）
·头尾位（craniocaudal：CC）
·点片（spot）
·放大摄影（magnification：M）
·内外侧位（mediolateral：ML）
·外内侧位（lateromedial：LM）
·夸大头尾位
　（exaggeratedcraniocaudal：XCC）
·腋窝位（axilla：AT）

- 一般进行的摄影是 MLO 和 CC，其他为追加摄影法。
- 在日本厚生劳动省的指南中，推荐 40 岁以上的人群按照 MLO 和 CC 2 个方向进行乳腺癌检查，50 岁以上的人群按照 MLO 1 个方向进行乳腺癌检查。
- 乳腺区域内主要为乳腺和脂肪。随着年龄的增长，脂肪的比例随之增加。另外，在年轻人的乳腺摄影图像中，由于乳腺内的脂肪较少，X 线的透过性较差，因此有时会出现散射线含有率较高的低对比度图像。
- 由于乳腺和乳腺内的肿瘤在 X 线的吸收上没有太大差异，因此应使用高对比度的探测器，可通过图像处理来调整像质。
- 摄影技术的优劣很大程度上影响着乳腺检查结果，以及乳腺肿瘤的检出率。

乳房 X 线摄影上的胸大肌

小
知识

- 由于乳腺位于胸大肌之上，因此，在乳腺摄影中，胸大肌并不只是障碍阴影，而是乳腺是否被充分显示出来的指标。要注意的是，如果胸大肌压迫过多，就不能充分压迫乳腺。

● 根据乳房 X 线摄影图像上乳腺内脂肪的含有比例，将乳房的构成分为以下 4 类（表 1 ）。

表1 乳房的构成	
脂肪型	乳腺中脂肪的比率超过90%
少量腺体型	乳腺内脂肪的比率为70%～90%
多量腺体型	乳腺内脂肪的比率为40%～50%
致密型（dense breast）	乳腺内脂肪的比率为10%～20%

图5 乳腺脂肪比例不同的乳腺 X 线摄影图像

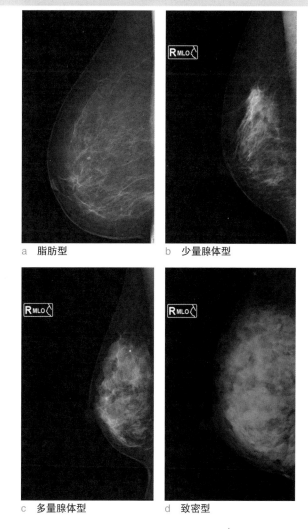

a 脂肪型　　　　　　　　b 少量腺体型

c 多量腺体型　　　　　　d 致密型

● 结果显示，乳房致密型的就诊者，乳腺 X 线摄影检查的灵敏度较低，患乳腺癌的风险较高。在日本，作为公共政策进行乳腺癌筛查，根据日本乳腺癌检查学会的报告，就诊者约 40% 为致密型乳房。在上述分类中，将"致密型"和"多量腺体型"定义为"高密度乳房"。

盲区（blind area）

- 胸廓轻微弯曲，但探测器的边缘为直线结构。因此，不能将乳房全部放入探测器中，存在一部分无法显示的区域。这个区域被称为盲区。
- 盲区因拍摄方向而异。在MLO中，由于内侧上部和下部乳腺容易形成盲区，所以在定位时必须尽量缩小盲区。另外，通常情况下，CC侧重内侧的定位，能够显示MLO中容易成为盲区的内侧。
- 没有照进影像的病变，即使是名医也无法诊断！

图6	盲区

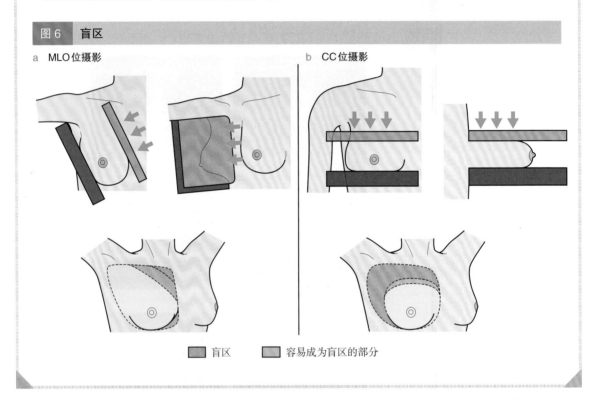

a　MLO位摄影　　　　　　　　　　　　b　CC位摄影

▇ 盲区　　　▇ 容易成为盲区的部分

影像解剖

- 图 7a 表示 MLO，图 7b 表示 CC 的正常解剖。

图 7	正常乳房 X 线摄影图像

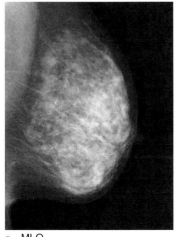

a MLO

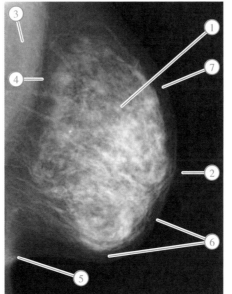

①乳腺（mammary gland）
②乳头（nipple）
③胸大肌（pectoralis major muscle）
④乳腺后脂肪组织（retromam-mary space）
⑤乳房下皱襞（inframammary fold）
⑥库珀韧带（Cooper's ligament）
⑦皮下脂肪组织（subcutaneous fat tissue）

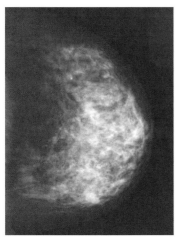

b CC

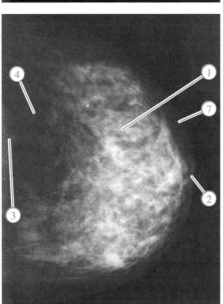

02 乳房超声影像

导言…

概述

- 像乳腺 X 线摄影法一样，超声也是极其普遍的乳房检查方法。
- 与乳腺 X 线摄影相比，超声检查的特征主要有以下几点：
  - 没有辐射。
  - 可以从多方向进行观察。
  - 可以实时观察图像。
  - 可以确认移动性等。
  - 不用压迫乳房。
  - 硬度和血流等信息也能捕捉到。
  - 微小钙化的显示较差。
  - 在图像的再现性方面较差。

图 1	乳房的构造

①皮肤
②皮下脂肪组织
③乳腺
④乳腺后脂肪组织
⑤胸大肌

［矢形　寛：超音波正常との比較(膜の構造). 新乳房画像診断の勘ドコロ. メジカルビュー社, 2016. より引用］

影像解剖

图 2   正常乳房超声影像

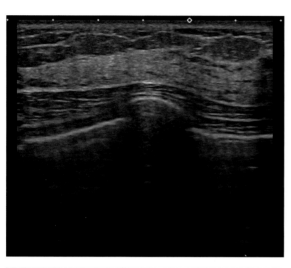 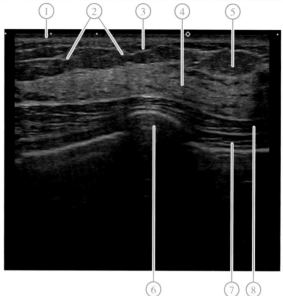

①皮肤(skin)
②库珀韧带(Cooper's ligament)
③浅筋膜层(superficial layer of superficial fascia)
④乳腺(mammary gland)
⑤皮下脂肪组织(subcutaneous fat tissue)
⑥肋骨(ribs)
⑦胸大肌(pectoralis major muscle)
⑧乳腺后间隙(retromammary space)

- 超声影像显示皮肤（skin）、浅筋膜层（superficial layer of superficial fascia）、皮下脂肪（subcutaneous adipose tissue）、库珀韧带（Cooper's ligament）、乳腺（mammary gland）、乳腺后间隙（retromammary space）、胸大肌（pectoralis major muscle）等。
- **浅筋膜层**：作为与皮肤平行的线状高回声显示。
- **Cooper 韧带**：在乳腺和浅筋膜层之间斜行的线状高回声，有时会形成声像影。
- **乳腺前方分界线**：指乳腺皮肤侧的高回声。肿瘤越过这个突出到皮下脂肪组织的状态被称为"前方分界线断裂"（图 5）。

识别肿瘤像

- 超声波图像对肿瘤病变的显示非常出色。
- 发现病变时，记载以下信息。
  - 形状：圆形、多边形、分叶形、不规则形
  - 内部回声：无，极低，低，等，高
      均质 / 不均质
  - 边界：平滑，粗糙，模糊
  - 晕环（halo）：有 / 无
  - 边界断裂：有 / 无
  - 后方回声：增强，不变，减弱，消失
  - 纵横比：高 / 低

图3	肿瘤形状的分类			
			收缩	成角
1.圆形 / 椭圆形 （round/oval）			-	-
2.分叶形 （lobulated）			+	-
3.多边形 （polygonal）			-	+
4.不规则形 （irregular）			+	+

图4	肿瘤边界的分类

边界平滑	边界粗糙	边界模糊不清

548

图 5	前方分界线断裂

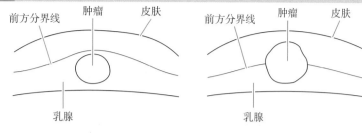

a　无前方分界线断裂　　　　b　存在前方分界线断裂

■ 纵横比

● 纵横比是表示肿瘤形状的指标（图6）。对良恶性的诊断很重要，恶性的纵横比高，良性的纵横比低。

图 6	测量纵横比

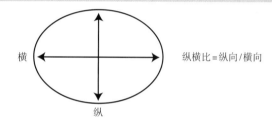

纵横比=纵向/横向

图 7	囊肿的典型影像

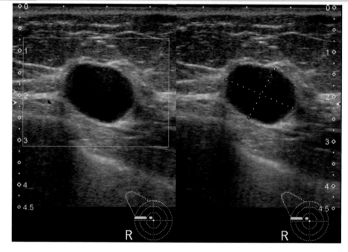

· 边界清晰平滑
· 圆形/椭圆形
· 内部无回声
· 后方回声增强
　（小肿瘤或扁平囊肿易减弱）

图 8　硬癌的典型影像

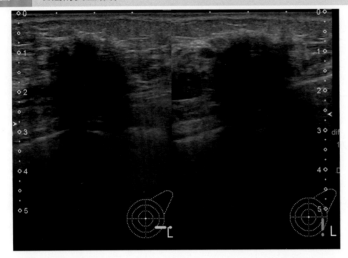

· 边界模糊/边缘不规则
· 边界高回声晕环（halo）
· 沿库珀韧带的突起
· 内回声不均匀
· 纵横比大
· 后方回声衰减

图 9　弹性成像

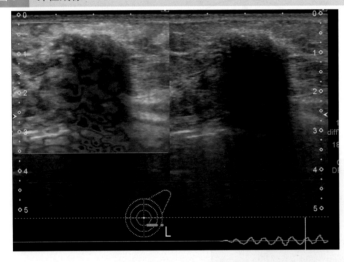

· 使用"硬度"信息的图像
· 在 B 超图像良好的地方开始
· 与皮肤保持直角
· 初始压力乳房不变形
· 加压时在乳腺移动度较小的部位成像

 小贴士

● 在兴趣区（ROI），病变部分应包括在 ROI 的 1/4 范围之内，要使正常软组织部分包含在 ROI 之内，这一点很重要。

 弹性成像原理

● 超声波弹性成像是利用组织硬度的差别进行成像的技术。推断组织硬度的方法有，从对组织施加压力时的应变力分布得到相对硬度分布的方法，以及从对组织施加压力时的横波的传播速度分布得到定量硬度分布的方法。

图 10　功率多普勒图像

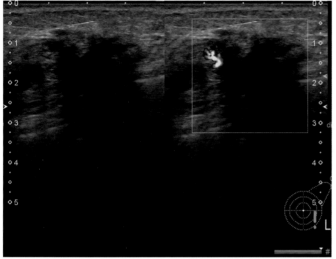

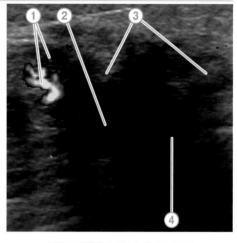

- 显示"血流"等流体信息的图像
- 恶性肿瘤与良性肿瘤相比，血流明显丰富，因此血流成像是有用的
- 很难检测出时间和空间上变动小的信号

①血流（blood flow）
②肿瘤（tumor）
③乳腺（mammary gland）
④肿瘤边缘（tumor margin）

8章

02

乳房超声影像

CHECK!

小贴士
- ROI 是包含病变周围的区域，不需扩大到非必要的范围，不要用探头压迫。

CHECK!

判断良恶性的参考意见
- 存在提示钙化的点状高回声
- 可通过动态检查和弹性成像显示病变的僵硬程度
- 通过彩色多普勒等检测血流（低速）

CHECK!

让我们简单总结一下乳房 X 线摄影和乳房超声检查的优缺点。
- 钙化哪个更容易显示？
- 肿瘤哪个更容易显示？
- 性质的诊断哪个更好？
- 哪种更痛苦？
- 检查时间哪一个更久？
- 在体检中哪种更有效？

参考文献

1）Lawrence H, Mathers Jr., et al.：Clinical Anatomy Prin-ciples, Mosby-Year Book, 1996.

2）日本乳癌学会 編：乳癌取扱い規約 第 15 版，金原出版，2004.

3）がん検診の適正化に関する調査研究事業「新たながん検診手法の有効性の評価」報告書（主任研究者 久道茂），財団法人日本公衆衛生協会，2001.

03 乳房 CT 影像

导言…

概述

- 随着 MDCT 的普及，高精细影像可以快速且容易地获得，通过多平面重建（MPR）图像可以从任意方向进行观察。
- CT 检查的目的是进行定性的诊断和乳腺癌转移的诊断。在外科治疗的保乳疗法中，在确认其适当与否和切除范围时，有无扩散的诊断是非常重要的。
- 一般使用对比剂进行增强 CT 检查。CT 不仅用于乳房检查，通过扫描全身，也可以用于转移的检查。
- 与 MRI 不同，它的优点是可以采用仰卧位扫描。
- 增强 CT 中乳腺部的影像如图 1 所示。

乳房 CT 推荐等级：C1

- 在乳腺癌扩大诊断中，如果不能进行 MRI，CT 可能比乳房 X 线摄影和超声波所见更有效。另外，还可以在与手术体位相同的体位下进行扫描，具有容易扩大诊断范围的优点。

- 另一方面，也有报告显示，与 MRI 相比，虽然 CT 显示出几乎相同的特异度，但灵敏度明显较低，正确诊断率也降低。

- 在乳腺癌的术前扩大诊断中，MRI 被认为是第一选择，目前 CT 推荐等级较低。

影像解剖

图1 增强 CT 的横断位图像

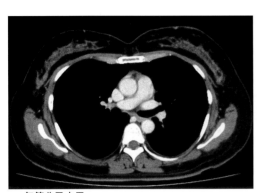
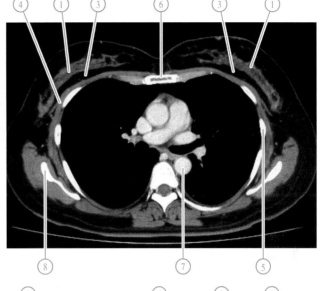

a 气管分叉水平

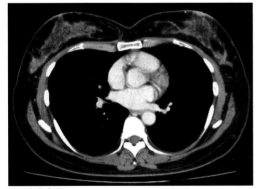
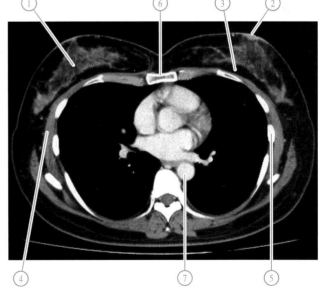

b 乳头水平

①乳腺（mammary gland）
②乳头（nipple）
③乳腺后间隙（retromammary space）
④胸大肌（pectoralis major muscle）

⑤肋骨（ribs）
⑥胸骨（sternum）
⑦降主动脉（descending aorta）
⑧肩胛骨（scapula）

8章

03

乳房CT影像

• 另外，作为图像处理方式，多平面重建（multiplanar reconstruction，MPR，图2）和容积再现（volume rendering，VR，图3）常被应用于临床诊疗中。

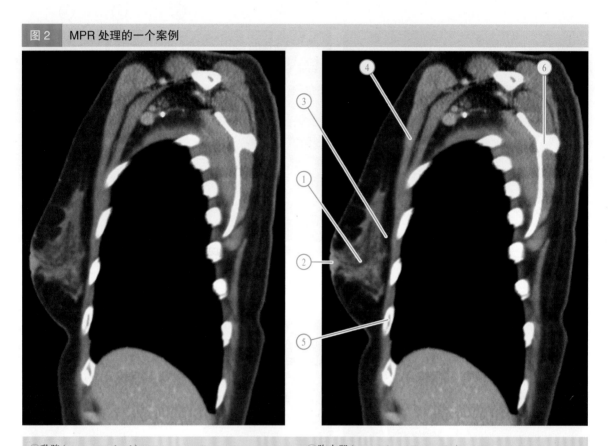

图2　MPR 处理的一个案例

①乳腺（mammary gland）
②乳头（nipple）
③乳腺后间隙（retromammary space）
④胸大肌（pectoralis major muscle）
⑤肋骨（ribs）
⑥肩胛骨（scapula）

图3 炎性乳腺癌的 VR 处理影像 1 例

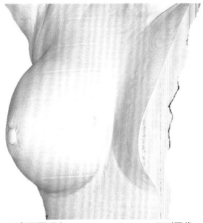 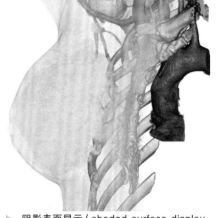

a 表面再现（surface rendering，SR）图像

b 阴影表面显示（shaded surface display，SSD）+VR 图像

①淋巴结转移（lymph node metastasis）
②胸外侧动脉（lateral thoracic artery）
③右锁骨下动脉（rt.subclavian artery）
④锁骨（collarbone）
⑤胸骨（sternum）
⑥肋骨（ribs）
⑦炎性乳腺癌（inflammatory breast cancer）
⑨升主动脉（ascending aorta）

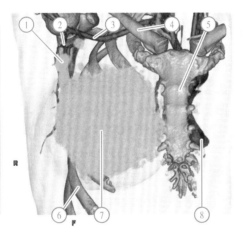 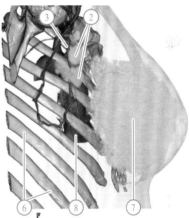

图4 特殊病变的 VR 处理 1 例

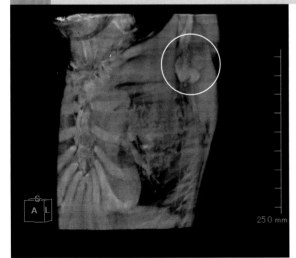 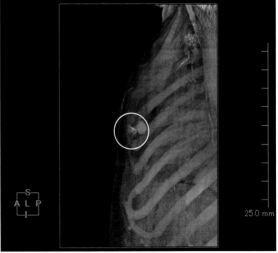

a 副乳乳头状癌的 VR 图像

b MMG 无法显示的小乳房 VR 图像

04 乳房 MR 影像

导言…

▶ 概述

- 目的是进行定性诊断和乳腺癌转移的诊断。在外科治疗的保乳疗法中，在确认其适当与否和切除范围时，有无扩散的诊断是非常重要的。
- 在扫描时，使用乳房专用线圈，在俯卧位下进行。
- 通过使用对比剂，可以评价病变的血供（vascularity）。

▶ MRI 成像流程

- 必须使用乳房专用线圈。
- 一般采用俯卧位成像，但在以手术为目的的情况下，也可以采用仰卧位进行。在这种情况下，由于不能使用专用线圈，因此需要下功夫。
- 双侧乳房同时成像。
- 推荐 T1、T2 加权图像，动态增强成像。
- 弥散加权像（DWI）也被认为是有效的。
- 为了使病变的位置关系更容易理解，应制作 MIP 图像。
- 对于肿瘤病变的显示，脂肪抑制图像和增强前后的图像对比也是有效的。

▶ 动态检查（dynamic study）

- 快速静脉注射对比剂，对同一断面进行适时成像。
- 对病变血供（vascularity，血流的丰富度）的评价有效。根据时间记录这种增强效果的时间 – 信号强度曲线（time intensity curve），对病变的定性诊断是有用的。

图 1 　动态检查（dynamic study）成像案例

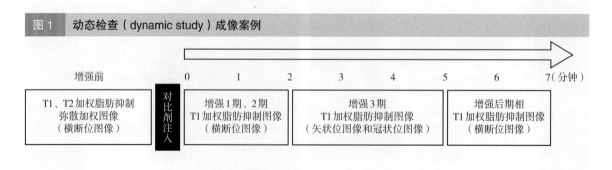

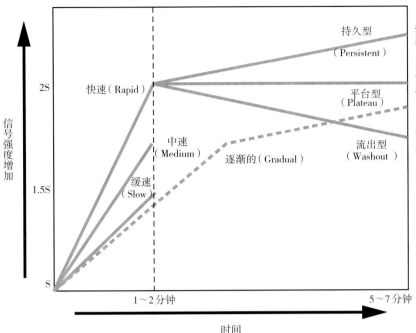

图2　通过动态成像检查（dynamic study）进行时间 – 信号强度曲线（time–intensity curve）分析

持久型（多为良性。信号强度从早期相位的峰值增加10％以上）
持久型（Persistent）

平台型（在良性和乳腺癌中都有发现。信号强度为峰值 ±10% 以内）
平台型（Plateau）

流出型（多见于乳腺癌，信号强度从峰值下降10％以上）
流出型（Washout）

快速（Rapid）

中速（Medium）

逐渐的（Gradual）

缓速（Slow）

信号强度增加

2S

1.5S

S

1～2分钟　　5～7分钟

时间

（Persistent）

- 早期相在2分钟内
- 如果可以高速成像，在此期间进行2期成像

- 增强后5分钟左右的时间内追加1期横断位像，或者拍摄矢状位、冠状位图像

- 后期相大概过了5~7分钟之后
- 根据信号强度上升还是下降就能抓住良恶性趋势

T1 加强权像

- 脂肪显示高信号，乳腺和结缔组织显示低信号。
- 为了抑制来自脂肪的高信号，经常使用脂肪抑制法。

T2 加权图像

- 与 T1 加权图像一样，如使用脂肪抑制，乳腺组织也作为低信号显示。
- 输乳管如果没有扩张，就很难显示。

弥散加权图像

- 用于发现异常和防止漏诊。

图3 乳房 MRI 检查

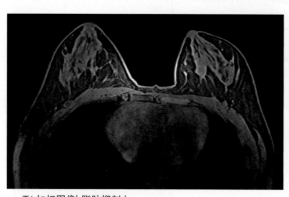

a T1 加权图像（脂肪抑制）

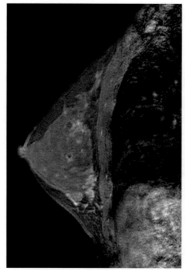

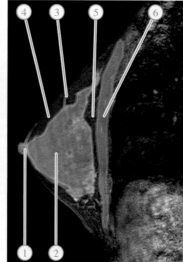

b T1 加权图像（脂肪抑制）

①乳头（nipple）
②乳腺（mammary gland）
③库珀韧带（Cooper's ligament）
④脂肪组织（fat tissue）
⑤乳腺后间隙（retromammary space）
⑥胸大肌（pectoralis major muscle）

- 为了了解扫描方法造成的图像差异，T2 加权脂肪抑制图像、T1 加权脂肪抑制图像、T1 加权脂肪抑制图像的多断面图像以及增强后适时的变化将在下一页显示（图 4）。
- 另外，同一患者的减影图像和弥散加权图像以及其他患者的 MIP 图像也会在下一页显示（图 4）。
- 注意由于成像序列的差异而导致的成像方式的差异。

图 4 乳房动态检查（Dynamic study）图像

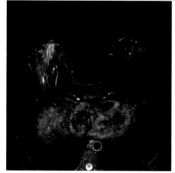

a T2加权脂肪抑制像

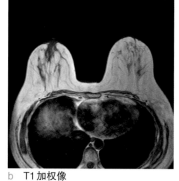

b T1加权像

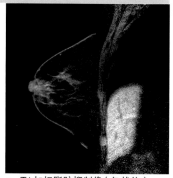

c T1加权脂肪抑制像（矢状位）

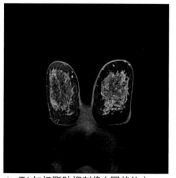

d T1加权脂肪抑制像（冠状位）

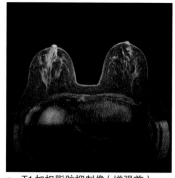

e T1加权脂肪抑制像（增强前）

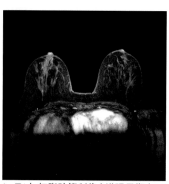

f T1加权脂肪抑制像（增强早期）

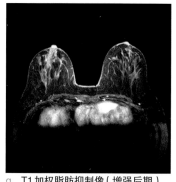

g T1加权脂肪抑制像（增强后期）

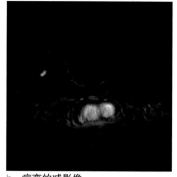

h 病变的减影像
（5分钟图像减去造影前图像）

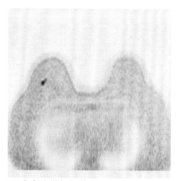

i 病变弥散加权像 (DWI)

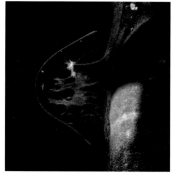

j 病变的T1加权脂肪抑制像
（增强中期）

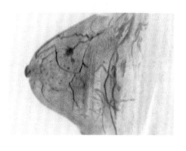

k MIP图像（右侧乳房侧位）

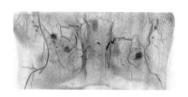

l MIP像（两侧正位）

小贴士

- 在基于动态检查（dynamic study）的时间 – 信号强度曲线（time intensity curve）中，我们来考虑一下恶性肿瘤多为何种类型的曲线（curve）吧!

肿瘤病变应注意考虑的4个方面：

- 形状（shape）
- 边缘（margin）
- 内部增强特性（internal enhancement characteristics）
- 时间 – 信号强度曲线（time-intensity curve）

弥散加权像有用!

- 弥散加权像 (DWI) 在指导方案中不是必须的序列。
- 在弥散加权像中，乳腺癌多显示高信号，与乳腺背景的对比也很好。
- 多以 ADC 图（ADC map）等为参考，用于鉴别良恶性，扫描时间也不长，最好将其放入扫描序列中。

为什么不扫 T2 加权图像?

- T2 加权图像中脂肪和水分为高信号，但由于乳房中含有大量脂肪成分，因此很难识别是正常组织还是异常的组织。特别是在含水分和黏液成分的囊肿和黏液癌等中，由于都显示为高信号，因此很难判断。
- 在 T2 加权图像中，乳腺癌大多呈现与正常乳腺相同的信号，对乳腺癌的检测不太有用。
- 因此，作为评价病变的手段，使用 T2 脂肪抑制法。

05 前哨淋巴结核素显像

> ## 放射性药物和剂量

- 使用 ^{99m}Tc-phytate，^{99m}Tc-Sn colloid（锝锡胶体）：10 ~ 74MBq

> ## 适应证

①乳腺癌，②恶性黑色素瘤等

> ## 注意事项

- 在肿瘤周围的皮下给药，进行按摩，使其更好地进入淋巴结。
- ^{99m}Tc 植酸盐的粒径在 200 ~ 1000nm 之间，小于 ^{99m}Tc- 锝锡胶体（400 ~ 5000nm）。^{99m}Tc-HAS-D 的胶体颗粒更小（5 ~ 10nm），不适用于前哨淋巴结显像。

图 1 　乳腺癌前哨淋巴结显像

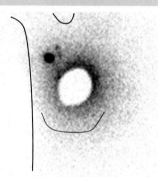
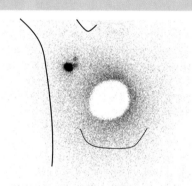
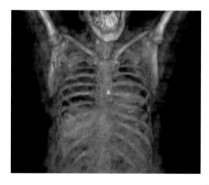
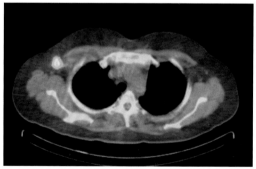

正位像	右前斜（RAO）45°
三维融合（fusion）图像	融合（fusion）图像（横断位像）

图 2　左下肢恶性黑色素瘤前哨淋巴结显像和 CT 图像

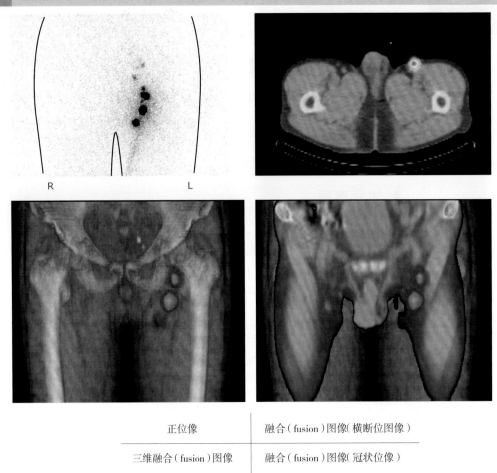

正位像	融合（fusion）图像（横断位图像）
三维融合（fusion）图像	融合（fusion）图像（冠状位像）

第 **9** 章

四肢

01 四肢 X 线影像

富田哲也、杉本　开

导言… 上肢骨解剖学

图1　上肢骨的组成（左右共64块）和主要关节

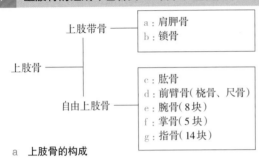

上肢带骨 ── a：肩胛骨
　　　　　　b：锁骨

上肢骨 ──

自由上肢骨 ── c：肱骨
　　　　　　　d：前臂骨（桡骨、尺骨）
　　　　　　　e：腕骨（8块）
　　　　　　　f：掌骨（5块）
　　　　　　　g：指骨（14块）

a　上肢骨的构成

①胸锁关节
②肩锁关节
③肩关节
④肘关节
⑤腕关节（桡腕关节）
⑥指骨间关节
⑦掌指关节

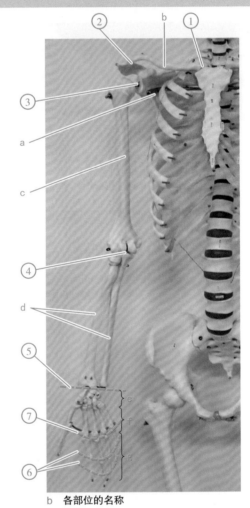

b　各部位的名称

上肢和神经支配

● 手具有抓东西、进行工作的作用，有丰富的运动、感觉神经分布，大部分被大脑皮质支配。肩关节及上肢肌肉（移动肩胛骨的肌肉、上臂～手肌肉）主要由第5～8颈神经（C5～C8）和第1胸神经（T1）纤维组成的臂神经丛支配。

肩胛骨

- 三角形的扁骨。周围肌肉附着，在协助肱骨运动的同时，还通过肋骨连接到胸廓和脊柱。

图2 | 肩胛骨

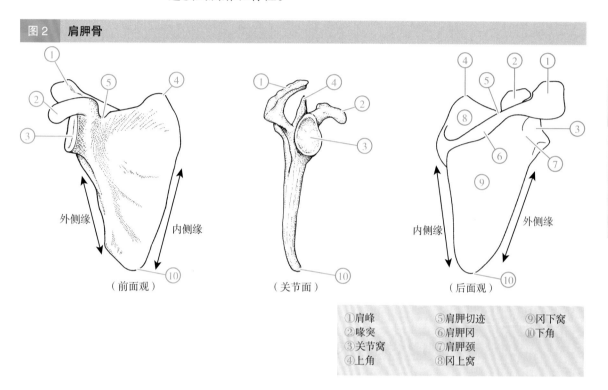

（前面观）　　　（关节面）　　　（后面观）

①肩峰	⑤肩胛切迹	⑨冈下窝
②喙突	⑥肩胛冈	⑩下角
③关节窝	⑦肩胛颈	
④上角	⑧冈上窝	

锁骨

- 呈平缓 S 状的骨骼。它和胸骨构成胸锁关节，与肩胛骨肩峰构成肩锁关节，与躯干和上肢的连接有关。

图3 | 锁骨

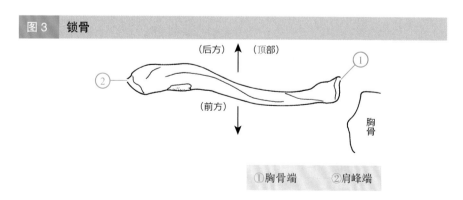

（后方）　（顶部）

（前方）

胸骨

①胸骨端	②肩峰端

上臂骨

- 支撑上臂结构的长骨，分为近端、肱骨体、远端。肱骨体的背面有螺旋状的桡骨神经沟，桡神经由此经过。

图 4　上臂骨

①肱骨头
②大结节
③小结节
④解剖颈
⑤外科颈
⑥肱骨体
⑦外上髁
⑧内上髁
⑨肱骨滑车
⑩肱骨小头
⑪鹰嘴窝
⑫冠突窝

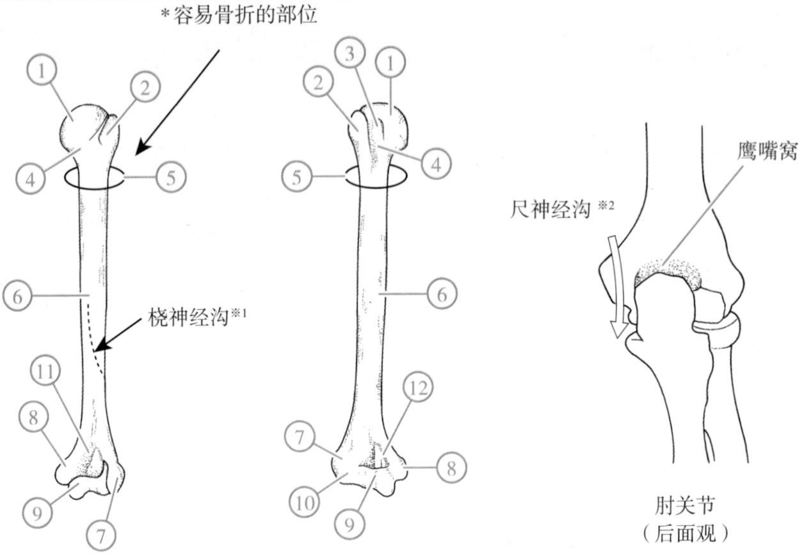

*1 桡神经沟
· 桡神经走行的地方
· 由于上臂的压迫等容易受损。

*2 尺神经沟
· 尺神经走行的地方
· 尺神经支配小指侧的感觉神经。击打肘部时，小指一侧发麻是因为尺神经受到刺激。

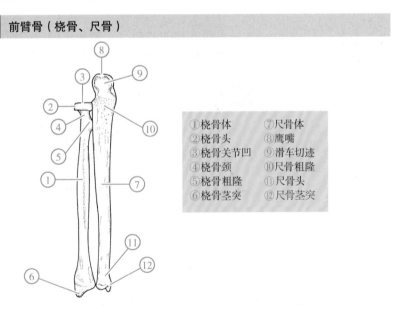

*容易骨折的部位

桡神经沟※1

尺神经沟※2

鹰嘴窝

肱骨

（后面观）

（前面观）

肘关节
（后面观）

前臂骨（桡骨、尺骨）

- 桡骨是外侧呈弓形横跨的结构，尺骨与桡骨相反，上端部较大，下端部较细。上、下尺桡关节与前臂骨间膜连接。

图 5　前臂骨（桡骨、尺骨）

①桡骨体　　⑦尺骨体
②桡骨头　　⑧鹰嘴
③桡骨关节凹　⑨滑车切迹
④桡骨颈　　⑩尺骨粗隆
⑤桡骨粗隆　⑪尺骨头
⑥桡骨茎突　⑫尺骨茎突

腕骨

- 近端由手舟骨、月骨、三角骨、豌豆骨构成，远端由大多角骨、小多角骨、头状骨、钩骨构成。

掌骨

- 不在一个平面上，而是在掌侧面凹陷形成腕骨沟。

指骨

- 手掌上的管状骨，对应于每节手指。近侧端称为底，远侧端称为头。拇指的中节骨由于与末节骨融合而缺失。除此之外其余手指均有三节。

图6 │ 腕骨、掌骨、指骨

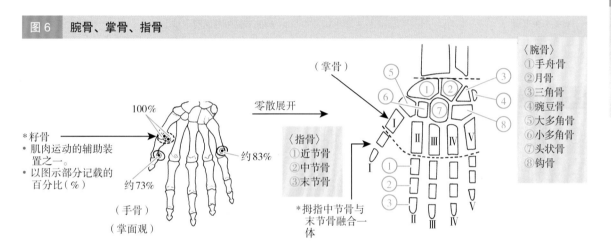

100%

*籽骨
- 肌肉运动的辅助装置之一。
- 以图示部分记载的百分比（%）

约83%

约73%

（手骨）
（掌面观）

零散展开

〈指骨〉
①近节骨
②中节骨
③末节骨

*拇指中节骨与末节骨融合一体

（掌骨）

〈腕骨〉
①手舟骨
②月骨
③三角骨
④豌豆骨
⑤大多角骨
⑥小多角骨
⑦头状骨
⑧钩骨

▶ **上肢的主要关节**

①**胸锁关节**：上肢带骨通过胸锁关节与躯干骨骼连接。它是连接上肢和躯干的唯一关节。

②**肩锁关节**：肩峰关节面与锁骨肩峰端的关节面之间的平面关节。与胸锁关节共同协作，可使肩胛骨随着肩关节的运动而运动。

③**肩关节**：由肱骨头和肩胛骨关节窝形成的球窝关节。关节窝本身浅，肱骨头大，肩关节运动性高，但缺乏稳定性（约半数会出现外伤性脱臼）。

④**肘关节**：由肱尺关节、肱桡关节、桡尺近端关节三个关节组成的复合关节，进行屈曲和外展的运动。

⑤**腕关节（桡骨腕关节）**：主要是桡骨与手舟骨、月骨、三角骨近端形成的椭圆形关节。使手掌弯曲和背弯曲成为可能，腕骨间关节几乎没有运动性。

⑥**指骨间关节**：近节指骨、中节指骨、末节指骨之间的关节。

⑦**掌指关节**：掌骨与近节指骨之间的关节。

肩关节

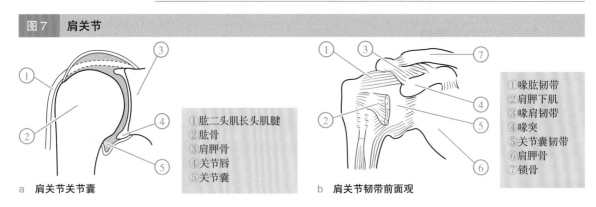

图 7　肩关节

a　肩关节关节囊
①肱二头肌长头肌腱
②肱骨
③肩胛骨
④关节唇
⑤关节囊

b　肩关节韧带前面观
①喙肱韧带
②肩胛下肌
③喙肩韧带
④喙突
⑤关节囊韧带
⑥肩胛骨
⑦锁骨

肘关节

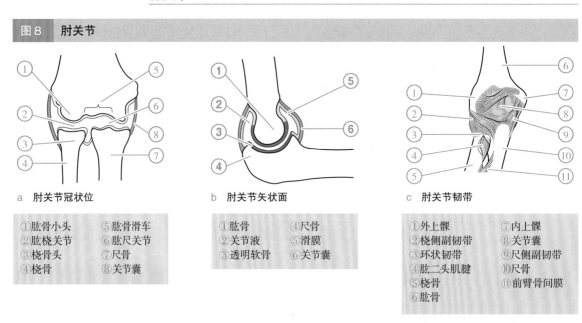

图 8　肘关节

a　肘关节冠状位
①肱骨小头　　⑤肱骨滑车
②肱桡关节　　⑥肱尺关节
③桡骨头　　　⑦尺骨
④桡骨　　　　⑧关节囊

b　肘关节矢状面
①肱骨　　　④尺骨
②关节液　　⑤滑膜
③透明软骨　⑥关节囊

c　肘关节韧带
①外上髁　　　⑦内上髁
②桡侧副韧带　⑧关节囊
③环状韧带　　⑨尺侧副韧带
④肱二头肌腱　⑩尺骨
⑤桡骨　　　　⑪前臂骨间膜
⑥肱骨

腕关节

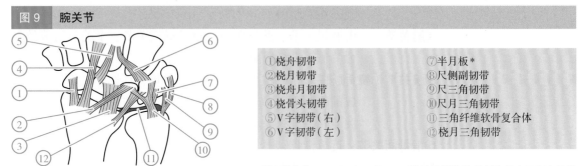

图 9　腕关节

连接腕骨的韧带（左手掌侧）

①桡舟韧带　　　⑦半月板*
②桡月韧带　　　⑧尺侧副韧带
③桡舟月韧带　　⑨尺三角韧带
④桡骨头韧带　　⑩尺月三角韧带
⑤V字韧带（右）⑪三角纤维软骨复合体
⑥V字韧带（左）⑫桡月三角韧带

⑦*英文为meniscus homologue，是三角纤维软骨复合体（TFCC）的组成之一。

▶四肢的运动

| 图 10 | 四肢的运动 |

屈/伸

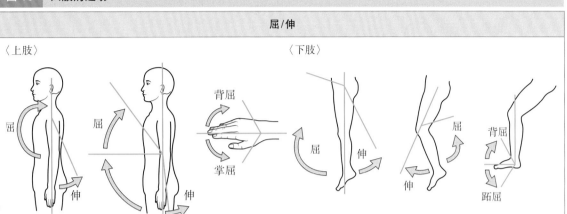

屈是指关节移动时末梢的肢节向头侧靠近的运动，通常是指向腹侧方向弯曲。伸是指通过与弯曲相反的动作将弯曲的部分向后侧方向笔直地伸展。

内收/外展

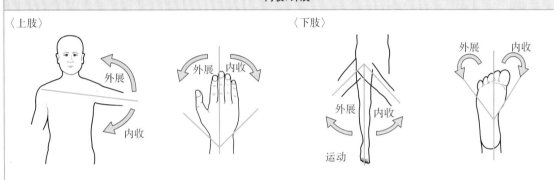

将整个上肢及下肢靠近躯干的动作称为内收，远离躯干的动作称为外展。

旋内/旋外

〈上肢〉 〈下肢〉

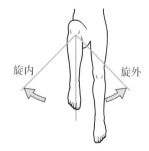

主要用于上臂和下肢运动。将上臂和下肢向身体内侧扭转的动作称为旋内，向身体外侧扭转的动作称为旋外。

图10　四肢的运动（续）

旋前/旋后

〈上肢〉　　　　　　　　　　　　　　　　　　　〈下肢〉

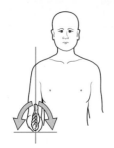
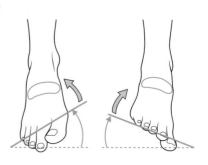

主要用于前臂运动。前臂向身体内侧扭转（手掌向下）的动作称为旋前，向身体外侧扭转（手掌向上）的动作称为旋后。

内翻/外翻

〈上肢〉　　　　　　　　　　　　　　　　　　　〈下肢〉

　　　外翻　　　　　内翻

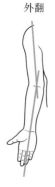
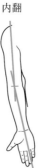
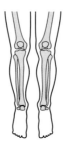
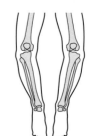
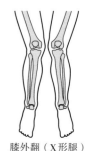

正常膝关节　　　膝内翻（O形腿）　　　膝外翻（X形腿）

内翻是指身体肢体向内翘起。罗圈腿的人很容易看出小腿是内翻的。运动中容易发生足踝内翻，容易扭伤。特别是在球类运动中多见。

外翻是指肢体向外弯曲。特别是在前臂、小腿和足蹬趾等部位。有X形腿的人很容易看出小腿是外翻的。患有蹬外翻的人，可以很清楚地看到足趾向小趾侧（外侧）翘起。

▶ 四肢的主要疾病

- 骨折和关节疾病是四肢的主要疾病。

骨折

闭合性骨折： 骨折的断端不从皮肤露出来的骨折。

开放性骨折： 由于骨折断端从皮肤上穿出或皮肤损伤露出断端的骨折。

压缩性骨折： 由一块骨压迫另一块骨的力量引起的骨折。骨质疏松症者椎骨容易发生压缩性骨折。

粉碎性骨折：骨在剧烈外力作用下被分成几块。

撕脱性骨折：肌肉肌腱附着部位的骨骼因肌肉的强烈收缩而撕裂骨折。

病理性骨折：发生在骨强度减弱的部位的骨折。例如，在骨肿瘤中，肿瘤向骨内部生长，使骨强度减弱，导致骨折。

关节疾病

关节僵硬和关节挛缩：关节僵硬是指关节自身粘连丧失活动性的状态（关节内变性）。与此相对，关节挛缩是指关节外软组织发生收缩性变化，关节活动性减少或消失的状态（关节外变性）。

脱臼：指关节骨之间的位置关系偏离正常位置的状态。

扭伤：受外力影响，关节超出其运动范围，韧带受到损伤的状态。

关节变形：非炎症性骨关节病，关节软骨主要由于老化和先天发育不全等原因而变形，导致疼痛和运动障碍。

关节炎（类风湿关节）：滑膜炎症引起的疾病。由释放的化学物质引起的炎症，这种化学物质使滑膜增厚，破坏关节软骨和骨。滑膜炎症会引起关节疼痛和肿胀。

常见的疾病

- 肩关节：外伤性肩关节脱臼（traumatic dislocation of shoulder joint），反复性肩关节脱臼（recurrent dislocation of shoulder joint），摆动肩（loose shoulder），腱板疏松损伤（rotator interval lesion），腱板断裂（rotator cufftear),五十肩(frozen shoulder, stiff shoulder),肱骨二头肌腱炎(bicipital tendinitis ），肱骨近端骨折（fracture of humerus），锁骨骨折（clavicle fracture），肩锁关节骨折（fracture of acromioclavicular joint），胸锁关节骨折（fracture of sternoclavicular joint）

- 肱骨、肘关节：肱骨髁上骨折（suprachondylar fracture of humerus），肱骨外上髁骨折（fracture of lateral humeral condyle），肱骨内上髁骨折（fractures of the humeral medial epicondyle），蒙特吉亚骨折（Monteggia fracture），肱骨髁间骨折（intercondylar fracture of humerus），鹰嘴骨折（fracture of the olecranon），桡骨头骨折（fracture of radius），内侧副韧带损伤（medial collateral ligament injury），肱骨内侧上髁剥离骨折（cleavage fracture in medial epicondyle of humerus），离断性骨软骨炎（chipped elbow），网球肘（external humeral epicondylitis），肘关节脱位（dislocation of the elbow joint），肘关节骨性关节炎（osteoarthritis of the elbow）

- 前臂骨、腕关节、手：桡骨远端骨折（distal radius fractures）、舟状骨骨折（fracture of navicular bone），月骨脱位（dislocation of lunate），腕关节不稳定症（carpal instability），腕管综合征（carpal tunnel syndrome），掌骨骨折（metacarpal fracture），指骨骨折（phalangeal fracture），指节间副韧带损伤（interphalangeal lateral collateral ligament injury），类风湿性关节炎（rheumatoid arthritis：RA）

上肢 X 线检查

▶ 四肢 X 线影像的意义

- 近几年，MRI 已开始广泛用于四肢关节的检查，但是对于骨折、畸形、骨关节炎等严重程度的判定，都是通过 X 线影像来完成的。
- MRI 用于诊断骨折、关节松动、脱臼和炎症。
- 四肢有许多关节，MRI 对肌肉、韧带的平衡、断裂、神经压迫等的显示都很有效。
- 要求投影正确的骨形态，清晰地显示骨小梁，并将周围的软组织和韧带投影到可识别的程度。

▶ 上肢 X 线摄影临床应用

- **肩关节摄影**：**正位**，**轴位**，**肩胛骨**（scapular）**Y 摄影**，**零位**，侧位，内旋位，外旋位，上举位，斜位，肩峰下腔摄影，Stryker 法，Waistpoint 法，负重摄影
- **肩胛骨摄影**：**正位**，**轴位（侧面）**
- **锁骨摄影**：**正位**，半轴位
- **胸锁关节摄影**：正位，斜位
- **肩锁关节摄影**：正位，斜位，负重摄影
- **肱骨摄影**：**正位**，**侧位**
- **肘关节摄影**：**正位**，**侧位**，尺神经沟摄影，轴位，切线位（tangent view），内旋斜位，外旋斜位
- **前臂摄影**：**正位**，**侧位**
- **腕关节摄影**：**正位**，**侧位**，内旋斜位，外旋斜位，桡偏位，尺偏位，掌屈位，背屈位，握持位，RUSSE 位，腕管轴位
- **手摄影**：**正位**，侧位，**斜位**

- 虽然还有许多其他摄影方法，但本节只重点讲解上述粗体字的摄影图像（p.573 ~ 581）。

影像解剖

▶ 肩关节 X 线影像

9 章
01
四肢 X 线影像

图 11　正位像

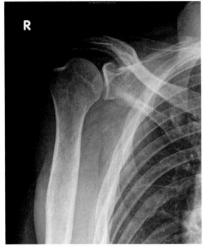
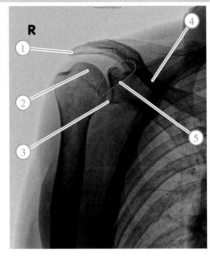
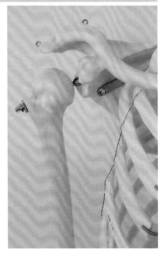

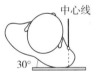
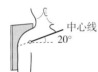

①肩峰（acromion）
②肱骨头（head of humerus）
③关节腔（glenoid cavity）
④锁骨（clavicle）
⑤喙突（coracoid process）

图 12　轴位像

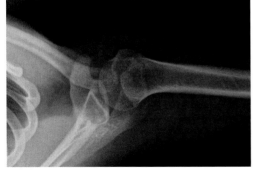
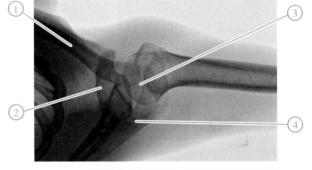

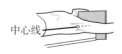
平行于肩胛骨内侧缘

①锁骨（clavicle）
②喙突（coracoid process）
③肱骨头（head of humerus）
④肩胛体（body of the scapula）

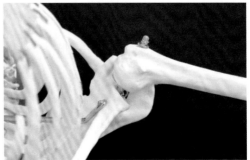

图 13　肩胛骨（scapular）Y 图像

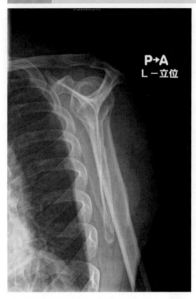
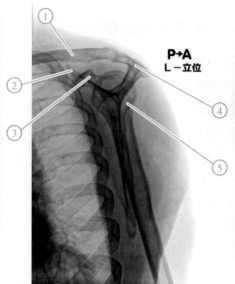
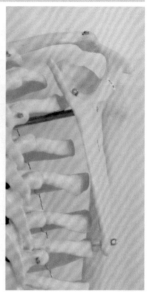

*对X线图像进行了反转处理，使图像的右侧对应患者的左侧（在某些设施中，可以直接观察）。骨模型显示右肩胛骨，以供参考。

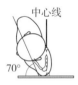

①锁骨（clavicle）
②肩胛骨上角（superior angle of scapula）
③喙突（coracoid process）
④肩峰（acromion）
⑤肱骨头（head of humerus）

CHECK!
● 上下方向斜入，可以清楚地看到关节面（与肩胛骨轴位的区别）。

图 14　零位像

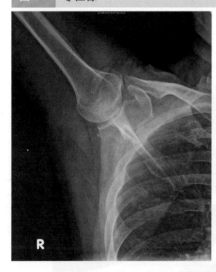
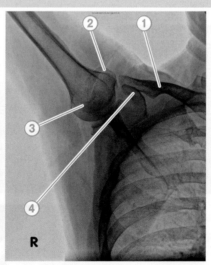
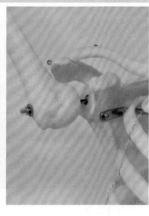

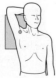

①锁骨（clavicle）
②肩峰（acromion）
③肱骨头（head of humerus）
④喙突（coracoid process）

CHECK!
● 臂抬高 140°，肘部向前使上臂轴和肩胛骨轴成为直线，称为不施加向上臂骨的外旋和内旋的回旋力的状态（零位置）。

肩胛骨 X 线影像

图 15　正位像

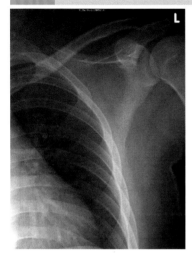
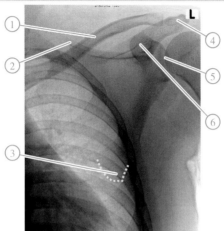
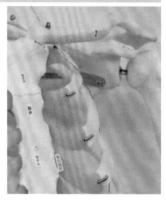

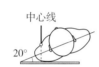

中心线

中心线

20°

①锁骨（clavicle）
②肩胛骨上角（superior angle of scapula）
③肩胛骨下角（inferior angle of scapula）
④肩峰（acromion）
⑤关节腔（glenoid cavity）
⑥喙突（coracoid process）

图 16　轴位像

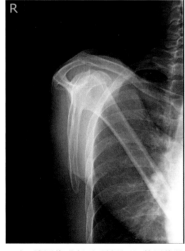
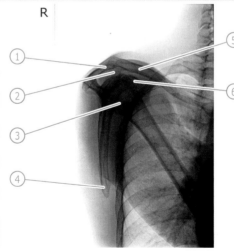
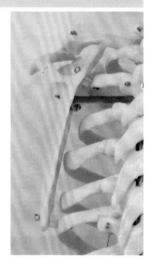

*对 X 线图像进行了反转处理，使图像的左侧对应患者的右侧（在某些设施中，可以直接观察）。骨模型显示左肩胛骨，以供参考。

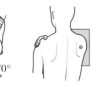

中心线

70°

①肩峰（acromion）
②肩胛骨上角（superior angle of scapula）
③肱骨头（head of humerus）
④肩胛骨下角（inferior angle of scapula）
⑤锁骨（clavicle）
⑥喙突（coracoid process）

575

锁骨 X 线影像

图 17 正位像

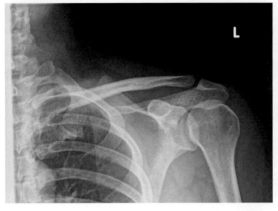

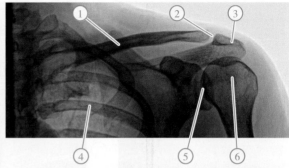

 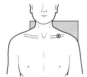

中心线

①锁骨（clavicle）　　　　　　　③肩峰（acromion）　　　　　　⑤关节腔（glenoid cavity）
②肩锁关节（acromioclavicular joint）　④肋骨（rib）　　　　　　　　⑥肱骨头（head of humerus）

图 18 半轴位像

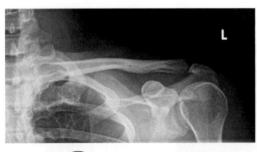

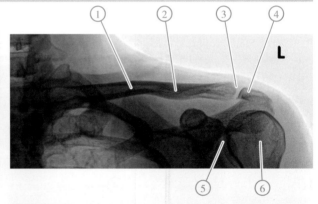

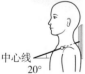 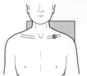

中心线
20°

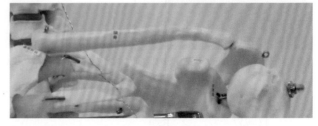

①锁骨（clavicle）　　　　　　　③肩锁关节（acromioclavicular joint）　⑤关节腔（glenoid cavity）
②锥状结节（conoid tubercle）　　④肩峰（acromion）　　　　　　⑥肱骨头（head of humerus）

▶ 肱骨 X 线影像

| 图 19 | 正位像 |

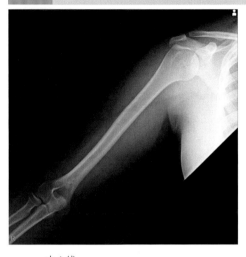
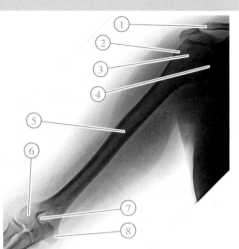

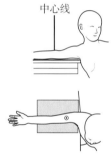

中心线

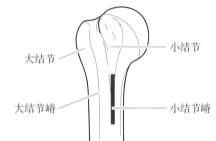

大结节　　　　　　　小结节

大结节嵴　　　　　　小结节嵴

①锁骨（clavicle）
②大结节（greater tubercle）
③小结节（lesser tubercle）
④肱骨头（head of humerus）
⑤肱骨体（humerus）
⑥外上髁（lateral epicondyle）
⑦鹰嘴窝（olecranon fossa）
⑧内上髁（medial epicondyle）

| 图 20 | 侧位像 |

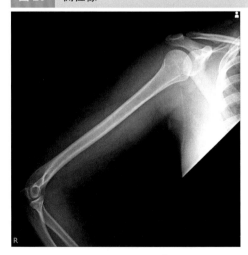
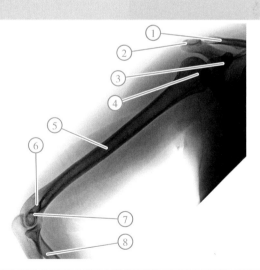

中心线

①锁骨（clavicle）
②肩峰（acromion）
③喙突（coracoid process）
④肱骨头（head of humerus）
⑤肱骨体（humerus）
⑥冠状窝（cubital fossa）
⑦外上髁（lateral epicondyle）
⑧桡骨（radius）

图 21　正位像

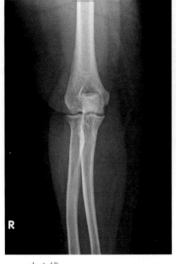
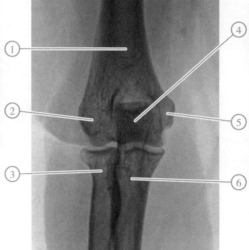
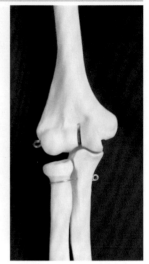

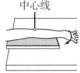

中心线

①肱骨（humerus）　　　　　④鹰嘴（olecranon）
②外上髁（lateralepicondyle）　⑤内上髁（medialepicondyle）
③桡骨头（head of radius）　　⑥尺骨（ulna）

图 22　侧位像

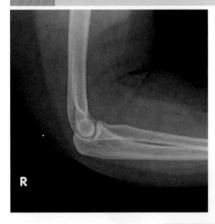
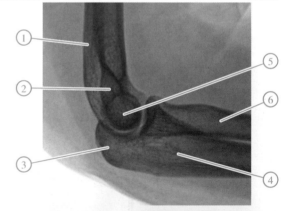

中心线

①肱骨（humerus）
②外上髁（lateralepicondyle）
③鹰嘴（olecranon）
④尺骨（ulna）
⑤肱骨小头（capitellum）
⑥桡骨（radius）

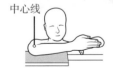

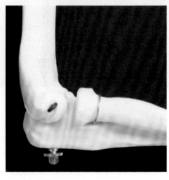

▶ 前臂 X 线影像

图 23　正位像

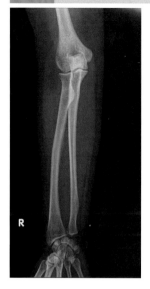
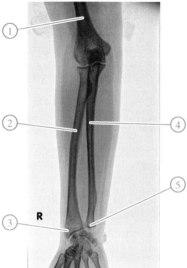
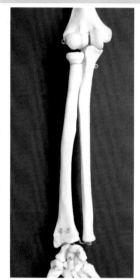

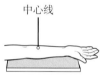
中心线

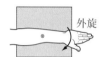
外旋

①肱骨（humerus）
②桡骨（radius）
③桡骨茎突（styloidprocess of radius）
④尺骨（ulna）
⑤尺骨茎突（styloidprocess of ulna）

图 24　侧位像

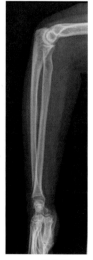
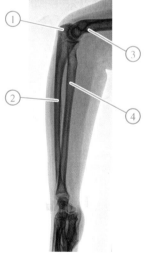
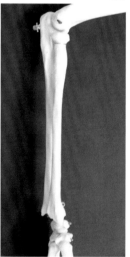

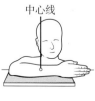
中心线

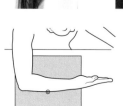

①鹰嘴（olecranon）
②尺骨（ulna）
③肱骨（humerus）
④桡骨（radius）

腕关节 X 线影像

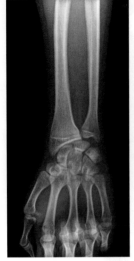
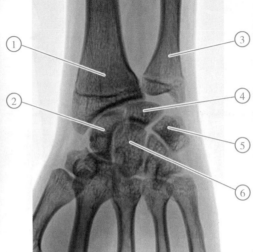
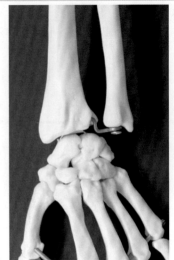

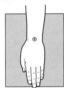

中心线

①桡骨（radius）
②手舟骨（navicular bone）
③尺骨（ulna）
④月骨（lunate bone）
⑤三角骨（triquetral bone）
⑥头状骨（capitate bone）

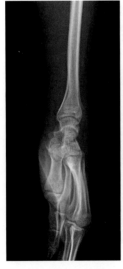
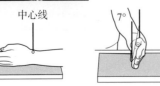
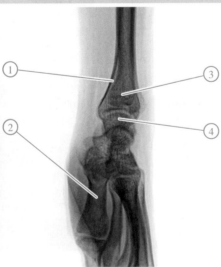
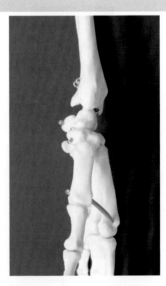

中心线

7°

①桡骨（radius）
②第1掌骨（1st metacarpal bone）
③尺骨茎突（styloid process of ulna）
④月骨（lunate bone）

手 X 线影像

图 27　正位像

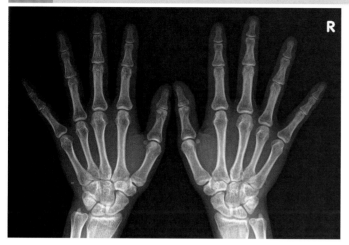
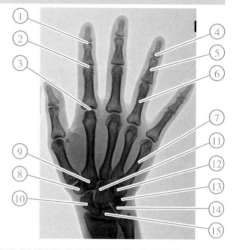

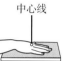

中心线

①远节指间（DIP）关节（distal interphalangeal joint）
②近节指间（PIP）关节（proximal interphalangeal joint）
③掌指（MP）关节（metacarpophalangeal joint）
④远节指骨（distal phalanx）
⑤中节指骨（middle phalanx）
⑥近节指骨（proximal phalanx）
⑦掌骨（metacarpal bone）
⑧大多角骨（trapezium bone）

⑨小多角骨（trapezoid bone）
⑩手舟骨（navicular bone）
⑪头状骨（capitate bone）
⑫钩骨（hamate bone）
⑬豌豆骨（pisiform bone）
⑭三角骨（triquetral bone）
⑮月骨（lunate bone）

图 28　斜位像

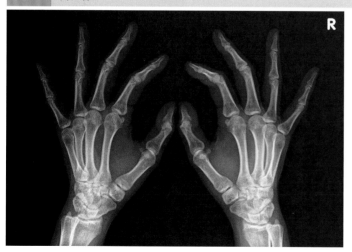
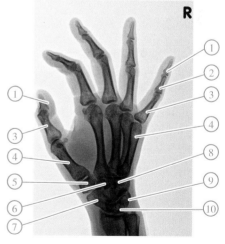

中心线

①远节指骨（distal phalanx）
②中节指骨（middle phalanx）
③近节指骨（proximal phalanx）
④掌骨（metacarpal bone）
⑤大多角骨（trapezium bone）

⑥小多角骨（trapezoid bone）
⑦手舟骨（scaphoid bone）
⑧钩骨（hamate bone）
⑨三角骨（triquetral bone）
⑩月骨（lunate bone）

9 章
01
四肢 X 线影像

图 29 下肢骨的构成（左右下肢共 62 块）和主要关节解剖结构

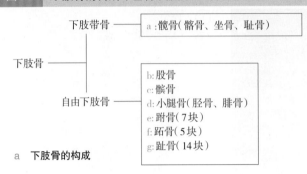

下肢带骨 —— a :髋骨（髂骨、坐骨、耻骨）

下肢骨 ——

自由下肢骨 ——
b: 股骨
c: 髌骨
d: 小腿骨（胫骨、腓骨）
e: 跗骨（7 块）
f: 跖骨（5 块）
g: 趾骨（14 块）

a 下肢骨的构成

①髋关节
②膝关节
③踝关节（距小腿关节）
④跗横关节（Chopart 关节）
⑤跗跖关节（Lisfranc 关节）

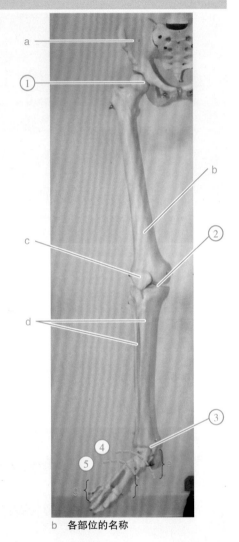

b 各部位的名称

▶ 下肢骨的构成

髋骨（髂骨、坐骨、耻骨）

- 从上到下分为髂骨、坐骨、耻骨三部分。儿童、青少年通过软骨连接，而成年人则为骨性连接。在形状上有性别差异，男的长，女的宽。三块骨组成髋臼，髋臼与股骨头形成髋关节。

图 30　髋骨（髂骨、坐骨、耻骨）

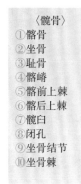

〈髋骨〉
①髂骨
②坐骨
③耻骨
④髂嵴
⑤髂前上棘
⑥髂后上棘
⑦髋臼
⑧闭孔
⑨坐骨结节
⑩坐骨棘

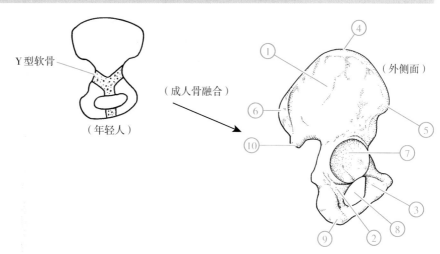

Y 型软骨

（年轻人）

（成人骨融合）

（外侧面）

股骨

- 它是人体最大的长骨，大约 40cm。在近端，股骨头和髋臼形成髋关节，远端左右伸展形成内侧髁、外侧髁，其间在后面形成深凹为髁间窝。

图 31　股骨

〈股骨〉
①大转子
②小转子
③股骨头
④股骨颈
⑤股骨体
⑥外上髁
⑦外侧髁
⑧内上髁
⑨内侧髁
⑩髁间窝

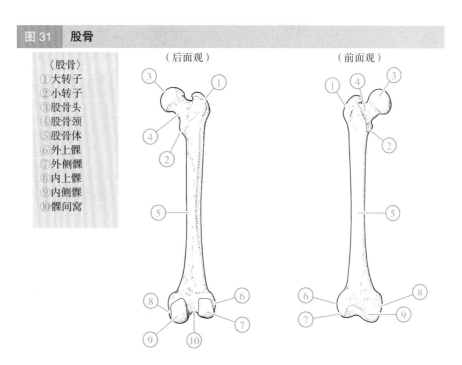

（后面观）　　　（前面观）

髌骨

- 位于膝关节前方，起到减少股四头肌腱摩擦的作用。

小腿骨（胫、腓骨）

- 支撑体重和运动的中心是胫骨，形成膝关节和踝关节。腓骨位于外侧，易受外伤。

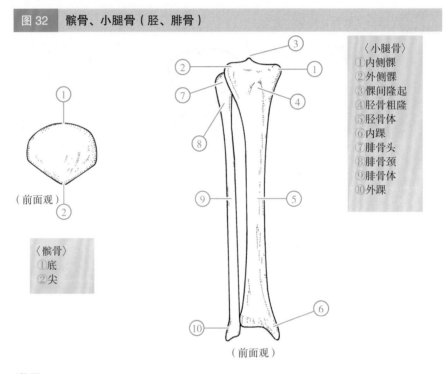

图 32　髌骨、小腿骨（胫、腓骨）

〈小腿骨〉
①内侧髁
②外侧髁
③髁间隆起
④胫骨粗隆
⑤胫骨体
⑥内踝
⑦腓骨头
⑧腓骨颈
⑨腓骨体
⑩外踝

（前面观）

〈髌骨〉
①底
②尖

（前面观）

跗骨

- 跗骨中最大的是跟骨，是跟腱的附着部位，可以缓和步行着地时的冲击。跗骨的结构使足的骨骼整体呈拱形。

跖骨

- 跖骨由五块小长骨组成。

趾骨

- 和手一样，踇趾骨分为 2 节，其他趾骨由 3 节组成。

下肢神经

- 下肢肌肉的神经支配：由腰神经丛发出的神经支配膝关节以上的前面的肌肉（髂腰肌、内收肌群、大腿伸肌群），由骶神经丛发出的神经支配其他的肌肉（臀肌群、回旋肌、股屈肌、小腿及足的肌肉）。骶骨神经丛最大的分支是坐骨神经，它分为腓总神经和胫神经。

图 33　跗骨、跖骨、趾骨

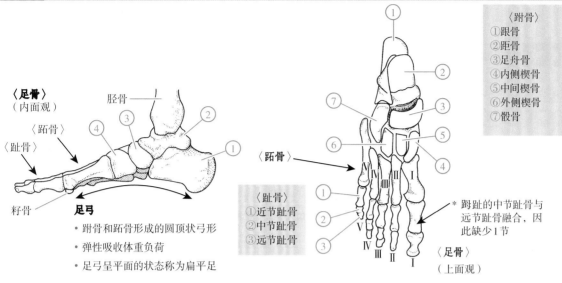

〈足骨〉
（内面观）

〈跗骨〉
①跟骨
②距骨
③足舟骨
④内侧楔骨
⑤中间楔骨
⑥外侧楔骨
⑦骰骨

胫骨

〈跗骨〉

〈趾骨〉

籽骨

足弓

- 跗骨和跖骨形成的圆顶状弓形
- 弹性吸收体重负荷
- 足弓呈平面的状态称为扁平足

〈跖骨〉

〈趾骨〉
①近节趾骨
②中节趾骨
③远节趾骨

〈足骨〉
（上面观）

* 蹬趾的中节趾骨与远节趾骨融合，因此缺少1节

*虽然无图示，但足骨和手骨一样也存在籽骨。

- 第一跖骨下有两个
- 骰骨粗面外侧的腓骨长肌腱有1个
- 舟骨粗面附近的胫骨后肌腱处有1个
- 第1、5趾的趾间关节有1个
- 第5趾的跖骨关节有1个

▶ 下肢的主要关节

①**髋关节**：髋臼和股骨头之间形成的球窝关节，与肩关节相比，关节窝更深，稳定性更高，但活动性更差。

②**膝关节**：股骨和胫骨形成膝关节。在铰链关节中，通过关节内韧带（前交叉韧带、后交叉韧带），内、外侧副韧带，内、外侧半月板进行加固。

③**踝关节（距小腿关节）**：小腿骨与跗骨形成踝关节（距小腿关节）。虽然它属于铰链关节，但它也被称为"螺旋关节"，因为在足踝移动时，足底向内转动以进行螺旋运动。

④**跗横关节（Chopart 关节）**：于跟骨、足舟骨、骰骨之间形成，与足的内翻、外翻有关。

⑤**跗跖关节（Lisfranc 关节）**：远端的跗骨（内侧、中侧、外侧楔骨）和骰骨、跖骨之间构成关节。活动性甚微。

下肢各关节的结构

髋关节

图 34　髋关节（右）

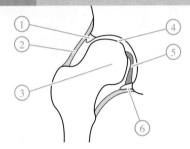

a　髋关节断面

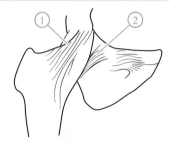

b　髋关节韧带前面观

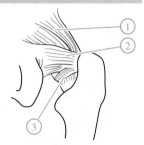

c　髋关节韧带背面观

①关节唇　③股骨头　⑤股骨头韧带
②关节囊　④髋臼　⑥髋臼横韧带

①髂股韧带
②耻股韧带

①髂股韧带　③轮匝韧带
②坐股韧带

膝关节

图 35　膝关节（右）

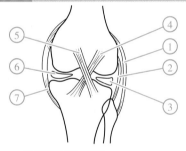

a　膝关节韧带背面观

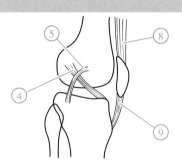

b　膝关节韧带侧面观

①外侧副韧带
②腘肌腱
③外侧半月板
④前交叉韧带
⑤后交叉韧带
⑥内侧半月板
⑦内侧副韧带
⑧股四头肌腱
⑨髌韧带

踝关节

图 36　踝关节（右）

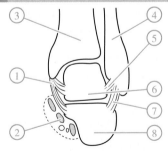

a　距小腿关节和距骨下关节背面观

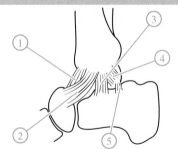

b　踝关节内侧韧带

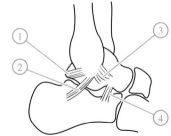

c　踝关节外侧韧带

①三角韧带（胫距前韧带，　③胫骨　⑦跟腓韧带
　胫距后韧带，胫舟韧　④腓骨　⑧跟骨
　带）　　　　　　　　⑤距腓韧带
②肌腱穿过跗管　　　　⑥距骨

①胫距前韧带　④胫距后韧带
②胫舟韧带　　⑤距跟内侧韧带
③胫跟韧带

①距腓后韧带
②跟腓韧带
③距跟前韧带
④距跟外侧韧带

先天性髋关节脱位

LCC：luxatio coxae congentia，CDH：hip congential dislocation of hip joint）

- 判定基准线

  A 线：髋臼面上下缘之间的连结。也被称为"髋臼线"。

  B 线：从髋臼外上缘向下的垂线。也称为 Ombredanne 线。

  Y 线：连接左右 Y 软骨端的线。也被称为"Wollenberg 线"或"Y 软骨线"。

  M 线：股骨颈生长板的延长线。

  Shenton 线（图中 S）：闭孔上缘和股骨颈内缘连线。

  α：髋臼角。A 线和 Y 线之间的夹角。

- 判定标准

  - A 线和 B 线之间的夹角很小（正常：约 70°）。
  - 髋臼角 α 大（正常：20° ~ 30°）。正常情况下，股骨头骨骺位于 B 线的内侧，但在脱臼的情况下，骨骺位于 B 线的外侧。
  - A 线和 M 线正常平行或在外侧相交，脱臼时在内侧相交。
  - Shenton 线不连续。
  - 骨骺出现较晚（正常：3 ~ 6 个月）。
  - 颈干角（正常：125°）较大。

图 37　先天性髋关节脱位

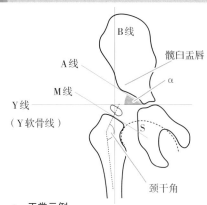

a　正常示例

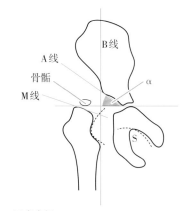

b　异常案例

9 章
01
四肢 X 线影像

下肢 X 线摄影

▶ 下肢 X 线影像的意义

- 确认髂骨、耻骨、坐骨、第 5 腰椎、骶椎、尾骨、髋关节的状态。
- 观察骨折、肿瘤、炎症、耻骨联合的错位、分离、骶髂关节的松弛。
  ※ 由于下肢在股关节的结构上，生理上处于轻微外旋的状态，所以正位摄影全部为轻微内旋位。

▶ 临床上常用的下肢 X 线摄影

- **髋关节摄影：正位，斜位**（Lauenstein），**髋关节外展位**（杉冈氏位），**轴位**，最大外旋位，最大内转位，假斜位（false profile）
- 婴幼儿髋关节摄影：伸转位，Rippstein，Lauenstein，Lorenz：开腓位，Tomus：碎石位，蛙式位（Frogleg：开足位），von Rosen：外转内旋位
- **股骨摄影：正位，侧位**
- **膝关节摄影：正位，侧位**，最大伸转侧位，最大屈曲侧位，内旋斜位；外旋斜位，压力摄影
- **膝髁间窝摄影：Holmblad 法**，Rosenberg 法
- **髌骨摄影：轴位**（又名天线位，skyline）
- **小腿骨摄影：正位，侧位**
- **踝关节摄影：正位，侧位**，内旋斜位，外旋斜位，内翻应激位，外翻应激位
- **足趾摄影：正位，侧位，斜位**
- **跟骨摄影：轴位，侧位**，Anthonsen 法
- **跟腱摄影：侧位**
- **下肢全长摄影：立位正位**，立位侧位，卧位正位，卧位侧位

- 另外还有很多的摄影方法，但本节将重点描述粗体字摄影图像（p.589 ~ 598）。

CHECK!

常见的疾病

- 髋关节：先天性髋关节脱位（congenital dislocation of the hip joint），Perthes 病（Perthes disease），突发性股骨头坏死（avascular necrosis of the femoral head），变形性髋关节病（degenerative hip disease），外伤性髋关节脱位（dislocation of hip joint），脱位骨折（dislocation fracture），股骨颈部骨折（fracture of femoral neck），股骨头骺滑脱症（capital femoral epiphysis）
- 股骨、膝关节、小腿骨：剥脱性骨软骨炎（osteochondritis），跳膝（jumper's knee），别名：Sinding Larsen－Johansson disease，半月板撕裂（meniscus tear），膝侧副韧带损伤（lateral collateral ligament injury），前交叉韧带损伤（anterior cruciate ligament injury），后交叉韧带损伤（posterior cruciate ligament injury），非外伤性髌骨脱位（nontraumaticpatella dislocation），股骨颈部骨折（femoral neck fracture），胫骨颈部骨折（fracture of cervical tibia），胫骨粗隆骨折（fracture of tibia tuberosity），膝骨性关节炎（knee osteoarthritis），突发性骨坏死（idiopathic osteonecrosis），滑膜骨软骨瘤病（synovial osteochondromatosis），髌骨骨折（fracture of patella）
- 踝关节、足：踝关节扭伤（experimental ankle sprain），韧带损伤（ligament injury），踝关节骨折（malleolar fracture），跟骨骨折（calcaneal fracture），先天性足内翻（congenital clubfoot），扁平足（flat foot），踇外翻（hallux valgus），踇趾僵直（hallux rigidus），跟骨骨突炎（calcaneal apophysitis）

影像解剖

▶ **髋关节 X 线影像**

图 38　正位像

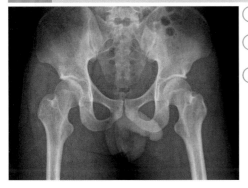 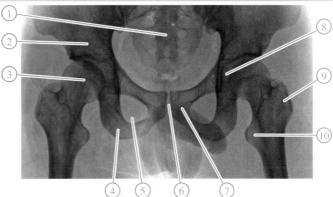

中心线

①骶骨（sacrum）　　　　　⑥耻骨联合（pubic symphysis）
②髂骨（ilium）　　　　　　⑦耻骨（pubis）
③股骨头（head of femur）　⑧髋臼（acetabulum）
④坐骨（ischium）　　　　　⑨大转子（greater trochanter）
⑤闭孔（obturator foramen）⑩小转子（lesser trochanter）

图 39　轴位像

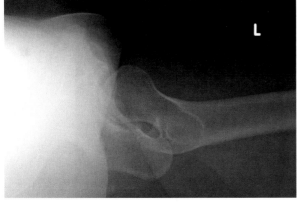 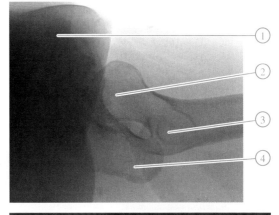

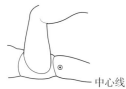 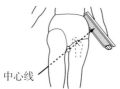

中心线　　　中心线

①耻骨（pubis）
②股骨头（head of femur）
③小转子（lesser trochanter）
④坐骨结节（tuber of ischium）

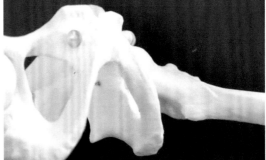

589

图 40　髋关节外展位（杉冈氏位）摄影像

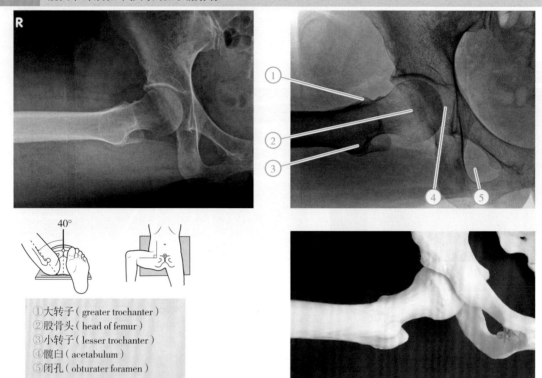

①大转子（greater trochanter）
②股骨头（head of femur）
③小转子（lesser trochanter）
④髋臼（acetabulum）
⑤闭孔（obturater foramen）

图 41　斜位（Lauenstein）摄影像

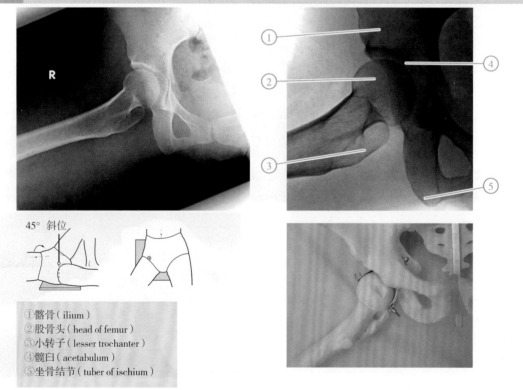

①髂骨（ilium）
②股骨头（head of femur）
③小转子（lesser trochanter）
④髋臼（acetabulum）
⑤坐骨结节（tuber of ischium）

股骨 X 线影像

图 42　正位像

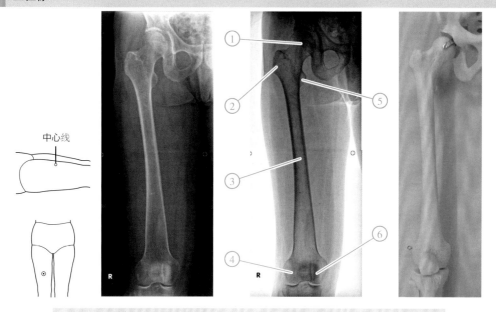

中心线

①股骨头（head of femur）　　④股骨外侧髁（lateral condyle of femur）
②大转子（greater trochanter）　⑤小转子（lesser trochanter）
③股骨体（shaft of femur）　　　⑥股骨内侧髁（medial condyle of femur）

图 43　侧位像

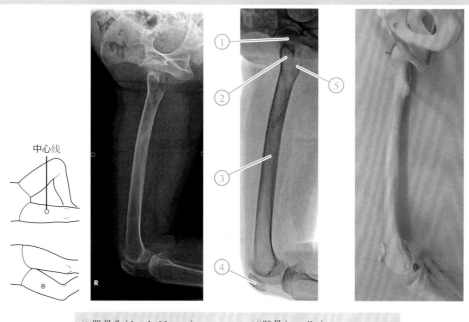

中心线

①股骨头（head of femur）　　④髌骨（patella）
②大转子（greater trochanter）　⑤小转子（lesser trochanter）
③股骨体（shaft of femur）

膝关节 X 线影像

图 44 正位图像

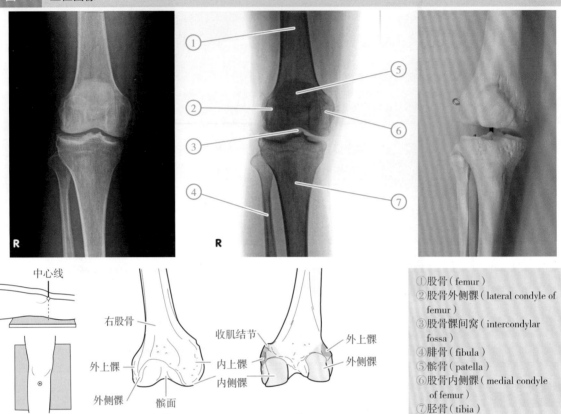

中心线

右股骨

外上髁
外侧髁
髌面

收肌结节
内上髁
内侧髁

外上髁
外侧髁

前　　　　　　　后

①股骨（femur）
②股骨外侧髁（lateral condyle of femur）
③股骨髁间窝（intercondylar fossa）
④腓骨（fibula）
⑤髌骨（patella）
⑥股骨内侧髁（medial condyle of femur）
⑦胫骨（tibia）

图 45 侧位像

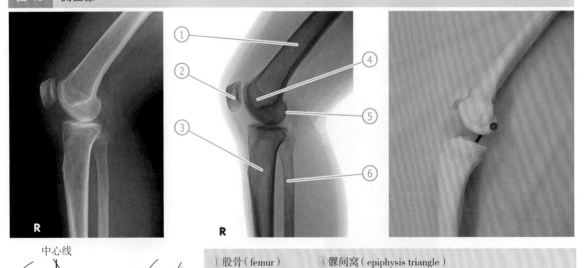

中心线

130°

①股骨（femur）　　　④髁间窝（epiphysis triangle）
②髌骨（patella）　　　⑤内侧髁、外侧髁（medial/lateral condyle of femur）
③胫骨（tibia）　　　　⑥腓骨（fibula）

图 46　轴位（天线位，skyline）像

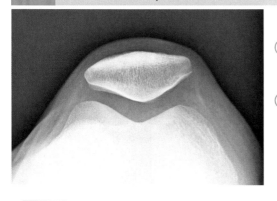

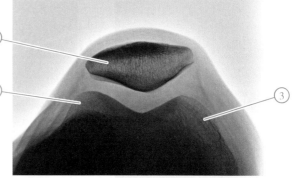

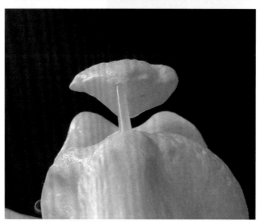

 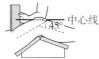

中心线

45°

①髌骨（patella）
②外上髁（lateral epicondyle of femur）
③内上髁（medial epicondyle of femur）

图 47　轴位（天线位，skyline）像的观察方式

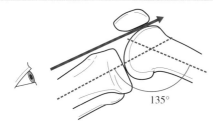

135°

60°　30°

90°

髌骨的位置由膝关节弯曲角度决定

从斜下方往上看的话……

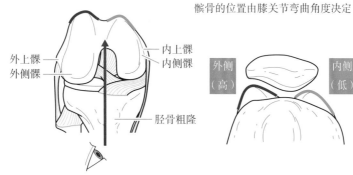

外上髁
外侧髁

内上髁
内侧髁

胫骨粗隆

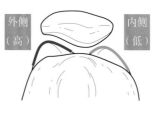

外侧
（高）

内侧
（低）

图 48　膝髁间窝（Holmblad）影像

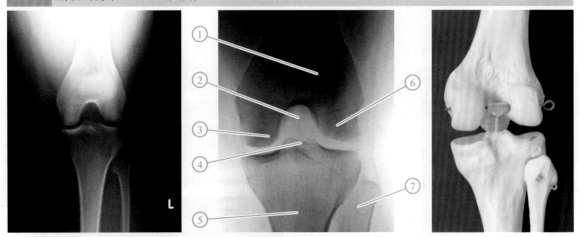

L

※该 X 线图像进行了反转处理，使图像的右侧位于患者的左侧（根据设施的不同，也有直接观察的情况）。骨模型显示的是右髁间窝，以供参考。

中心线

①髌骨（patella）
②髁间窝（intercondylar fossa）
③股骨内侧髁（medial condyle of femur）
④髁间隆起（intercondylar eminence）
⑤胫骨（tibia）
⑥股骨外侧髁（lateral condyle of femur）
⑦腓骨（fibula）

图 49　正位像

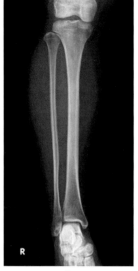
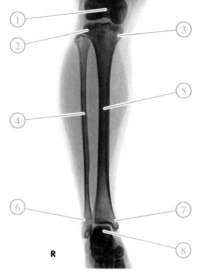
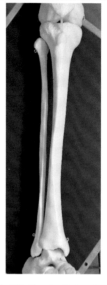

①股骨（femur）
②胫骨外侧髁（lateral condyle of tibia）
③胫骨内侧髁（medial condyle of tibia）
④腓骨（fibula）
⑤胫骨（tibia）
⑥外踝（腓骨：lateral malleolus）
⑦内踝（胫骨：medial malleolus）
⑧距骨（talus）

图 50　侧位像

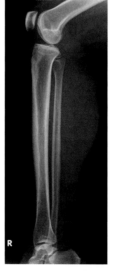
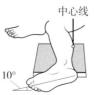
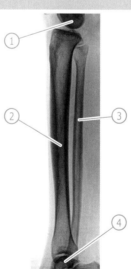

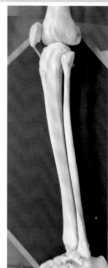

①股骨（femur）
②胫骨（tibia）
③腓骨（fibula）
④距骨（talus）

9 章
01
四肢 X 线影像

踝关节 X 线影像

图 51　正位像

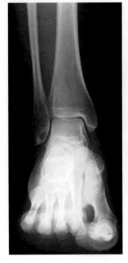
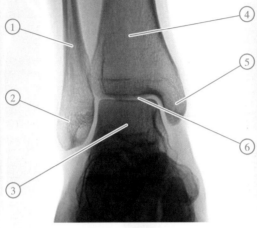
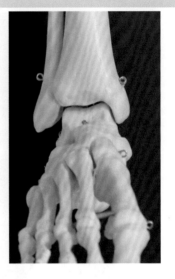

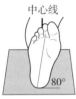
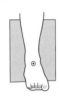

中心线

80°

①腓骨（fibula）
②外踝（腓骨：lateral malleolus）
③距骨（talus）

④胫骨（tibia）
⑤内踝（胫骨：medial malleolus）
⑥距小腿关节（talotibial joint）

图 52　侧位像

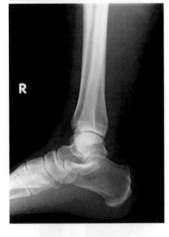
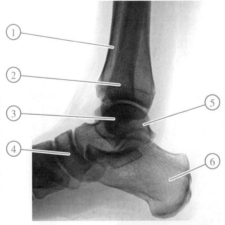
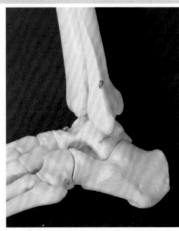

R

中心线

15°

12°

①胫骨（tibia）
②腓骨（fibula）
③外踝（腓骨：lateral malleolus）
④足舟骨（navicular bone）
⑤距骨（talus）
⑥跟骨（calcaneus）

足 X 线影像

图 53 正位像

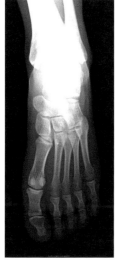
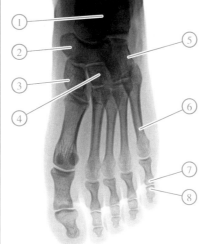
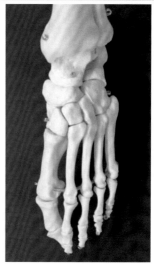

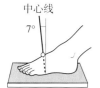
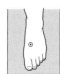

中心线
7°

①距骨（talus）
②足舟骨（navicular bone）
③内侧楔骨（medial cuneiform）
④中间楔骨（intermediate cuneiform）
⑤骰骨（cuboid bone）
⑥跖骨（metatarsus）
⑦近节趾骨（proximal phalanx）
⑧远节趾骨（distal phalanx）

图 54 斜位图像

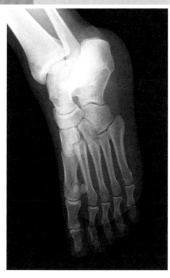
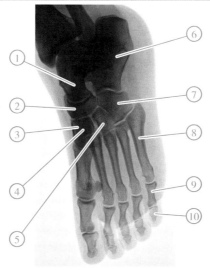
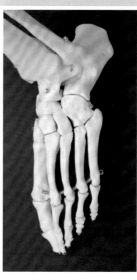

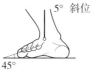

中心线
5° 斜位
45°

①距骨（talus）
②足舟骨（navicular bone）
③内侧楔骨（medial cuneiform）
④中间楔骨（intermediate cuneiform）
⑤外侧楔骨（lateral cuneiform）
⑥跟骨（calcaneus）
⑦骰骨（cuboid bone）
⑧跖骨（metatarsus）
⑨近节趾骨（proximal phalanx）
⑩远节趾骨（distal phalanx）

图 55　正位像

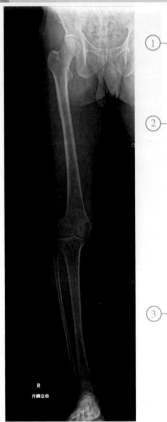

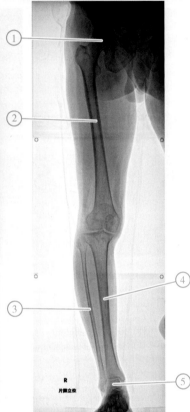

①股骨头（head of femur）
②股骨干（shaft of femur）
③腓骨（fibula）
④胫骨（tibia）
⑤距骨（talus）

长尺寸摄影系统

- 以全脊椎和下肢全长为摄影目的时，为了一次显示大范围，将多个胶片放入被称为长尺寸的纵暗盒中进行摄影。使用上下灵敏度不同的增感屏，有时还使用用于灵敏度修正的楔状滤过板，在一定的摄影条件下，设法避免因体厚而产生的密度差。在使用胶片的设施几乎消失的今天，将多张成像板（IP）放入专用长尺寸的暗盒中实施拍摄。
- 最近，使用平板探测器（flat panel detector，FPD）的长尺寸摄影系统也被开发出来，并被用于临床。

　小知识

图 56　使用长尺寸平板探测器（FPD）摄影系统

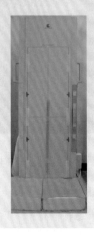

应力摄影的意义

- 在关节的摄影中，除了通常的摄影方法之外，还有进行应力摄影的情况。应力摄影的意义在于不稳定性的定量化。由于会加重患者的负担并伴有疼痛，因此有必要留意这一点并慎重进行。

肩关节

- **上肢下垂位下方应力摄影**：在下垂的上肢上，将 3 ~ 5kg 的重物悬挂在手腕上，进行肩关节正位摄影，通过确认肱骨头向下移位的程度，用于活动肩的诊断。另外，通过将 X 线入射点从上下方向 20° 倾斜进行摄影，也可以进行肩锁关节脱位的诊断。
- **外展位时的下方应力摄影**：在上臂部附上重物，使其外展 90° 的状态下进行摄影。如果向前方的不稳定因素变强，则显示向前下方的半脱臼。

| 图 57 | 上肢下垂位的下方应力摄影和外展位的下方应力摄影 |

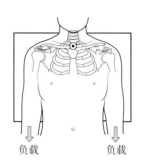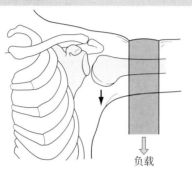

a 上肢下垂位下方应力摄影   b 外展位下方应力摄影

肘关节

- **外旋应力摄影**（gravity stress 摄影）：肘关节弯曲 30°，利用前臂自重进行摄影，用于内侧副韧带损伤的诊断。

| 图 58 | 肘关节外旋应力摄影（gravity stress 摄影） |

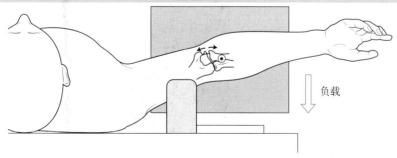

外旋应力摄影

599

指间关节［拇指掌指（MP）关节，近节指间（PIP）关节］

- 从侧面进行的应力摄影是有意义的，如果发现与健康侧相比有明显的不稳定性，那么就可以确定为侧副韧带损伤。

图 59　拇指关节外翻应力摄影（gravity stress 摄影）

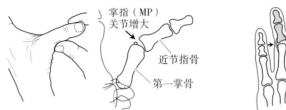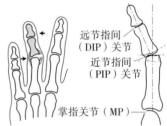

a　拇指掌指（MP）关节应力摄影　　　　　b　近节指间（PIP）关节应力摄影

膝关节

- **内、外翻应力摄影**：通过仰卧位摄影用于膝侧副韧带损伤的诊断。在侧副韧带损伤病例中，可发现关节间隙的扩大。
- **前方拉出应力摄影**：在侧卧位下，从前后方向对大腿部施加应力，用于前交叉韧带损伤的诊断。
- **后推应力摄影**：在侧卧位下，使膝关节弯曲90°，向下腿部前后方向施加压力，用于后交叉韧带损伤的诊断。
- 在拍摄膝关节应力时，有时也会使用特罗斯公司生产的器具，也被称为"特罗斯摄影"。
- **单足立位摄影**：通过在立位下施加自重进行膝关节摄影，可以了解变形性膝关节症的关节软骨的磨损状态。另外，为了观察下肢整体的对齐，也有进行下肢全长摄影的情况。

图 60　内翻应力摄影

固定

负载

外侧副韧带断裂
发现外侧关节间隙增大

图 61 外翻应力摄影

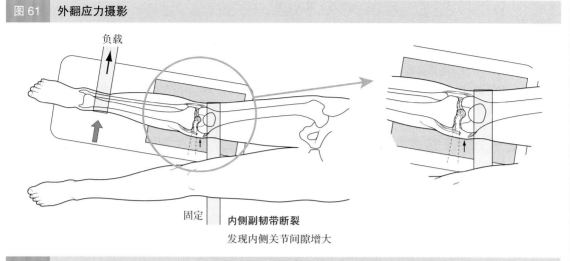

负载

固定 | 内侧副韧带断裂

发现内侧关节间隙增大

图 62 前拉应力摄影

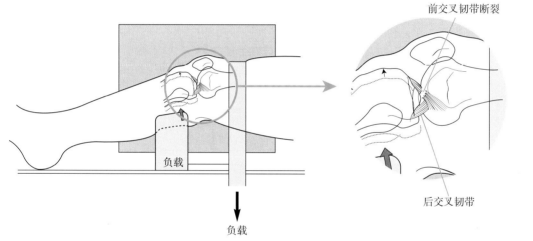

前交叉韧带断裂

负载

负载

后交叉韧带

图 63 后推应力摄影

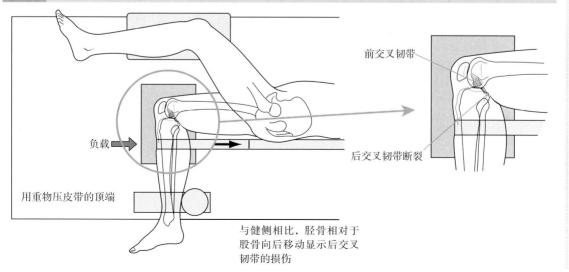

前交叉韧带

负载

用重物压皮带的顶端

后交叉韧带断裂

与健侧相比,胫骨相对于股骨向后移动显示后交叉韧带的损伤

踝关节

- **前拉应力摄影**：在仰卧位下，将足后跟部放在底座上，使足轴垂直，沿小腿前后方向施加应力，拍摄侧位图像。用于诊断距腓前韧带损伤。
- **内翻应力摄影**：在仰卧位固定小腿的状态下，向内翻方向施加应力，用于诊断距腓前韧带，跟腓、外踝的剥离骨折。

图 64 前拉应力摄影

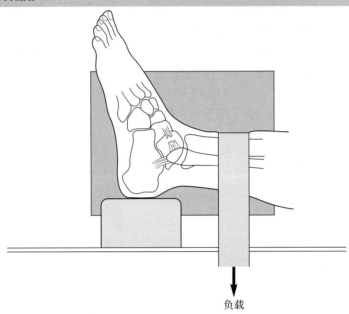

负载

图 65 内翻应力摄影

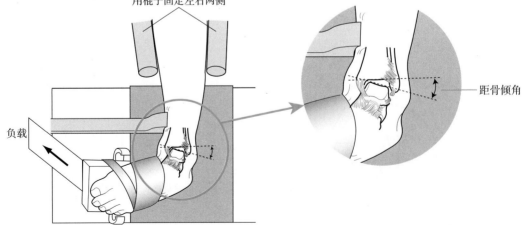

用棍子固定左右两侧

负载

距骨倾角

02

四肢 CT 影像

导言…

概述

- 四肢 CT 检查的频率并不高。但是近年来，随着扫描技术和图像处理技术的进步，可以更详细地显示骨和肌腱等，在整形外科领域，作为诊断目的和治疗后评价的需求正在增加。特别是作为骨折的诊断和术前模拟的作用很大。另外，通过利用双能量（dual energy）的假想单色 X 线图像和金属伪影降低软件等新技术的开发，在人工关节置换术后等体内留置金属的患者的术后评价中也被广泛使用。

- 在整形外科领域以外，为防止肺栓塞症而进行的深静脉血栓症（deep vein thrombosis:DVT）的筛查，以下肢静脉为对象的检查也在增加。

- 在本节中，考虑到这些因素，对上肢，特别是前臂远端的 CT 图像，以及下肢的 CT 图像进行重点讲解。

理解影像解剖的要点

- 有必要掌握骨骼系统的解剖。另外，本节所解说的肌肉群只是有代表性的，对于其他肌肉群、与骨和血管的位置关系也有必要进行明确的把握。

CHECK!

常见的疾病
- 骨肉瘤（osteosarcoma）
- 多发性骨髓瘤（multiple myeloma）
- 转移性骨肿瘤（metastatic bone tumors）
- 舟状骨骨折 [scaphoid fracture（手），navicular fracture（足）]

上肢 CT 平扫影像

图 1　肱骨远端水平

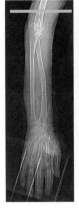
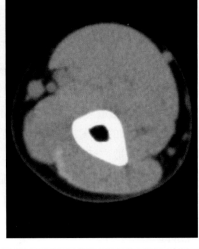
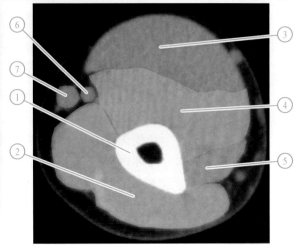

①肱骨（humerus）　　　　　　　　　　　⑤肱桡肌（brachioradial m.）
②肱三头肌（head of triceps brachii m.）　⑥肱动脉（brachial a.）
③肱二头肌（biceps brachii m.）　　　　　⑦肱静脉（basilic v.）
④肱肌（brachial m.）

图 2　肘关节水平

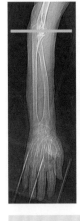
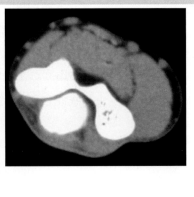

①肱骨内上髁（medial epicondyle of
　humerus）
②鹰嘴（olecranon of ulna）
③肱骨外上髁（lateral epicondyle of
　humerus）
④旋前圆肌（pronator teres m.）
⑤肱三头肌（head of triceps brachii m.）
⑥肱肌（brachial m.）
⑦肱桡肌（brachioradial m.）
⑧肘肌（anconeus m.）
⑨肱动脉（brachial a.）
⑩肱静脉（brachial v.）
⑪肘正中静脉（medial cubital v.）
⑫头静脉（cephalic v.）

图 3 　桡尺近侧关节水平

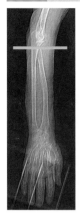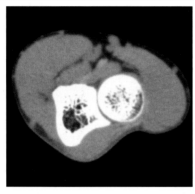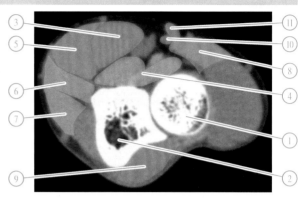

①桡骨头（head of radius）　　⑤桡侧腕屈肌（flexor carpi radialis m.）　　⑨肘肌（anconeus m.）
②尺骨（ulna）　　　　　　　　⑥指浅屈肌（flexor digitorum superficialis m.）　⑩肱动脉（brachial a.）
③旋前圆肌（pronator teres m.）　⑦尺侧腕屈肌（flexor carpi ulnaris m.）　　⑪肘正中静脉（medial cubital v.）
④肱肌（brachial m.）　　　　　⑧肱桡肌（brachioradial m.）

图 4 　前臂中心水平

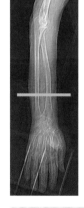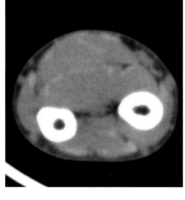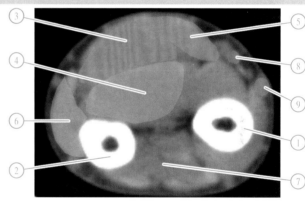

①桡骨（radius）　　　　　　　　　　　　　　　⑥尺侧腕屈肌（flexor carpi ulnaris m.）
②尺骨（ulna）　　　　　　　　　　　　　　　　⑦伸肌群（extensor m.）
③指浅屈肌（flexor digitorum superficialis m.）　⑧桡动脉（radial a.）
④指深屈肌（flexor digitorum profundus m.）　　⑨头静脉（cephalic v.）
⑤桡侧腕屈肌（flexor carpi radialis）

9 章
02
四肢 CT 影像

图 5　　肩关节横断位像 / 冠状位像

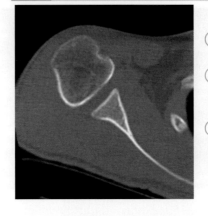

①大结节（greater tubercle）
②肱骨头（head of humerus）
③小结节（lesser tubercle）
④关节盂唇后部（posterior glenoid lip）

⑤关节盂唇前部（anterior glenoid lip）
⑥关节盂（glenoid fossa）
⑦肩胛骨（scapula）

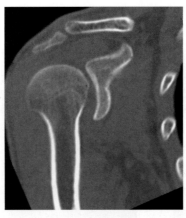

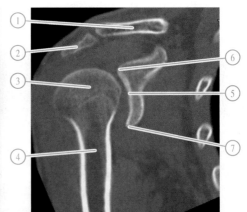

①锁骨（claviculae）
②肩峰（acromion）
③肱骨头（head of humerus）
④肱骨（humerus）

⑤关节盂（glenoid fossa）
⑥关节盂唇上部（superior glenoid lip）
⑦关节盂唇下部（inferior glenoid lip）

肩关节的 CT 检查

- 肩关节由肱骨近端、肩胛骨、锁骨组成，由肩肱韧带、肩锁韧带、喙肩韧带、喙锁韧带等连结。肩关节是球窝关节，是人体活动范围最大的关节，也是最容易发生脱臼的关节。在 CT 图像中，容易掌握肩关节周围的三维位置关系，可以捕捉骨折线的延展和骨片的位置、骨愈合过程、肱骨头与肩胛骨关节窝的关系等。变形性肩关节症时，关节间隙变窄、软骨下骨硬化、肩胛骨关节盂和肱骨头出现骨棘等症状，通过 CT 图像可以很容易地对其进行诊断。反复性肩关节脱臼起因于关节唇的断裂和肩胛下肌的松弛，通过 CT 图像可以显示由于脱臼而移位的骨片。

| 图6 | 肘关节的冠状位像 |

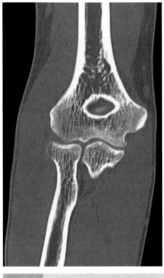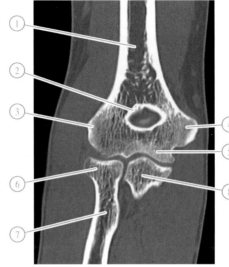

①肱骨（humerus）
②鹰嘴窝（olecranon fossa）
③肱骨外上髁（lateral epicondyle of humerus）
④肱骨内上髁（medial epicondyle of humerus）
⑤肱骨滑车（trochlea of humerus）
⑥桡骨头（head of radius）
⑦桡骨（radius）
⑧尺骨（ulna）

| 图7 | 腕关节的冠状位像 |

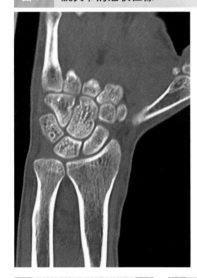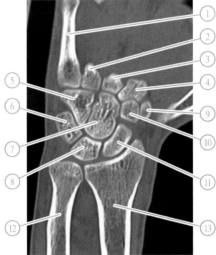

①第5掌骨（fifth metacarpal bone）
②第4掌骨基底部（fourth metacarpal bone）
③第3掌骨基底部（third metacarpal bone）
④第2掌骨基底部（second metacarpal bone）
⑤钩骨（hamate bone）
⑥三角骨（triquetral bone）
⑦头状骨（capitate bone）
⑧月骨（lunate bone）
⑨大多角骨（trapezium bone）
⑩小多角骨（trapezoid bone）
⑪手舟骨（navicular bone）
⑫尺骨（ulna）
⑬桡骨（radius）

肘关节CT检查

- 肘关节是由肱尺关节、肱桡关节以及近端尺桡关节组成复合关节。因此，CT图像能够清晰地显示轻微的软骨骨折、剥脱性骨软骨炎、滑膜和关节囊的异常、关节内的骨软骨游离体。

腕关节CT检查

- 在腕关节的诊断中，使用冠状位或矢状位可以明确掌握腕骨、尺骨及桡骨的位置关系。桡骨远端骨折包括手掌跌倒触碰引起的桡骨远端骨折和尺骨茎突撕脱性骨折。在关节内骨折中，根据关节内骨片的粉碎和移位的程度来选择手术方式，因此CT图像对其评价是有用的。手舟骨骨折是由于手掌跌倒触碰时，腕骨的近端和远端之间产生的压力集中在手舟骨中央部而产生的。一旦骨折，不易愈合，所以早期的诊断、治疗非常重要。X线影像中经常无法显示骨折线，但是在CT图像中，通过配合手舟骨长轴制作多平面重组（MPR），可以评价骨折部位的移位程度和软骨下骨的连续性，在选择保守治疗法还是手术治疗法的评估上是很重要的。

图 8　股骨中央水平图像

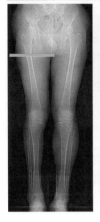 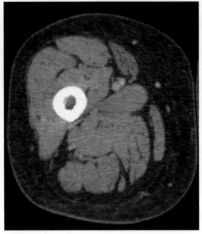 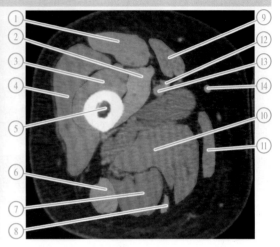

①股直肌（rectus femoris m.）　　　　⑥股二头肌长头（biceps femoris m.）　　⑪股薄肌（gracilis m.）
②股内侧肌（medial great m.）　　　　⑦半腱肌（semitendinosus m.）　　　　⑫股动脉（femoral a.）
③股中间肌（intermediate great m.）　　⑧半膜肌（semitendinosus m.）　　　　⑬股静脉（femoral v.）
④股外侧肌（lateral great m.）　　　　⑨缝匠肌（sartorius m.）　　　　　　　⑭大隐静脉（great saphenous v.）
⑤股骨（femur）　　　　　　　　　　⑩大收肌（adductor magnus m.）

图 9　股骨远端 1/3 水平图像

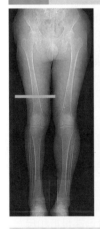 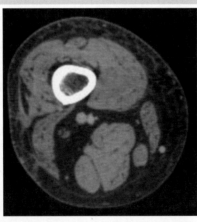 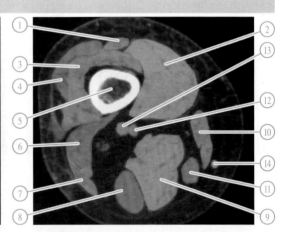

①股直肌（rectus femoris m.）　　　　⑥股二头肌短头（biceps femoris m.short head）　⑩缝匠肌（sartorius m.）
②股内侧肌（medial great m.）　　　　⑦股二头肌长头（biceps femoris m.long-　　　⑪股薄肌（gracilis m.）
③股中间肌（intermediate great m.）　　　head）　　　　　　　　　　　　　　　⑫股动脉（femoral a.）
④股外侧肌（lateral great m.）　　　　⑧半腱肌（semitendinosus m.）　　　　　　⑬股静脉（femoral v.）
⑤股骨（femur）　　　　　　　　　　⑨半膜肌（semitendinosus m.）　　　　　　⑭大隐静脉（great saphenous v.）

608

图 10　髌骨水平像

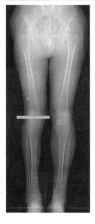
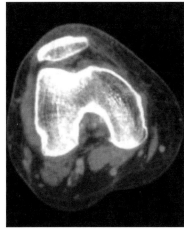
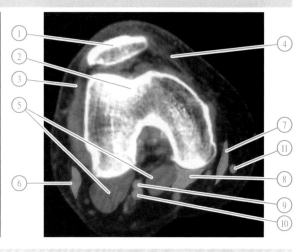

①髌骨（patella）
②股骨（femur）
③髌外侧支持带（lateral patellar retina-culum）
④髌内侧支持带（medial patellar retina-culum）
⑤腓肠肌（gastrocnemius m.）
⑥股二头肌（biceps femoris m.）
⑦缝匠肌（sartorius m.）
⑧半膜肌（semimembranosus m.）
⑨腘动脉（popliteal a.）
⑩腘静脉（popliteal v.）
⑪大隐静脉（great saphenous v.）

图 11　小腿骨中央水平图像

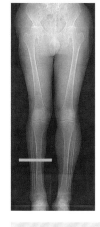
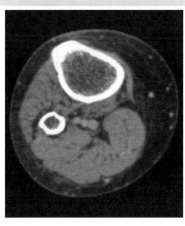
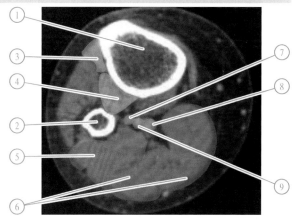

①胫骨（tibia）
②腓骨（fibula）
③胫骨前肌（anterior tibial m.）
④胫骨后肌（posterior tibial m.）
⑤比目鱼肌（soleus m.）
⑥腓肠肌（gastrocnemius m.）
⑦胫前动脉（anterior tibial a.）
⑧胫后动脉（posterior tibial a.）
⑨腓动脉（peroneal a.）

图 12　膝关节矢状位像／冠状位像

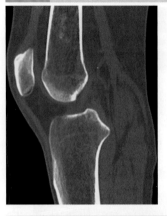
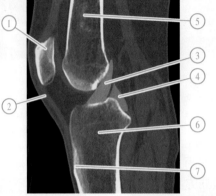
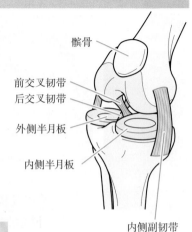

髌骨

前交叉韧带
后交叉韧带

外侧半月板

内侧半月板

内侧副韧带

①髌骨（patella）　　　　　　　　　　　⑤股骨（femur）
②髌韧带（patellar ligament）　　　　　　⑥胫骨（tibia）
③前交叉韧带（anterior cruciate ligament）　⑦胫骨粗隆（tibial tuberosity）
④后交叉韧带（posterior cruciate ligament）

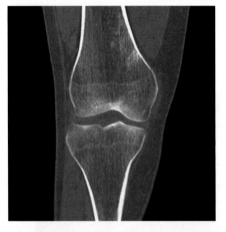
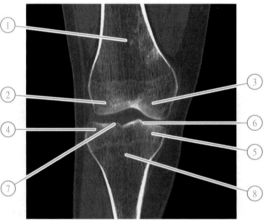

①股骨（femur）　　　　　　　　　　　　　　⑤胫骨内侧髁（medial condyle of tibia）
②股骨外侧髁（lateral condyle of femur）　　　⑥内侧髁间隆起（medial intercondylar eminence）
③股骨内侧髁（medial condyle of femur）　　　⑦外侧髁间隆起（lateral intercondylar eminence）
④胫骨外侧髁（lateral condyle of tibia）　　　⑧胫骨（tibia）

膝关节的 CT 检查

- 膝关节由股骨远端、胫骨、髌骨构成，其稳定性的大部分由以韧带为中心的软组织结构来维持。在膝关节的 CT 检查中，通过制作多平面重组（MPR），从冠状位和矢状位等多方面进行观察，骨折线和关节内骨软骨体、剥脱性骨软骨炎等变得容易评价。

- 胫骨平台骨折是膝关节外伤中发生率最高者之一。是由于交通外伤和从高处跌落等受到较大外力而产生的，矢状位与冠状位图对于捕捉旋转平台的塌陷和缺损或纵向碎片等非常有用。另外，股骨剥脱性骨软骨炎是由于关节的软骨部产生龟裂，骨软骨片脱落而产生的疾病，CT 图像对了解膝关节内骨软骨体的存在和分布是有用的。

03 四肢 MR 影像

▶ 四肢（关节）MRI 检查概述

- 在四肢（关节）的 MRI 检查中，对肩关节、肘关节、腕关节、髋关节、膝关节、踝关节等进行详细检查。另外，为了详细检查感染情况和是否有肌炎，有时还会对上臂、前臂、大腿、小腿等肌肉进行观察。

■ 主要检查方案

- **肿瘤性病变**（骨、软组织肿瘤等）：T1 加权图像，T2 加权图像，T1 加权图像（脂肪抑制），扩散加权图像，Gd 增强 T1 加权图像（脂肪抑制）
- **关节的疾病**（韧带、半月板、软骨损伤等）：质子密度加权图像，T2* 加权图像，T1 加权图像，T2 加权图像（脂肪抑制）
- **炎性疾病**（化脓性关节炎、肌炎等）：T1 加权图像，T2 加权图像（脂肪抑制），Gd 增强 T1 加权图像（脂肪抑制）

▶ 成像要点

- 四肢（关节）的 MRI 图像要求高空间分辨力、高信噪比（SNR）的情况很多，选择与目标部位相对应的接收线圈。
- 因为检查时间比较长，为使患者长时间检查而感觉不到痛苦（中途不动），所以有必要固定患者。特别是在观察关节组成时，需要采取最合适的体位。
- 成像基本上多使用 SE T1 加权图像，快速 SE T2 加权图像，但根据检查目的不同，也可使用（快速）SE 质子密度加权图像，GRE T2* 加权图像等。另外，必要时还应同时使用脂肪抑制。
- 根据需要（肿瘤性疾病、炎症性疾病）使用 Gd 对比剂。
- 成像断面根据诊断目的不同而不同，但从多个断面进行观察的情况较多。近年来，随着成像技术的进步，可以利用高分辨力的三维（3D）对整个范围进行成像，观察任意断面。

信号强度（正常组织和信号强度）

● 在四肢的 MRI 检查中，了解正常组织在 T1 加权图像、T2 加权图像等中显示出怎样的信号强度（图像对比度）是很重要的。表 1 为各组织的信号强度。

表 1   每种组织的信号强度

	T1加权图像	T2加权图像
骨皮质	低信号	低信号
骨髓	高信号	中等~高信号
肌肉	中等信号	中等信号
脂肪	高信号	中等~高信号
软骨	中等~高信号	中等~高信号
韧带、肌腱	低信号	低信号
半月板，关节唇	低信号	低信号
关节液	低信号	高信号

成像方法不同导致的图像对比度（肩关节冠状位）

图 1   成像方法引起图像对比度的差异

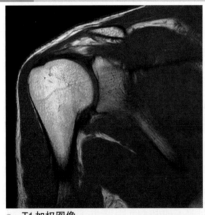

a   T1加权图像

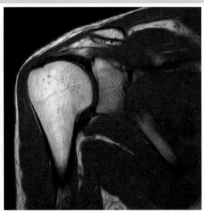

b   质子密度加权图像

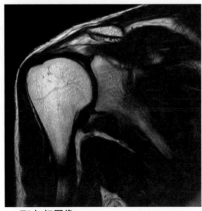

c   T2加权图像

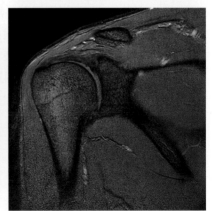

d   T2*加权图像

影像解剖

肩关节

图2　质子密度加权斜冠状位图像（右）

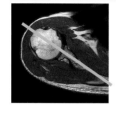
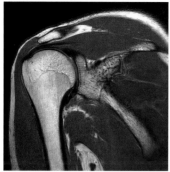
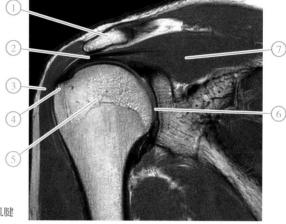

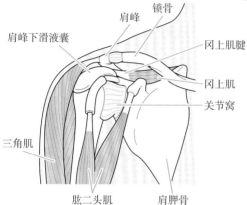

锁骨
肩峰
肩峰下滑液囊
冈上肌腱
冈上肌
关节窝
三角肌
肱二头肌
肩胛骨

①肩峰（acromion）
②冈上肌腱（supraspinatus tendon）
③三角肌（deltoid m.）
④大结节（greater tubercle）
⑤肱骨头（head of humerus）
⑥关节盂（glenoid fossa）
⑦冈上肌（supraspinatus m.）

图3　质子密度加权横断位图像（右）

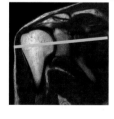
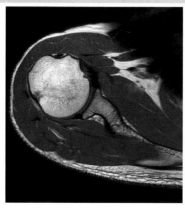
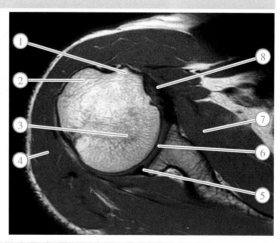

①小结节（lesser tubercle）
②大结节（greater tubercle）
③肱骨头（head of humerus）
④三角肌（deltoid m.）
⑤关节唇（labrum）
⑥关节盂（glenoid fossa）
⑦肩胛下肌（subscapularis m.）
⑧肩胛下肌腱（subscapularis tendon）

图4 质子密度加权矢状位像（右）

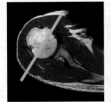

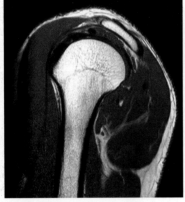

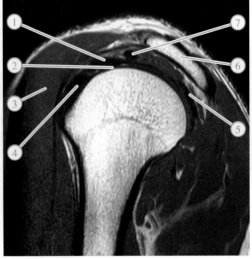

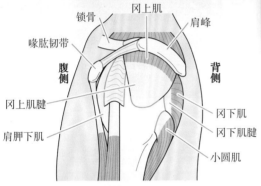

锁骨　冈上肌　肩峰
喙肱韧带
腹侧　背侧
冈上肌腱
肩胛下肌　冈下肌
冈下肌腱
小圆肌

①喙肱韧带（coracohumeral ligament）
②肱二头肌长头腱（long head of the biceps tendon）
③三角肌（deltoid m.）
④肩胛下肌腱（subscapularis tendon）
⑤冈下肌腱（infraspinatus tendon）
⑥肩峰（acromion）
⑦冈上肌腱（supraspinatus tendon）

图5 质子密度加权斜矢状位图像（右）

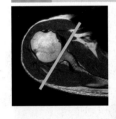

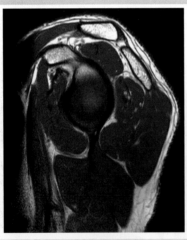

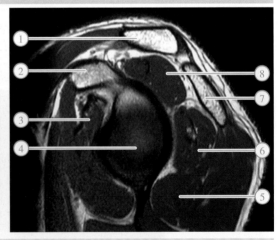

①锁骨（clavicle）
②喙突（coracoid process）
③肩胛下肌（subscapularis）
④关节盂（glenoid fossa）
⑤小圆肌（teres minor m.）
⑥冈下肌（infraspinatus m.）
⑦肩峰（acromion）
⑧冈上肌（supraspinatus m.）

CHECK!　常见的疾病

● 肌腱断裂（rotator cuff tear），反复性肩关节脱位（recurrent dislocation of shoulder joint），肩关节上盂唇前后损伤（superior labrum anterior and posterior lesion：SLAP损伤）。

肘关节

图 6 | T1 加权冠状位图像（滑车水平）（右）

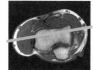

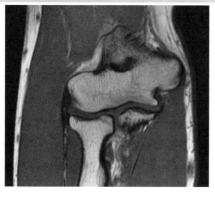 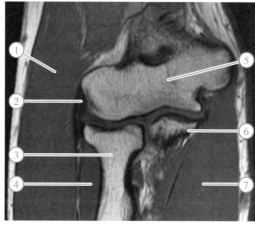

①桡侧腕长伸肌（extensor carpi radialis longus m.）　④旋外肌（supinator m.）　⑦尺侧腕屈肌（flexor capri ulnaris m.）
②外侧副韧带（lateral collateral ligament）　⑤滑车（trochlea）
③桡骨（radius）　⑥冠突（coronoid process）

图 7 | T1 加权冠状位像（鹰嘴水平）（右）

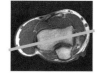

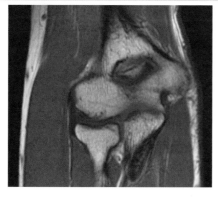 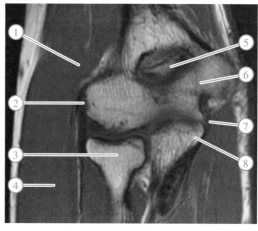

①肱桡肌（brachioradialis m.）　④桡侧腕长伸肌（extensor carpi radialis lon-　⑦内侧副韧带（medial collateral liga-
②外侧副韧带（lateral collateral liga-　　gus m.）　　ment）
　ment）　⑤鹰嘴窝（olecranon fossa）　⑧尺骨（ulna）
③桡骨（radius）　⑥肱骨（humerus）

图8　T1加权冠状位像（鹰嘴水平）（右）

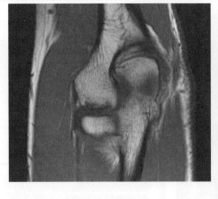

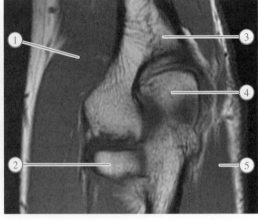

①肱桡肌（brachioradialis m.）　　③肱骨（humerus）　　⑤尺侧腕屈肌（flexor capri ulnaris m.）
②桡骨（radius）　　④鹰嘴（olecranon）

图9　T1加权横断位像（鹰嘴、滑车水平）（右）

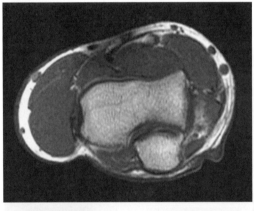

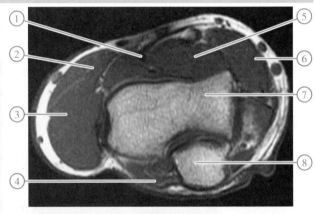

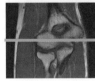

①肱二头肌腱（biceps brachii tendon）　　⑤肱肌（brachialis m.）
②肱桡肌（brachioradialis m.）　　⑥旋前圆肌（pronator teres m.）
③桡侧腕长伸肌（extensor carpi radialis longus m.）　　⑦滑车（trochlea）
④肘肌（anconeus m.）　　⑧鹰嘴（olecranon）

图 10 　 T1 加权横断位图像（桡骨头水平）（右）

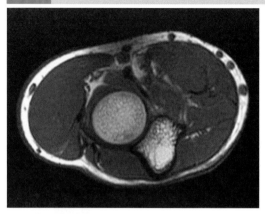

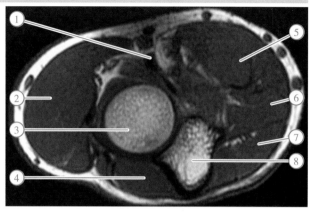

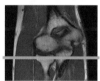

①肱二头肌腱（biceps brachii tendon）
②肱桡肌（brachioradialis m.）
③桡骨头（radial head）
④肘肌（anconeus m.）
⑤旋前圆肌（pronator teres m.）

⑥桡侧腕屈肌（flexor carpi radialis m.）
⑦指浅屈肌（flexor digitorum superficialis m.）
⑧鹰嘴（olecranon）

CHECK!

常见的疾病

- 韧带损伤 (ligament injury)
- 剥脱性骨软骨炎（chipped elbow）
- 骨骺骨折 (epiphyseal fracture)

9 章
03
四肢 MR 影像

图 11 T1 加权横断位图像（桡尺远端关节水平）（左）

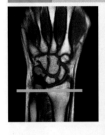

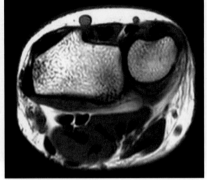

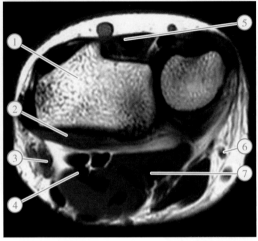

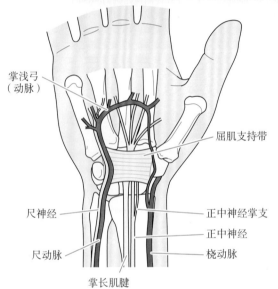

①桡骨（radius）
②旋前方肌（pronator quadratus m.）
③桡动脉（radial artery）
④正中神经（median nerve）
⑤指总伸肌腱（extensor digitorum communis tendon）
⑥尺神经（ulnar nerve）
⑦指深屈肌腱（flexor digitorum profundus tendon）

掌浅弓
（动脉）

屈肌支持带

尺神经

正中神经掌支

尺动脉

正中神经

掌长肌腱

桡动脉

 常见的疾病

- 舟状骨骨折 (scaphoid fracture 手)，navicular fracture（足）
- 三角纤维软骨复合体断裂 (tear of triangular fibrocartilage complex)
- 类风湿关节炎 (rheumatoid arthritis：RA)

图 12 T1 加权横断位像（腕管水平）（左）

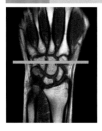
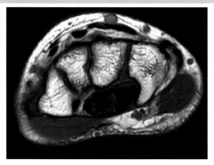
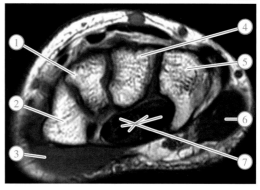

①小多角骨 (trapezoid bone)
②大多角骨 (trapezium bone)
③拇指展肌 (thenar m.)
④头状骨 (capitate bone)

⑤钩骨 (hamate bone)
⑥小指展肌 (hypothenar m.)
⑦指浅屈肌腱 (flexor digitorum superficialis tendon),
　指深屈肌腱 (flexor digitorum profundus tendon)

图 13 T1 加权冠状位像（左）

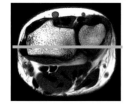
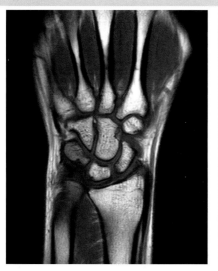
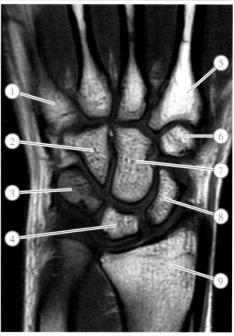

①第 5 掌骨 (fifth metacarpal bone)
②钩骨 (hamate bone)
③三角骨 (triquetral bone)
④月骨 (lunate bone)
⑤第 2 掌骨 (second metacarpal bone)

⑥小多角骨 (trapezoid bone)
⑦头状骨 (capitate bone)
⑧手舟骨 (scaphoid bone)
⑨桡骨 (radius bone)

9 章
03
四肢 MR 影像

图 14 T1 加权冠状位像（右）

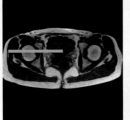

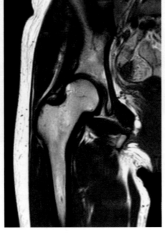

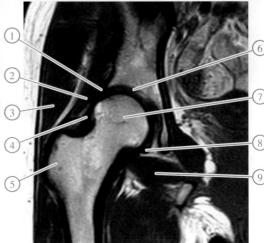

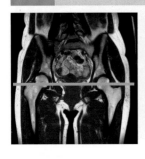

股骨头　　股骨头韧带

关节腔

关节囊

大转子

小转子

坐骨

①关节唇（acetabular labrum）
②臀小肌（gluteus minimus m.）
③臀中肌（gluteus medius m.）
④髂股韧带（iliofemoral ligament）
⑤大转子（greater trochanter）
⑥髋臼（acetabulum）
⑦股骨头（head of femur）
⑧髋臼横韧带（transverse ligament）
⑨闭孔外肌（obtulator extemus m.）

图 15 T1 加权横断位图像（右）

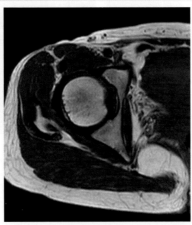

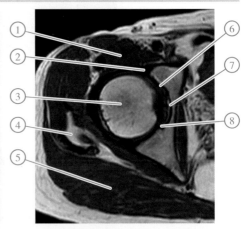

①髂腰肌（iliopsoas m.）　　④大转子（greater trochanter）　　⑦髋臼窝（acetabular fossa）
②关节唇（acetabular labrum）　　⑤臀大肌（gluteus maximus m.）　　⑧股骨头韧带（ligament of head of femer）
③股骨头（head of femur）　　⑥髋臼（acetabulum）

▶ 膝关节

图 16 | 质子密度加权矢状位像（股骨外侧髁水平）（左）

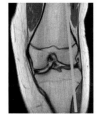

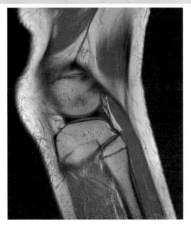

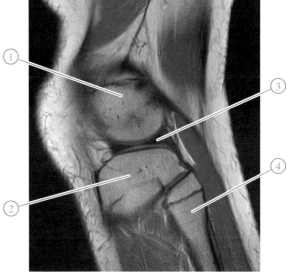

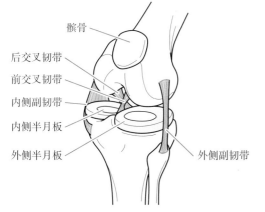

髌骨

后交叉韧带
前交叉韧带
内侧副韧带
内侧半月板
外侧半月板
外侧副韧带

①股骨（femur）
②胫骨（tibia）
③外侧半月板（lateral meniscus）
④腓骨（fibula）

图 17　质子密度加权矢状位像（前交叉韧带水平）（左）

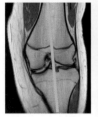
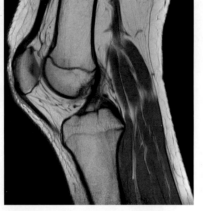
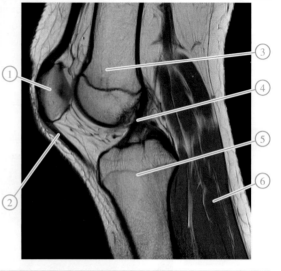

①髌骨（patella）　　　　　　　　④前交叉韧带（anterior cruciate ligament）
②髌韧带（patellar ligament）　　⑤胫骨（tibia）
③股骨（femur）　　　　　　　　　⑥腓肠肌（gastrocnemius m.）

图 18　质子密度加权矢状位像（后交叉韧带水平）（左）

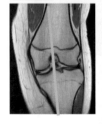
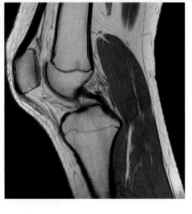
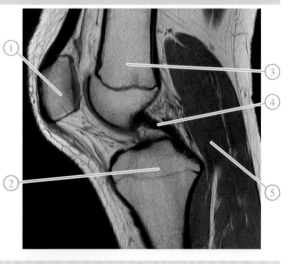

①髌骨（patella）　　　　　　　　④后交叉韧带（posterior cruciate ligament）
②胫骨（tibia）　　　　　　　　　⑤腓肠肌（gastrocnemius m.）
③股骨（femur）

图19　质子密度加权矢状位像（股骨内侧髁水平）（左）

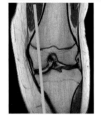
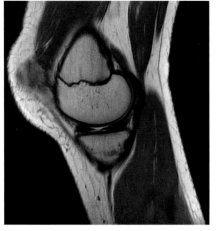
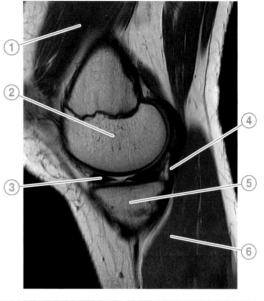

9章
03

四肢 MR 影像

①股内侧肌(vastus medialis m.)　　　④半腱肌腱(semitendinosus tendon)
②股骨(femur)　　　⑤胫骨(tibia)
③内侧半月板(medial meniscus)　　　⑥腓肠肌(gastrocnemius m.)

图20　质子密度加权冠状位图像（左）

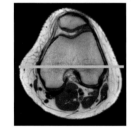
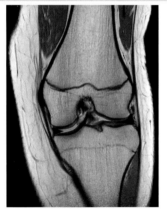
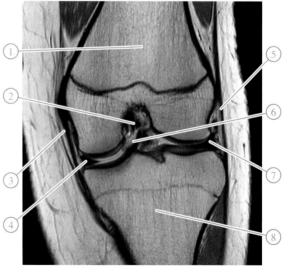

①股骨(femur)　　　⑤外侧副韧带(lateral collateral ligament)
②后交叉韧带(posterior cruciate ligament)　　　⑥前交叉韧带(anterior cruciate ligament)
③内侧副韧带(medial collateral ligament)　　　⑦外侧半月板(lateral meniscus)
④内侧半月板(medial meniscus)　　　⑧胫骨(tibia)

图 21　质子密度加权横断位图像（左）

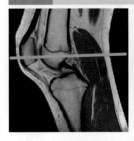
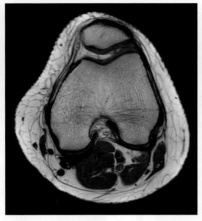
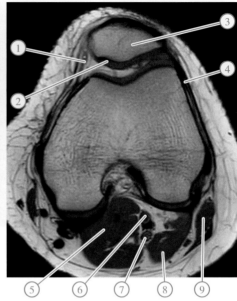

①髌内侧支撑带 (medial patellar retinaculum)
②关节软骨 (articular cartilage)
③髌骨 (patella)
④髌外侧支撑带 (lateral patellar retinaculum)
⑤股二头肌 (biceps femoris m.)

⑥腘动脉 (popliteal artery)
⑦腘静脉 (popliteal vein)
⑧腓肠肌内侧头 (medial head of gastrocnemius m.)
⑨腓肠肌外侧头 (lateral head of gastrocnemius m.)

 CHECK! 常见的疾病

- 韧带损伤 (ligament injury)
- 半月板损伤 (injury of semilunar disc)
- 骨挫伤 (bone bruise)
- 类风湿关节炎 (rheumatoid arthritis：RA)

踝关节

图 22　T1 加权矢状位像（右）

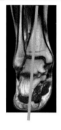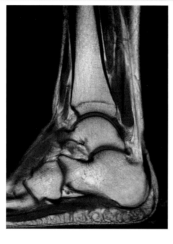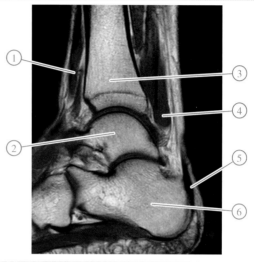

①趾长伸肌(extensor digitorum longus m.)
②距骨（talus）
③胫骨（tibia）
④踇长屈肌(flexor hallucislongus m.)
⑤跟腱(Achilles tendon)
⑥跟骨（calcaneus）

图 23　T1 加权冠状位像（右）

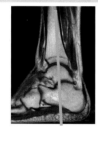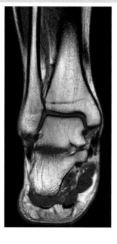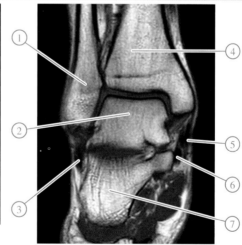

①腓骨（fibula）
②距骨（talus）
③腓骨长肌腱（peroneus longus tendon）
④胫骨（tibia）
⑤胫骨后肌腱(posterior tibial tendon)
⑥踇长屈肌腱(flexor hallucis longus tendon)
⑦跟骨（calcaneus）

 CHECK!　常见的疾病
- 跟腱断裂 (rupture of Achilles tendon)
- 韧带损伤 (ligament injury)
- 骨折 (fracture)

04 四肢血管造影

导言··· 解剖生理学

四肢血管解剖

图1 上肢动脉（右侧前面观）

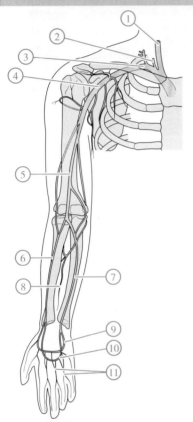

图2 上肢静脉（左侧前面观）

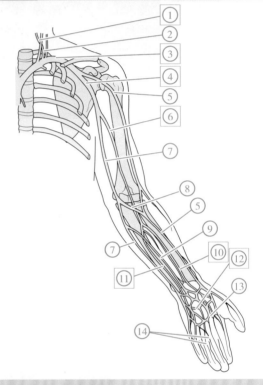

①右颈总动脉（right common carotid artery）
②椎动脉（vertebral artery）
③锁骨下动脉（subclavian artery）
④**腋动脉（axillary artery）**
⑤**肱动脉（brachial artery）**
⑥**桡动脉（radial artery）**
⑦**尺动脉（ulnar artery）**
⑧骨间前动脉（anterior interosseous artery）
⑨掌深动脉弓（deep palmar arch）
⑩掌浅动脉弓（superficial palmar arch）
⑪手指动脉（digital artery）

①颈内静脉（internal jugular vein）
②颈外静脉（external jugular vein）
③锁骨下静脉（subclavian vein）
④**腋静脉（axillary vein）**
⑤**头静脉（cephalic vein）**
⑥**肱静脉（brachial veins）**
⑦**贵要静脉（basilic vein）**
⑧肘正中静脉（median cubital vein）
⑨前臂正中静脉（median antebrachial vein）
⑩**桡静脉（radial veins）**
⑪**尺静脉（ulnar veins）**
⑫掌深静脉弓（deep palmar venous arch）
⑬掌浅静脉弓（superficial palmar venous arch）
⑭指静脉（digital veins）

＊▢▢▢▢ 表示深静脉。
＊粗体字：请初学者重点了解的动、静脉

- 上肢动脉循如下途径到达手指（图1）。

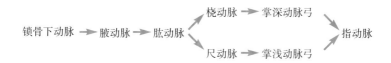

- 桡动脉（radial artery）是冠状动脉造影等导管的入路途径［经桡动脉触摸（transradial approach:TRA）］。此外，检测脉搏时，触摸的是这个动脉的远端。
- 艾伦试验（Allen's test）是用于检查掌浅动脉弓和掌深动脉弓之间的连通以及是否存在闭塞的方法（见第628页）。
- 上肢的静脉循如下途径汇入锁骨下静脉（图2）。

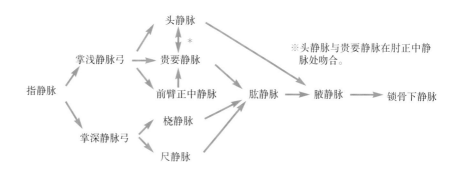

※头静脉与贵要静脉在肘正中静脉处吻合。

- 上肢静脉分为浅静脉（头静脉）和深静脉（伴行静脉）。
- 肘正中静脉在肘窝连接头静脉和贵要静脉，是用于采血和静脉给药的静脉。

艾伦试验（Allen's test）

- 是一种用于确定掌浅动脉弓和掌深动脉弓之间的连通以及是否存在阻塞的检测方法。
- 通常如下进行：
  - ①在握拳的同时，用双手同时压迫手腕的桡动脉和尺动脉，使手心血液暂时受阻。
  - ②确认手掌变白（缺血）。
  - ③松开对尺动脉的压迫，继续压迫桡动脉，观察手掌颜色变化。
- 在进行上述 TRA 时，应用该测试试验，在确认尺桡动脉侧支循环充足时，可经桡动脉进行导管检查。

静脉系统（venous system）

- 静脉系统是"让血液回流到心脏的血管系统"。它分为浅静脉（superficial veins，又称皮静脉）和深静脉（deep veins）。
- 浅静脉与动脉的走行无关，在皮下走行，有很多吻合。
- 深静脉多为与同名动脉并行的伴行静脉（comitans veins）。
- 在四肢，1 条同名动脉伴行 2 条静脉。英文名称也是复数形式的（为了便于理解，在本手册中的图表中只列出了一个名称，详细情况将在本手册中进行描述）。

表1 四肢的主要伴行静脉

上肢		下肢	
肱静脉	brachial veins	胫前静脉	anterior tibial veins
桡静脉	radial veins	胫后静脉	posterior tibial veins
尺静脉	ulnar veins	腓静脉	peroneal veins

图 3	下肢动脉

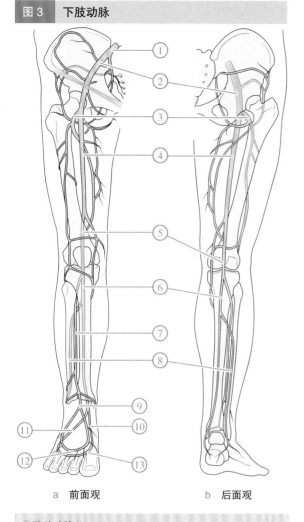

a　前面观　　　　b　后面观

①髂总动脉（common iliac artery）
②髂外动脉（external iliac artery）
③股深动脉（deep femoral artery）
④股动脉（femoral artery）
⑤腘动脉（popliteal artery）
⑥胫后动脉（posterior tibial artery）
⑦胫前动脉（anterior tibial artery）
⑧腓动脉（peroneal artery）
⑨足背动脉（dorsalis pedis artery）
⑩足底内侧动脉（medial plantar artery）
⑪足底外侧动脉（lateral plantar artery）
⑫足背动脉弓（arcuate artery）
⑬足底动脉弓（plantar arch）

图 4	下肢静脉

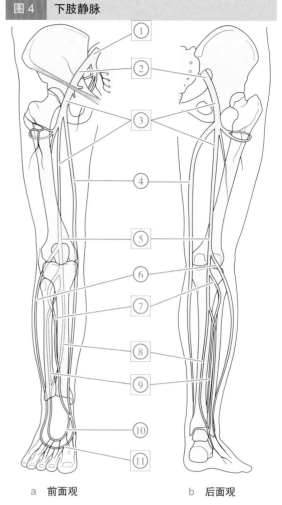

a　前面观　　　　b　后面观

①髂总静脉（common iliac vein）
②髂外静脉（external iliac vein）
③股静脉（femoral vein）
④大隐静脉（great saphenous vein）
⑤腘静脉（popliteal vein）
⑥小隐静脉（small saphenous vein）
⑦胫前静脉（anterior tibial veins）
⑧胫后静脉（posterior tibial veins）
⑨腓静脉（peroneal veins）
⑩足背静脉弓（dorsal venous arch）
⑪足底静脉弓（plantar venous arch）

＊ ▢○○○○ 表示深静脉。
＊粗体：希望初学者重点了解的动、静脉

- 下肢的动脉循如下途径到达足趾（图 3）。

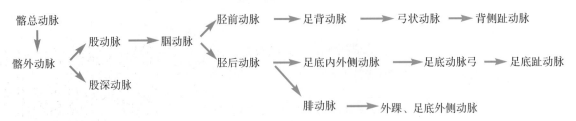

- 在大多数血管造影检查中，股动脉（femoral artery）可作为导管的进入途径。
- 由于小腿的血液循环大部分依赖于腘动脉（popliteal artery）的主干，所以腘动脉损伤会引起小腿、足的严重缺血。
- 下肢的静脉循如下途径到达髂总静脉（图 4）。

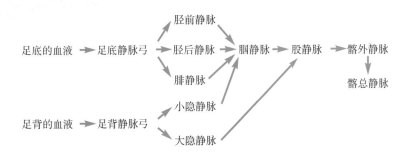

- 下肢静脉分为浅静脉（皮静脉）和深静脉（股静脉和腘静脉等）。
- 浅静脉（皮静脉）由大、小隐静脉构成，但都与深静脉相连。
- 大隐静脉（great saphenous vein）是人体最长的静脉，可被用作心脏冠状动脉搭桥手术的静脉移植血管（saphenous vein graft：SVG）。

检查概要

▶ 四肢血管造影检查

- X线摄影不能显示出四肢血管的明显轮廓，也不能观察到血流动力学（血管壁的钙化可能会显示出一部分轮廓）。
- 动脉造影检查采用顺行性造影法和逆行性造影法，静脉造影检查主要采用上行性造影法（向心性）。
- 观察大范围的血流动力学（上肢或者下肢全长等）时，在近侧（静脉造影为远侧）留置导管，进行造影。
- 有时不使用导管而使用留置针进行造影（直接穿刺法）。
- 在下肢静脉造影检查中，可对浅静脉（皮静脉）和深静脉进行造影。

小贴士

- 关于大范围的血管造影，以前使用步进 DSA，但近年来随着设备的改良，通过强调造影血管的图像处理，进行数字血管造影 (DA) 的情况越来越多。最好根据检查的目的适当地分别使用。

上肢、下肢血管造影中的注意点

▦ 动脉

造影法： 直接穿刺行手动造影，导管造影用手动或自动注射器进行检查。

对比剂： 非离子单体型或非离子二聚型碘对比剂（等渗透压对比剂）

摄影条件： DSA ⇒ 3 帧 / 秒左右，DA ⇒ 7.5 帧 / 秒

目的： 阻塞性动脉硬化（包括严重下肢缺血）、动脉狭窄的诊断，外伤性血管损伤的出血、假性动脉瘤、血管阻塞、狭窄的诊断及其介入治疗（IVR）

小贴士

- 在进行 DSA 造影时，要注意运动引起的伪影，如有必要，尽量进行固定体位不动。
- 等渗透压对比剂与以前的对比剂相比，有减轻疼痛的效果，也有助于抑制运动伪影，因此，推荐使用。

▦ 静脉

造影法： 直接穿刺足背静脉，从穿刺部扎止血带，用手动或高压注射器进行检查。注入对比剂后解除松绑止血带，获得血管影像。

对比剂： 非离子单体型碘对比剂

摄影条件： DSA ⇒ 3 帧 / 秒左右，DA ⇒ 7.5 帧 / 秒

目的： 深静脉血栓症的诊断，血栓性静脉炎的诊断，静脉曲张的诊断

上肢、下肢动脉造影像

图 5　上肢动脉造影像

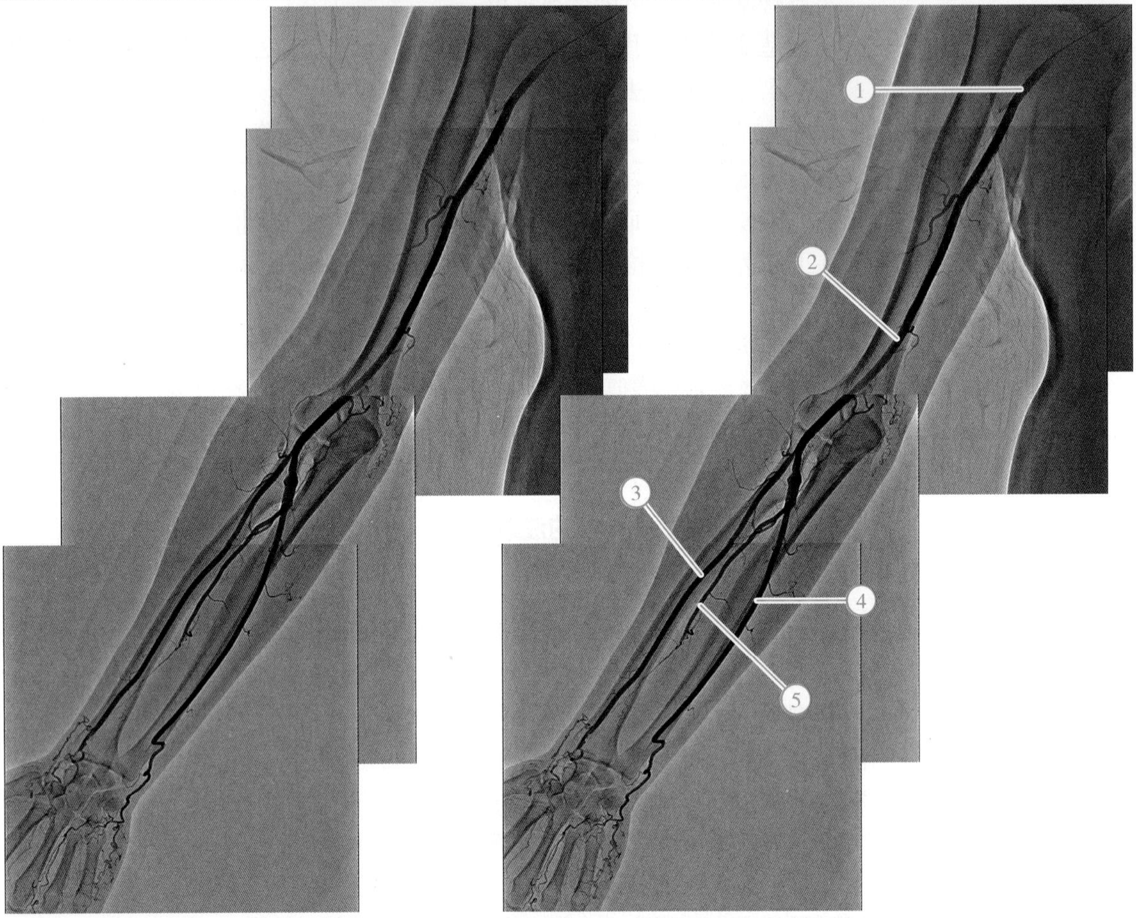

※通过一次造影拍摄的从肩部到指尖的血管造影图像。

①腋动脉 (axillary artery)
②肱动脉 (brachial artery)
③桡动脉 (radial artery)

④尺动脉 (ulnar artery)
⑤骨间前动脉 (anterior interosseous artery)

图6	下肢动脉的 DSA 图像

a 骨盆部（导管尖端位于腹主动脉远端）

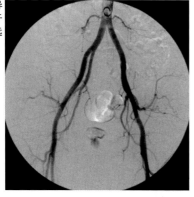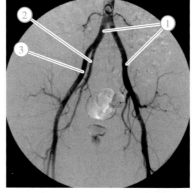

①髂总动脉（common iliac artery）
②右侧髂内动脉（rt. internal iliac artery）
③右侧髂外动脉（rt. external iliac artery）

b 大腿近端

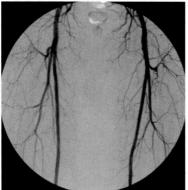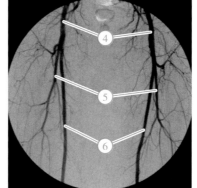

④股动脉（femoral artery）
⑤股深动脉（deep femoral artery）
⑥股浅动脉（superficial femoral artery）

c 大腿远端

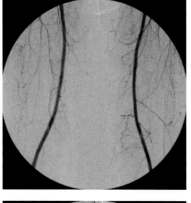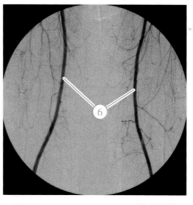

⑥股浅动脉（superficial femoral artery）

d 膝部

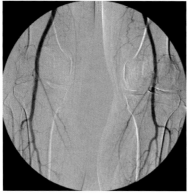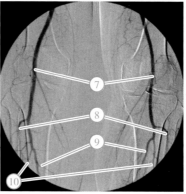

⑦腘动脉（popliteal artery）
⑧胫前动脉（anterior tibial artery）
⑨胫后动脉（posterior tibial artery）
⑩腓动脉（peroneal artery）

9章 04 四肢血管造影

633

图7　下肢动脉的 DSA 图像（基于步进 DSA 的下肢动脉全长造影）

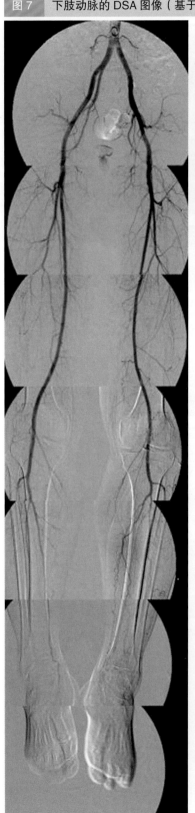
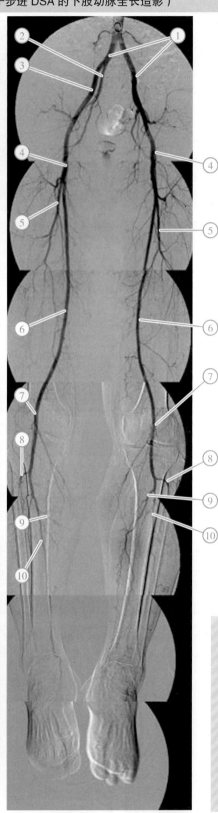

①髂总动脉（common iliac artery）
②右侧髂内动脉（rt. internal iliac artery）
③右侧髂外动脉（rt. external iliac artery）
④股动脉（femoral artery）
⑤股深动脉（deep femoral artery）
⑥股浅动脉（superficial femoral artery）
⑦腘动脉（popliteal artery）
⑧胫前动脉（anterior tibial artery）
⑨胫后动脉（posterior tibial artery）
⑩腓动脉（peroneal artery）

05 四肢超声影像

导言… 下肢动脉、下肢静脉

▶ 血管解剖（见第 9 章 04 四肢血管造影）

- 由于下肢静脉壁薄、血压低，在探头的压迫下容易变形，管腔消失。
- 静脉中存在静脉瓣，使血流从浅部流向深部，从末梢流向中枢。
- 下肢静脉分为深静脉、浅静脉以及交通支。
- 到腘窝为止与动脉伴行的只有 1 条深静脉，但是腘窝以后就开始有两条静脉像夹着动脉一样与动脉伴行。
- 但深静脉的肌间静脉（腓肠肌静脉和比目鱼肌静脉）没有动脉伴行。
- 浅静脉分为大隐静脉和小隐静脉。
- 穿静脉是连接浅静脉和深静脉的静脉，也称为交通支。

图1 小腿的横断面

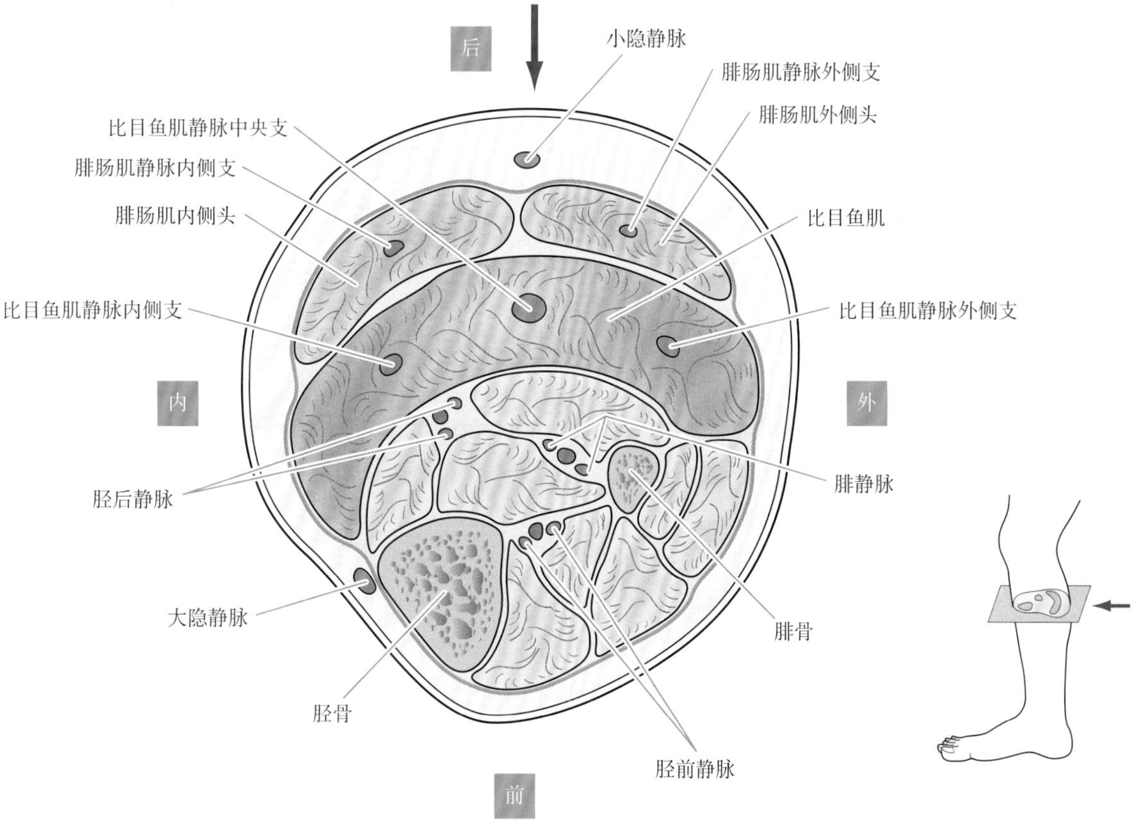

后

小隐静脉

腓肠肌静脉外侧支

腓肠肌外侧头

比目鱼肌静脉中央支

腓肠肌静脉内侧支

腓肠肌内侧头

比目鱼肌

比目鱼肌静脉内侧支

比目鱼肌静脉外侧支

内

外

腓静脉

胫后静脉

腓骨

大隐静脉

胫骨

胫前静脉

前

> ▶ **检查概要**

■ **闭塞性动脉硬化（arteriosclerosis obliterans:ASO）的检查**

- 基本体位为仰卧位。

- 在脉搏搏动处的腹股沟部（髂总动脉）、腘窝部（腘动脉）、踝关节内侧（胫后动脉）、足背（足背动脉）采用脉冲多普勒法分析血流波形，推测病变的有无和范围。如果在血流波形中发现异常，由于病变位于中枢侧，因此从测量部位开始对中枢侧的血管进行详细检查。

- 在狭窄部位，流速及湍流成分增加。在收缩期最高血流速度（peak systolic velocity：PSV）达 2m/s 以上时，怀疑测量部位明显狭窄（图 2b）。

- 在狭窄部位以后，根据狭窄的程度，随着舒张期反向血流成分的消失（图 2c），会出现收缩期达峰时间（acceleration time:AcT）的延长（120m·s 以上）（图 2d）、PSV 的降低（图 2e）等变化。

图 2	狭窄引起的血流波形变化

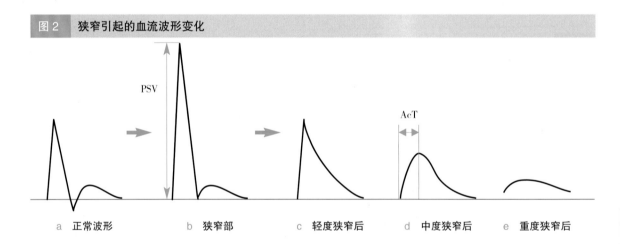

| a 正常波形 | b 狭窄部 | c 轻度狭窄后 | d 中度狭窄后 | e 重度狭窄后 |

■ **深静脉血栓（deep vein thrombosis:DVT）的检查**

- 基本体位为仰卧位，但检查腘窝、小腿部位血栓时可适当地采取坐位或俯卧位。

- 用 B 超观察有无血管扩张和有无内部回声（血栓），用彩色多普勒法观察有无血流，用压迫法观察血管直径的变化（图 3）。

- 血栓的回声水平在急性期较低，在慢性期较高。

- 血管直径在急性期因血栓而扩张，在慢性期由于血栓萎缩，血管直径恢复到原来的状态。

- 正常的静脉管腔在压迫下会消失，但如果存在血栓，管腔就不会消失。

图3　压迫法的血管变化

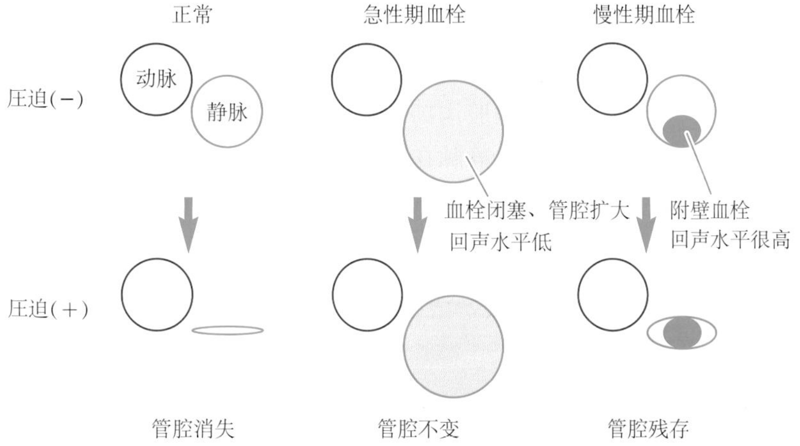

正常　　　　　急性期血栓　　　　慢性期血栓

压迫(－)　　　动脉　　静脉

血栓闭塞、管腔扩大　　附壁血栓
回声水平低　　　　　回声水平很高

压迫(＋)

管腔消失　　　　　管腔不变　　　　　管腔残存

·没有血栓的正常静脉，在压迫下管腔消失。
·急性期的血栓回声水平低，管腔扩大，压迫后管腔不变。
·慢性期的血栓的回声水平较高，压迫会显示残留血栓部分的管腔

▨ 静脉曲张（varix）的检查

● 基本体位为站立位。

● 挤奶法[1] 使用多普勒法确认逆流（瓣膜关闭不全）的有无和范围。

▨ 检查要点

● 浅部的血管使用高频线性探头，深部的血管使用凸型探头。

● 静脉在探头的压迫下很容易变形，管腔消失，所以要用轻触进行检查。

● 由于静脉血流速度较慢，速度范围设定为 10cm/s 左右。

● 如果检查的静脉部位低于心脏的位置（如坐位或小腿下垂等），静脉
压就会增大，血管直径也会变粗，容易识别。

术语

▶ 1 挤奶法

用手压迫小腿肌群，增加近端血液回流的方法。

9 章
05
四肢超声影像

▶ 髂总动脉、髂总静脉、大隐静脉

- 从腹股沟韧带开始，中枢侧为髂外动静脉，末梢侧为髂总动、静脉。
- 髂总静脉在髂总动脉的内侧下方伴行。
- 大隐静脉从内侧上方与髂总静脉汇合。

| 图4 | 髂总动脉、髂总静脉、大隐静脉（腹股沟横向扫查） |

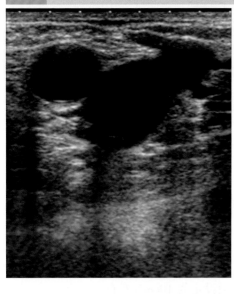 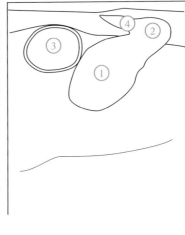 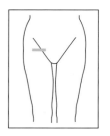

①髂总静脉（common femoral vein）
②大隐静脉（great saphenous vein）
③髂总动脉（common femoral artery）
④旋髂浅静脉（superficial circumflex iliac vein）

| 图5 | 髂总静脉、大隐静脉（腹股沟纵向扫查） |

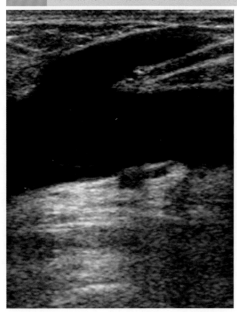 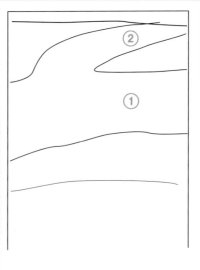 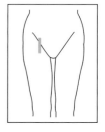

①髂总静脉（common femoral vein）
②大隐静脉（great saphenous vein）

▶ 髂总动脉、股动脉、股深动脉

● 髂总动脉分为股动脉和股深动脉，股深动脉向下内侧走行。

图 6	髂总动脉、股动脉、股深动脉（腹股沟纵向扫查）

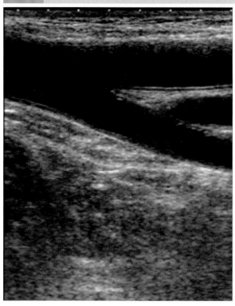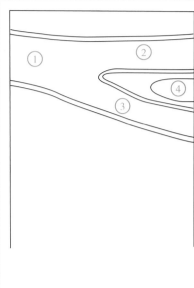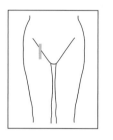

①髂总动脉（common femoral artery）
②股动脉（femoral artery）
③股深动脉（deep femoral artery）
④髂总静脉（common femoral vein）

▶ 髂总静脉、股静脉、股深静脉

● 髂总静脉分为股静脉和股深静脉。
● 髂总静脉的分支位于髂总动脉分支的末梢侧。

图 7	髂总静脉、股静脉、股深静脉（腹股沟纵向扫查）

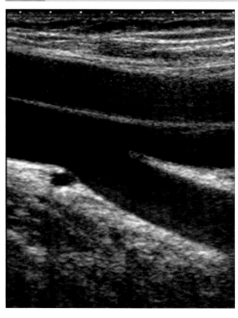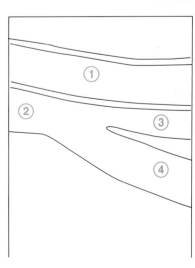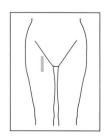

①股动脉（femoral artery）
②髂总静脉（common femoral vein）
③股静脉（femoral vein）
④股深静脉（deep femoral vein）

参考文献

1) 小櫃由樹生: 下肢静脉系
の解剖. 脉管学 (49),
195-200, 2009.

▶ 静脉瓣

- 静脉瓣存在于除腔静脉以外的中、小静脉中，起着保持血液在一定方向的回流作用。
- 据报道，距离末梢侧越近静脉瓣的数量越多，股静脉 3 ~ 4 个，胫骨静脉 10 ~ 15 个，大隐静脉 10 ~ 20 个，小隐静脉 6 ~ 12 个，穿通支 1 ~ 3 个。

| 图 8 | 静脉瓣（股静脉） |

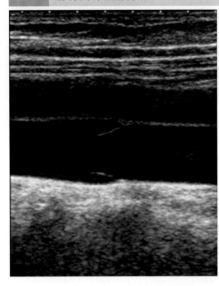 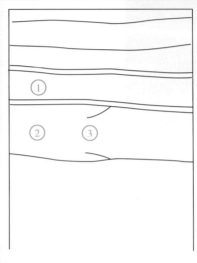 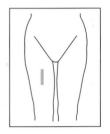

①股动脉（femoral artery）
②股静脉（femoral vein）
③静脉瓣（venous valve）

▶ 腘动脉、腘静脉、小隐静脉

- 从腘窝进行扫查时，在腘静脉的深部显示腘动脉。
- 小隐静脉在腘窝与腘静脉汇合。

| 图 9 | 腘动脉、腘静脉、小隐静脉（腘窝纵向扫描查） |

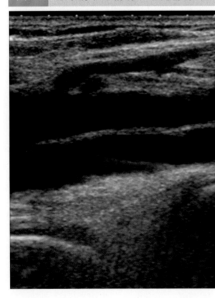 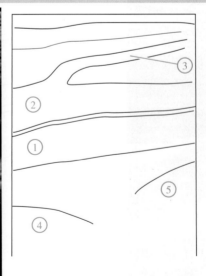 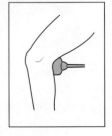

①腘动脉（popliteal artery）
②腘静脉（popliteal vein）
③小隐静脉（small saphenous vein）
④股骨（femur）
⑤胫骨（tibia）

▶ 小隐静脉

● 小隐静脉在膝关节的远端贯穿筋膜，在腓肠肌的内侧和外侧筋膜之间向外踝方向走行。

图 10 小隐静脉（小腿横向扫查）

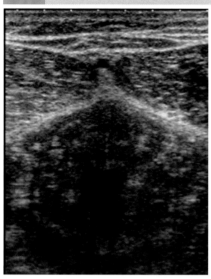
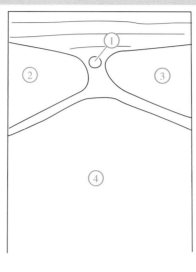
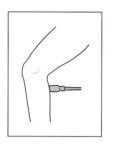

①小隐静脉（small saphenous vein）
②腓肠肌内侧头（gastrocnemius muscle, medial head）
③腓肠肌外侧头（gastrocnemius muscle, lateral head）
④比目鱼肌（soleus muscle）

▶ 腘动脉、胫前动脉

● 胫前动脉由腘动脉分出，进而分支为胫后动脉和腓动脉。

图 11 腘动脉、胫前动脉（腘窝纵向扫查）

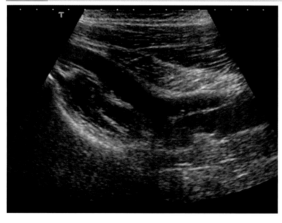
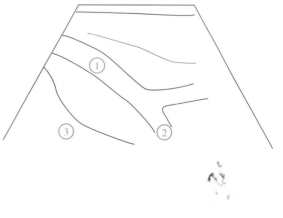
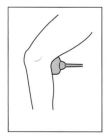

①腘动脉（popliteal artery）　②胫前动脉（anterior tibial artery）　③胫骨（tibia）

▶ 胫后动静脉、腓动静脉

- 胫骨附近有胫后动脉和胫后静脉，与腓骨相邻的有腓动脉和腓静脉。
- 小腿的静脉 2 条，像夹着动脉一样与动脉伴行。

图 12　胫后动静脉、腓骨动静脉（小腿横向扫查）

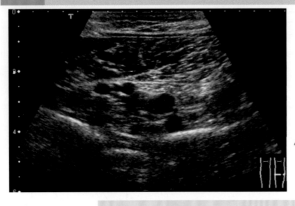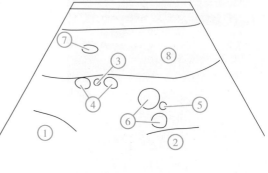

①胫骨（tibia）　　　　　　　　　　　　　⑤腓动脉（peroneal artery）
②腓骨（fibula）　　　　　　　　　　　　　⑥腓静脉（peroneal veins）
③胫后动脉（posterior tibial artery）　　　⑦比目鱼肌静脉（soleus vein）
④胫后静脉（posterior tibial veins）　　　 ⑧比目鱼肌（soleus muscle）

▶ 肌内静脉（腓肠静脉、比目鱼静脉）

- 小腿有腓肠肌静脉和比目鱼肌静脉这两种肌内静脉，直径粗壁薄，故又称静脉窦。
- 比目鱼肌静脉在比目鱼肌内走行，比目鱼静脉的中央支和外侧支与腓静脉合流，内侧支与胫后静脉汇合。
- 肌内静脉没有静脉瓣，也没有伴行动脉。
- 下肢最容易形成血栓的是比目鱼肌静脉。

图 13　比目鱼肌静脉（小腿横向扫查）

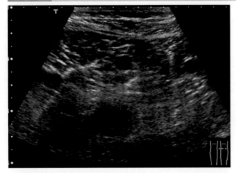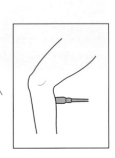

①比目鱼肌静脉内侧支（soleus vein, inside branch）　　④比目鱼肌（soleus muscle）
②比目鱼肌静脉中央支（soleus vein, central branch）　⑤小隐静脉（small saphenous vein）
③比目鱼肌静脉外侧支（soleus vein, outside branch）

▶ 穿通支

- 穿通支是贯穿筋膜、连接浅静脉和深静脉的静脉，也被称为交通支。
- 大隐静脉的主要穿通支包括在膝上与股静脉连接的 Dodd 穿通支，膝下与胫后静脉联系的 Boyd 穿通支，在小腿下部与胫后静脉联系 Cockett 穿通支。
- 存在瓣膜，血流从浅静脉流向深静脉。
- 显示 Cockett 穿通支，采用彩色多普勒法，血流从大隐静脉分支的后弓状静脉流向胫后静脉。

图 14　Cockett 穿通支

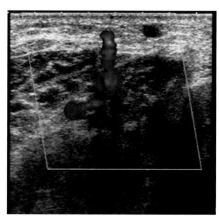

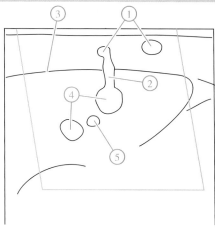

①后弓状静脉（posterior arch vein）
②穿通支（perforating vein）
③筋膜（fascia）
④胫后静脉（posterior tibial veins）
⑤胫后动脉（posterior tibial artery）

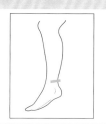

图 15　下肢静脉的解剖

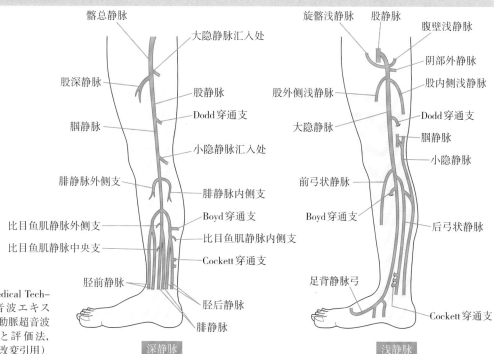

深静脉

浅静脉

（盂真ほか：Medical Technology別冊 超音波エキスパート 1. 下肢動脈超音波検査の進め方と評価法，92，2004. より改変引用）

▶ 大隐静脉

- 大隐静脉在大腿部位的隐筋膜和股筋膜之间（saphenous compartment）走行。
- 隐室（saphenous compartment）看起来像眼睛，因此也被称为隐眼（saphenous eye）。
- 因为走行的位置较浅，注意探头的压迫。

图 16	大隐静脉（大腿横向扫查）

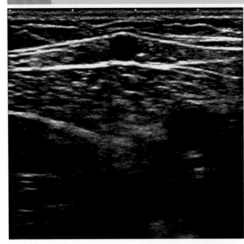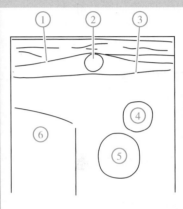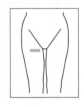

①隐筋膜（saphenous fascia）
②大隐静脉（great saphenous vein）
③股筋膜（fascia lata）
④股动脉（femoral artery）
⑤股静脉（femoral vein）
⑥股骨（femur）

▶ 雾状回声（smoke like echo）

- 可以观察到像雾状一样缓慢地在血管内流动的微小回声。
- 血流缓速表现，不是血凝块。
- 被认为是由红细胞的凝集和连锁反应引起的。
- 如果用压迫或磨碎的方法促进血液流动，雾状回声就会减弱或消失，然后再次出现。

图 17	雾状回声（腘静脉内）

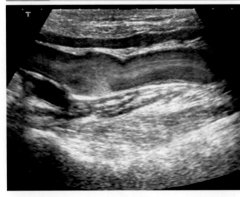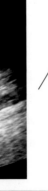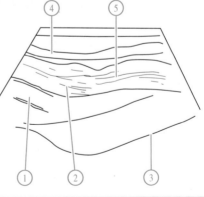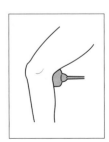

①腘动脉（popliteal artery）　　③胫骨（tibia）　　⑤雾状回声（smoke like echo）
②腘静脉（popliteal vein）　　④小隐静脉（small saphenous vein）

▶ 临床案例

闭塞性动脉硬化 (ASO)

- 根据血流波形的变化，怀疑是近端狭窄、闭塞。
- 在狭窄部位，流速加快，在远端，波形发生变化（见 p.636 图 2），流速减慢。
- 闭塞后形成侧支循环。

图 18　闭塞性动脉硬化

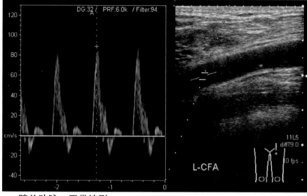

a　髂总动脉：正常波形

b　股动脉：血栓闭塞（↓）；侧支循环（↑）

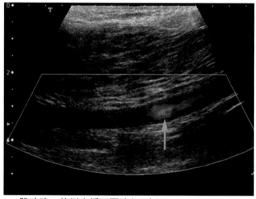

c　股动脉：从侧支循环再流入（↑）

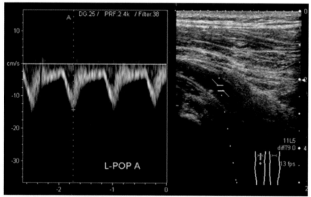

d　腘动脉：反流成分消失

髂总动脉的血流波形正常(a)，腘动脉的血流波形反流成分消失(d)，怀疑近端狭窄、闭塞，在股动脉发现血栓闭塞和侧支循环(b)。另外，股动脉在腘窝部前方观察到从侧支循环通路再流入(c)。

▶ 深静脉血栓形成（deep vein thrombosis：DVT）

- 比目鱼肌静脉中央支扩张，内部回声低，受压变形较弱。
- 彩色多普勒法未发现血流信号。
- 由于扩张和回声水平较低，可能是急性期深静脉血栓形成。

图 19　深静脉血栓

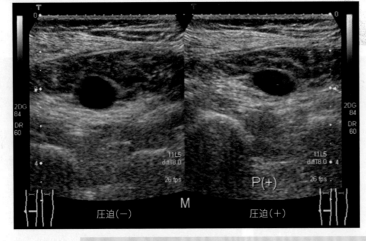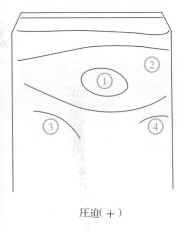

①比目鱼肌静脉（soleus vein）　②比目鱼肌（soleus muscle）　③胫骨（tibia）　④腓骨（fibula）

瓣膜功能不全

- 站着观察。
- 如果反流时间超过 0.5 秒，则考虑瓣膜不全。
- 在大隐静脉中发现 1.5 秒以上的反流，有瓣膜功能不全，可见末梢静脉曲张。

图 20　瓣膜功能不全

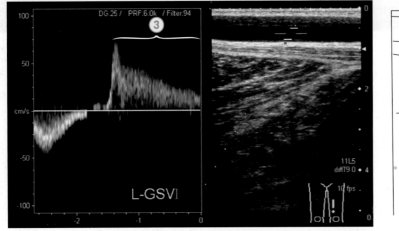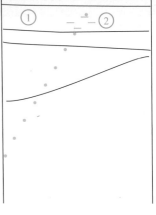

①大隐静脉（great saphenous vein）　②采样点（sample point）　③反流（backward flow）

▶ **血管解剖（见第 9 章 04 四肢血管造影像）**

- 由于静脉壁薄内压低，在探头的压迫下容易变形，管腔消失。
- 肱静脉分为浅静脉（皮静脉）和深静脉。
- 到腋静脉为止是 1 根静脉与动脉伴行，但是从肱静脉开始，两条静脉像夹着动脉一样与动脉伴行。
- 桡动脉常作为心导管检查的入路途径。
- 透析的内分流多采用桡动脉和头静脉。

影像解剖

▶ **肱动脉、桡动脉和尺动脉**

- 肱动脉在肘窝分叉为桡动脉和尺动脉。
- 尺动脉在桡动脉的内侧深处走行。

图 21 **肱动脉、桡动脉、尺动脉（肘窝纵向扫查）**

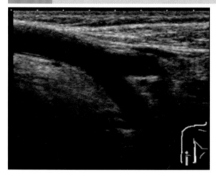 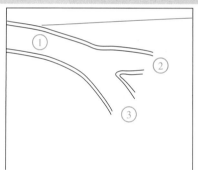

①肱动脉（brachial artery）
②桡动脉（radial artery）
③尺动脉（ulnar artery）

▶ **桡动脉和桡静脉**

- 桡动脉的近端 2/3 在腕桡肌下，远端 1/3 在浅筋膜下的浅表走行。
- 两条桡静脉像夹着桡动脉一样伴行。

图 22 **桡动脉、桡静脉（前臂下部横向扫查）**

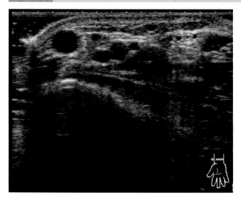 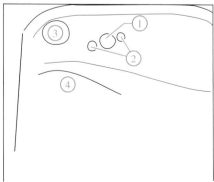

①桡 动 脉（radial artery）
②桡 静 脉（radial veins）
③头静脉（cephalic vein）
④桡骨（radius）

9 章
05
四肢超声影像

矫形领域的超声影像

- 显示主要组织的超声图像。

▶ 骨

- 由于骨具有较高的声阻抗和衰减系数，骨表面显示为连续的线性高回声，而内部则难以显示。

▶ 软骨

- 由于关节软骨是均匀的介质，超声波的反射很少，能以低回声显示。

图 23	肱桡关节（肘关节前方纵向扫查）

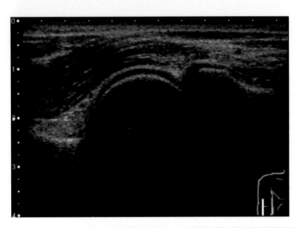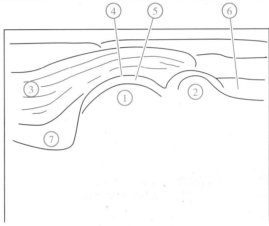

①肱骨小头(capitellum）	④关节囊(joint capsule）	⑦脂肪垫(fat pad）
②桡骨头(head of radius）	⑤软骨(cartilage）	
③肱桡肌(brachio-radialis muscle）	⑥旋外肌(supinator muscle）	

· 肘部为伸展位，前方外侧放置探头。
· 外侧型棒球肘(剥脱性骨软骨炎)的易发部位是肱骨小头。

▶ 肌肉

- 肌肉是肌束的集合体，肌束是肌纤维的集合体。
- 肌束被肌膜包裹，肌肉被肌外膜和筋膜包裹。
- 肌束为低回声，肌膜和筋膜为高回声。

▶ **肌腱**

- 跟腱等以直线方向行进的肌腱，都有结缔组织膜包裹在肌腱的周围。
- 肌腱在手指等关节部位改变走行，肌腱周围有腱鞘包裹。
- 肌腱的长轴，胶原纤维作为线状高回声以层状显示，被称为层状纤维声像图（fibrillar pattern）。
- 肌腱的短轴图像显示为高回声。
- 腱鞘显示为薄的低回声，但是结缔组织膜很难显示。

图 24	跟腱（小腿背侧纵向扫查）

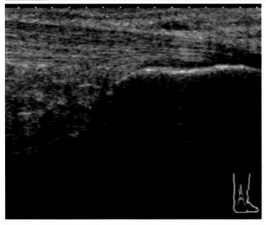 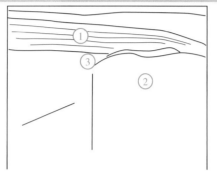

①跟腱（Achilles' tendon）　②跟骨（calcaneus）
③ Kager脂肪垫（Kager's fat pad）

跟腱、腓肠肌和比目鱼肌的肌腱结合在一起，附在跟骨后面。

▶ **韧带**

- 对于韧带，纤维密度高的胶原纤维作为线状高回声显示为层状，被称为层状纤维声像图（fibrillar pattern）。

图 25	肘内侧副韧带（肘关节内侧扫查）

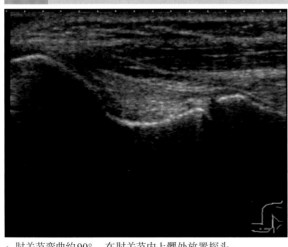 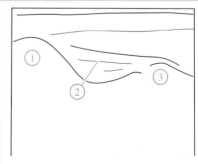

①内上髁（medial epicondyle）
②尺侧副韧带（ulnar collateral ligament）的前斜韧带（AOL）
③冠突结节（tubercle on coronoid process）

· 肘关节弯曲约90°，在肘关节内上髁处放置探头。

· 尺侧副韧带由前斜韧带（anterior oblique ligament：AOL）、后斜韧带（posterior oblique ligament：POL）、横韧带（transverse ligament：TL组成。

· 成人韧带实质损伤较多，儿童内上髁撕脱骨折（内侧棒球肘）较多。

▶ 末梢神经

- 多个外周神经纤维附着在神经内膜上形成神经纤维束，多个神经纤维束附着在神经外膜上形成周围神经。
- 神经纤维束为低回声，神经内膜和神经外膜为高回声。

图 26	腕管（腕关节掌侧横向扫查）

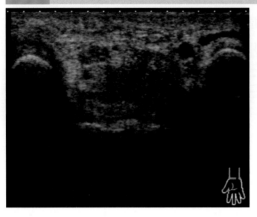 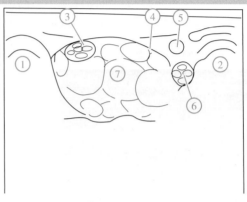

- 腕管是指被腕横韧带和腕骨的拱形包围的隧道状部分。
- 正中神经、拇指长屈肌腱、指浅屈肌腱和指深屈肌腱穿过腕管内。
- 如果由于某种原因内压升高，神经就会受到压迫，引起神经功能紊乱。

①舟骨（navicular bone）　　　⑤尺动脉（ulnar artery）
②豆状骨（pisiform bone）　　　⑥尺神经（ulnar nerve）
③正中神经（median nerve）　　⑦腕管（carpal canal）
④腕横韧带（transverse carpal liga-
　ment）

▶ 临床要点

类风湿关节炎

- 类风湿关节炎的滑膜肥厚，用能量多普勒法可观察到该部位血流增加。
- 血流反映了炎症的程度，炎症越强，血流就越丰富。
- 为了避免因压迫而导致血流减少，要多涂耦合剂，用柔软的触感进行检查。

图 27	类风湿关节炎（手指背侧纵向扫查）

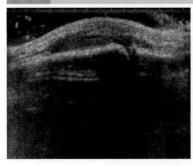 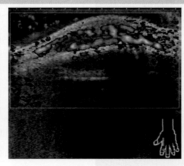 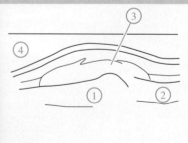

①掌骨（metacarpal bone）　　　③滑膜（synovial membrane）
②近节指骨（proximal phalanx）　④耦合剂回声（echo jelly）

第 10 章

其他

01 无散瞳眼底照相

导言… 解剖生理学

眼球结构

图1 眼球的构成

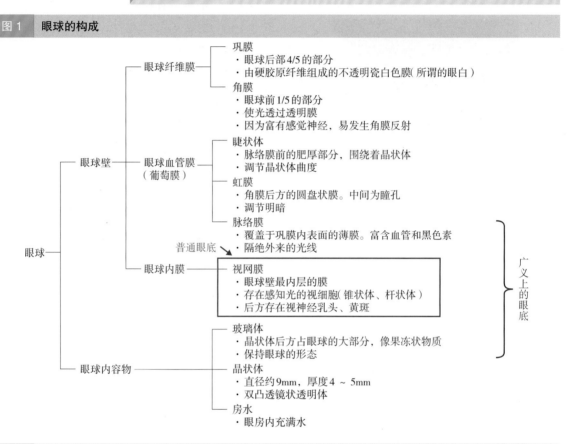

```
眼球 ─┬─ 眼球壁 ─┬─ 眼球纤维膜 ─┬─ 巩膜
      │          │              │   ·眼球后部4/5的部分
      │          │              │   ·由硬胶原纤维组成的不透明瓷白色膜（所谓的眼白）
      │          │              └─ 角膜
      │          │                  ·眼球前1/5的部分
      │          │                  ·使光透过透明膜
      │          │                  ·因为富有感觉神经，易发生角膜反射
      │          │
      │          ├─ 眼球血管膜 ─┬─ 睫状体
      │          │  （葡萄膜）   │   ·脉络膜前的肥厚部分，围绕着晶状体
      │          │              │   ·调节晶状体曲度
      │          │              ├─ 虹膜
      │          │              │   ·角膜后方的圆盘状膜。中间为瞳孔
      │          │              │   ·调节明暗
      │          │              └─ 脉络膜
      │          │                  ·覆盖于巩膜内表面的薄膜。富含血管和黑色素
      │          │                  ·隔绝外来的光线
      │          │  普通眼底
      │          └─ 眼球内膜 ──── 视网膜
      │                           ·眼球壁最内层的膜
      │                           ·存在感知光的视细胞（锥状体、杆状体）
      │                           ·后方存在视神经乳头、黄斑
      │
      └─ 眼球内容物 ─┬─ 玻璃体
                     │   ·晶状体后方占眼球的大部分，像果冻状物质
                     │   ·保持眼球的形态
                     ├─ 晶状体
                     │   ·直径约9mm，厚度4～5mm
                     │   ·双凸透镜状透明体
                     └─ 房水
                         ·眼房内充满水
```

广义上的眼底

图2 眼球的结构（从右眼上方观察）

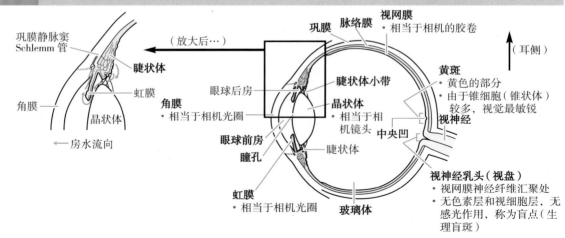

巩膜静脉窦 Schlemm 管
睫状体
角膜
晶状体
房水流向

（放大后…）

巩膜 脉络膜
视网膜
·相当于相机的胶卷

（耳侧）

睫状体小带
眼球后房
晶状体
·相当于相机镜头

黄斑
·黄色的部分
·由于锥细胞（锥状体）较多，视觉最敏锐
视神经

角膜
·相当于相机光圈
眼球前房
瞳孔
睫状体
中央凹

虹膜
·相当于相机光圈
玻璃体

视神经乳头（视盘）
·视网膜神经纤维汇聚处
·无色素层和视细胞层，无感光作用，称为盲点（生理盲斑）

图3　眼底图像（右）

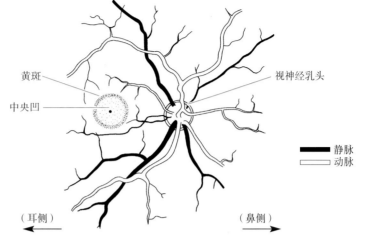

视神经乳头

黄斑　中央凹　　　　　　　　　　　　　静脉　动脉

（耳侧）　　　　　　　　　　（鼻侧）

视神经乳头

- 视神经纤维汇集区。
- 中央是呈漏斗状凹陷的乳头凹陷，动静脉经此进出。
- 纵向椭圆形，因缺少色素上皮层而发白（淡黄～乳白色）。
- 由于缺少神经细胞，在视野上形成盲点。

黄斑

- 位于视神经乳头的耳侧。
- 视细胞（锥状体、杆状体）的分布区。
- 眼底的中心部位，最清晰的成像部分。
- 被认为是横向的稍暗的卵圆形的褐色区域。
- 中心有中央凹。

视网膜血管

- 以视神经乳头为起点，2分支反复延伸，最终形成毛细血管。
- **粗细**　　**动脉：静脉** =2：3
- **色调**　　**动脉：明亮，鲜红色**，略带黄色。
　　　　　　静脉：暗，暗红色。
- 动脉为终动脉，无吻合。
- 虽然动脉和静脉交叉（在交叉部，动脉位于静脉上方），但动脉之间、静脉之间不交叉。
- 视神经耳侧的血管以上方、下方包绕黄斑分布，因而也被称为"血管弓（vascular arcade）"。
- 黄斑是无血管区，其周围聚集了很多血管，形成黄斑血管环。

CHECK!

小贴士

- 由于左眼和右眼呈对称结构，因此表示眼球的各部位时不使用左、右,而是使用鼻侧、耳侧（极少使用内侧、外侧）的表达方式。
- 中央凹：视力和颜色识别能力最好的地方。无血管。

相关检查

▶ 概述

- 眼底照相检查是眼底检查法（直像镜检查、倒像镜检查、眼底照相检查）的一种。
- 通过从外部向瞳孔提供照明，可以清晰显示内部视网膜的形态。
- 眼底是唯一能够无创直接观察机体血管的组织。
- 因此，眼底检查不仅仅用于眼科领域的疾病，
  - 还可用于高血压、动脉硬化、糖尿病等（因为许多疾病的并发症出现在眼底）
  - 脑血管病变（因为视网膜动脉是颈内动脉的一个分支）等。

图 4	眼底检查

术语

▶ 1 缩瞳、散瞳

- 副交感神经的活动亢进引起瞳孔括约肌收缩时瞳孔缩小（缩瞳），交感神经的活动亢进引起瞳孔散大肌收缩时瞳孔扩大（散瞳）。

图 5	散瞳的必要性

a 缩瞳时　　　　b 散瞳时
光线进入更多
观察范围更大

· 在瞳孔闭合（缩瞳）的状态下，通过的光线会变少，因此需要在瞳孔张开（散瞳）的状态下进行照相。

- 散瞳的方法有两种，一种是滴注散瞳剂，另一种是通过暗适应使瞳孔自然开放（自然散瞳）。
- 使用散瞳剂的方法称为散瞳法，通过自然散瞳进行照相的方法称为无散瞳法。
- 在使用无散瞳法的情况下，由于用可见光进行观察时瞳孔会缩小，所以需要用人眼感觉不到的红外线照明进行观察。

表1　无散瞳法和散瞳法的比较

	无散瞳法	散瞳法
散瞳	自然散瞳	使用散瞳剂
观察光	红外线	可见光
观察	电视显示器	直接观察
部位	仅后极部	全眼底
操作性	容易	需要熟练
连续照相	不可以	可以
用途	筛选	眼科专门检查
检查者	医疗放射线技师、临床检验技师	医生、视觉训练师

图6　无散瞳眼底相机概览

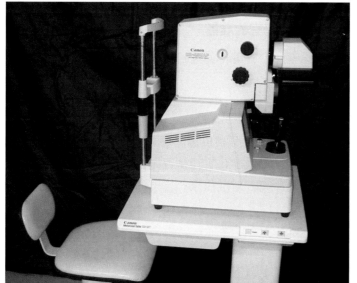

a　总体概览

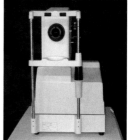

b　受检者侧

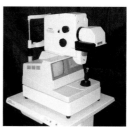

c　操作员侧

暗适应、明适应

- 当你从一个明亮的地方突然进入一个黑暗的地方（例如，没有路灯的夜路、隧道或电影院）时，最初你几乎什么也看不到，但过了一段时间，习惯了黑暗，就可以看到周围（暗适应）。相反，当你从昏暗的地方突然进入到明亮的地方时，开始会感到刺眼，但很快就习惯了（明适应）。完成这些适应的时间取决于杆状细胞（对应暗度）和锥状细胞（对应明度）的灵敏度。
- 暗适应需要时间（20～30分钟）才能完成，而明适应则可以非常迅速地完成。

无散瞳眼底照相检查流程

图7　照相的流程

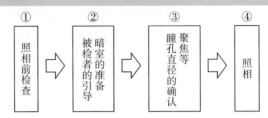

①照相前检查

- 确认每个部件的开关照相系统的各种设置，检查物镜的污垢等。
- 由于物镜的污染是伪影的原因，因此需要特别注意。

②受检者的引导和暗室的准备

- 将受检者引导至暗室，等待通过暗适应后的自然散瞳。
- 不需要完全暗室。

③瞳孔直径的确认、对焦等

- 几乎所有的无散瞳眼底照相机都需要 4mm 以上的散瞳，因此要通过照相机内置的刻度来确认瞳孔直径是否充分散瞳。
- 此后，调整照相距离并对准焦点。

④照相

- 通过可见光光源进行拍摄。
- 受检者在照相时，由于瞬间受到强烈的可视光，引发对光反射并引起缩瞳。
- 因此，拍摄另一只眼需要间隔几分钟左右。

眼底照相范围界限

- 目前在售的无散瞳眼底照相仪的视角（照相机镜头能够拍摄的范围）约 45°，所以要想在一张照片上拍摄出全眼底是比较困难的。
- 在进行的一般性筛查无散瞳眼底照相中，大部分只拍摄后极部，但不能否认在拍摄范围之外存在病变的可能性。
- 因此，有时会对每个特定区域的眼底进行拍摄，然后将照片连成一幅图像进行全景拍摄。
- 全景拍摄可以观察大范围的眼底，但是在无散瞳下，每拍摄一张眼底就会缩瞳，拍摄需要时间，所以不适合一般的筛查。

- 为了能够显示视神经乳头、黄斑、动静脉交叉部，需要以黄斑附近为中心进行照相（图8）。

图8 **正常图像（右眼）**

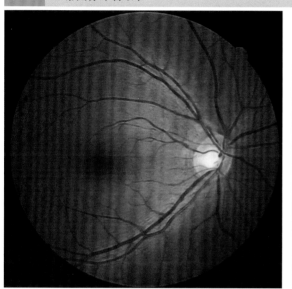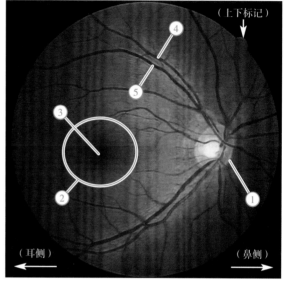

①视神经乳头　②黄斑　③中央凹　④视网膜动脉　⑤视网膜静脉

视神经乳头

- 细长椭圆形，淡红或黄白色。
- 视神经乳头凹陷（Cup）与视神经乳头（Disc）的直径比（C/D 比）通常约为 0.4。

黄斑

- 无血管带。在视乳头的耳侧，稍下方观察到的稍暗区域。

视网膜血管

- 在视神经面分为 4 支（视网膜颞侧上、下小动脉，鼻侧上、下小动脉）。
- 动脉呈鲜红色，静脉稍粗呈暗红色。

视网膜颜色

- 黄褐色或浅红色。

10 章
01
无散瞳眼底照相

糖尿病及其眼底所见

- 如果长期处于高血糖状态，会给密集于视网膜的毛细血管增加负担，从而引起糖尿病视网膜病变。病期及其眼底所见如下：

　①单纯视网膜病变：可见毛细血管瘤、点状出血、斑状出血等局限性出血、硬性白斑（边界清晰的白斑）。

　②增殖前视网膜病变：血管闭塞引起的软性白斑（边界不清的白斑），出现视网膜无血管野，可见静脉扩张。

　③增殖期视网膜病变：新生血管出现，是导致玻璃体出血和视网膜剥离的原因。

高血压及其眼底所见

- 高血压与动脉硬化密切相关，同时也会引起高血压视网膜病变。
- 高血压最先发现的眼底改变是动脉狭窄。随着病期的进展，血管内径会发生改变（动脉的部分狭窄），如果进一步发展，就会出现视网膜出血、白斑、乳头水肿。
- 动脉硬化的眼底所见有动脉壁反射亢进（照明反射使动脉闪闪发光的现象）、动静脉交叉现象（动脉和静脉在交叉部共有血管外膜，静脉的粗细发生变化）。

图9	动静脉交叉现象

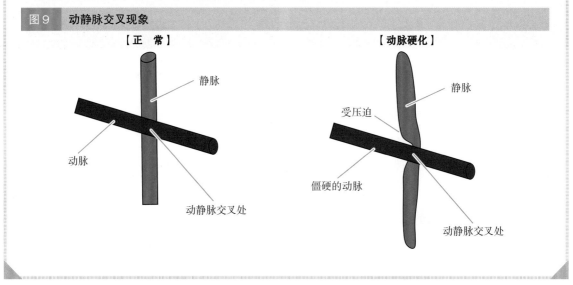

02 磁共振波谱成像

▶ 什么是 MRS？

- MRS 是 magnetic resonance spectroscopy（磁共振波谱成像）的缩写。
- 是利用化学位移（chemical shift）现象，获得对象物质的分子结构、化学环境、浓度等信息的方法。
  - 在生物化学领域→作为决定分子结构和微量物质的测定法，从 20 世纪 50 年代开始一直延用至今。
  - 在医学领域→作为非创伤性地获得代谢信息的方法，在 1980 年出现，从 1990 年后半期开始以 ^{1}H-MRS 为中心，现已广泛应用于临床。

▶ 何谓原子核成像？

- 理论上，所有具有 MR（磁共振）现象的原子核都是成像对象。
- 从临床应用的角度来看→ ^{1}H，^{31}P，^{13}C，^{19}F，^{23}Na，^{129}Xe 等。
- 临床应用最广泛的是→ ^{1}H ▶1（MRS 是以 ^{1}H 原子核为对象的：^{1}H-MRS）。

▶ 临床适用的检查部位？

- 脑、前列腺、乳腺、肌肉、肝脏等。
  - →其中使用最广泛的是脑的 ^{1}H-MRS。
    最近，前列腺、乳腺、肝脏和骨骼肌的 ^{1}H-MRS 也在不断普及。

▶ 何谓 ^{1}H-MRS？

- ^{1}H-MRS 是指通过抑制 MRI 的主要信号源（水、脂肪酸）的强磁共振信号，从而获得其他隐匿的代谢物的 MR 信号的技术。

术语

▶ 1 ^{1}H

^{1}H 原子核由一个质子组成，因此常被称为 "proton"。但是质子（proton）也包含在所有其他原子核中。因此，^{1}H 原子核是质子（proton），但是，要注意 ^{1}H 质子不一定是原子核。

▶ 2 原本意义的 MRS

如果不向 MR 信号添加位置信息，则可以获得频谱。但是，^{1}H-MRS 的对象是代谢物，不是水和脂肪。因此，抑制发出强烈信号的水和脂肪而得到的代谢物的光谱就是本来意义上的 MRS。顺便说一下，在图 1a 的信号中附加位置信息的是 MRI。

表 1　¹H-MRS 中发现的代谢物

NAA：N-acetylasparetate，N-乙酰天冬氨酸
Cr：creatine/phosphocreatine，肌酸/磷酸肌酸
Cho：choline-containing compounds，胆碱化合物
Lac：lactate，乳酸，Lip：lipids，脂肪
*除右侧所列外，根据临床状态和数据获取条件的不同，也可以选择肌醇（myoinositol，MI）、丙氨酸（alanine，Ala）、醋酸酯（acetate，Ace）、甘氨酸（glycine，Gly）等。
*化学位移（chemical shift）中用粗体字表示一般观察到的峰值。

代谢物	化学位移 [chemical shift(ppm)]	意义
NAA	2.0, 2.6	存在于神经元中 神经元标记物 [neural marker（量，功能的指标）]
Cr	3.0, 3.9	所有细胞都存在 能量代谢的指标
Cho	3.2	细胞膜的组成部分 在细胞丰富的组织中升高 升高见于肿瘤、炎症和慢性缺氧
Lac	1.3	在正常组织中观察不到 厌氧代谢的指标 在脑肿瘤、脑缺血等情况下可观察到
Lip	1.3, 0 ~ 2	脂质。反映的是坏死（necrosis）指标 肝脏和肌肉中也存在异位脂质

图 1　生物组织的 ¹H-MRS

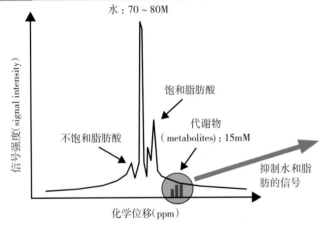

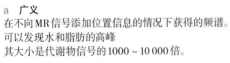

a　广义
在不向 MR 信号添加位置信息的情况下获得的频谱。
可以发现水和脂肪的高峰
其大小是代谢物信号的 1000 ~ 10 000 倍。

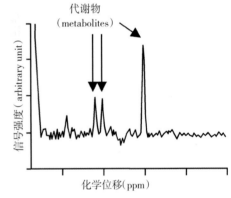

b　本意[2]
不向 MR 信号附加位置信息，进而抑制水和脂肪信号而得到的波谱。

● parts per million, 10^{-6}。MRS 多使用 ppm 而不是 Hz。化学位移的差与静磁场强度成比例地变宽。这样的话，由于直观理解比较困难，现代用相对数值表示法，即选用一个标准物质，以该标准物的共振吸收峰处位置为零点，其他吸收峰的化学位移值依据这些吸收峰的位置与零点的距离来确定。而且，化学位移与共振频率（静磁场强度的频率）相比非常小。^{1}H 原子核信号的化学位移为数十至数百 Hz，很难处理。因此，MRS 将求得的值乘以 1 000 000（百万）。（parts per million，10^{-6}）单位表示的方法被普遍使用。

$\delta_{obs} = \{ (\nu - \nu_{ref}) / \nu_0 \} \times 1\,000\,000$（ppm）

δ_{obs}：观测物质的化学位移量

ν：由局部磁场给出的拉莫尔频率（Hz）

ν_{ref}：参考材料的拉莫尔频率（Hz）

ν_0：静磁场强度频率（Hz）

▶ 关于光谱的解释（纵、横轴的含义）

纵轴： ● 表示信号强度。

● 峰的面积与质子（proton）的数量成比例。

● 单位是任意单位（arbitrary unit）。

横轴： ● 表示共振频率。

● 峰的差（共振频率的差）是化学位移（chemical shift）的扩展。

● 单位是 "Hz" 或 "ppm" ▶3。

● 习惯将相对较高的频率标注在左侧。

图 2　甲醇的 ^{1}H–MRS

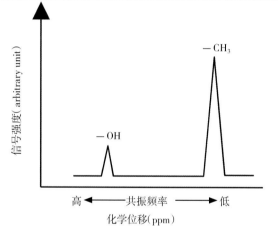

甲醇的结构式是 CH_3OH，分子内有甲基（—CH_3）和羟基存在（-OH）。每个峰的面积是 –OH：–CH_3=1：3，峰的面积（积分强度）与形成该峰的 ^{1}H 原子核的数量（共振核数）成正比。

▶ 脑

图3 脑的 ¹H-MRS

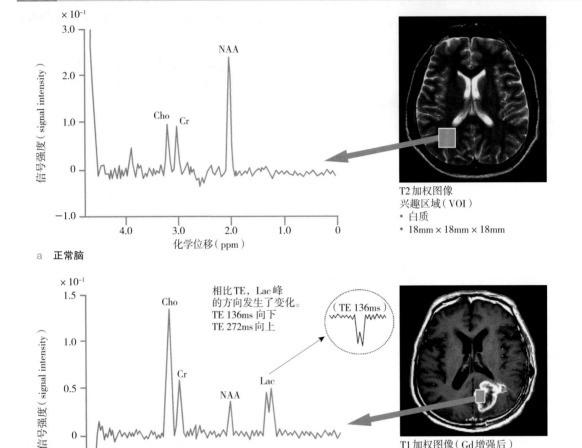

a 正常脑

b 脑肿瘤 (glioblastoma)

数据采集条件：1.5Tesla，PRESS，TR 2000ms，TE 272ms，激励次数128次，数据采集时间约5分钟。

在正常脑（a）中，可以发现NAA（2.02ppm）、Cr（3.02ppm）、Cho（3.22ppm）的峰值。NAA特异性地包含在神经细胞中，Cr是能量代谢的中间产物，Cho主要是与细胞膜产生衰变有关的物质。在脑肿瘤（b）中，可以发现神经细胞破坏导致NAA降低，能量代谢变化导致Cr降低，细胞膜产生衰变亢进导致Cho升高。此外，还捕捉到了显示厌氧代谢的Lac峰。

CHECK!

小贴士

- 通常，许多脑肿瘤的波谱模式类似于图 3b，但是，根据脑肿瘤的种类（髓外肿瘤、髓内肿瘤、组织型等）的不同，代谢物的增减程度、峰的有无等也会不同。记住，不同类型的脑肿瘤，波谱是不一样的！

图4 肝脏的 ¹H-MRS

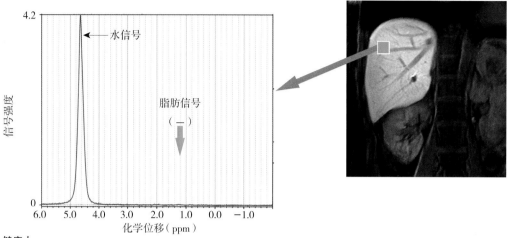

a 健康人

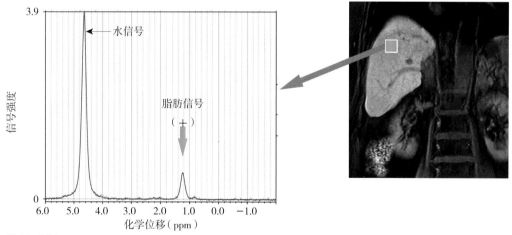

b 脂肪肝病例

[数据采集条件：3.0Tesla，PRESS，TR 5000ms，TE 35ms，激励次数1次，VOI 20mm × 20mm × 20mm，数据采集时间10秒（屏气10秒）]

健康者（a）仅能发现水的峰（4.7ppm）。在脂肪肝的病例（b）中，除了水的峰以外，还出现了脂肪的峰（CH_2 1.3ppm，CH_3：0.9ppm左右）。

骨骼肌（胫骨前肌）

骨骼肌（胫骨前肌）的 ¹H-MRS

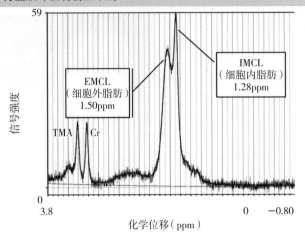

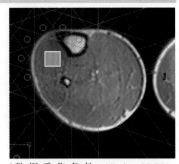

（数据采集条件：3Tesla，PRESS，TR 3000ms，TE 40ms，激励次数96次，VOI 12mm×12mm×35mm，数据采集时间约6分钟）

这是成人（26岁，男性）的 ¹H-MRS。在此，虽然是显示胫骨前肌的例子，但是比目鱼肌和股四头肌等其他骨骼肌也具有相同的波谱。可以发现存在于肌细胞内的细胞内脂肪（intramyocellular lipids:IMCL）和存在于肌细胞间的细胞外脂肪（extramyocellular lipids：EMCL）的峰。在肌肉活检中分离 IMCL 和 EMCL 进行评价是很困难的。

另外，还捕捉到了能量代谢指标 Cr（3.02ppm）以及 choline 代谢产物 TMA（trimethylamines，3.22ppm）的峰。

CHECK!

小贴士

● 在本项检查中，对设置1个 VOI（volume of interest，兴趣区）得到波谱的 MRS 进行了论述，这被称为单体素 MRS（single voxel MRS）。现在，一次扫描从多个区域（matrix：一般 16 x 16 ~ 32 x 32 左右）同时采集多个体素的 MRS（multi voxel MRS）信息的方法也已确立，并被用于脑和前列腺的检查。另外通过多体素 MRS（multi voxel MRS）产生按代谢物频率分布的波谱图。这种代谢图称为化学位移成像（chemical shift imaging，CSI）

MRS 检查适用于保险吗？

● 目前在日本，所有 MRS 检查只允许用于研究目的。在实施检查时，必须得到本人的同意，由于不符合保险条件，所以不能进行保险申请，这是目前的现状。

● 1995 年，在美国，一位患有缺血性脑病的患者进行的 ¹H-MRS 技术得到 FDA（美国食品和药物管理局 Food and Drug Administration）的批准，并适用于保险范围。

03 扩散张量成像

什么是DTI？

▶1 扩散

- 扩散是指浓度、热量等的分布从不均匀状态自然变化到均匀状态的现象（例如：将着色的水滴入无色的水中，随之浓度自然扩散）。

- 在生物体内，通过水分子的碰撞会产生布朗运动，进而产生扩散现象。

- 这种扩散现象用MRI成像就是DWI，被用于急性期脑梗死等缺血性脑病的诊断。

- DTI（扩散张量成像）是diffusion tensor image的缩写。

- 应用基于水分子的扩散[▶1]现象而形成对比度的扩散加权图像（diffusion weighted image：DWI）的方法，利用张量这一概念，得到水分子扩散的方向和强度的方法（详细内容请参考相关书籍）。

- 水分子扩散方向不受限制（扩散速度在所有方向上相同）的扩散称为各向同性扩散，用球体表示（图1）。

- 水分子扩散方向受限（扩散速度因方向而异）的扩散称为各向异性扩散，用椭圆体表示（图2）。

- 各向异性扩散在脑白质和骨骼肌等中被发现，可作为诊断神经纤维髓鞘化等的工具之一，主要被临床应用于脑神经外科领域。

- DTI的主要表示方法是"分数各向异性图（FA map）""彩图（color map）""纤维束示踪图（tractography）"。

图1 各向同性扩散	图2 各向异性扩散

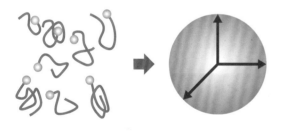

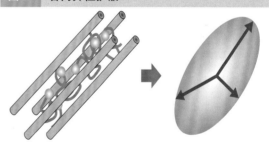

分数各向异性图（FA map）

- FA是fractional anisotropy的缩写。
- FA值用作各向异性扩散的指标。
  - FA值可通过以下公式求出。
  - 取0~1之间的值，接近0表示各向同性扩散，接近1表示各向异性扩散。

$$FA = \sqrt{\frac{3}{2} \cdot \frac{(\lambda_1 - D_{ave})^2 + (\lambda_2 - D_{ave})^2 + (\lambda_3 - D_{ave})^2}{\lambda_1^2 + \lambda_2^2 + \lambda_3^2}} \quad (0 \leq FA \leq 1)$$

- λ_1、λ_2、λ_3 是扩散张量 D[2] 的特征值（eigenvalue），通常为 $\lambda_1 \geqslant \lambda_2 \geqslant \lambda_3$。
- e_1、e_2、e_3 是特征值（λ_1、λ_2、λ_3）的特征向量（eigenvector），e_1 表示神经纤维的方向，e_2、e_3 是 e_1 的正交方向。
- D_{ave} 是表观扩散系数（apparent diffusion coefficient，ADC），表示水的扩散程度，λ_1、λ_2、λ_3 表示如下。

$$D_{ave} = ADC = \frac{\lambda_1 + \lambda_2 + \lambda_3}{3}$$

图 3　扩散张量 D

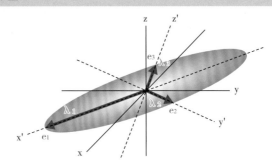

术语

▶ 2 扩散张量 D

- 为了表示扩散的各向异性，需要使用张量的概念。
- 在三维空间（xyz 坐标）中表示扩散张量 D 时，用 3×3 的行列式（9 分量）表示。

$$D = \begin{bmatrix} D_{xx} & D_{xy} & D_{xz} \\ D_{xy} & D_{yy} & D_{yz} \\ D_{xz} & D_{yz} & D_{zz} \end{bmatrix}$$

- 扩散张量 D 是对称张量，因此 [D_{xx}] [D_{xy}] [D_{xz}] [D_{yy}] [D_{yz}] [D_{zz}] 的 6 个成分确定就可以了。
- 因此，为了求出扩散张量 D（得到 DTI），需要 6 轴以上（包含 b=0 的话 7 轴以上）的扩散加权梯度磁场（motion probing gradient，MPG）。

- FA 图是以 FA 值为基础制作的。
  - FA 值越高，图像上显示为白色，FA 值越低，图像上显示为黑色（图 4）。
  - 一般来说，白质与灰质相比各向异性较高。
  - 特别是皮质脊髓束等锥体束和胼胝体的 FA 值较高（接近 1）。

图 4　FA 图（横断位）

（括号）中为 FA 值

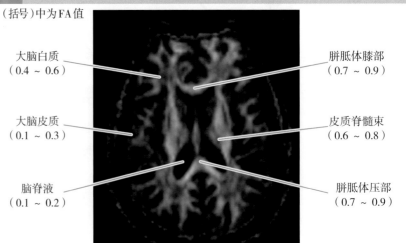

大脑白质（0.4 ~ 0.6）

胼胝体膝部（0.7 ~ 0.9）

大脑皮质（0.1 ~ 0.3）

皮质脊髓束（0.6 ~ 0.8）

脑脊液（0.1 ~ 0.2）

胼胝体压部（0.7 ~ 0.9）

▶ 彩图（color map）

- 这是以扩散张量信息为基础，用彩色（red，green，blue，RGB）表示各体素中神经纤维各向异性方向的图像（图5）。
- 一般来说，左右（x轴）方向用红色(red)表示，前后（y轴）方向用绿色（green）表示，头尾（z轴）方向用蓝色（blue）表示（图6）。
- 左右（x轴）方向走行的胼胝体等为红色(red)，前后（y轴）方向走行的视束等为绿色（green），头尾（z轴）方向走行的皮质脊髓束等为蓝色（blue）。

图5	冠状位彩图

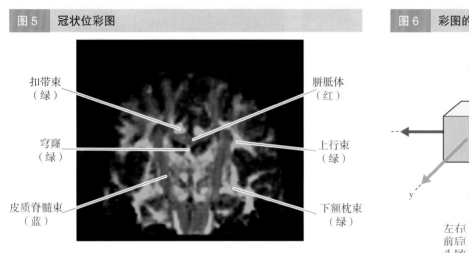

扣带束
（绿）

穹窿
（绿）

皮质脊髓束
（蓝）

胼胝体
（红）

上行束
（绿）

下额枕束
（绿）

图6	彩图的表示

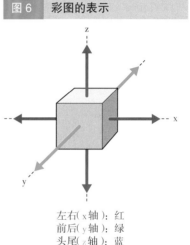

左右(x轴)：红
前后(y轴)：绿
头尾(z轴)：蓝

▶ 纤维束示踪图（tractography）

- 以DTI信息为基础，对宏观且连续的神经纤维（fiber）进行追踪（tracking）的方法称为纤维示踪（fiber tracking），由此得到的图像称为弥散张量纤维示踪成像（diffusion tensor tractography：DTT）。
- 由于通过DTT显示目标神经纤维，可以把握与肿瘤等的位置关系，因此，在脑神经外科领域的术前模拟和术中导航等方面被广泛应用。
- 为了解决这样的问题，即在创建DTT时需要专用的分析软件，并且分析过程，分析原理和显示方法也会因软件而异。

图7	锥体束（右侧）的示踪像（tractography）

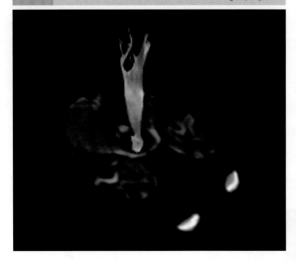

图8	将胼胝体设为追踪开始点（seed）后显示示踪像

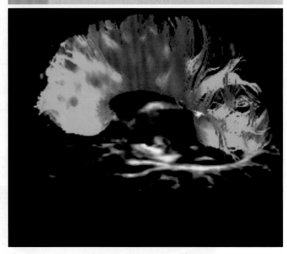

术语

▶ 3 起源和目标

● 在制作纤维束示踪（tracography）时，为了显示目标神经纤维，需要关注的区域必须设置ROI。

● 开始纤维束示踪（fiber tracking）的区域称为开始点，从开始点显示神经纤维到达的区域称为目标。

● 设定开始点和目标两者时，显示通过开始点并且到达目标的神经纤维。

● 因此，通过适当设定开始点和目标，可以选择性地显示神经纤维束目标。

※1 e_1 和 $-e_1$ 进行方向选择角度较宽的一方。

※2 在图9中，当遇到各向同性扩散张量（右）时，纤维束示踪结束。

● 纤维束示踪（fiber tracking）的基本原理如图9所示。

① 在某一区域设定开始点[3]并计算该区域中的扩散张量信息，例如特征值（λ）和特征值向量（e）。

② 根据①的结果，决定 λ_1 对应的特征向量 e_1 和 $-e_1$ 的方向，从开始点前进一段距离（或相邻体素）[1]。

③ 然后，如①同样计算出到达区域（或体素）中的扩散张量信息，并执行②。

④ 以后，重复①~③。

⑤ 满足各种阈值（前进方向的变化、FA值等）时纤维束示踪（fiber tracking）结束[2]。

图9	纤维束示的基本原理

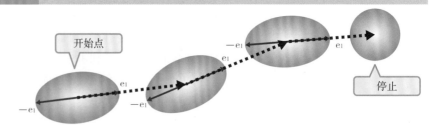

668

图 10 DTI（横断位图像）

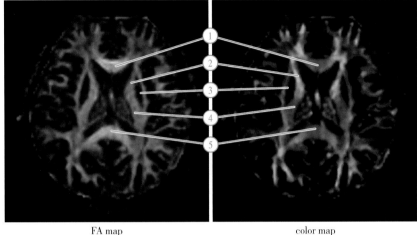

FA map　　　　　color map

①胼胝体膝部（genu of corpus callosum）
②内囊前肢（anterior limb of the internal capsule）
③上行束（superior longitudinal fasciculus）
④内囊后肢（posterior limb of internal capsule）
⑤胼胝体压部（splenium of corpus callosum）

图 11 DTI（冠状位图像）

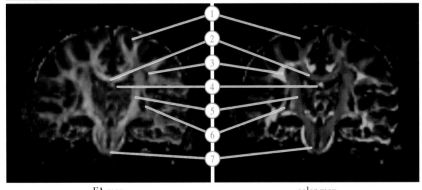

FA map　　　　　color map

①上放射冠（superior corona radiata）
②胼胝体（corpus callosum）
③上行束（superior longitudinal fasciculus）
④穹窿（fornix）
⑤皮质脊髓束（corticospinal tract）
⑥下额枕束（inferior frontooccipital fasciculus）
⑦小脑中脚（middle cerebellar peduncle）

图 12 DTI（矢状位图像）

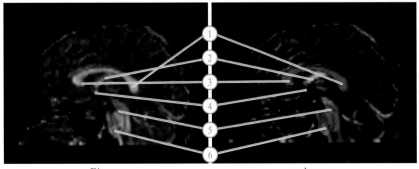

FA map　　　　　color map

①胼胝体压部（splenium of corpus callosum）
②穹窿（fornix）
③胼胝体膝部（genu of corpus callosum）
④前联合（anterior commissure）
⑤小脑上脚交叉（decussation of superior cerebellar peduncles）
⑥皮质脊髓束（corticospinal tract）

04 放射治疗定位成像

▶ 定位的必要性

- 在癌症的放射治疗中，按照拟定的治疗计划进行照射是基础。因此，将治疗束正确地对准目标部位很重要。

术语点菜

▶ **1 kV imager**

- 是设备制造商的产品名称。拥有 kV imager 的两家设备制造商的产品名称如下。
- Varian：
  车载成像仪（on board imager, OBI）
- ELEKTA
  X 线容积成像（X-ray volume imaging, XVI）

▶ **2 DRR 图片**

- digital reconstructed radiography 的缩写。治疗计划定位像采用三维 CT 图像重建成二维数字图像。可以任意角度制作 DRR 图像。来自光束入射方向的图像被称为射束视野（beam's eye view：BEV），用于定位。

▶ 什么是 IGRT？

- IGRT（图像引导放射治疗）是 image guided radiation therapy 的简称，是 2010 年 4 月被保险接受的新的放射治疗方法。
- 在 IGRT 中，通过正确的位置调整，PTV 边缘的缩小可以实现降低正常组织的射线量和对目标部位的正确照射。
- 立体定向放射治疗（stereotactic radiotherapy：SRT）被定义为"每次照射时，在照射室内用图像确认，记录治疗计划时和照射时照射中心位置在 5mm 以内的三维空间再现性照射治疗"。IGRT 对于保证立体定向放射治疗的准确实施至关重要。

▶ 定位方法和特征

| 图 1 | 千伏成像仪（kV imager）▶1 | 图 2 | 锥形束 CT（cone-beam CT, CBCT） | 图 3 | 电子入口成像设备（EPID） | 图 4 | Exac Trac 系统（Brainiab） |

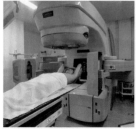 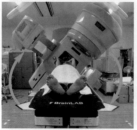 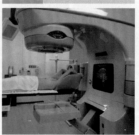 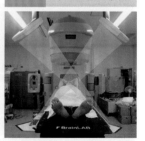

- 可在任意角度拍摄。
- 快速定位。
- 不仅是静止图像，透视图像也能确认。

- 由于可以获得 CT 图像，因此可以通过软组织进行定位。
- 缺点是拍摄需要时间。

- 由于使用治疗束获取图像，中心轴的可靠性高。
- 通过摄影功能，也可以在照射过程中连续拍摄的装置。
- 缺点是像质不是很好。

- 使用放射治疗计划 CT 重建的 DRR▶2 影像，可以和骨结构精密的吻合。
- 与治疗计划的偏差，由 6 轴方向计算，并通过倾斜治疗床来修正。

图5	kV imager 定位图像

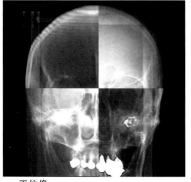
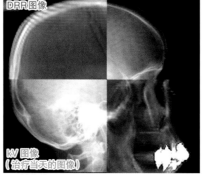

从任意角度获取X线图像，并将其与治疗计划装置生成的DRR图像进行核对，以确认照射部位是否正确，通常从两个方向(正位和侧位)进行摄影

a　正位像　　　　　　　　b　侧位像

图6	CBCT 图像

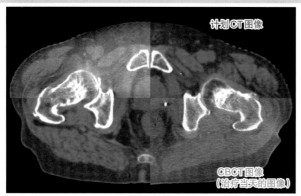

通过旋转与线束正交的X线扫描设备（kV imager）来获得CBCT，器官位置准确性高。

▶ ## 直线加速器图像（linac graphy：LG）的意义

- 为实现 IGRT 而进行的每日定位是由参与照射的医疗放射技术人员进行的。这些是通过以 kV imager、CBCT 为主的模态来实现的。

- 但是，用 kV imager 和 CBCT 定位是通过与线性电路正交设置的 X 线摄影装置（kV imager）来确认等中心是否与目标部分一致，并不是对照射野。

- 直线加速器图像（LG）是检查照射野是否符合治疗计划者的预期部分的方法。LG 主要是在开始新的治疗或改变治疗计划时拍摄的。在这种情况下，实际照射的形状被设置为多叶准直（multi-leaf collimator，leaf MLC）。

图7	定位的计时

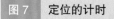
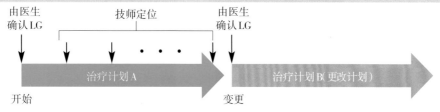

由医生　　　　技师定位　　　　由医生
确认LG　　　　　　　　　　　确认LG

治疗计划A　　　　　　治疗计划B(更改计划)

开始　　　　　　　　　变更

▶ LG 的拍摄方法

● 一般采用 MLC 照射野和照射野打开的 LG 二次曝光法进行拍摄。

图 8   LG 的拍摄方法

使用MLC的照射野	照射野打开
将 MLC 以及铅门设定为与实际照射野相同的形状，照射少量的光束（1MU 左右）	打开 MLC 和铅门，照射少量光束（大约 1MU）

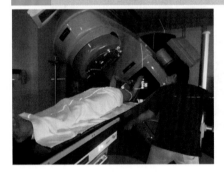

图 9   LG 实际拍摄情况

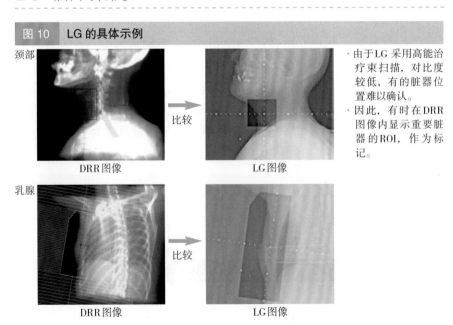

· 不仅是MLC形状，台架和准直仪的角度也要符合实际的治疗计划进行拍摄。
· LG的目的是确认实际的照射野，在实施多方位照射的情况下，不仅要从一个方向进行拍摄，而且要从多个方面进行拍摄。

LG 临床案例

图 10   LG 的具体示例

颈部

DRR图像   LG图像

乳腺

DRR图像   LG图像

· 由于LG采用高能治疗束扫描，对比度较低，有的脏器位置难以确认。
· 因此，有时在DRR图像内显示重要脏器的ROI，作为标记。

比较

比较

▶ LG 成像原理

术语

▶ 3 CR

● CR 的摄影方式与传统暗盒的屏-片系统相似，只是用一种特殊的介质取代了传统的胶片，将特殊介质封闭于一个暗盒内，这种介质被称为成像板（Imaging Plate）

摄影系统?

① 金属荧光增感屏（Pb+CaWO$_4$：铅 + 钨酸钙）

● 这是一种增感屏 - 胶片系统，由于显影费事等原因，现在几乎不再使用。

② CR（imaging plate，成像板）[3]

● 这是目前最广泛的使用方法。

● 与诊断用的 CR 相比，由于有铜板和铅箔，所以重量较重。

③ EPID（flat panel detector，平板探测器）

● 这是最简单的方法。

● 由于附属于治疗机的系统，所以图像的保存等可以自动进行。

成像原理?

● 透过被摄体的光子与金属发生反应，通过放出的 2 次电子形成图像（1 次 X 线几乎透过 IP 和胶片，因此铜和铅产生 2 次电子，使 IP 和胶片吸收）。

图 11　成像原理

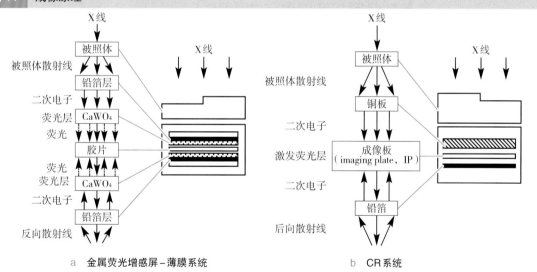

a　金属荧光增感屏-薄膜系统　　　　b　CR 系统

什么样的图像?

● 由于图像是由散射辐射形成的，因此对比度和锐度较低。

● 主要是强调生物组织密度差异的图像

→在胸部和头部，空气层（低密度）和软组织（高密度）之间的密度差较大，可以获得对比度较高的图像。

→右腹部，软组织（高密度）和骨组织（高密度）的密度差几乎没有，获得的是难以判断脏器位置等的图像。

05 骨密度测定

概述

- 骨密度测定是无创的，它是通过定量评价骨密度（骨盐量），进而对骨质疏松症和激素分泌异常进行诊断、病程观察、治疗效果的判定等。
- 对象：成年妇女和儿童。

骨密度测定的种类

- X线照相密度测定法（photodensitometry，PD）
- 单光子吸收测定法（single photon absorptiometry，SPA/single energy X-ray absorptiometry，SXA）
- 双光子吸收测定法（dual photon absorptiometry，DPA/dual energy X-ray absorptiometry，DXA）
- 定量CT法（quantitative computed tomography，QCT）
- 定量超声法（quantitative ultrasound，QUS）

X线照相密度测定法（PD）

- 因为软组织和骨的衰减不能分离，所以测定部位是软组织少的第2掌骨。
- 铝梯（铝台阶楔片）或铝斜坡用作参考材料。
- 由于照片密度是根据骨密度产生的，所以同时拍摄参考物质，并将其换算成铝厚度。
- 在标准化摄影条件下进行摄影（例如，50kV、100mA、40ms、100cm）。
- 显影条件必须始终保持不变。
- 分析需要时间。
- 照片密度的读取分为以下3种方法。

■ **显微密度测定法（microdensitometry，MD）**
  - 用微密度计读取照片密度。

■ **数字图像处理法（digital image processing，DIP）**
  - 通过高分辨力CCD相机读取照片密度。

■ **计算机X线密度测定法（computed X-ray densitometry，CXD）**
  - 通过排列在线上的CCD相机读取照片密度。

图 1 X线照相密度测定法

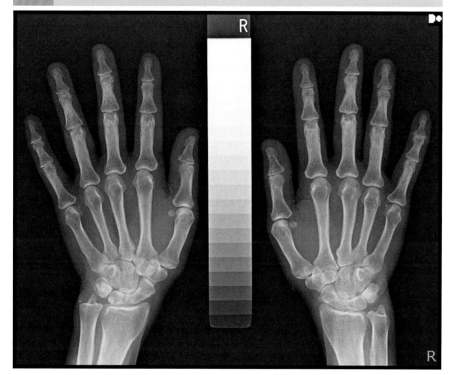

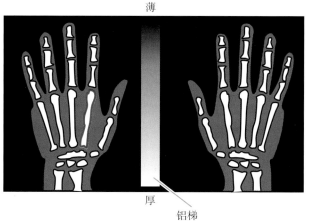

用非惯用手的第2掌骨进行测定。

薄

厚

铝梯

第2掌骨的照片浓度换算成铝厚！

小知识

骨密度的左右差

● 左右腕的骨密度不同，惯用腕侧的骨密度更高。通常，用非惯用腕的一侧进行测量。

补充

● 骨量？骨盐量？骨密度？

● 骨是由有机质（主要是骨胶原）的骨基质和无机质的骨盐（矿物质成分：以钙和磷为主体，也含有镁等）构成的，骨量是指有机质和无机质的总和。骨盐量是残存无机物质的量。骨密度是**骨盐量**除以骨的面积（QCT 法中为体积）得到的值。通过测量骨密度，我们可以掌握各自的差异。

▶ **双光子吸收测定法（DPA/DXA）**

● 使用 2 种不同能量的 X 线或 γ 射线，除去软组织的影响。

■ **DPA 方法**

● 使用发射两种 γ 射线的放射性同位素 ^{153}Gd 作为放射源。

■ **DXA 方法**

● X 线束和探测器一体化移动，用笔形束和扇形束的 X 线扫描被测部位。

● 测量时，管电压高速切换到 70kV 和 140kV。

● 重复性好。

● 可以进行大范围的测量。

● 可以测量腰椎、股骨、全身和桡骨远端。

● 全身用的装置是大型的。

● 也有只以桡骨远端为检查对象的小型装置。

● 可以计算脂肪量。

图2	DXA 法原理图解

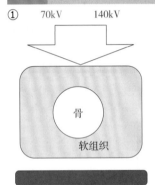

· 如①所示，用两种不同能量的 X 线（70kV，140kV）照射骨和软组织部位。
· 这样，就得到了如②所示的各能量的 X 线衰减量的曲线图。能量较低（70kV）时 X 线的衰减量较多。
· 然后，使各能量图的软组织部分拟合（③）。这样，就可以只计算去除了软组织的骨的衰减量。
· 仅把骨的衰减量换算成骨盐量，用这个值除以面积，就得到了骨密度。

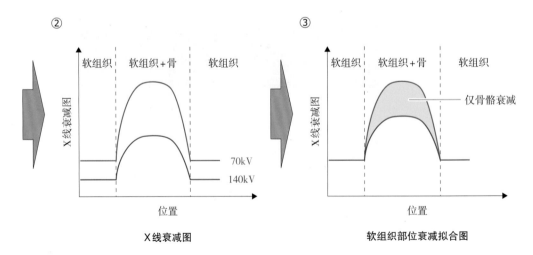

图3 DXA 法日本女性腰椎 L2 ~ L4 的测定案例

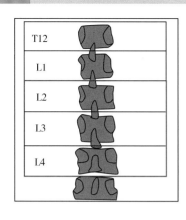

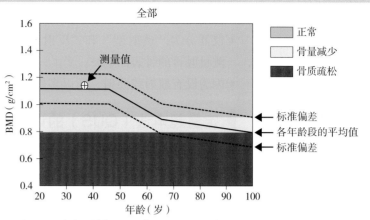

BMD（bone mineral density）——骨密度。单位是 g/cm²。骨盐量除以单位面积的值。

定量 CT 法（QCT）

- 使用诊断用 CT 进行。
- 同时拍摄作为校正目的的参考物质的骨量体模。
- 骨密度测量时使用羟磷灰石固体体模和磷酸氢二钾（K_2HPO_4）液体体模相互换算。
- 腰椎的松质骨也可以定量。
- 根据分析软件，腰椎的皮质骨也可以定量。
- 优点是可以得到体积密度。
- 缺点是受脂肪的影响较大，测量精度较差。

图4 QCT

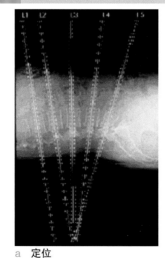

a 定位

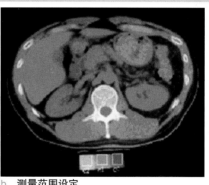

b 测量范围设定

CHECK!

- 背部后方是骨量伪影。

小知识

骨密度（bone mineral density，BMD）

- BMD[g/cm²] 是通过骨盐量 [bone mineral content：BMC（g）] 和骨面积（cm²）计算得到的结果。
- QCT 中的 BMD 等于体积密度（g/m³），3DXA 中的 BMD 等于面积密度（g/cm²）。

10 章
05

骨密度测定

▶ 定量超声法（QUS）

- 使用的超声波为数百 kHz。
- 仪器分为"透射型"和"反射型"，前者测量跟骨的透射 SOS，后者测量胫骨的骨表面 SOS。
- 因为没有放射线照射，所以多用作骨质疏松症的筛查。

▶ 定量超声法（QUS）的计算原理

- 首先，测量穿透被测部位（主要是跟骨）的超声波的传播速度（speed of sound：SOS）。
- SOS 与物质的密度关系如下：

$$SOS = \sqrt{\frac{Young率}{\rho}}$$

Young率：物质的弹性度（N/m²）
ρ：物质密度（kg/m³）

- 也就是说，骨密度越高，SOS 越高。
- 另外，要测量宽带超声（0.1 ~ 0.6 MHz）以不同频率穿过骨骼时的净衰减值，即宽带超声衰减（broadband ultrasound attenuation：BUA）。
- 通过对预先获取的穿过水中传输的数据与穿过骨骼的数据之间的差（图5a）进行傅里叶变换，计算每个频率的超声波衰减量（图5b）。
- 回归线相对于衰减量的斜率即为 BUA。
- 当骨密度高时，BUA 变大。特别是在高频成分中，值较高。
- 在实际检查中，以 SOS 和 BUA 为指标进行判断。

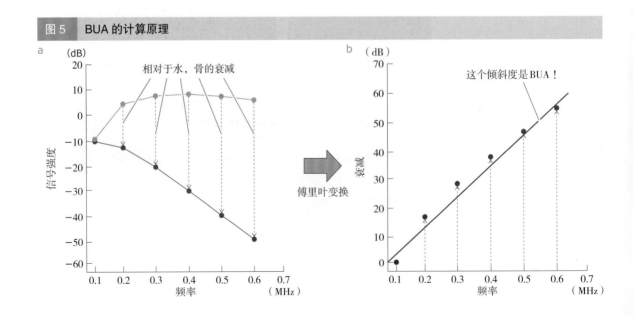

图5 BUA 的计算原理

图6　超声骨评估装置（超声脉冲传输法）

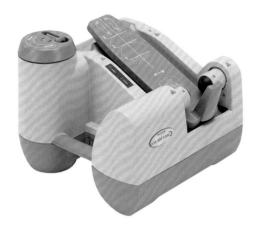

测量部分

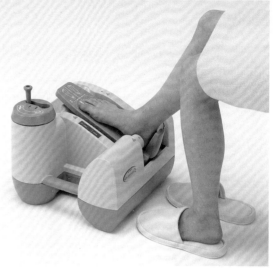

b　足跟固定器

（画像提供：アロカ）

各骨盐定量测定法的精度比较

表1　各部位在各影像中的测量精度

方法	测量部位	测量精度[*，CV（%）]
MD	第2掌骨	3～5
DIP	第2掌骨	2～3
CXD	第2掌骨	2～3
DXA	桡骨	1～2
	腰椎	1～2
	股骨颈	3～5
QCT	腰椎	5～10
QUS	跟骨	1～2

＊CV（coefficient of variation）：变异系数。标准差除以平均值。
CV 越小，测量精度越高。

小贴士

● 骨盐定量检查，由于装置、方式的不同，测定值也会有很大的变化，因此进行同一设备定期测量是很重要的。

什么是骨质疏松?

● 骨质疏松症是骨量减少且骨组织微细结构异常的结果，骨的脆性增加，易造成骨折等疾病。骨软化症的特征是总骨量（类骨和钙化骨的总和）不减少，而骨质疏松症的特征是总骨量减少。

● 这种疾病在女性中尤为常见，据说 80% 以上的患者都是女性。在骨的新陈代谢过程中，雌激素可以减缓骨的吸收，抑制钙从骨中溶解出来。

● 随着绝经期的到来，女性雌激素分泌减少，骨密度就会急剧下降，比同龄男性的骨密度的流失要快很多。

● 骨质疏松症的发生很大程度上受饮食、运动不足等生活习惯的影响，因此早期诊断并进行生活指导和治疗，对于阻止骨质疏松症发展、预防骨折是很有必要的。

06 骨核素显像

图1	正常像—成人（39岁，女性）

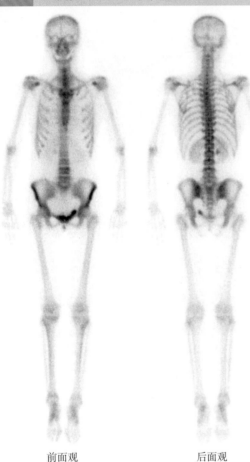

前面观　　　　　　　　　后面观

图2	正常像—儿童（7岁，女童）

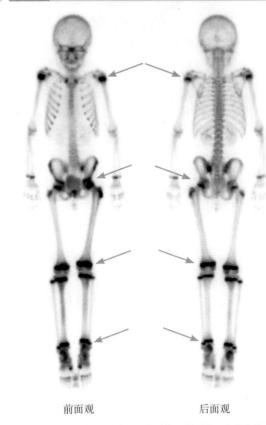

前面观　　　　　　　后面观

在长管骨的骨骺部、肩关节、髋关节、踝关节、腕关节等生长期的新生骨中发现大量放射性摄取浓聚。

- 胸骨、面骨、脊椎、肩关节和髋关节、骶髂关节、膝关节等各关节的浓聚增强。
- 放射性摄取浓聚出现在膀胱内的残余尿中。

▶ 放射性药物和剂量

- ^{99m}Tc-MDP（亚甲基二磷酸盐，methylene diphosphonate）：$370 \sim 740MBq$
- ^{99m}Tc-HMDP（亚甲基羟基二膦酸盐，hydroxymethylene diphosphonate）：$370 \sim 740MBq$

▶ 检查注意事项

- 膀胱内的残余尿造成是伪影（障碍阴影）的原因，由于会影响到骨盆病变的诊断，因此需要在检查开始之前排尿。在自然排尿困难的情况下，有必要进行导尿。

- 排尿时，如果衣服和内衣被污染的话，在图像上会呈现假阳性（伪影），有可能会因为与骨骼重叠等而对诊断造成障碍，因此需要注意。
- 为了减轻骨盆内脏器官的辐射，检查后最好多饮水，促进排尿。

▶ 读片注意点

- 多浓聚在生长期新生骨的干骺端。
- 龋齿和牙龈炎也有浓聚。
- 放射治疗的照射部位浓聚降低。
- 腰椎退变等也会浓聚。
- 异常影像不仅是阳性影像，骨坏死等缺损影像也是异常影像。
- 肿瘤性病变部位和肌肉的炎症部位等，有时会在骨以外呈现浓聚。

▶ 临床应用

- 恶性肿瘤（前列腺癌、乳腺癌、肺癌、肾癌、膀胱癌、胃癌、神经母细胞瘤等）的骨转移诊断。
- 原发性骨肿瘤的诊断。
- 感染（如骨髓炎）的诊断。
- 骨折部位的诊断（疲劳性骨折、骨折后的愈合延迟和愈合不全）。
- 代谢性骨病的诊断。

▶ 其他（给药时的注意事项）

- 放射性药物血管外泄漏是造成像质差和伪影的原因。另外，也是导致误诊的原因。
- 一侧上肢有病变时（水肿等），建议从对侧静脉注射。

骨显像中的 SPECT 成像

- 一般用对称型大视野双检测器伽马相机拍摄全身像。
- 在进行全身扫描后，为了进行位置确认等，经常会追加采集平面（Planar）像。由于近年来机器的进步，SPECT 扫描不到 10 分钟就完成了，因此全身像和 SPECT 并用的情况也很多。
- 通过追加 SPECT，可以 3D 捕捉病灶，另外，可以提高深部的对比分辨力，提高病变的检出能力。
- 在实施 SPECT 的情况下，通过进行最大密度投影（maximum intensity projection，MIP）处理，可以进一步提高诊断能力，因此，在通常的 SPECT 断层图像中追加扫描的情况较多。并且，也有同时使用全身 SPECT（whole body SPECT）（2 ~ 5 个床）的设备。
- 通过 SPECT/CT 的融合（fusion）像，具有可以同时获得病变部位的位置识别以及同一部位的形态信息的优点。

图 3 | 病例 1：乳腺癌多发性骨转移

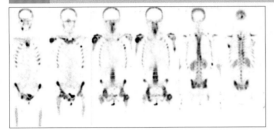

全身 SPECT：冠状位像

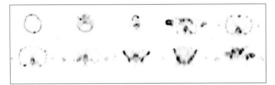

全身SPECT：横断位图像

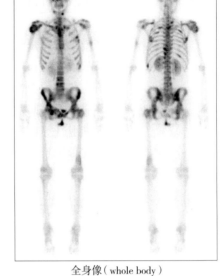

全身像（whole body）

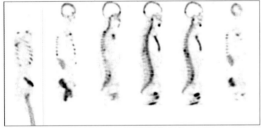

全身SPECT：矢状位图像

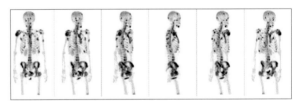

全身SPECT：MIP

颅骨（左侧顶骨、枕骨）、上颌骨（右）、下颌骨（左）、胸骨、肩关节（右）、肋骨、肩胛骨（左）、胸椎（第 8～11）、腰椎（第 3～5）、骶髂关节（右）、髋关节（右）、耻骨、股骨（左侧远端）、肱骨（左）可见转移灶。

图 4 | 病例 2：无菌性骨坏死（aseptic necrosis）

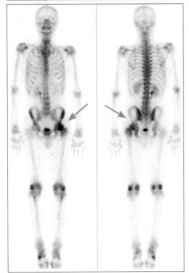

全身像（whole body）

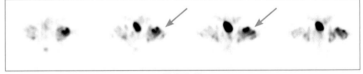

横断位像

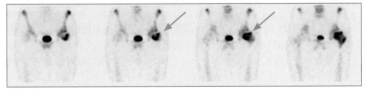

冠状位像

25岁，男性，在左髋关节、左股骨头边缘（颈部）发现放射性摄取（RI）异常浓聚，另外，股骨头的中心部位发现放射性摄取（RI）浓聚降低，表示骨坏死，仅凭全身像很难判断病灶缺损，SPECT用于骨显像非常有价值。

图5	病例3：骨外浓聚及肾功能障碍

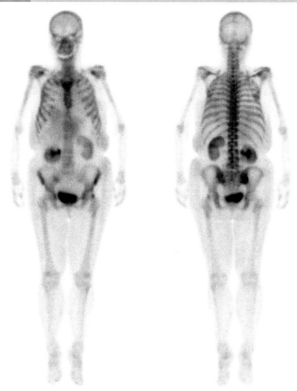

可见肝癌引起的左叶的少许浓聚。

另外，由于肾功能障碍（肾积水）导致放射性摄取（RI）的排泄延迟，因此在软组织的放射性摄取浓聚较高。

图6	病例4：疲劳性骨折（stress fracture）

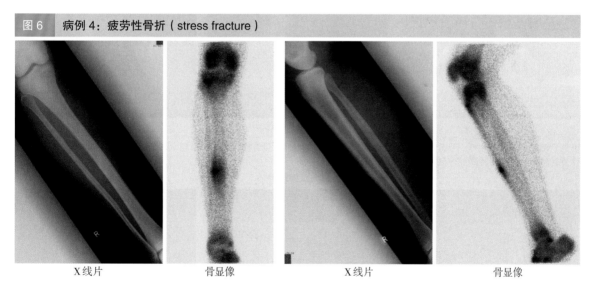

X线片	骨显像	X线片	骨显像

用X线片很难确认骨折，但是用骨显像可以确认右胫骨有放射性摄取浓聚，呈现异常。

图 7　病例：鼻咽癌（62 岁，女性）

通过追加 SPECT/CT 检查，对于骨显像中放射性摄取浓聚增加较少的溶骨性骨转移，可以参考 CT 图像确认密度减低部位。通过 CT 图像，不仅可以明确示踪剂在解剖学上的异常浓聚部位，还可以鉴别出伴随成骨性骨转移和脊椎退行性变的异常浓聚。

全身像

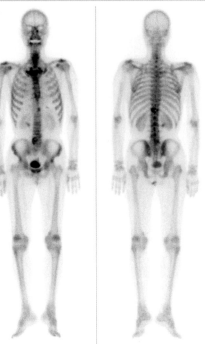

SPECT
静脉给药 ^{99m}Tc-HMDP 740MBq 4 小时后，
128×128 矩阵（Matrix）（4.8 mm）
15 秒/窗位 × 64 窗位/床 × 2 床

CT
0.8 秒/圈（sec/Rotation），130kV
有效毫安秒（eff.mAs）：50mAs
层厚：5mm
螺矩（Pitch）：1.5

SPEC/CT 横断位像

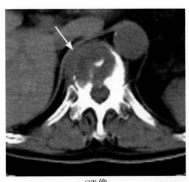
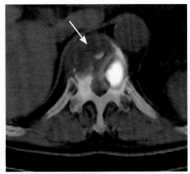
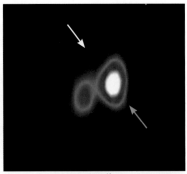

CT 像　　　　　　　融合（fusion）像　　　　　　　SPECT 像

椎体右侧发现软组织肿瘤，考虑为伴骨破坏的溶骨性骨转移。左侧可见骨硬化，同一部位，可见示踪剂异常浓聚。这表明溶骨性骨转移和成骨性骨转移混合存在。

第 5 腰椎浓聚

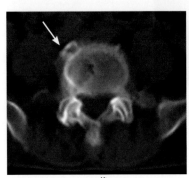
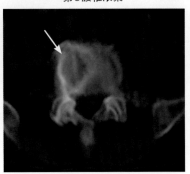
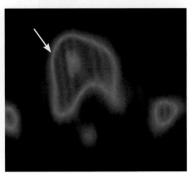

CT 像　　　　　　　融合（fusion）像　　　　　　　SPECT 像

CT 像见椎体右侧前缘有骨棘形成，SPECT 像同一部位可见示踪剂的浓聚，表示脊椎退行性变。

术语

▶ 1 OS-EM (ordered subsets expectation maximization) 法

- 最大期望值算法 (maximum likelihood expectation ma-ximization, ML-EM) 是一种在基于最大似然估计的图像迭代重建算法中解决像素估计值更新问题的基本方法。它是一种算法，通过将其分成几个子集来加速采集，以减少重复次数，并具有以下优点：①低密度区信噪比良好；②重建图像像素值不为负；③很少出现明显的条状伪影 ④联合应用衰减、吸收、准置器孔径校正等提高了定量性。

成像方法

- 静脉注射 3 ~ 4 小时后开始 ^{99m}Tc-HMDP 从软组织的排泄很快，因此静脉注射后 2 小时左右就可以进行显像。
- 为了提高图像质量，显像需要尽可能接近，因此，除了全身成像之外，SPECT 也有很多可以自动接近显像的装置。
- 准直器：低能量高分辨力型 (low energy high resolution collimator, LEHR) 或低能量通用型 (low energy all purpose collimator, LEAP, low energy general purpose collimator, LEGP)。
- 采集条件

  全身成像
    →扫描速度 scan speed：10 ~ 20cm/min
    矩阵大小：256 x 1024

  平面 (Planar)
    →采集计数：500 ~ 1000 kcounts
    矩阵大小：512x 512 或 256 x 256

  SPECT
    → 10 ~ 20 秒 / 视窗 360° 采集，60 ~ 72 视窗
    矩阵大小：128 x 128

- 在 SPECT 重建过程中，降低噪声和伪影，并提高表观分辨力，推荐 OS-EM 法。

07 骨髓核素显像

图 1　正常图像 – 成人（33 岁，女性）

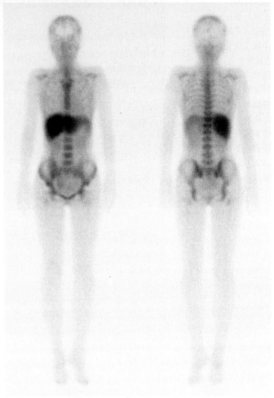

前面观　　　　　　　　后面观

全身像（whole body）

放射性药物和剂量

- ^{111}In–Cl（氯化铟）：74MBq

临床应用（适应证）

- 慢性骨髓增生综合征：造血灶扩大。
- 再生障碍性贫血：骨髓活性抑制，造血灶缩小。
- 骨髓异常增生综合征（myelodysplastic syndrome，MDS）：表现为增生（由异常造血干细胞引起）。

| 图2 | 病例1：再生障碍性贫血（26岁，男性） | 图3 | 病例2：骨髓异常增生综合征（54岁，男性） |

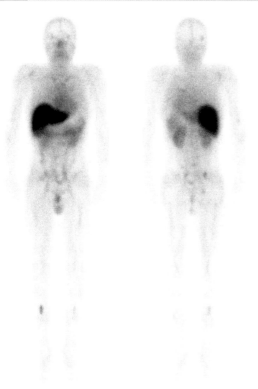 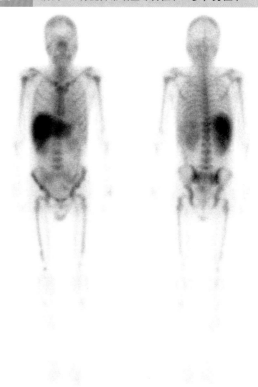

全身像（wholc body）

中心骨骨髓部的放射性摄取（RI）浓聚降低，表明骨髓功能的降低。另外，可见与心脏部位一致的心脏池像。

全身像（whole body）

放射性摄取（RI）在躯干的骨髓浓聚扩大（peripheral expansion）。表明骨髓功能亢进。

小
知识

● 虽然也有 ^{99m}Tc- 硫胶体被骨髓内存在的网状细胞摄取，从而使骨髓显影的方法，但是由于不是直接显影造血灶，也不能用于保险诊疗，因此并非一般检查。

CHECK!

成像方法
● 用 ^{111}In-Cl 给药 48 小时后成像。
● 由于 ^{111}In-Cl 有 171keV、245keV 两个能量峰，一般使用中能通用准直器（medium energy all purpose collimator：MEAP）。
● 采集条件
  全身成像
    →扫描速度：10 ～ 15cm/min
    矩阵大小：256 x 1024
  平面（Planar）
    →采集计数：300 ～ 600 kcounts
    矩阵大小：512 x 512

参考文献

1）久田欣一 监修：最新臨床核医学，改訂 3 版，金原出版，1999.

2）鳥塚莞爾监修：核医学ハンドブック，金芳堂，1996.

3）日本放射線技術学会监修：核医学検査技術学改訂第 2 版，オーム社，2008.

08 ^{67}Ga 显像

▶ 正常组织分布

- 正常摄取后，^{67}Ga 分布于肝、骨、关节、骨髓和软组织。
- 此外，鼻咽、泪腺、唾液腺、乳腺、胸腺、脾、肺门淋巴结和外阴部也可以有正常分布。

▶ 放射性药物和剂量

- ^{67}Ga-citrate（柠檬酸）：74 ~ 111MBq

▶ 预处理

- ^{67}Ga-citrate 是经肠道排泄，如果肠道有粪便残留，则很难辨别是病变还是粪便。因此，在成像的前一天服用泻药，排泄肠道内残留的粪便。如果排便不完全，也可以进行灌肠。在无法判断是肠管内的粪便还是病变的情况下，可以在数小时后或者第二天通过延迟成像来判断（如果是肠管内的粪便，阳性点会移动）。

▶ 适应证

- ^{67}Ga-citrate 特异性浓聚的肿瘤：恶性淋巴瘤，恶性黑色素瘤，甲状腺未分化癌，肺癌，头颈部肿瘤等。
- ^{67}Ga-citrate 的炎症诊断：^{67}Ga-citrate 除了肿瘤外，还会浓聚在炎症部位，因此对于炎症的诊断也是有用的（如全身感染的发热待查，间质性肺炎，结节病，肺炎，肾炎，肺纤维化等）。

▶ ^{67}Ga 显像联合其他治疗方法

- 外科手术
- 放射治疗
- 化学疗法
- 使用铁剂治疗等

全身 SPECT　　　　　　　　　　　　　　　　　　　　　　小知识

- 除了通常的全身成像之外，通过进行全身 SPECT，可以对全身进行三维成像，但也有大幅度延长检查时间的缺点。在考虑检查理由的同时，应改变成像范围（1 个床位 -SPECT：40cm ~ 3 个床位 SPECT：约 110cm）

图 1	正常像－成人（27 岁，男性）

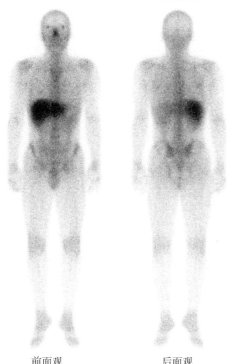

前面观　　　　　　　　后面观

除了在肝、脾、泪腺、关节、外阴部、胸骨、髋骨和脊椎的正常浓聚外，也在骨髓中显示浓聚。

图 3	正常像－成人（39 岁，女性）

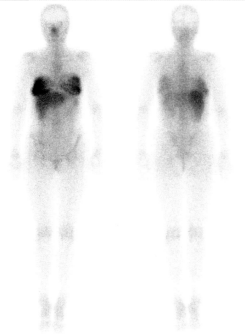

前面观　　　　　　　　后面观

可见在女性乳腺浓聚。

图 2	正常像－成人（40 岁，男性）

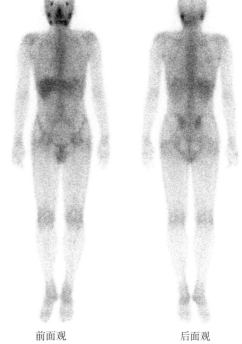

前面观　　　　　　　　后面观

可见在泪腺和唾液腺浓聚。

图 1～3 均显示 ^{67}Ga 在正常组织的浓聚。

采集方法

- ^{67}Ga-citrate 给药 48 ~ 72 小时后显像。
- 由于 ^{67}Ga-citrate 具有 93keV、185keV、300keV 3 个能量峰，一般使用中能通用准直器 (MEAP)，但最近使用低中能通用准直器（low-medium energy general purpose collimator：LMEGP），常使用 93keV、185keV 2 个峰值的方法。这具有提高对比度分辨力的优点。
- 采集条件
   - 全身成像
      - →扫描速度：10 ~ 15cm/min
        矩阵大小：256 x 1024
   - 平面（Planar）
      - →采集计数：300 ~ 600 kcounts
   - SPECT
      - →矩阵大小：128 x 128
        20 ~ 30 秒 / 帧，360° 采集，60 ~ 72 帧
- 由于提高表观分辨力和减少条纹伪影等原因，建议使用 OS-EM 方法（见第 685 页）进行 SPECT 重建。
- SPECT：以前一般是进行全身成像，并追加平面（Planar）成像，但近年来随着设备的进步，SPECT 代替平面（Planar）进行成像逐渐变得普遍。通过 SPECT，可以区分肿瘤和生理性浓集，提高深度对比度分辨力，并通过三维观察和显示病变来提高诊断能力（检测能力）。
- MIP：在实施 SPECT 时，通过进行最大密度投影（maximum intensity projection，MIP）处理，可以进一步提高诊断能力，在通常的 SPECT 断层图像的基础上进行的情况较多。
- 在全身成像和 SPECT 成像中，除了主窗口之外，许多情况下还使散射线校正方法来设置用于散射的子窗口。虽然具有对比度提高的优点，但由于信噪（SN）比降低，需要考虑显像时间以增加采集计数。

SPECT/CT
- 将 CT 和伽玛相机的机架集成在一起的装置。
- 将具有功能图像信息的 SPECT 和具有解剖学形态信息的 CT 在相同的病期、相同的体位和相同的生理状态下进行一系列成像，可以通过精确的图像匹配来显示融合图像，并且还可以通过 CT 来精确地校正衰减。
- 装置分为诊断用 CT 和补充用 CT。

图4 | 病例 1：间质性肺炎（66 岁，男性）

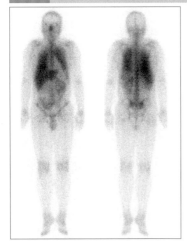

全身像（whole body）

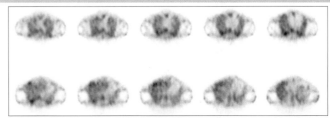
全身 SPECT：横断位像

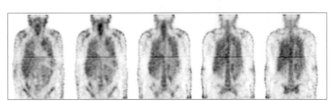
全身 SPECT：冠状位像

发现两侧肺野弥漫性放射性摄取（RI）异常浓聚，疑似活动性高的间质性肺炎。

图 5 病例 2：恶性淋巴瘤（malignant lymphoma）（60 岁，女性）

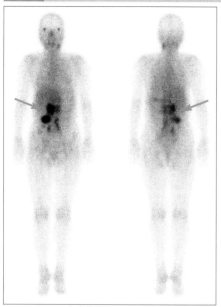

全身像（whole body）

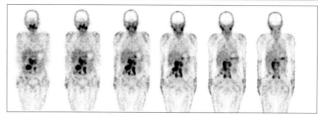

全身SPECT：冠状位像（3bed）

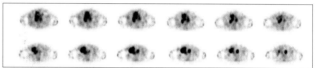

全身SPECT：横断位像

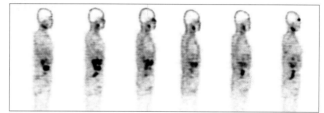

全身 SPECT：矢状位像

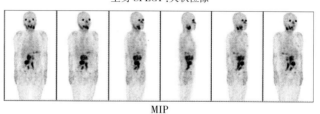

MIP

上腹部正中主动脉旁淋巴结区域及肠系膜淋巴结均可见放射性摄取（RI）异常浓聚，显示淋巴瘤(lymphoma)病灶。

通过SPECT成像，可以三维地掌握浓聚部位的位置信息，并且提高了检测灵敏度。

图 6 病例 3– 结节病（54 岁，女性）

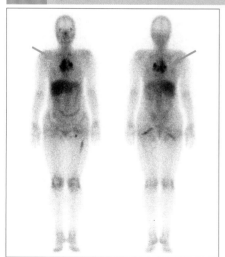

全身像（whole body）

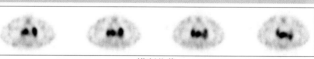

横断位像

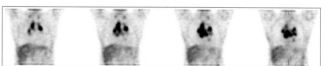

冠状位像

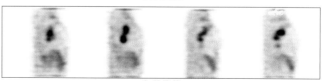

矢状位像

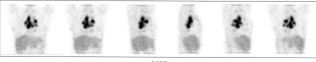

MIP

在上纵隔和双侧肺门淋巴结观察到强浓聚，在双侧臀部和左大腿部也观察到异常浓聚。疑似活动性结节病。

图 7　病例 4- 恶性淋巴瘤（80 岁，男性）

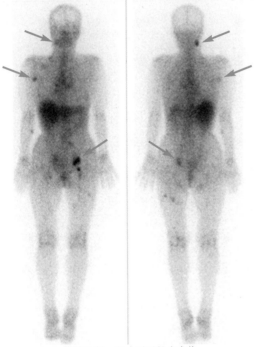

SPECT
静脉注射 ^{67}Ga-citrate 74MBq 48 小时后显像
矩阵 128×128（4.8mm）
18 秒/帧×64 帧/床×2 床位

CT
0.8 秒/圈（sec/Rotation），130kV，
有效 mAs(eff.mAs)：90mAs
层厚：5mm
螺距(Pitch)：1.5

静脉注射：48 小时后的全身像

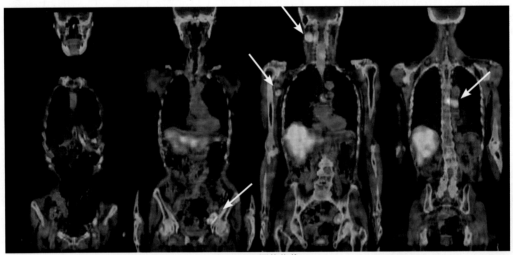

SPECT/CT冠状位像
（CT 和 SPECT 融合图像）

在颈部、锁骨下、腋下、纵隔、髂骨内侧和腹股沟的淋巴结上发现浓聚增加。
通过 SPECT/CT，提高了异常部位的位置识别精度，有助于提高诊断能力。

图 7　病例 4：恶性淋巴瘤（80 岁，男性）（续）

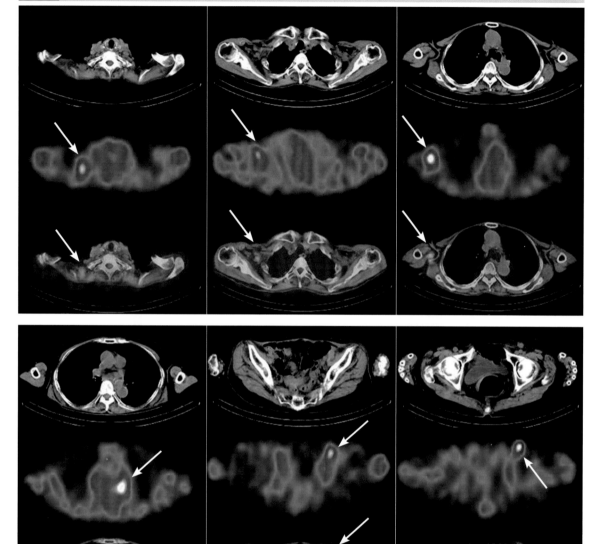

SPECT/CT 横断位图像

09 肿瘤 ^{201}Tl 显像

▶ 正常图像

- ^{201}Tl 的生物学特性与 K$^+$ 相似。在早期影像中，大部分分布于存活的心肌中，另外，也可浓聚在鼻腔、唾液腺、甲状腺、肝、肾、小儿胸腺、肠管、骨髓和骨骼肌中。在 3 小时以上的延迟图像中，与活动量成比例地分布在全身肌肉中（图 1）。

图 1　正常案例

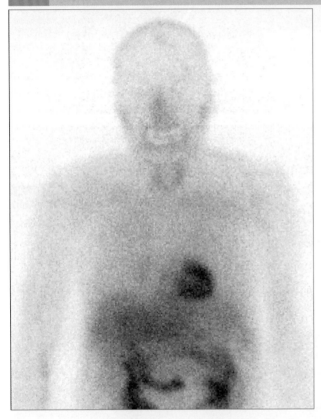

早期像

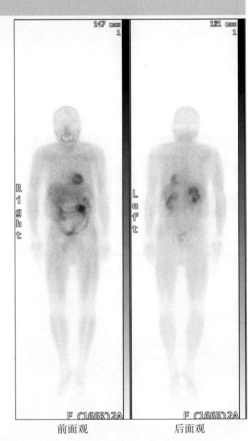

前面观　　　　后面观

延迟像（全身像）

▶ 放射性药物和剂量

- ^{201}Tl（氯化铊）：74 ~ 111MBq

▶ 临床应用（适应证）

- 脑肿瘤，甲状腺肿瘤，肺肿瘤，骨和软组织肿瘤，纵隔肿瘤

预处理

- 静脉注射时，需要生理盐水冲洗注入。
- 为了抑制肠管的浓聚，在检查当天的早晨应禁食。

特征

- 静脉注射 15 分钟后的早期相和 3 小时以上的延迟相，用于定性诊断、良恶性鉴别和恶性程度的诊断（图 2）。
- 成像方法采用二维成像（平面成像）、全身像、静脉注射后连续成像和 SPECT，但为了探查深部病变，SPECT 是必需的。
- 利用 DICOM 和 CT 的复合机，使其形态学上叠加，从而可以进行客观的评价（图 3）。
- 使用 SPECT 的感兴趣区（region of interest，ROI）计算的 T/N 值[1] 或保留指数（retention index）[2] 用于确定治疗效果和预测治疗效果（图 4）。

术语

▶ 1 T/N 值

- T（病变组织的平均 SPECT 值）/N（正常组织的平均 SPECT 值）。

▶ 2 保留指数

- [（延迟相 T/N 值 − 早期相 T/N 值）×100%] / 早期相 T/N 值

图 2 甲状腺铊显像平面（Planar）像

在早期相中，可见甲状腺右叶肿大，但在经过 3 小时以上的延迟相中，左右差异消失。

良性甲状腺肿瘤（滤泡性腺瘤，follicular adenoma）

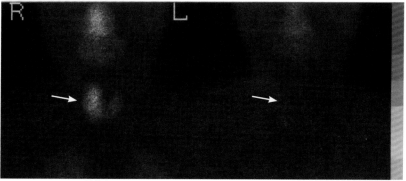

早期相　　　　　　　　　　延迟相

在早期相中，左右差异不明显，但在延迟相中，左右出现差异，发现右叶肿瘤部分残存。

恶性甲状腺肿瘤（乳头状腺癌，papillary adenocarcinoma）

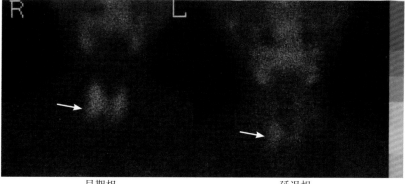

早期相　　　　　　　　　　延迟相

通过延迟相可以区分放射性浓聚的残余。

图 3　通过 DICOM 叠加 MRI（T2 加权）的脑肿瘤 ^{201}Tl SPECT 横断位图像

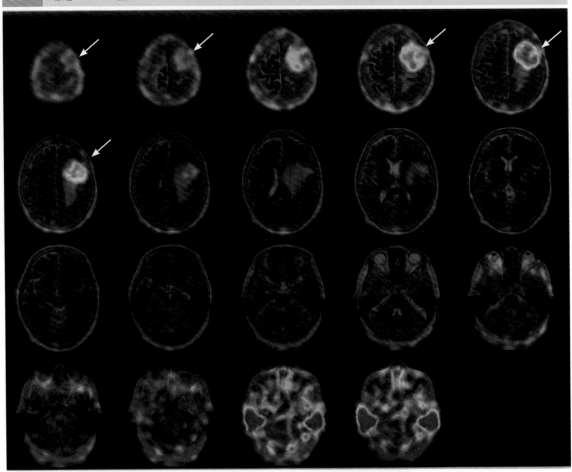

在主要呈阳性浓聚的 ^{201}Tl 核素的情况下，利用与其他模态的融合（叠加），使用位置和深度的定性诊断，易于理解。

图 4　肺腺癌放射治疗前后的肺 ²⁰¹TI SPECT（冠位像）

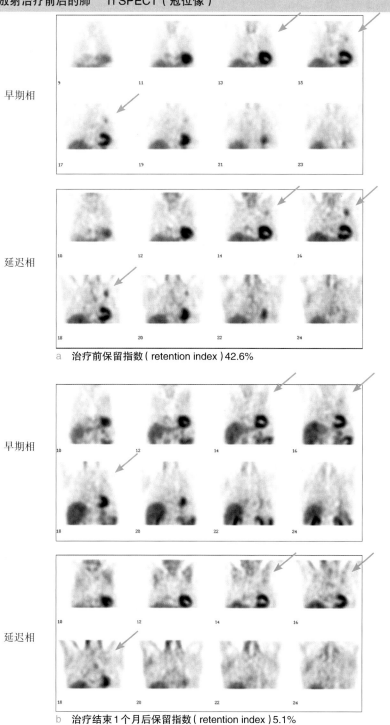

早期相

延迟相

a　治疗前保留指数（retention index）42.6%

早期相

延迟相

b　治疗结束1个月后保留指数（retention index）5.1%

不仅通过图像（视觉），而且通过利用兴趣区（ROI）中的计数测量值，可以半定量地评估治疗效果。

10 生长抑素受体核素显像

神经内分泌肿瘤（Neuroendocrine tumor：NET）

- NET 是由神经内分泌细胞形成的肿瘤，属于罕见疾病。易发生在胰腺、消化道、肺、垂体等全身各种器官。

放射性药物和剂量

- 奥曲肽（^{111}In）注射液：122MBq

适应证

①疑似神经内分泌肿瘤的定位及转移诊断
②神经内分泌肿瘤患者分期
③对已知疾病患者进行随访，评估进展或复发
④判断有无生长抑素受体（筛选治疗有效的患者）

注意事项

- 尿 6 小时排泄 50%，24 小时排泄 85%。
- 从肠道排出仅 2% 左右。
- 多饮水，便秘可服用泻药。
- 奥曲肽显像反映肿瘤的分化程度并浓聚。

图 1	正常示例

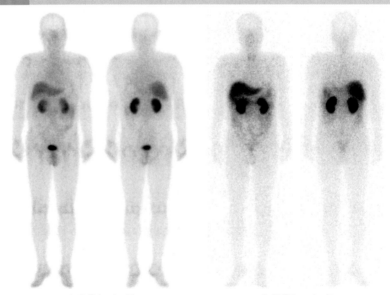

全身像（3 小时）　　　　全身像（24 小时）

胰腺 NET 术后。没有发现提示复发的异常浓聚。

| 图2 | 病例：胰腺 NET |

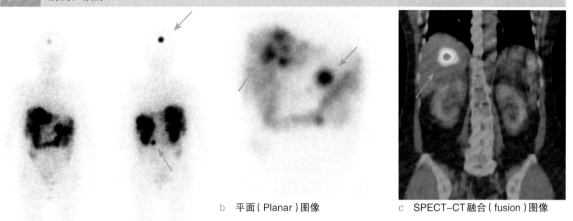

b　平面（Planar）图像　　　　c　SPECT–CT 融合（fusion）图像

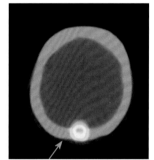

d　SPECT–CT 融合（fusion）图像

a　全身像（24 小时）

发现胰体尾部已知的原发灶（→）有浓聚。
肝脏（→）、淋巴结（→）、头部（→）浓聚，疑似转移。

11 淋巴管核素显像

放射性药物和剂量

- ^{99m}Tc–HSA–D：37 ~ 200MBq

适应证

①四肢浮肿的诊断（淋巴水肿）
②生理淋巴流评估
③胸导管损伤、乳糜胸、腹水的诊断

注意事项

- 由于注射在趾间或指间皮下会引发疼痛，可以局部麻醉后再给药。
- 给药后进行步行和按摩，以改善淋巴的流动。
- 15 分钟和 60 分钟后，行全身显像，必要时进行延迟显像。

图 1 病例 1：右下肢淋巴水肿

小贴士
皮下反流（DBF）
- 淋巴管受损，瓣膜功能受损，淋巴向皮肤倒流。

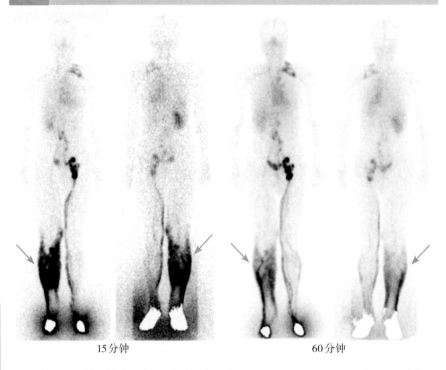

15 分钟　　　　　　　　60 分钟

膀胱癌切除术后右下肢淋巴水肿。右小腿皮下反流（dermal back flow：DBF）病例。60 分钟后也未见右下肢淋巴管和腹股沟淋巴结的显影。

12 PET-脑

▶ 脑 PET 使用的放射性药物

- 脑PET所使用的代表性放射性药物如表1所示,脑PET大致分为脑血流、糖代谢、淀粉样蛋白显像和神经受体显像。
- 今后各种检查中多种放射性药物的开发也会增加。

表 1	脑 PET 的分类	

脑PET的类型	适应证	使用的药剂
脑血流测定(氧代谢测定)	脑血管疾病	$H_2^{15}O$, $^{15}O_2$, $C^{15}O_2$
神经受体显像	精神病	^{11}C-raclopride(RAC), ^{11}C-FLB457, ^{18}F-DOPA等
淀粉样蛋白显像	痴呆症	^{11}C-PiB(BTA), ^{18}F-AV45 等

▶ 脑 PET 成像

- 作为脑 PET 所用设备的必要条件，最好具备列表扫描模式（list mode）或动态（dynamic）采集功能，以便随时间观察放射性药物的体内动态。这是因为 PET 设备所必需的静态采集（一种在任意成像时间内持续测量的方法）无法观察到放射性药物的微小动态。
- 虽然注射放射性药物的放射能范围从 185 ~ 740MBq 不等，但估计大约 20% 的药物分布在大脑中，因此，当给药的放射性剂量较低或在大脑中积累不理想时，最好使用高灵敏度 PET 设备。
- 脑 PET 成像成功的最重要因素是头部固定方法。虽然头部固定工具因设施而异，但仍希望确立一种能够长时间无压力固定受检者的方法。

▶ 脑血流测定

- 在脑血流测定中，使用 $C^{15}O_2$（$H_2^{15}O$ 也可以）测定脑血流量（cerebral blood flow，CBF），$C^{15}O_2$ 测定测定脑血容量（cerebral blood volume，CBV），使用 $^{15}O_2$ 测定脑氧摄取率（oxygen extraction fraction，OEF）以及氧消耗量（cerebral metabolic rate of oxygen，$CMRO_2$）。
- 与 ^{123}I-IMP、^{99m}Tc-HMPAO 等 SPECT 制剂进行脑血流测定相比，用 PET 测定脑血流，计数与 CBF 的线性关系较好。然而由于 ^{15}O 的半衰期短（2 分钟），需要在设施内使用回旋加速器，为了测定动脉血中的氧浓度，一次检查需要很多工作人员，因此在日本实施的情况很少。

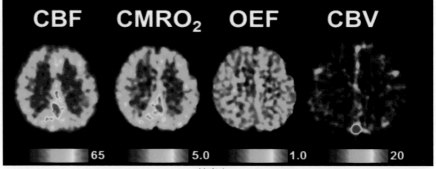

图1　脑血流 PET 的临床病例（图像提供：秋田県立脳血管センター茨木正信氏）

健康人

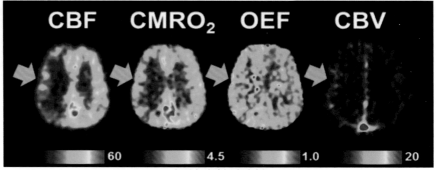

右颈内动脉闭塞病例

在右颈内动脉闭塞病例中，由于血液循环障碍，右大脑半球的 CBF 显著降低，OEF 和 CMRO₂ 维持血管扩张，右半球的 CBV 比左半球的 CBV 增加（箭头部分）。

神经受体成像

- 抗精神病药（精神分裂症的治疗药物）有一种是多巴胺 D2 受体拮抗剂，抗精神病给药前后测定受体结合能力（binding potential，BP），可以通过图 2b 中的公式求出多巴胺 D2 受体结合率。
- 已知抗精神病药中多巴胺 D2 受体的结合率与临床症状有一定的关系，约 70% 以上的结合率会出现治疗效果（抗精神病效果），如果超过 80%，就会出现锥体外系症状的副作用。因此，一般认为通过调节药物剂量使脑内受体结合率达到 70% ~ 80% 比较好，根据图 2c 所示的关系可以确定给药量。该方法也被应用于抗精神病药物的临床试验（剂量确定试验）。

图 2　神经受体显像与药理效果的关系

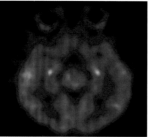

未服药状态的
脑内多巴胺D2受体

服用抗精神病药后脑内
多巴胺D2受体

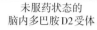

a　^{11}C–FLB457

^{11}C–FLB457是一种可与多巴胺D2受体结合的放射性药物，用于脑PET成像，如a的左图所示。另一方面，如果服用抗精神病药，抗精神病药与^{11}CFLB457的受体结合并拮抗抑制，如a的右图所示，浓聚降低。通过对该图像进行定量分析，可以求出受体结合率。

$$结合率 = 100 \times \frac{BP_{free} - BP_{drug}}{BP_{free}}$$

BP_{free}：未服药状态的BP
BP_{drug}：服用抗精神病药时的BP

※BP 是根据被认为不存在受体的小脑与被测组织的放射能比求出的。详情请参考专著。

b

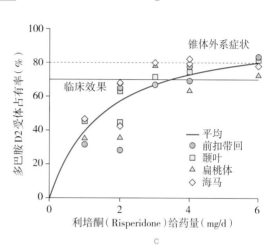

c

10 章
12

PET-脑

[补充] 什么是 PET 的定量?

● CT 图像是专门采集解剖信息（形态信息）的图像，而 PET 图像是放射性药物在体内动态的功能图像。在功能图像的脏器功能评价中，不仅仅是视觉评价，还可设定多个进行功能评价的脏器的感兴趣区（region of interest，ROI），分析持续放射能动态的定量。为了正确进行定量，PET 装置的质量控制（quality control，QC）和质量保证（quality assurance，QA）非常重要，与 PET 相关的诊疗放射线技师也必须充分了解 QC/QA。

淀粉样蛋白显像

● 阿尔茨海默病（Alzheimer's disease，AD），路易体痴呆（dementia with Lewy bodies，DLB）和额颞型痴呆症（frontotemporal dementia，FTD）等病症中，脑内存在大量被称为 β 淀粉样蛋白（amyroidβ、Aβ）。用于淀粉样成像的任何药物都可以与 Aβ 结合。一项以评估从轻度痴呆（mild congnitive impairment，MCI）到发病的 Aβ 累积项目正在进行中。如图 3 左图所示，在正常病例中几乎没有发现浓聚，但在 AD 中，Aβ 在颞叶、前以及后扣带回等处明显浓聚，这对于 AD 的判别是有用的。

图 3　使用 ¹¹C–PiB 进行淀粉蛋白显像

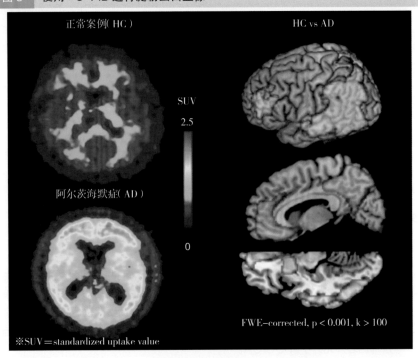

在 AD 中 ¹¹C—PiB 特异性结合，在前扣带回、颞叶浓聚（可见红色和黄色）。在右图中，可见 ¹¹C–PiB 脑内分布的影像统计学比较，黄色区域是统计学上有显著差异的区域。AD 患者的 Aβ 浓聚的区域有其特征。

CHECK!

了解大脑PET所必需的知识

- 在脑 PET 中，如果不理解脑解剖，就不能区分病变。另外，如果不了解脑血管的走向和支配区域，就无法分析影像。
- 关于脑 PET 诊断中重要的几个领域，已经在图 1 ~ 3 的说明内显示。请务必重新阅读，再次确认解剖学的关键词。现将脑 PET 诊断中的重要领域作一简要总结。功能和更详细的解剖信息请在专业书籍中进行预习。

图 4　脑叶

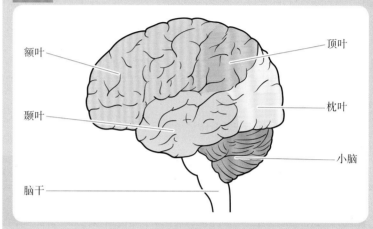

【重点】同时理解血管的支配部位吧！！

图 5　从 ¹⁸F–FDG 图像中看到的大脑解剖

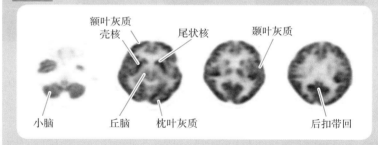

［重点］为了能理解扫描角度变化，让我们从三维上理解解剖吧！！

脑 PET 解剖的关键词

- **大脑皮质**
  - 覆盖大脑表面的薄层（2.5 ~ 3.0mm）灰白质。脑部特定的区域掌管特定的脑功能，称为功能定位。
- **大脑髓质**
  - 大脑半球深处的神经纤维团。对各部位间的信号传递很重要。
- **扣带回**
  - 位于胼胝体外侧，扣带回、海马旁回、杏仁核等统称为大脑边缘系统。

- **大脑基底核（basal ganglia）**
  - 左右大脑半球的中心部位有白质，灰质覆盖着白质。白质中埋藏着几个神经细胞群，被称为大脑基底核。
  - 大脑基底核是髓质中的灰质，由尾状核、纹状体（壳核和苍白球）、屏状核、杏仁核体组成。
  - 尾状核与壳核合为新纹状体，加苍白球称为纹状体。

【补充】脑 PET 显像时的注意事项

- 患有痴呆症和精神分裂症的患者，很多时候不能长时间呆在狭窄的装置内，显像中的身体移动是普遍存在的问题。因此，虽然需要在缩短显像时间等分析上下功夫，但也可在发生移动的情况下实施运动校正。展示一例如下：

| 图 6 | ¹¹C-RAC 图像中的身体运动修正示例 |

身体运动校正前

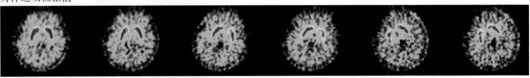

身体运动校正后

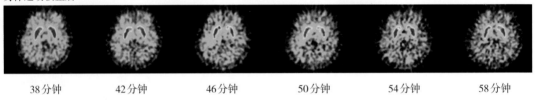

| 38分钟 | 42分钟 | 46分钟 | 50分钟 | 54分钟 | 58分钟 |

- 通过身体运动校正可以显示正确的测量结果。但是，该技术还处于发展中阶段，运动校正精度仍有待提高。

【补充】

- 皮质（cortex）、髓质（medulla）：在生物体的某一器官中，当内层和外层的结构和功能不同时，将外层称为"皮质"，内层称为"髓质"。一般来说，在大脑、小脑中，灰质称为"皮质"，白质称为"髓质"。

13 PET- 心脏

使用核素

- 糖代谢：^{18}F-FDG（^{18}F-fluorodexyglucose）；
- 心肌血流：^{13}N-，^{15}O-water
- 心肌有氧代谢：^{11}C-acetate
- 心肌交感神经：^{11}C-hydroxyephedrine 等
- 心肌神经受体：^{11}C-CGP12177

剂量

- 111 ~ 259MBq（2 ~ 5MBq/kg）

适应证

①心肌血流图像用于诊断缺血性心脏病
②心肌糖代谢影像用于确定冠状动脉血运重建术的适应证
③心肌血流储备能力的测定
④心肌有氧代谢影像用于评价心脏病病情
⑤心肌交感神经、心肌神经受体影像用于评价心脏病病情

■ 用于心脏评估的保险适应证

- 心肌活力评价（^{18}F-FDG）
- 心脏结节病的病情评价（^{18}F-FDG）
- 心肌血流评估（^{13}N-NH$_3$）

■ 心肌活力评价

- 心绞痛和心肌梗死等缺血性心脏病是冠状动脉狭窄或闭塞的病症，冠状动脉支配部位的心肌因缺血引起的血流障碍而受到损伤。
- 特别是心肌梗死后，心肌的损伤很大，甚至出现无活力的情况。

■ 治疗方法

- 经皮冠状动脉介入治疗（percutaneous coronary intervention，PCI）
- 冠状动脉搭桥术（coronary artery bypass graft，CABG）
- 内科治疗
- 心脏移植

- 治疗方法取决于患者心肌受损的部位和程度，以及是否有活力。
- ^{18}F-FDG-PET 旨在评估心肌的活性。

■ 评估方法

- 禁食超过 6 小时后，口服葡萄糖（50 ~ 75g 葡萄糖），60 分钟后静脉注射 ^{18}F-FDG。45 ~ 60 分钟后开始进行显像。

- 从检查后的分析中可以获取心肌的活力、QGS[1] 心功能等信息。

■ 剂量和开始时间

- 剂量：111 ~ 259MBq（2 ~ 5MBq/kg）

- 开始时间：60 分钟

- 空腹时，心肌的脂肪酸代谢优于糖代谢，而糖负荷时，即糖充足时，心肌的糖代谢则优于脂肪酸代谢。

图1   心肌 ^{18}F-FDG-PET 图像 – 重建图像

a   中心轴断面的确定

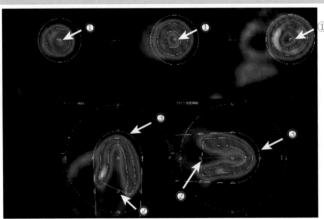

①短轴的十字光标放在左心室中央。
②长轴端点置于左心室心尖及心基上。
③将蒙片移至左心室外侧

b   重建后的图像

短轴断层(short axis)像

垂直长轴断层（vertical long axis）像

水平长轴断层（horizontal long axis）像

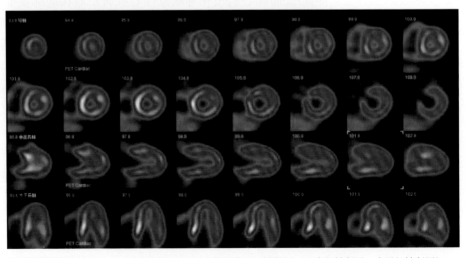

通过重建每个断面，如a，可以获得如图b的心肌图像（短轴断层、垂直长轴断层、水平长轴断层）。

图 2　心肌 ¹⁸F-FDG-PET 图像解剖

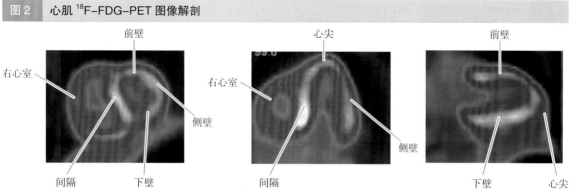

前壁
右心室
侧壁
间隔
下壁

心尖
右心室
间隔
侧壁

前壁
下壁
心尖

图 3　心肌 ¹⁸F-FDG-PET 图像

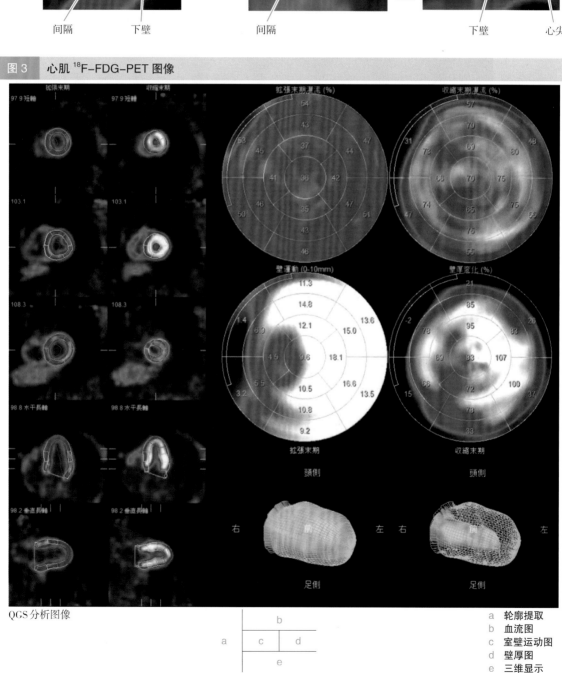

QGS 分析图像

	b	
a	c	d
	e	

a　轮廓提取
b　血流图
c　室壁运动图
d　壁厚图
e　三维显示

图 4　临床案例　¹⁸F-FDG-PET 活力评估

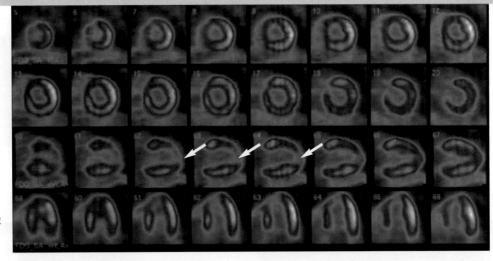

短轴像

长轴像

水平横断位像

急性心肌梗死，左前降支#6完全闭塞的病例。在¹⁸F-FDG-PET中，左前降支(left anterior descending, LAD)
血供部位发现了浓聚缺损，表示该部位心肌无活力。

■ 心脏结节病
- 结节病是一种原因不明的炎症性疾病，多见于肺部病变。
- 此外，眼睛、皮肤、心脏、肝脏、脾脏等全身器官也可以发生。
- 特别是心脏结节病会导致心功能减退和心律失常，严重影响患者的生命预后。
- 如果进行适当的治疗（主要是类固醇治疗），就可以延缓病情的发展。
- ¹⁸F-FDG-PET 的目的是评估心脏结节病的活动性（炎症程度），并确定是否可以纳入治疗对象。

■ 评估方法
- 禁食超过 12 小时后（脂肪酸代谢优于心肌中的糖代谢），静脉注射 ¹⁸F-FDG，60 分钟后成像。
- 通常在给药 ¹⁸F-FDG 前 15 分钟静脉注射肝素酸钠，以增加血液中脂肪酸的浓度。
- 在正常心肌糖(¹⁸F-FDG)摄取抑制的状态下，可以明确炎症部位的摄取。
- 心脏成像时同步进行心电图。此外，进行全身显像。
- 建议检查前一天晚上的饮食应为低碳水化合物。

■ 给药剂量和开始时间
- 剂量：111 ~ 259MBq（2 ~ 5MBq/kg）
- 开始时间：60 分钟

*肝素给药的目的

　增加血液中游离脂肪酸的浓度，抑制正常心肌对糖（¹⁸F-FDG）的摄取。
　因此，可以明确炎症部位的摄取。

图 5　病例——心脏结节病

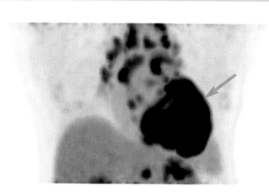
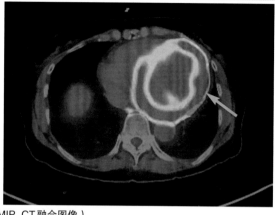

a　治疗前PET图像（MIP, CT融合图像）

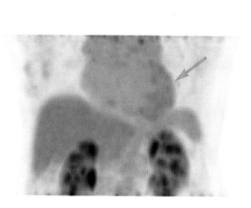
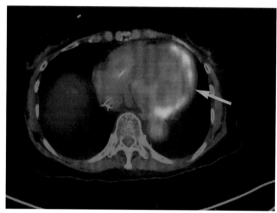

b　治疗后PET图像（MIP, CT融合图像）

两侧肺门及纵隔浓聚，左心室心肌广泛浓聚（a）。在类固醇治疗后的成像中，肺门的浓聚消失，左心室心肌变为淡淡的聚集（b）。

10 章

13

PET-心脏

711

14 PET-肿瘤

▶ PET 检查

- 在良性、恶性的鉴别，寻找全身的病灶的肿瘤诊断中，^{18}F-FDG-PET 检测是一种非常有用的检查方法。
- 近年来，由于 PET-CT 装置的普及，代谢信息和形态图像可以比较简单地融合，因此诊断精度有所提高。

■ ^{18}F-FDG-PET 的医保适应证

表1	^{18}F-FDG-PET 的医保适应证	
	PET 检查	PET-CT 检查
癫痫	用于需要手术切除的部分难治性癫痫患者	
心脏病	缺血性心脏病引起的心力衰竭患者的心肌活力诊断或必须诊断心脏结节病的炎症部位的患者 用于关键病人	
恶性肿瘤（早期胃癌除外，包括恶性淋巴瘤）	用于无法通过其他检查或影像诊断确定分期或转移/复发的患者	

注意：用PET-CT设备进行缺血性心脏病检查时，诊疗费用按PET检查计算。为了判断恶性淋巴瘤的治疗效果，则须以诊断转移和复发为目的。（平成24年3月30日付厚生労働省保険局医療課事务連絡）

■ 肿瘤 PET 检查制剂

表2	肿瘤 PET 检查制剂			
核素	化合物			
^{11}C	^{11}C-蛋氨酸	^{11}C-乙酸	^{11}C-胆碱	^{11}C-4DST
^{18}F	^{18}F-FDG	^{18}F-MISO	^{18}F-FLT	^{18}F-NaF
^{62}Cu	^{62}CU-ATSM			

■ 预处理

- 在进行 ^{18}F-FDG-PET 检查时，检查前必要的处理和注意点如下所示。
  ①糖分限制：检查前禁食 4~6 小时。
  ②运动限制：前一天、当天不进行剧烈运动。
  ③血糖水平：如果可以，最好在检查前检测。
  ④水分摄取：为了减轻放射性摄取（RI）对输尿管和膀胱的影响和减少辐射，应排尿。
  ⑤更衣：去除金属等会引起伪影的物品。

图1　高血糖时的图像（a），正常图像（b）

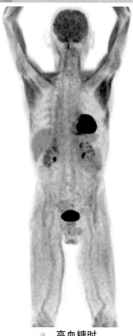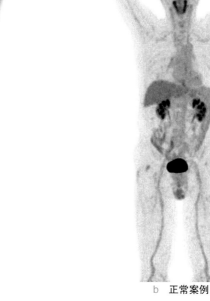

a　高血糖时　　　　　　　　　　　　b　正常案例

高血糖时进行¹⁸F-FDG-PET检查，肌肉和脂肪会有浓聚。
⇒由于图像本底较高，所以显示肿瘤的浓聚降低。

剂量和开始时间

- 剂量
  - 111 ~ 259MBq（2 ~ 5MBq/kg）
- 在给药 60 分钟后显像
  - 2 小时后的延时成像有助于良、恶性的鉴别。

图 2　¹⁸F-FDG-PET 图像（生理性浓聚图像）

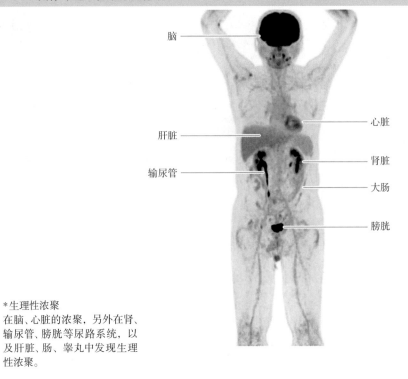

脑

心脏

肝脏

肾脏

输尿管

大肠

膀胱

*生理性浓聚
在脑、心脏的浓聚，另外在肾、
输尿管、膀胱等尿路系统，以
及肝脏、肠、睾丸中发现生理
性浓聚。

图 3　¹⁸F-FDG-PET 冠状位图像（coronal）

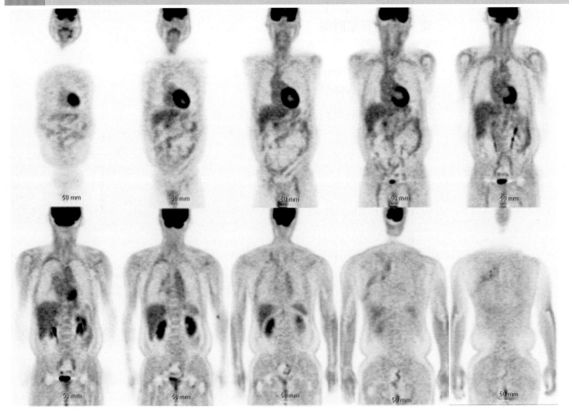

▶ 什么是 SUV？

- 测定糖代谢率或测定 ^{18}F-FDG 的摄取速度等，用于测定脑代谢的定量方法，同样也适用于肿瘤。但是，即使是半定量，在临床上也能得到足够的精确度，而且与定量测定有很高的相关性，现在普遍使用被称为标准摄取值（standardized uptake value，SUV）的指标。

- 所谓 SUV，是指在 PET（PET-CT）检查中病变组织摄取的放射性药物的放射性活度与全身平均注射剂量的比值。

$$SUV = \frac{\text{病灶的放射性活度（kBq/ml）}}{\text{注射剂量（MBq）/ 体重（g）}}$$

- SUV 表示病变部位的糖代谢，可以掌握肿瘤的浓聚程度，并简单地进行治疗前后的比较。

图 4 病例 1：右下叶肺癌

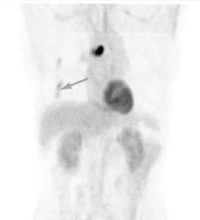

a MIP 图像（无呼吸同步）

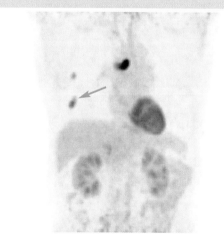

b MIP 图像（呼吸同步）

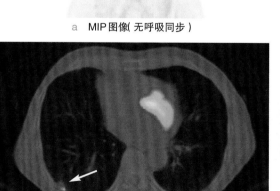

c PET 和 CT 的融合图像（无呼吸同步）

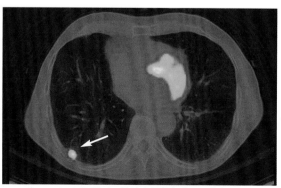

d PET 和 CT 的融合图像（呼吸同步）

当病变（→）存在于容易受到呼吸运动影响的部位时，通过使用呼吸同步法，有时可以得到更正确的病变的位置、形状、大小等信息（b，d）。

图 5　病例 2：多发转移

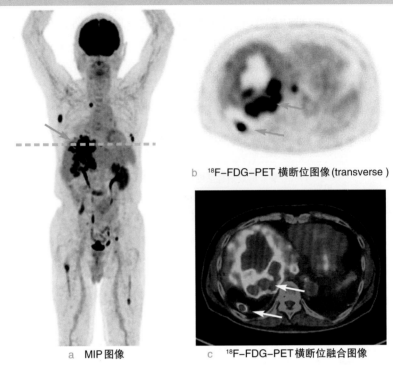

b　¹⁸F-FDG-PET 横断位图像(transverse)

a　MIP 图像

c　¹⁸F-FDG-PET横断位融合图像

可以发现多发肝转移浓聚。另外，疑似腹膜扩散以及淋巴结转移。右锁骨、右肩胛骨、骨盆、股骨、肋骨有多发浓聚，疑似骨转移。

图 6　病例 3：滤泡性淋巴瘤

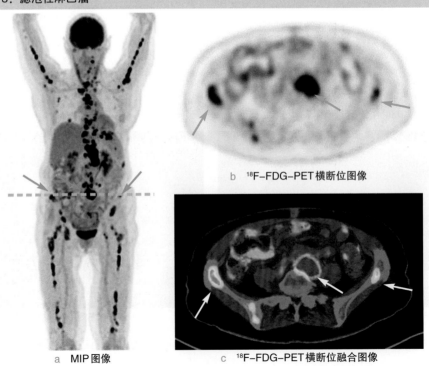

b　¹⁸F-FDG-PET横断位图像

a　MIP 图像

c　¹⁸F-FDG-PET横断位融合图像

骨的多发浓聚。可以发现淋巴结和骨周围的软组织浓聚。

图7　病例4：乙状结肠癌，肝转移

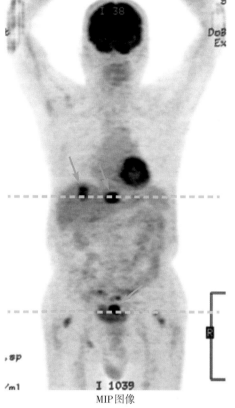

MIP图像

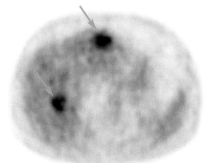

^{18}F-FDG-PET 横断位图像

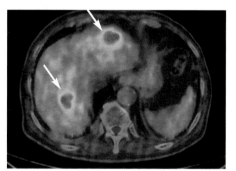

^{18}F-FDG-PET 横断位融合图像

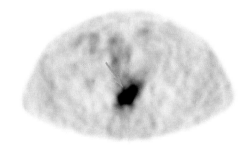

^{18}F-FDG-PET 横断位图像

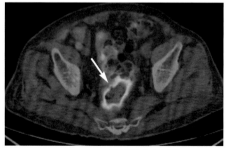

^{18}F-FDG-PET横断位融合图像

肝左叶外侧段和肝右叶后段^{18}F-FDG异常浓聚。另外，从直肠、乙状结肠交界至乙状结肠也有^{18}F-FDG异常浓聚。

10章

14

PET-肿瘤

717

图 8　病例 5：子宫颈癌

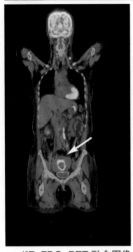
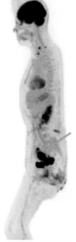
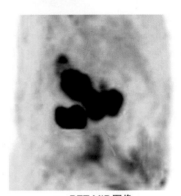
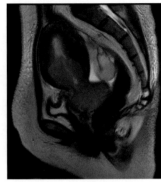

a　^18F–FDG–PET 融合图像　　b　MIP 图像　　c　PET MIP 图像　　d　MRI

在原发灶（从颈部到躯干）发现了SUV_{max}为15.92的浓聚（→）。
此外，还发现了多发淋巴结转移。

图 9　病例 6：主动脉炎综合征

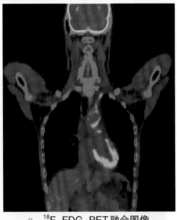
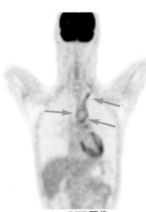

a　^18F–FDG–PET 融合图像　　　　　　b　PET 图像

在主动脉弓、头臂动脉、左颈总动脉、左锁骨下动脉发现浓聚。

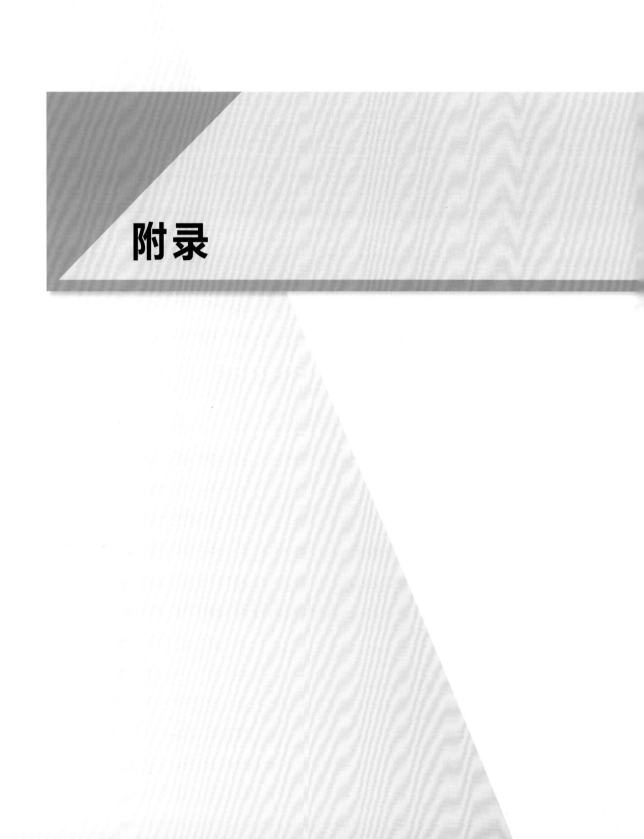

附录

核医学中使用的主要核素

· 半衰期的单位是
  y: 年
  d: 天
  h: 小时
  min: 分钟
  s: 秒
· 衰变形式
  α:α 衰变
  β⁺:β⁺ 衰变
  β⁻:β⁻ 衰变
  IT: 同位素转移
  EC: 轨道电子俘获
· 光子能量的 Hg-K$_\alpha$,
  Hg-K$_\beta$ 波特征 X 线

▶ 体内核素

表 1　体内（in vivo）核素

核素	半衰期	衰变形式	主光子能量（MeV）	核反应
^{11}C	20.39 min	β⁺	0.511	
^{13}N	9.965 min	β⁺	0.511	
^{15}O	2.037 min	β⁺	0.511	
^{18}F	109.8 min	β⁺	0.511	
^{51}Cr	27.70 d	EC	0.320	
^{67}Ga	3.261 d	EC	0.0933, 0.185, 0.300	
^{81m}Kr	13.10 s	IT	0.190	^{81}Rb → ^{81m}Kr
^{81}Rb	4.576 h	EC	0.446	
^{89}Sr	50.53 d	β⁻	—	
^{99}Mo	65.9 h	β⁻	0.739	
^{99m}Tc	6.01 h	IT	0.141	^{99}Mo → ^{99m}Tc
^{111}In	2.805 d	EC	0.171, 0.245	
^{123}I	13.27 h	EC	0.159	
^{131}I	8.021 d	β⁻	0.364	
^{133}Xe	5.243 d	β⁻	0.081	
^{201}Tl	72.91 h	EC	0.0703（Hg-K$_\alpha$）, 0.0803（Hg-K$_\beta$）	

▶ 体外（in vitro）核素

表 2　体外（in vitro）核素

核素	半衰期	衰变形式	主光子能量（MeV）	核反应
^{59}Fe	44.50 d	β⁻	1.099, 1.292	
^{125}I	59.40 d	EC	0.0275（Te-K$_\alpha$）, 0.0310（Te-K$_\beta$）	

▶ 其他核素

表 3　其他核素

核素	半衰期	衰变形式	主光子能量（MeV）	核反应
^{57}Co	271.7 d	EC	0.122	
^{68}Ga	67.63 min	β⁺	0.511	^{68}Ge → ^{68}Ga
^{68}Ge	270.8 d	EC	0.0093	
^{90}Y	64.10 h	β⁻	—	
^{137}Cs	30.04 y	β⁻	0.622	
^{153}Gd	241.6 d	EC	0.0974	
^{223}Ra	11.43 d	α	5.716（α）, 0.154, 0.270	

参考文献
1）日本アイソトープ協会 編：
　　アイソトープ手帳 第 11
　　版，丸善，2010.
2）日本アイソトープ協会 発
　　行：アイソトープ等流
　　通統計，2012.

饭森隆志、中西崇仁、梅泽哲郎、菊池　敬、小野寺　敦

核医学浓聚机制及原理、优缺点

头部

▶ 脑血流灌注显像 ^{123}I-IMP，^{99m}Tc-ECD，^{99m}Tc-HMPAO

^{123}I-IMP

■ 浓聚机制

- ^{123}I-IMP 是 Winchell 等人研发的一种脂溶性物质，它是在脑内长时间停留的蓄积型示踪剂。
- 静脉注射后，大部分被肺摄取，之后，慢慢地从肺部释放到动脉血中。
- ^{123}I-IMP 对脑组织的初次循环摄取率高达 90%，给药后 20 ~ 30 分钟只有约 8% ~ 10% 在脑内浓聚。

^{99m}Tc-ECD

■ 浓聚机制

- ^{99m}Tc-ECD 是 ^{99m}Tc 标记化合物，是导入酯基的中性、脂溶性化合物。
- 给药后立即通过血脑屏障（blood-brain barrier，BBB）在脑内浓聚，约 5 分钟后仅有 6% ~ 8% 在脑内聚集。

^{99m}Tc-HMPAO

■ 浓聚机制

- ^{99m}Tc-HMPAO 是 ^{99m}Tc 标记化合物，是 Neirinckx 等人研发的中性、脂溶性化合物。
- 给药后立即通过血脑屏障（BBB）在脑内浓聚，约 5 分钟后仅有 5% ~ 7% 在脑内浓聚。

▶ 脑池灌注显像 ^{111}In-DTPA

■ 浓聚机制

- 它与脑脊液的比重相同，注入腰部脊髓蛛网膜下隙后，沿着脑脊液的生理流动上行，流向脑基底池、脑蛛网膜下隙。最终经矢状窦旁的蛛网膜颗粒被上矢状静脉窦吸收。之后，从肾脏迅速排泄。

唾液腺显像 $^{99m}TcO_4^-$

■ 浓聚机制

● 口腔内有腮腺、颌下腺和舌下腺等唾液腺。唾液腺的细胞从毛细血管中摄取碘、氯等，同样也摄取类似物质 $^{99m}TcO_4^-$。　　　　（饭森隆志）

颈部

甲状腺和甲状腺肿瘤显像 ^{123}I、^{131}I、$^{99m}TcO_4^-$

■ 浓聚机制

● 经口服的放射性碘在消化道被吸收，在血液中被甲状腺组织吸收浓聚。此外，甲状腺也可以像摄入碘一样对 $^{99m}TcO_4^-$ 等也具有捕获能力，并浓聚。

■ 优点（^{123}I、^{131}I）

● 确诊功能性甲状腺结节（autonomously functioning thyroid nodule，AFTN）的唯一方法。

■ 缺点（^{123}I、^{131}I）

● 需要限碘。

● 由于母乳中也会分泌放射性碘，因此必须暂时停止哺乳。

甲状旁腺显像 $^{99m}Tc-MIBI$

■ 浓聚机制

● 甲状旁腺仅为米粒大小（约100mg），通常位于甲状腺背侧的左右上下，存在4个腺体，浓聚机制取决于比甲状旁腺主细胞更丰富的、含线粒体的嗜酸细胞，但仍有很多不清楚之处。

● 与正常甲状腺相比，$^{99m}Tc-MIBI$ 在甲状旁腺停留时间较长，因此需要进行延迟相（2~3小时后）的采集。

■ 优点

● 不仅限于甲状腺周边，还可以对颈部、上纵隔进行检查。

● 与 ^{201}Tl 相比，检出能力更强。

● 不需要减影法。

■ 缺点

● 由于需要采集延迟相（2~3小时后），检查所需时间较长。

● 在结节性甲状腺肿中也有浓聚，如果并发结节性甲状腺肿，有时很难辨别。

● 无法区分良性和恶性。　　　　（中西崇仁）

胸部

▶ 肺血流显像 ^{99m}Tc–MAA

■ 浓聚机制

● 如果静脉注射比毛细血管直径（6～15μm）稍大的 RI 标记粒子物质（10～50μm），肺的毛细血管就会发生暂时性的栓塞。

▶ 肺通气显像 ^{81m}Kr 气体、^{133}Xe 气体、^{99m}Tc 气体

^{81m}Kr 气体、^{133}Xe 气体

■ 浓聚机制

● 吸入 RI 惰性气体（^{81m}Kr，^{133}Xe），约有 95% 被呼出，而不会被转送到血液中。

^{99m}Tc 气体

■ 浓聚机制

● 由于 ^{99m}Tc 气体是直径约 2～50nm 的超微粒子，与气溶胶比（约 0.5～5μm）更接近气体在肺内活动。

▶ 肺通气显像 ^{99m}Tc– 气溶胶

■ 浓聚机制

● 液体或固体微粒子漂浮在气体中的状态称为"气溶胶"。在气溶胶中加入 RI（^{99m}Tc）进行标记，并吸入，使其沉积在支气管、肺泡上。粒子直径约为 0.5～5μm。 （饭森隆志）

▶ 心肌血流和负荷心肌血流显像 ^{201}TlCl、^{99m}Tc

^{201}TlCl

■ 浓聚机制

● ^{201}Tl 在体内的分布活动与钾（K^+）相同，通过心肌细胞的主动转运（Na^+-K^+ 依赖性 ATP 酶）被正常心肌摄取。给药后主要进入血流，随时间经心肌洗脱（washout），数小时后反映存活心肌量，显示再分布（redistribution）现象。

^{99m}Tc

99mTc

■ 浓聚机制

- ^{99m}Tc 的 γ 射线能量高达 140keV，半衰期也很短，只有 6 小时，通过大量给药可以得到高像质的血流图像。并且，通过并用第一路径法和同步心电图法，可以同时评价心功能。使用 QGS 程序作为左心室功能分析软件。
- 心肌的摄取是被动扩散（与 ²⁰¹Tl 不同），因此不会显示缺血心肌的再分布现象。

▶ 心肌脂肪酸代谢显像 ¹²³I–BMIPP

■ 浓聚机制

- 心肌在安静时所需能量的 70% ~ 80% 是从脂肪酸中获得的。如果缺血加剧，就会从需氧性向厌氧性的糖代谢转换。
- 通过观察脂肪酸的代谢，可以直接、间接地评价心肌的活力（viability）和活动性。

▶ 心肌交感神经功能显像 ¹²³I–MIBG

■ 浓聚机制

- MIBG 与去甲肾上腺素（norepinephrine，NE）结构相似，通过第一摄取途径（uptake-1[1]）被心肌的交感神经末梢所摄取，因此，MIBG 图像可反映交感神经功能。

▶ 损伤心肌、急性心肌梗死显像 ^{99m}Tc–PYP（焦磷酸盐）

■ 浓聚机制

- 对心肌梗死急性期的病灶，使用磷酸化合物进行阳性显影的检查方法。
- 虽然最近使用的频率很少，但是在有心肌梗死既往病史的情况下，以及在血流成像中责任血管不明确的情况下是有效的。
- 应在检出率高的发病后几天内进行检查。
- ^{99m}Tc–PYP 浓聚与通过再灌注在坏死心肌细胞中增加 Ca^{2+} 密切相关。

（梅泽哲郎）

腹部

▶ 肝显像 ^{99m}Tc– 硫胶体，^{99m}Tc 植酸钠

■ 浓聚机制

- 给予胶体 RI（^{99m}Tc– 硫胶体），或者与静脉注射后血中的 Ca 螯合后形

成的胶体 RI（^{99m}Tc- 植酸钠），约 80% ~ 85% 是通过肝脏星状细胞（Kupffer 细胞）吞噬作用而被摄取。其余分布于脾、骨髓等。由于肿瘤内不存在星状细胞，因此显示为缺损像。

▶ 肝、胆管显像 ^{99m}Tc–PMT

■ 浓聚机制

- ^{99m}Tc–PMT 在静脉注射后迅速进入肝细胞，经肝内胆管从胆囊管流入胆囊，从胆囊经胆总管从 Vater 乳头排出到十二指肠。

▶ 肝受体显像 ^{99m}Tc–GSA

■ 浓聚机制

- 针对存在于正常肝细胞表面的去唾液酸糖蛋白受体（asialoglycoprotein receptor：ASGP-R），^{99m}Tc–GSA 特异性结合并进入肝内。ASGP-R 因肝病而减少。

▶ 肾动态显像 ^{99m}Tc–MAG、^{99m}Tc–DTPA

■ 浓聚机制

- MAG：由于在血中与蛋白的结合率高，因此来自肾小球的滤过量少，通过近端肾小管排入尿中。
- DTPA：被肾小球特异性滤过，不被肾小管分泌和再吸收而排入尿中。

▶ 肾静态显像 ^{99m}Tc–DMSA

■ 浓聚机制

- 由于被摄取到肾实质细胞内，浓聚、停滞，因此可以进行肾的静态显像。

▶ 肾上腺皮质显像 ^{131}I– 碘代胆固醇

■ 集成机制

- 肾上腺皮质约占肾上腺重量的 90%。肾上腺皮质激素是由胆固醇合成的，通过给予被 ^{131}I 等 RI 标记的胆固醇，从而在肾上腺浓聚。

（饭森隆志）

▶ 肾上腺髓质显像 ^{123}I–MIBG

■ 浓聚机制

- 肾上腺髓质合成、分泌肾上腺素、去甲肾上腺素等儿茶酚胺。间位碘代苄胍（MIBG）在分子结构上与去甲肾上腺素（NE）相似，摄入身体后可被肾上腺髓质细胞摄取而显影。　　　　（菊池　敬）

其他

骨显像 ^{99m}Tc-MDP，^{99m}Tc-HMDP（hydroxymethylene diphosphonate）

■ 浓聚机制

- ^{99m}Tc–磷酸化合物可化学吸附在羟基磷灰石上，羟基磷灰石是构成骨组织的无机物的主要成分。骨病大多是由于无机质代谢亢进，磷酸化合物浓聚在羟基磷灰石中，病变部位呈阳性像。

- 在 X 线影像中，骨的矿物质量的变化如果达不到一定程度的话（30% ~ 50%），就不会表现出来，但是在骨显像中，一旦发生骨代谢的变化，就会立即出现 RI 的浓聚。

- 由于磷酸化合物在骨形成部吸附较多，因此在生长期新生骨的骨端和关节处浓聚较多。^{99m}Tc 磷酸化合物有时也会浓聚在骨以外发生的肿瘤和软组织病灶中。除骨病变以外，即使因压力负荷而产生的轻度异常，由于骨矿物质代谢亢进，也可呈现阳性像。

■ 优点

- 由于使用的是 ^{99m}Tc 示踪剂，因而可以大量给予 RI，从而可以得到高像质的图像。

- 如果只需要全身像的话，在仰卧位下 10 ~ 20 分钟左右就可以完成检查，因此患者的负担较小。

- 针对骨病变，特异性（specificity）极高。

■ 缺点

- 不能鉴别作为异常呈现的阳性像的良恶性（在肋骨的阳性像中，判断是转移灶还是骨折，或者在腰椎的阳性像中判断是转移灶还是由于年龄增长而导致的脊柱退变等）。

骨髓显像 ^{111}In-Cl（氯化铟）

■ 浓聚机制

- 当 ^{111}In-Cl 进入血液时，与转铁蛋白结合，并被摄取到红细胞中，从而获得骨髓图像。

■ 特征和优点

- 可通过全身成像观察全身骨髓功能。

- 由于在正常组织中有浓聚，可以使肝、脾显像，有时还可以使肾、睾丸显像。

▶ ^{67}Ga-citate（柠檬酸）显像

■ 浓聚机制

- 关于 ^{67}Ga-citrate 在肿瘤的浓聚机制，目前还没有弄清楚，^{67}Ga-citrate 与血液中的血清蛋白转铁蛋白结合。据说它是通过转铁蛋白受体与细胞结合的。由于肿瘤细胞内存在大量的转铁蛋白受体，因此 ^{67}Ga-citrate 可以在肿瘤中大量浓聚，从而可以得到阳性图像。
- 给药后约 24 小时以内，约给药量的 12% 从肾排泄到尿中，之后从肠道排泄到粪便。

■ 优点

- 一次检查可进行全身肿瘤检查。
- 微创，患者的负担小。

■ 缺点

- ^{67}Ga-citrate 并不是在所有的肿瘤中浓聚。另外，除了肿瘤，还会浓聚在炎症和手术伤口中。 （菊池　敬）

▶ 肿瘤显像 ^{201}Tl（氯化铊）

■ 浓聚机制

- ^{201}Tl 在肿瘤中的浓聚虽不明确，但以下两点值得考虑：
  - 由于 Tl 是根据血流分布的，因此多浓聚在肿瘤部（富血供）。
  - Tl 和 K^+ 在体内的活动类似，而肿瘤中富含 K^+，由于 Na^+、K^+-ATP 酶系统的作用被 Tl 置换，因此在肿瘤中大量浓聚。
- 在炎症灶和坏死灶几乎没有浓聚。

■ 优缺点

- 由于 Tl 的使用能量与其他核素相比较低，因此对吸收散射较少的头颈部肿瘤更有效。
- 由于肠道的生理浓聚较强，因此很难进行腹部的诊断。
- 静脉注射时，血管的附着性很强，会残留在上臂，因此需要生理盐水冲洗。 （小野寺　敦）

细田正洋、南一幸

检查和辐射

各种检查和辐射剂量

文献

1）UNSCEAR 2008 Report to the General Assembly, with scientific annexes Volume I: Report to the General Assembly, Scientific Annexes A, Medical radiation exposures, p.117-119, New York, 2010.

2）ヘルスケアレベルⅠに含められている国の加重平均値。UNSCEAR2008 報告書では，人口 1,000 人当たり少なくても 1 人の医師を有する場合，ヘルスケアレベルⅠとし，日本が含まれている。

表 1　日本各种 X 线检查中的平均有效剂量

扫描部位	平均有效剂量[1] [mSv]	扫描部位	平均有效剂量[1] [mSv]
头部	0.04	胆囊造影	0.15
胸部(PA)	0.09	尿路造影	2.6[2]
（透视）	3.60	血管造影（心脏）	7.9[2]
腹部	0.58	（心脏以外）	9.3[2]
骨盆、髋关节	0.77	乳房 X 线摄影（检查）	0.26[2]
颈椎(AP)	0.07	（临床诊断）	0.39[2]
胸椎(AP)	0.37	CT（头部）	2.4
腰椎(AP/PA)	0.75	（胸部）	9.1
消化道（上）	0.31	（腹部）	12.9
（下）	0.40	（盆腔）	10.5

表 2　一般扫描的诊断参考水平

扫描部位	入射表面剂量 [mGy]	扫描部位	入射表面剂量 [mGy]
头部正面	3.0	骨盆	3.0
头部侧面	2.0	股骨	2.0
颈椎	0.9	踝关节	0.2
胸椎正面	3.0	尺桡骨	0.2
胸椎侧面	6.0	测量骨盆直径（Guthmann 法）	6.0
胸部正面	0.3	测量骨盆入口前后径（Martius 法）	7.0
腹部	3.0	婴儿胸部	0.2
腰椎正面	4.0	幼儿胸部	0.2
腰椎侧面	11.0	婴儿髋关节	0.2

文献

3）医療放射線防護連絡協議会ほか：最新の国内実態調査結果に基づく診断参考レベルの設定（DRLs2015）. 2015.

● 根据 DRLs2015[3] 一般扫描的剂量指标即为入射表面剂量 [mGy]。

表 3　成人 CT 的诊断参考水平

	$CTDI_{vol}$(mGy)	DLP(mGy·cm)
头部	85	1350
胸部 1 期	15	550
胸部~骨盆 1 期	18	1300
上腹部~骨盆 1 期	20	1000
肝脏动力学显像	15	1800
冠状动脉显像	90	1400

● 以体重为 50 ~ 60kg 的人为参照标准，仅在冠状动脉扫描时参照体重为 50 ~ 70kg。

● 肝脏动力学显像不包括胸部和骨盆。

表4　小儿 CT 的诊断参考水平

	<1岁		1~5岁		6~10岁	
	CTDIvol (mGy)	DLP (mGy·cm)	CTDIvol (mGy)	DLP (mGy·cm)	CTDIvol (mGy)	DLP (mGy·cm)
头部	38	500	47	660	60	850
胸部	11(5.5)	210(105)	14(7)	300(150)	15(7.5)	410(205)
腹部	11(5.5)	220(110)	16(8)	400(200)	17(8.5)	530(265)

● 显示的是 16cm（头）模的值，括号内同时记录的是 32cm（体）模的值。

表5　IVR 的诊断参考水平

透视剂量率（IVR 参考点剂量率）	20 mGy/min

● DRLs2015[3] 中 IVR 的剂量指标是"IVR 参考点"的透视剂量率 [mGy/min]。

表6　乳房 X 线摄影的诊断参考水平

平均乳腺剂量	2.4 mGy（95百分位数）

● DRLs2015[3] 中乳腺 X 线摄影的剂量指标是平均乳腺剂量 [mGy]。
● 与其他模态相比，剂量的偏差较小。
● 在保证像质的基础上进行剂量的最优化，将 95 百分位值设定为 DRL。

表7　PET 检查中的诊断参考水平

检查名称	药物（RI）	成人剂量[3,4][MBq]
肿瘤	^{18}F–FDG	240
肿瘤	^{11}C–蛋氨酸	700
心肌糖代谢	^{18}F–FDG	240
脑糖代谢	^{18}F–FDG	240

文献
4）社团法人 日本放射線技師
　会医療被ばくガイドライン
　（診断参考レベル DRLs
　2015 の公表を受けて）

表 8　　核医学检查中的诊断参考水平（剂量）

检查名称	药物（RI）	成人剂量[3], [4][MBq]
骨	^{99m}Tc-HMDP，MDP	950
骨髓	^{111}In-Cl	120
脑血流	^{99m}Tc-HM-PAO	800
脑血流	^{99m}Tc-ECD	800
脑血流	^{123}I-IMP	200
脑血流	^{123}I-lomanizel	200
多巴胺转运蛋白	^{123}I-lofulpan	190
脑池、脊髓腔和脑脊液	^{111}In-DTPA	70
甲状腺摄取率	Na^{123}I	10
甲状腺	^{201}Tl-Cl	120
甲状腺	^{99m}Tc-pertechnetate	300
甲状旁腺	^{201}Tl-Cl	120
甲状旁腺	^{99m}Tc-pertechnetate	300
甲状旁腺	^{99m}Tc-MIBI	800
肺通气	^{81m}Kr-gas	200
肺通气	^{133}Xe-gas	480
肺血流	^{99m}Tc-MAA	260
RI本底图	^{99m}Tc-MAA	500
肝和脾	^{99m}Tc-phytate	200
肝功能	^{99m}Tc-GSA	260
肝胆管	^{99m}Tc-PMT	260
肝、脾	^{99m}Tc-Sn 胶体	180
心肌血流	^{201}Tl-Cl	180
心肌血流	^{99m}Tc-tetrofosmin	900
心肌血流	^{99m}Tc-MIBI	900
心肌脂肪酸代谢	^{123}I-BMIPP	130
心脏交感神经机能	^{123}I-MIBG	130
心池	^{99m}Tc-HSA-D	1000
心肌梗死	^{99m}Tc-PYP	800
唾液腺	^{99m}Tc-pertechnetate	370
梅克尔憩室	^{99m}Tc-pertechnetate	500
消化道出血	^{99m}Tc-HSA-D	1040
肾静态	^{99m}Tc-DMSA	210
肾动态	^{99m}Tc-MAG3	400
肾动态	^{99m}Tc-DTPA	400
肾上腺皮质	^{131}I-双氢速甾醇	44
肾上腺髓质	^{131}I-MIBG	45
肾上腺髓质	^{123}I-MIBG	130
肿瘤	^{201}Tl-Cl	180
肿瘤和炎症	^{67}Ga-citrate	200
淋巴管	^{99m}Tc-HSA-D	950
前哨淋巴结	^{99m}Tc-Sn 胶体	120
前哨淋巴结	^{99m}Tc-phytate	120
RI血管造影术	^{99m}Tc-HSA-D	1000

- DRLs2015[3] 中的核医学检查的剂量指标是一定时期内成人的平均实际给药量 [MBq]。

用 MRI 解读超声图像（以肝脏为例）

图 1　右肋弓下扫查一Ⅰ（肝右叶横膈正下方水平）

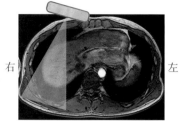

a　MRI（横断位）

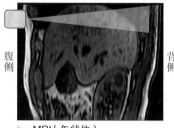

b　MRI（矢状位）

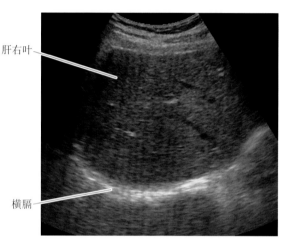

肝右叶

横膈

图 2　右肋弓下扫查一Ⅱ（肝静脉水平）

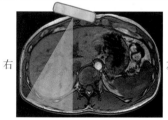

a　MRI（横断位）

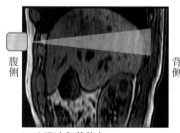

b　MRI（矢状位）

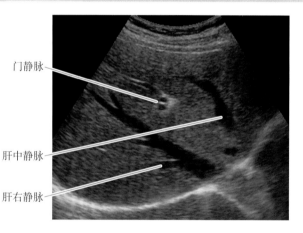

门静脉

肝中静脉

肝右静脉

· MR 图像上显示的图标

⬭：身体表面的探头位置

⬭：探头在能够显示目标器官的深度位置（冠状位或矢状位）。

图 3   右肋弓下扫查—Ⅲ（胆囊长轴像）

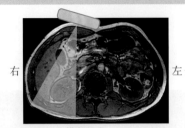

右   左

a   MRI（横断位）

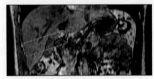

b   MRI（冠状位）

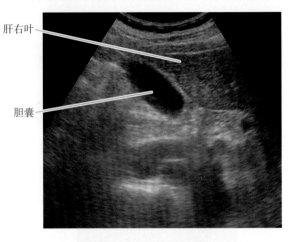

肝右叶

胆囊

图 4   右肋间扫查（胆囊至门静脉前支水平）

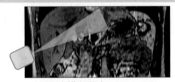

a   MRI（横断位）

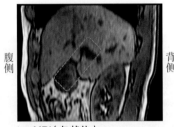

腹侧   背侧

b   MRI（矢状位）

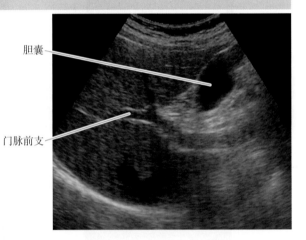

胆囊

门脉前支

图 5   右肋间（右侧腹部斜位）扫查（肝肾对比）

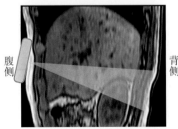

a   MRI（冠状位）

腹侧   背侧

b   MRI（矢状位）

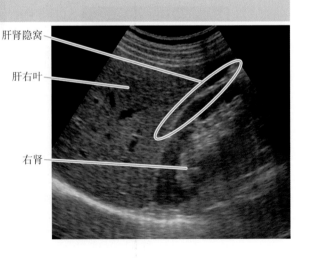

肝肾隐窝

肝右叶

右肾

| 图 6 | 剑突纵向扫查（肝左叶） |

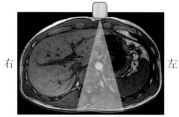

a MRI（横断位）

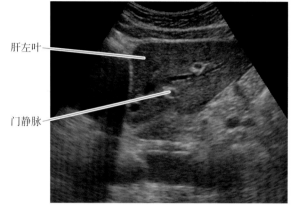

肝左叶

门静脉

b MRI（冠状位）

| 图 7 | 剑突横向扫查（胰腺） |

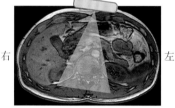

a MRI（横断位）

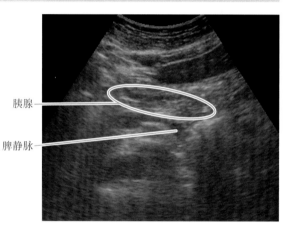

胰腺

脾静脉

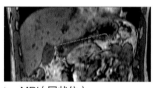

b MRI（冠状位）

| 图 8 | 剑突横（斜）向扫查（门静脉水平部） |

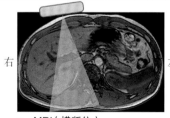

a MRI（横断位）

右 左

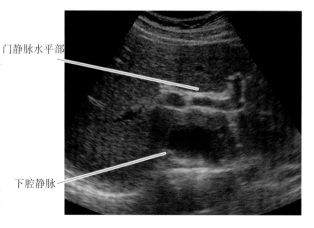

门静脉水平部

下腔静脉

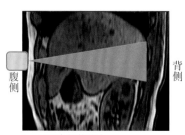

腹侧 背侧

b MRI（矢状位）

附录

4

用 MRI 解读超声图像（以肝脏为例）

733

知情同意书

▶ 知情同意书（informed consent）的译词是什么?

- "说明和同意"，"说明、理解和同意"，"基于（医疗工作者的）充分说明和（患者的）理解的同意"，"接受充分说明后患者的同意"等。
- 由于以上无论哪一个都不能充分地表达它的意思，所以多称之为"知情同意"。

    → "根据医务人员的充分说明，由患者本人签署的决定和同意"

▶ 与法律的关系

- 取得知情同意书是医疗工作者在进行医疗行为之前必须实施的义务。
- 《医师法》第二十五条规定"医师在诊疗活动中应当向患者说明病情、医疗措施和其他需要告知的事项。需要实施手术、特殊检查、特殊治疗的，医师应当及时向患者具体说明医疗风险、替代医疗方案等情况，并取得其明确同意；不能或者不宜向患者说明的，应当向患者的近亲属说明，并取得其明确同意。"

▶ 知情同意书包括哪些内容

- 患者知情同意包含下列两方面的内容：
  - 知情：患者对病情、医疗措施、风险程度、备用治疗方案、费用开支、临床试验等真实情况的了解、被告知的权利。
  - 同意：患者在知情的情况下有选择、接受或拒绝的权利。

▶ 影像诊断的知情同意

- 判断影像诊断并请求检查的，由主治医生向患者解释。
- 以确认对说明的理解和同意为目的，得到患者在文件上签名和盖章的设施正在增加。

说明的内容

· 今后预定实施的影像检查的目的、必要性、内容、危险性。
· 不实施相应影像检查的利与弊。
· 其他可替换影像检查的选项说明的内容。

图1

CT 增强检查知情同意书

患者姓名：＿＿＿＿＿＿＿　　　科别：＿＿＿＿＿＿＿

病案号/门诊号：＿＿＿＿＿　　　放射科号：＿＿＿＿＿＿

在 CT 扫描中，当病变组织与正常组织密度接近时，形成的 CT 图像自然对比度低，病变细节不易显示，这样单纯 CT 平扫容易遗漏病变。而 CT 增强扫描，是指经静脉注入含碘对比剂后再行扫描的技术，当体内注入对比剂后，不同的组织结构及病变性质，由于含碘对比剂的分布及数量都有不同，这样病变组织和正常组织之间的图像对比度增加，两者之间的界限也比较清晰，可帮助发现平扫未显示的病变、明确病变的范围及边界。另外，CT 增强扫描还有利于鉴别病变的良恶性，提高检查的敏感性和特异性。

一、医生告知我 CT 增强检查期间可能发生的一些风险：

（一）不同患者具有个体差异，存在以下风险：

1.CT 增强检查用的非离子型碘对比剂，安全性高，一般不会发生药物反应，但极少数患者由于特异体质或各种不能预知的原因，可能发生过敏及肾功能损害等不良反应，极少数严重者会危及生命。不同程度的过敏反应具体表现有：（1）轻度反应：荨麻疹、头痛头晕、恶心呕吐等；（2）中度反应：口舌发麻、结膜充血、胸闷气急，发音嘶哑等；（3）重度反应：呼吸困难、血压骤降、意识丧失、休克、呼吸心跳骤停等。

2.CT 增强扫描使用高压注射器做静脉团注（即短时间内快速大量注射对比剂），当患者血管较细小或较脆弱时，可能出现对比剂漏入血管周围组织间隙内，引起局部水肿、疼痛，极少数严重者可导致局部组织坏死等。

3. 除上述情况外，在检查过程中有可能发生其他不能预料的意外情况，特别是对于重症患者、既往有心脑血管疾病的患者。

（二）既往有碘对比剂过敏史，应提前告知医生并禁止使用增强检查。

（三）过敏反应多在注药后 20 分钟内出现，应在检查结束 30 分钟后再离开医院，如出现上述对比剂风险应及时告知医生。若离院后出现不适，应速在就近医院诊治。

（四）如出现 CT 增强检查不良反应，医生将积极给予相应处置，患者家属应予理解和配合。

（五）CT 增强检查过程中如果体位不当或不遵医嘱，可能影响检查效果。

（六）有严重的心脏病/心功能不全/肝肾功能不全/糖尿病/哮喘/甲状腺功能亢进等疾病、高龄、过敏体质、过度紧张焦虑的患者为 CT 增强检查的高危人群，应在检查前充分告知医师并慎重评估，应有家属或临床医生陪护，尤其是在夜班急诊情况下。

（七）由于疾病的复杂性及影像检查的限度，CT 增强检查后仍有不能作出明确诊断的可能。

二、患者知情选择

（一）我的医生已经告知我将要进行的 CT 增强检查在使用对比剂过程中可能遇到的风险、意外及事先不可预知的情况，并且解答了我关于增强检查的相关问题。

（二）我同意在检查期间医生可以根据我的具体情况对于检查实施方案做出调整，一旦发生风险及意外情况，本人授权医护人员按照医学常规予以处置。

患者或被委托人签字： 　　　**与患者的关系：**

科主任签字： 　　　　经治医师签字：

手术前签字时间： 　　年　　月　　日

碘造影检查知情同意书

姓名：_____　性别：_____
年龄：_____　科别：_____
病区：_____　床号：_____
住院号：_____　门诊号：_____

　　患者因患疾病，经临床医师检查申请，需行 CT 增强 / 造影检查，因对比剂属于碘制剂，其中分为离子型对比剂（如：复方泛影葡胺）和非离子型对比剂（如：碘海醇），有可能发生过敏反应，离子型对比剂使用前须行碘过敏试验，观察 15~20 分钟后，阴性者方可使用。非离子型对比剂一般不需行碘过敏试验，如果您有药物过敏史、心脏病史等，请您如实告知医生，若您有上述病史和 / 或年龄超过 60 岁者，建议您采用非离子型对比剂。

　　现将碘过敏可能发生的并发症及意外情况告知如下：轻者可能出现发热、头昏、恶心、呕吐、红疹、瘙痒、心慌、气短，重者可能出现呼吸困难、窒息、休克，严重者可能危及生命。非离子型对比剂发生严重过敏者为 1/10 万，轻者一般休息后可自行缓解，重者须采用药物治疗或急救，当发生过敏时，医生将会按医疗原则积极治疗和抢救，但仍可能发生不良后果。

　　以上碘造影检查可能发生并发症及意外情况，医生已充分说明，我已经充分理解，目前及以后不再对上述问题提出异议，并自愿签署意见（同意造影检查或不同意造影检查）。

　　注意：甲亢、碘过敏史者及孕妇禁用。

患者或家属签署意见：

患者（授权委托人）签名：_____

患者近亲属签名（注明与患者的关系）：_____

谈话医生签名：_____
　　　年　　　月　　　日　　　时　　　分

索引

英文索引

A